感染及免疫相关脑炎

主编：李婷　贾冬梅　蔡浩

天津出版传媒集团
天津科学技术出版社

图书在版编目（CIP）数据

感染及免疫相关脑炎 / 李婷，贾冬梅，蔡浩主编
. -- 天津：天津科学技术出版社，2024.4
ISBN 978-7-5742-1951-9

Ⅰ. ①感… Ⅱ. ①李… ②贾… ③蔡… Ⅲ. ①脑炎－诊疗 Ⅳ. ①R512.3
中国国家版本馆CIP数据核字(2024)第072928号

感染及免疫相关脑炎
GANRAN JI MIANYI XIANGGUAN NAOYAN
责任编辑：李彬
责任印制：兰毅
出版：天津出版传媒集团
　　　天津科学技术出版社
地址：天津市西康路35号　邮编 300051
电话：（022）23332377
网址：www.tjkjcbs.com.cm
发行：新华书店经销
印刷：天津涵峰印刷有限责任公司

开本 787×1092 1/16 印张 24 字数 350 000
2024 年 4 月第 1 版第 1 次印刷
定价：60.00 元

前言

脑炎在神经内科疾病中占有相当的比例，但引起疾病病因复杂，症状不典型，治疗效果不佳、有一定复发性等原因，给神经科医生带来了极大的困扰。过去 10 年内，神经系统感染、免疫研究活跃，出现了很多影像、抗体、病原体检测的创新性手段，并逐渐应用于临床，给疾病的诊断、治疗带来的新的思路。新的自身免疫性神经系统疾病修饰治疗也不断涌现，给既往治疗效果不佳的免疫性疾病的患者带来了长期缓解的希望。本书以实际临床出发，结合国际、国内最新技术进展，从流行病学、临床表现、辅助检查、治疗等方面，将脑炎分为自身免疫性脑炎及感染性脑炎分别进行描述。

本书主编倾注大量时间、精力，查阅大量国内外文献，进行编写。但由于水平有限，不妥及纰漏在所难免，如有发现，恳请读者批评指正。

目录

上篇：自身免疫性脑炎

第一章 感染及免疫相关脑炎概述 1
第二章 自身免疫性脑炎的发病机制 4
第三章 自身免疫性脑炎相关辅助检查 12
第四章 自身免疫性脑炎临床表现及分类 20
第五章 自身免疫性脑炎诊断及鉴别诊断 41
第六章 自身免疫性脑炎治疗及预后 61

下篇：中枢神经系统感染

第一章 中枢神经系统感染概述 78
第二章 感染相关性脑炎的辅助检查 85
第三章 中枢神经系统病毒感染 101
第四章 中枢神经系统的寄生虫感染 138
第五章 中枢神经系统细菌性感染 147
第六章 中枢神经系统结核性感染 200
第七章 神经布鲁氏菌病 217
第八章 中枢神经系统真菌感染 231
第九章 神经梅毒 275
第十章 神经外科中枢神经系统感染 287

参考文献 309

上篇：自身免疫性脑炎

第一章 感染及免疫相关脑炎概述

脑炎是一种由感染和/或免疫功能异常导致的中枢神经系统（脑、脊髓）的炎症性疾病，是神经系统疾病中最常见的急危重症之一。脑炎的病理改变以脑实质与神经元受累为主，也可累及血管，出现大脑弥漫性或者多发性炎性病变，并导致神经系统功能障碍。尽管感染性脑炎与免疫相关脑炎的发病机制不同，但两者之间有一定的联系。部分感染性脑炎，在后期随访中，或因反复发作，或经过规律的抗体检测，最后会明确诊断为免疫相关性脑炎。

中枢神经系统感染，通常为感染相关性脑炎，多由病毒或细菌感染所致，通常以头痛、发热、流感样症状等起病，病原学诊断可以借助血及脑脊液培养以及 NGS（高通量测序技术）获得。中枢神经系统损伤症状一般在感染发生数小时或数天后急性加重，有时也可能出现在感染发生数周后。一般认为中枢神经系统感染中最严重的症状是意识不清，同时伴随其他症状包括高热、认知水平下降、记忆力障碍、癫痫发作、言语表达及理解障碍、肢体无力、共济失调、感觉异常、颈部僵硬等异常行为。非感染性脑炎一般为自身免疫功能异常导致，多为亚急性或慢性起病，少数表现为急性起病，临床症状会因脑炎相关抗体的类型不同而不同，出现包括意识模糊、人格或行为改变、精神障碍、运动障碍、癫痫发作、幻觉、记忆丧失或睡眠障碍等症状。感染相关性脑炎和自身免疫性脑炎为两个相对独立又有联系的疾病。部分自身免疫性脑炎患者由感染相关性脑炎发展而来。从发病率角度来讲，脑炎发病率仍偏低。一项来自英格兰的数据统计表明，所有类型脑炎（感染及非感染相关性脑炎）的发病率为每年 2.73-8.88 例/10 万。在所有类型的脑炎中，脑炎的病因学诊断仍是目前需要重视的问题，仍有较高的误诊率。目前，即使患者接受了广泛的检测（包括感染及抗体等检测），在首次诊断为脑炎的患者中，仍有约 40-50%的病例没有最终明确的病因学诊断。自身免疫性脑炎是目前越来越收到重视的疾病，误诊率高于感染相关性脑炎，但目前随着抗体检测的普及，已经逐年降低。有研究表明，自身免疫性脑炎的检出率随着时间的推移而增加。自身免疫性脑炎的发病率从 1995-2005 年的 0.4 /10 万人/年增加到 2005 年的 1.2/10 万人/年。目前，随着医务人员对自身免疫性脑炎的认识逐渐提高，对既往提出的脑炎(任何原因或特发性)诊断标准也进行了调整，所需的诊断标准目前包括了症状（如意识水平的变化、认知水平的变化）、实验室检查（如脑脊液细胞增多、脑脊液培养以及NGS检测）、影像学检查(如磁共振成像)和神经电生理检查如脑电图的变化等。

免疫相关性脑炎，目前通用的名称为自身免疫性脑炎（autoimmune encephalitis, AE），是一类由自身免疫介导的、累及中枢神经系统的炎症性疾病，可导致中枢神经功能损伤，从而出现如认知水平下降、睡眠障碍、肢体功能障碍等相应临床症状。自身免疫性脑炎的发现经历了十余年的历史。2007年，抗N-甲基-D-天冬氨酸受体（NMDAR）脑炎的发现，首次揭开了自身免疫性脑炎的面纱，成为自身免疫性脑炎领域的里程碑。2010年，英国一项多中心的前瞻性研究显示：自身免疫性脑炎在所有诊断为脑炎的患者中占比为40%，其中最主要的是NMDAR脑炎。此后，陆续又有一系列抗神经细胞抗体被发现与免疫相关性脑炎相关，但仍以抗NMDAR脑炎最为常见，约占全部自身免疫脑炎的80%。自身免疫相关性脑炎多以急性、亚急性或慢性发作的癫痫、认知障碍及精神症状为主要临床特点。目前认为，精神障碍可以为自身免疫性脑炎的首发或整个病程中的孤立症状，部分患者临床表现可以随着时间动态改变。2018年，自身免疫性脑炎被列入我国《第一批罕见病目录》。

自身免疫性脑炎（简称自免脑，AE）日益成为亚急性起病的记忆丧失、精神状态改变和/或精神症状患者的诊断考虑因素，甚至精神症状为拟诊断标准的核心特征。近年来，神经病学界对自身免疫性脑炎的研究取得了令人鼓舞的进展，同时推进了脑炎的病因学诊断。但自身免疫性脑炎的诊断目前仍具有挑战性，尤其是在常规头颅核磁共振成像经常没有异常、脑电图检查无特异性发现、亚组患者血液或脑脊液中缺乏确定的IgG类神经元自身抗体的患者。自身免疫性脑炎的诊断模拟病比自身免疫性脑炎更普遍，包括中毒性/代谢性脑病、功能性神经系统疾病、原发性精神疾病、神经退行性疾病、肿瘤和癫痫。早期识别和治疗对于改善患者结果和恢复神经功能障碍、甚至有时危及生命的疾病的完全康复至关重要。随着时间的推移，随着新的神经自身抗体生物标志物的发现上诊断仍然很少见。另外，虽然新的抗神经元和抗神经胶质自身抗体的发现提高了自身免疫性脑炎的诊断敏感性，但检测结果因特异性抗体类型、检测方法以及检测时机而异。因此，在自身免疫性脑炎以外的疾病患者中存在假阳性自身抗体结果的可能性，故存在导致误诊的可能，故需长期随访跟踪，进行抗体复测。

目前自身免疫性脑炎的确诊目前仍然依赖血清和脑脊液特异性抗体的检出，但神经影像学检查对疾病的诊断也具有十分重要的临床意义。传统的头颅MRI可以显示颞叶内侧，尤其是边缘系统的异常信号；此外，间脑、基底节区和大脑皮质也可以在某些自身免疫性脑炎中受累。但是，传统头颅MRI阴性并不能排除自身免疫性脑炎的诊断。50%左右的抗NMDAR脑炎的患者，在传统头颅MRI并可以没有异常发现。PET-CT对于揭示不同类型自身免疫性脑炎的大脑代谢模式或有一定的帮助。比如，抗NMDAR脑炎18F-脱氧葡萄糖（18fluorine-deoxyglucose，18F-FDG）PET可以表现为额叶和颞叶高代谢而顶叶和枕叶低代谢；又如，抗DPPX脑炎18F-FDG PET则提示双侧颞叶和丘脑代谢降低；抗LG1I脑炎则有基底节代谢增高的表现。抗NMDAR脑炎患者结构性MRI和静息态fMRI则可以发现多种脑网络连接变化，如颞叶内侧脑默认网络（defaultmode network，DMN）分离，海马、额颞叶联络受损等。此外，通过弥散张量成像（diffusion tensor imaging，DTI）可以显示抗NMDAR脑炎患者的白质纤维受到损伤的影像。这些影像学的进展无疑为评估自身免疫性脑炎的脑结构、脑功能、脑代谢变化模式提供了直观的帮助，也为自身免疫性脑炎的鉴别提供了更多的依据，从而减少了误诊的可能。对于儿童这一类特殊群体，在考虑自身免疫性脑炎的情况下，如出现精神状态改变和顽固性癫痫发作，必须排除感染性病因并进行自身免疫性脑炎相关抗体检测。

本书将以详细的文字，介绍自身免疫性脑炎以及感染相关性脑炎的诊断、鉴别诊断以及治疗。

第二章 自身免疫性脑炎的发病机制

自身免疫性脑炎（autoimmune encephalitis, AE）是由自身免疫功能异常导致的神经细胞损害所致的脑实质炎症。临床上，根据自身免疫反应针对的靶细胞不同，将 AE 分为针对神经元细胞的 AE、针对神经胶质细胞的 AE［如髓鞘少突胶质细胞糖蛋白(MOG)抗体阳性的急性播散性脑脊髓炎、水通道蛋白 4（AQP4）阳性的间脑炎及大脑综合征］，在目前的诊断标准中，由于后者的炎性反应常导致中枢神经系统（CNS）脱髓鞘，一般将其归类于 CNS 炎性脱髓鞘疾病的范畴，故目前多数文献提及的自身免疫性脑炎均特指针对神经元细胞的自身免疫性炎症。此类针对神经元的 AE，又根据自身抗体所对应抗原的细胞定位，分为神经元细胞表面抗原相关抗体介导的 AE 和神经元细胞内抗原相关抗体介导的 AE。在目前的观察中，神经元胞内抗原相关抗体介导的 AE 与肿瘤关系十分密切，多为 T 淋巴细胞介导的细胞免疫致病，一般又归类为副肿瘤相关性边缘性脑炎。神经元细胞表面抗原相关抗体介导的 AE，是儿童最常见的 AE，尤其是抗 N-甲基-D-天门冬氨酸受体(NMDAR)脑炎，对其病因、抗体产生机制及致病机制的研究也更深入。AE 的病因研究提示感染、肿瘤及环境、遗传因素与部分 AE 发病密切相关，是其发病的重要诱因。

1. 可能发病的诱发因素

1.1 肿瘤因素 AE 相关抗体最初是在合并肿瘤的患者中发现的。2005 年，Vitaliani 等在 4 例合并神经系统症状的女性卵巢畸胎瘤患者的脑脊液中首次发现了一种新型的、针对海马神经元细胞膜表面抗原的抗体，但当时未能具体证实其为何种抗体。2007 年 Dalmau 等在类似的畸胎瘤患者中也发现了此类抗体的存在，为抗 NMDAR 抗体，并首次提出了抗 NMDAR 脑炎的概念，从此开启了抗 NMDAR 脑炎的相关研究。迄今为止，先后报道了数以百计的抗 NMDAR 脑炎病例，并发现在 18~45 岁的女性抗 NMDAR 脑炎患者中，合并卵巢畸胎瘤者达到 58%，但儿童或男性抗 NMDAR 脑炎患者很少合并肿瘤。除抗 NMDAR 抗体外，目前已陆续发现超过数十种针对神经元细胞表面抗原的相关抗体，如抗 α-氨基-3-羟基-5-甲基-4-异恶唑丙酸受体（AMPAR）抗体、抗富亮氨酸胶质瘤失活蛋白 1（LGI1）抗体、抗接触蛋白相关蛋白 2（CASPR2）抗体、抗 γ-氨基丁酸 A 型受体（GABAAR）抗体、抗 γ-氨基丁酸 B 型受体

（GABABR）抗体、抗多巴胺2型受体（D2R）抗体等，并根据抗体的类型命名了相应的脑炎综合征。在已经发现的所有AE的病例报道中，除抗NMDAR脑炎外，其他AE也可能合并肿瘤，如50%的抗GABABR抗体相关脑炎患者合并小细胞肺癌、64%的抗AMPAR抗体相关脑炎合并小细胞肺癌、胸腺瘤或乳腺癌、5%的抗LGI1抗体相关脑炎合并胸腺瘤，但目前尚无抗D2R抗体相关脑炎合并肿瘤的报道，提示不同的AE不仅合并肿瘤的比率不同，而且合并肿瘤的类型也各有不同。

从AE病因的角度认识AE与肿瘤的相关性，对AE的临床诊断及治疗具有非常重要的指导意义。首先，对于新诊断的AE，尤其是合并肿瘤概率高的AE，一定要注意筛查有无合并肿瘤，以指导尽早选择适宜的治疗方案。对合并肿瘤的AE，应在病情允许的情况下，尽早进行肿瘤切除，切除越早，患者预后越佳。而且，部分AE患者在及时切除肿瘤后，免疫调节治疗药物比未切除的患者往往选择更简单、疗效更好，甚至仅需要一线免疫治疗，而不需启动二线免疫治疗。其次，临床上AE存在一定复发可能，而且复发的频率与是否存在肿瘤密切相关。如抗NMDAR脑炎的复发率为12-31%、抗LGI1抗体相关脑炎的复发率为27%、抗AMPAR抗体相关脑炎的复发率为16%，由于不同类型AE合并肿瘤的概率不同，对于合并肿瘤概率高的AE（如抗NMDAR脑炎、抗AMPAR抗体相关脑炎），在AE复发时，可能存在肿瘤的复发或者存在潜在肿瘤，这时尤应注意需要再次详细筛查肿瘤。这是因为部分AE患者，首次筛查虽并未发现肿瘤，在密切随访中有出现肿瘤的可能性。

1.2 感染因素 感染，在中枢神经系统免疫病的发病诱因中占有非常重要的位置，许多中枢神经系统炎症或免疫性疾病均与感染有关，如儿童链球菌感染后的自身免疫性神经精神疾病、上呼吸道感染后的急性小脑共济失调、EB病毒感染率与多发性硬化发生率呈正相关，COVID19感染后睡眠障碍等。感染也是AE发病的重要诱发因素。

1.2.1 前驱感染样症状 研究提示前驱感染有诱发AE的可能。据报道，80%的抗NMDAR脑炎患者存在发热、头痛、呕吐、腹泻等前驱感染症状，常持续5~14 d。也有抗GABAAR抗体相关脑炎、抗D2R抗体相关脑炎、抗代谢性谷氨酸受体5（mGluR5）抗体相关脑炎等存在前驱感染样症状的相关报道。

迄今为止，尚无抗LGI1抗体相关脑炎、抗CASPR2抗体相关脑炎、抗AMPAR抗体相关脑炎、抗GABABR抗体相关脑炎存在前驱感染样症状的报道。由此可见，前驱感染仅在某些AE发病中可能起诱发作用，但其具体诱发机制尚不清楚。

  1.2.2 中枢神经系统病毒感染可诱发AE 在双相型单纯疱疹病毒性脑炎（简称单疱脑炎）患者中已经发现中枢神经系统（Central Nervous System CNS）病毒感染可诱发AE。据报道，12%~27%的单纯疱疹病毒脑炎（后面简称单疱脑炎）患者在疾病恢复期出现病情反复而呈双相型。在此类双相型的单纯疱疹病毒脑炎患者中，患者体内并未能再次检测到单纯疱疹病毒DNA，且复查头颅磁共振成像（MRI）亦未发现新的包括出血坏死灶在内的异常信号，再次予阿昔洛韦抗病毒治疗后病情往往无好转，而予激素抗炎治疗后病情开始好转，提示这部分双相型单疱脑炎患者的病情反复原因可能并非病毒复燃，而由免疫介导所致神经功能损伤的可能性比较大。2012年Prüss等在44例不伴肿瘤的单疱脑炎患者体内发现抗NMDAR抗体（包括抗NMDAR-IgA、NMDAR-IgM、NMDAR-IgG抗体），并在体外实验中发现，这些抗体均能与海马神经元的NMDAR相结合，有潜在致病性。这个实验结果给予了双相型的单疱脑炎可能是继发的AE强有力的支持。2013年，Armangue等报道了20例抗NMDAR脑炎患儿，其中1例患儿病前几周有明确的单疱脑炎病史，首次证实了CNS单纯疱疹病毒感染可以继发抗NMDAR脑炎。随后不断有关于CNS单纯疱疹病毒感染可以诱发AE的文献报道。2018年Lancet Neurology发表了一项关于单疱脑炎后继发AE的前瞻性临床随访研究，研究结果显示在51例单纯疱疹脑炎患者中，继发AE的比例为27%（14/51例），其中64%（9/14例）为抗NMDAR脑炎，其余36%为不明确的神经元表面抗原相关抗体介导的自身免疫性脑炎。在体外实验中，Linnoila等给6只小鼠鼻腔接种了单纯疱疹病毒，并进行定期检测血清抗NMDAR抗体，其中4只小鼠（67%）血清中检测到抗NMDAR抗体，同时检测这4只小鼠海马的突触后膜上的NMDAR数量减少，这就直接证明了单纯疱疹病毒感染诱导产生的这些抗体具有致病性。

  CNS单纯疱疹病毒感染除了可以诱发抗NMDAR抗体外，也偶有报道可诱发抗GABAAR抗体、抗D2R抗体、抗AMPAR抗体。此外，除了CNS单纯疱疹病毒感染可以诱发AE外，其他病毒（如水痘病毒、EB病毒）感染后也有继发AE的个案。甚至有学者报道过寄生虫感染后继发抗NMDAR脑炎。作者发现CNS流行性乙型脑炎（简称乙脑）病毒感染后也可以诱发AE，并于2017年首次报道了3例CNS乙脑病毒感染后继发的抗NMDAR脑炎患儿。在随后的一项CNS乙脑病毒感染后继发AE的前瞻性临床研究中，共成功随访63例患者，发现5例患儿（7.9%，5/63例）继发了AE，其中3例（4.7%，3/63例）确诊为抗NMDMR脑炎。

在临床诊疗过程中，CNS病毒感染可诱发AE的现象具有重要意义。病毒性脑炎患者在病情恢复期出现病情反复或加重，除考虑病毒复燃外，需警惕继发AE，应尽早完善已知的AE相关抗体（包括抗NMDAR抗体、抗GABAAR抗体、抗AMPAR抗体等）检测。若已知的AE相关抗体检测均为阴性，可采用基于大鼠脑组织切片为抗原底物的间接免疫荧光法来验证未知抗体的存在（TBA法）。如证实有AE相关抗体或除外病毒复燃，应尽早开始免疫抑制治疗以改善预后。

1.3 遗传因素 人类白细胞抗原（human leukocyte antigen, HLA）是目前已知的人类基因组中最复杂性、最具有多态性的基因系统，是人体对疾病易感的主要免疫遗传学成分，也是调控人体特异性免疫应答和决定疾病易感性个体差异的主要基因系统。据报道，多种CNS免疫性疾病（如重症肌无力、多发性硬化、Lambert-Eaton肌无力综合征）的易感性与HLA基因多态性有关。HLA基因多态性也与AE相关。在抗LGI1脑炎与HLA的相关研究中，不同研究者发现 HLA-DR7、HLA-DRB4，HLA单体型 DRB107:01-DQB102:02、HLA-B44:03及HLA-C07:06，HLA单体型DRB107:01,DQA102:01及DQB102:02与抗LGI1脑炎密切相关。也有研究发现HLA-B07:02、HLA-DRB1*16:0与抗NMDAR脑炎存在相关性。然而，HLA基因多态性到底是如何参与到AE发病中的还不得而知，需要进一步研究。

2. AE相关抗体产生机制及产生部位

如前所述，合并肿瘤、CNS感染是AE的诱发因素，然而，二者诱导AE抗体产生的机制却不同。合并肿瘤的AE，因肿瘤组织含有异位表达的神经元蛋白，主要通过免疫交叉反应产生自身抗体，其可能的具体机制如下：肿瘤组织含有异位表达的神经元蛋白，当肿瘤组织发生坏死时，这些神经元蛋白被释放出来，进入局部淋巴结组织，进而诱导机体免疫系统产生针对这些神经元蛋白的自身抗体和记忆B淋巴细胞。新产生的自身抗体和记忆B淋巴细胞经血液循环，穿过受损的血脑屏障进入大脑，自身抗体可直接作用于表达有相同蛋白的大脑神经元；而记忆B淋巴细胞在接触相同蛋白后分化为浆细胞，从而产生大量抗体，与神经细胞表面的抗原结合，最终导致AE的发生。合并卵巢畸胎瘤的抗NMDAR脑炎患者的肿瘤组织中已发现含有大量表达NMDAR的神经组织，且与未合并抗NMDAR脑炎的卵巢畸胎瘤患者相比，此类合并抗NMDAR脑炎患者的肿瘤组织中存在更明显的炎症浸润。在抗AMPAR抗体相关脑炎患者的肿瘤组织中，也证实有表达AMPAR受体，且可以与患者血清抗AMPAR抗体结合。

  而对于CNS病毒感染后诱发的AE，其自身抗体产生机制主要有2种假说。第1种假说是分子模拟机制，即病毒蛋白与神经元表面抗原具有相同或类似的抗原结构，病毒感染后，机体产生的针对病毒蛋白的抗体除能与病毒结合外，也可与神经元表面抗原结合，从而诱导免疫反应的发生。然而，有关CNS单疱病毒感染后诱发抗NDMAR脑炎的研究并不支持分子模拟机制，没有发现单疱病毒的蛋白与NMDAR存在相同或类似的抗原结构簇，而且，有报道除抗NMDAR抗体外，CNS单纯疱疹病毒感染也可以诱发其他抗体产生（如抗GABAAR抗体、抗D2R抗体、抗AMPAR抗体）而继发AE。其他CNS病原感染后继发AE是否与分子模拟有关，尚不明确。第2种假说是抗原暴露学说，即CNS病毒感染导致大脑组织被破坏，神经元表面的抗原被暴露出来，进而诱发机体产生针对神经元表面抗原的自身抗体，继之发生AE。绝大多数学者认为CNS单疱病毒感染后可能通过抗原暴露而诱发抗NMDAR脑炎，推测的机制如下：CNS单纯疱疹病毒感染导致神经元分解破坏，神经元表面的NMDAR被释放出来，被引流至颈深淋巴结，在颈深淋巴结NMDAR诱导机体免疫系统产生针对NMDAR的记忆B淋巴细胞和自身抗体。记忆B淋巴细胞通过血液循环到达脑部，在脑内经历再刺激、抗原驱动的亲和成熟、最终分化为浆细胞，并产生大量抗NMDAR抗体而致病。同时，在颈深淋巴结产生的NMDAR抗体也可直接通过血液循环到达脑部，通过受损的血脑屏障进入大脑而致病。

值得注意的是，肿瘤及感染因素仅可能与部分 AE 的抗体产生有关，对于大多数并不合并肿瘤或感染的 AE 的发病机制，包括抗原如何暴露、如何与免疫系统接触，从而诱导机体免疫系统产生相应抗体均尚不明确，需要进一步研究。

尽管 AE 均为针对神经元蛋白抗原的免疫性炎症，但针对不同抗原的 AE，其抗体产生的部位有所不同，如抗 LGI1 抗体相关脑炎的抗体主要在 CNS 外合成，而抗 NMDAR 脑炎的抗体主要是在 CNS 内合成。有研究证实在抗 NMDAR 脑炎患者的脑组织中存在浆细胞及 IgG 的沉积，为鞘内合成抗 NMDAR 脑炎抗体提供了可靠的证据。

神经元相关抗体是 AE 的诊断性标志物，在 AE 诊断中具有重要作用，甚至是决定性作用。对于抗体主要系鞘内合成的 AE（如抗 NMDAR 脑炎），脑脊液中神经元相关抗体检测更有价值。首先，脑脊液抗体检测阳性比血清抗体检测阳性对确诊 AE 更具特异性，据报道，对于抗 NMDAR 脑炎，血清抗 NMDAR 抗体检测的特异性仅为 85%，而脑脊液抗 NMDAR 抗体检测的特异性为 100%；其次，脑脊液中抗 NMDAR 抗体滴度变化与疗效和预后更相关，治疗后几个月内脑脊液中抗 NMDAR 抗体滴度下降者，预后更好。但在临床工作中，一般还是推荐同时进行脑脊液和血清中神经元相关抗体检测，以减少假阳性和假阴性结果的风险。

3. 部分 AE 相关抗体的致病机制

自身免疫性脑炎相关抗体目前除了可作为诊断性标志物外，在体外培养的神经元和部分动物模型中，已经证实大多数 AE 相关抗体具有直接致病性，致病机制因不同 AE 抗体针对神经元成分的不同存在差异。抗 NMDAR 脑炎及抗 LGI1 抗体相关脑炎是 AE 中发病率最高的类型，它们也具有不同的致病机制。

3.1 抗 NMDAR 抗体的致病机制 NMDAR 是一种分布在神经细胞突触后膜表面的离子通道蛋白，系由 4 个亚基组成的异四聚体。NMDAR 组成的亚基共有 3 种，即 NR1、NR2 及 NR3。在有功能活性的 NMDAR 中，其 4 个亚基至少应有 1 个 NR1 及 1 个 NR2，而绝大多数的 NMDAR 由 2 个 NR1 及 2 个 NR2 组成，也有少部分由 3 种亚基共同组成。研究表明，抗 NMDAR 脑炎的发病与抗

NMDAR 抗体与 NMDAR 的 NR1 亚基相结合从而破坏 NMDAR 和 ephrin B2 受体（EphB2R）的相互作用，进而导致细胞膜表面的 NMDAR 内化有关。EphB2R 通常在细胞膜上起稳定 NMDAR 的作用。

在体外实验中，用含有抗 NMDAR-IgG 的患者脑脊液孵育小鼠海马神经元，随着孵育的延长，神经元表面的 NMDAR 密度逐渐减低。更为重要的是，当替换患者脑脊液后，用健康人的脑脊液孵育，海马神经元表面的 NMDAR 密度又逐渐恢复正常，提示抗 NMDAR-IgG 介导的 NMDAR 内化是一个可逆的过程。神经电生理实验显示，随着 NMDAR 受体密度的降低，其介导的电流也随着减少，减少的幅度与抗体滴度成正比。将含有抗 NMDAR-IgG 的患者脑脊液注入小鼠颅内，实验小鼠会表现出抑郁、快感缺乏症和记忆缺失等抗 NMDAR 脑炎的经典症状，且随着注射时间的延长，症状逐渐加重，停止注射后症状逐渐恢复，也证实小鼠症状的严重程度与抗体浓度呈正相关，且症状具有可逆性。

抗 NMDAR 脑炎的临床现象与体外及动物实验研究结果一致，抗 NMDAR 脑炎的症状具有可逆性，在予以积极免疫抑制治疗后，绝大多数患者病情逐渐好转并恢复至病前状态；脑脊液抗 NDMAR 抗体的浓度与病情呈正相关，抗体浓度越高、病情越重。在抗 NMDAR 脑炎病程的早期，积极治疗后脑脊液抗 NMDAR 抗体的滴度能够下降，常提示预后较好。因此，对于脑脊液高抗体浓度的抗 NDMAR 脑炎，应采取更加积极的免疫抑制治疗，在一线免疫治疗效果不佳时，尽早启动二线免疫治疗，以改善预后。

3.2 抗 LGI1 抗体的致病机制 LGI1 位于突触间隙，作为一种分泌型神经元蛋白，它分别与突触前膜的去整合素金属蛋白酶 23（ADAM23）和突触后膜的去整合素金属蛋白酶 22（ADAM22）相互作用。同时，ADAM23 与同位于突触前膜的 Kv1.1 钾通道相互作用，ADAM22 与同位于突触后膜的 AMPAR 相互作用。这样，突触前膜的 ADAM23 及 Kv1.1 钾通道、突触间隙的 LGI1、突触后膜的 ADAM22 及 AMPAR 便形成一个跨突触蛋白复合物。

在 Petit-Pedrol 等的实验中，抗 LGI1-IgG 阻止 LGI1 与 ADAM23 和 ADAM22 结合，同时抗 LGI1-IgG 降低小鼠海马切片上 Kv1.1 和 AMPA 受体的密度。神经电生理实验进一步发现，抗 LGI1-IgG 增加了突触前兴奋性及谷氨酸能突触传递，损害突触的可塑性（损害长时程增强）。在动物实验中，注入患者来源的抗LGI1-IgG的小鼠在新的物体识别测试中表现出严重的记忆缺陷，在停止输入患者来源的IgG后，记忆缺陷逐渐改善，提示抗LGI1-IgG导致的记忆损害具有可逆性。

4. 总结及展望

自2007年NMDAR抗体被首次发现以来，已经发现超10种的AE抗体，确诊了既往许多不明原因的脑炎，亦对AE的病因、抗体产生机制及致病机制有了更加清楚的认识。但目前仍有很多关于AE的未知的东西值得进一步探索。如部分AE的前驱感染样症状与之后AE发生的关联机制？对于特发性的AE，处于免疫耐受的神经元表面抗原是如何成为自身免疫反应的攻击目标？CNS病毒感染后诱发的AE是否与遗传因素有关？遗传因素（如HLA基因多态性）如何参与AE的发病？自身抗体是如何改变突触蛋白的结构和功能从而导致临床症状的发生？这些都是未来该领域的研究方向。自身免疫性脑炎（autoimmune encephalitis，AE）是一种非感染性、免疫介导的脑实质炎性疾病，常累及皮质或深部髓质，伴或不伴白质、脑膜、脊髓受累。AE可分为抗神经元内抗原抗体介导的AE和抗神经元表面抗原或突触抗原抗体介导的AE两种类型，前者由抗Hu、Yo、Ri等抗体介导，多与肿瘤相关，又称为副肿瘤性AE；后者由抗N-甲基-D-天冬氨酸受体（NMDAR）抗体、抗富亮氨酸胶质瘤失活蛋白1（LGI1）抗体、抗接触蛋白相关蛋白2（Caspr2）抗体、抗γ-氨基丁酸B型受体（GABABR）抗体等介导，构成了AE的绝大部分。AE病因多样、发病机制复杂，感染和肿瘤是其较为明确的诱发因素，近年来的研究也提示AE具有遗传易患性。随着免疫检查点抑制剂（immune checkpoint inhibitors，ICIs）应用的增多，ICIs相关AE的报道也逐年增多。AE以急性或亚急性出现的精神行为异常、癫痫发作及认知障碍等为主要临床表现，尽管急性期症状较重，但大部分患者长期预后良好，部分患者遗留精神异常和认知障碍。AE的治疗以免疫治疗为主，早期采取积极的免疫治疗有助于预后。但目前尚缺乏有关AE治疗的大规模随机对照试验，经验多来源于回顾性研究。

第三章 自身免疫性脑炎相关辅助检查

自身免疫性脑炎的诊断是一个非常复杂的过程，除了需要完备的病史及查体之外，完善的辅助检查也是非常重要的一部分，部分检查甚至为自身免疫性脑炎的最后确定诊断提供决定性的支持。诊断需要的辅助检查包括影像（核磁、PET-CT等）、实验室检查（脑脊液、血液相关抗体检测等）、脑电图，另外，部分辅助检查也为鉴别诊断提供非常有力的证据。

1.1 头部MRI

除了重要的病史以及体格检查外，核磁共振为自身免疫性脑炎首先需要进行的检查，位置除了头部外，可根据具体查体将检查范围扩大至脊髓。标准的脑部MRI对比可以显示与一种或多种AE解剖综合征一致的变化（图3.1、图3.2）。根据Graus等人2016年的AE临床标准，即使在没有自身免疫脑炎相关抗体检测结果，在正确的临床环境下（如CSF病毒阴性），如头颅MRI显示双侧边缘性脑炎的存在是唯一的发现，也足以为明确诊断的AE。所有其他MRI模式（皮质/皮质下、纹状体、间脑、脑干、脑脊髓炎和脑膜脑炎）均可支持可能的AE。少数患者可见弥漫性或斑片状造影增强，提示炎症，而AE患者不太可能出现增强病变。罕见的表现包括局灶性或广泛性脱髓鞘、脑膜强化和罕见的皮质扩散受限（通常与继发性癫痫有关）。脑部MRI也可能是正常的，而最初MRI阴性的患者在几天后的重复MRI上可能会出现提示AE的变化。怀孕期间应避免使用钆增强造影剂。

另外非常重要的是，脑部MRI也有助于排除其他诊断，如急性卒中、肿瘤或克雅氏病（CJD），尽管AE的MRI变化有时可以模拟这些疾病。在FLAIR或DWI序列上，单侧内侧和非内侧颞叶以及眶额皮质的炎症支持疱疹性脑炎而非AE。梯度回波序列上的实质性出血在疱疹性脑炎中比AE更常见。

在一些相关的免疫介导疾病中，可以根据典型的MRI模式进行诊断，例如自身免疫性GFAP星形细胞病的血管周围放射状强化，以及慢性淋巴细胞性炎症的脑干/小脑点状强化，以及对类固醇有反应的桥脑血管周围强化（CLIPTERs）。

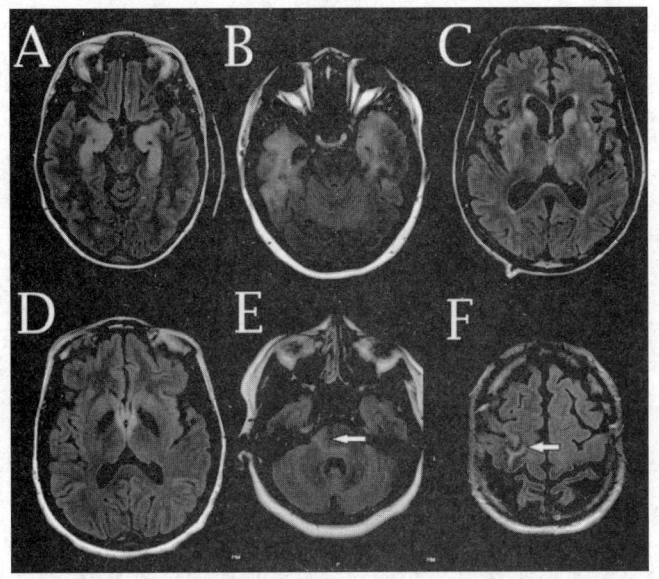

图 3.1 自身免疫性脑炎的解剖亚型。A 边缘脑炎，B 皮质/皮质下脑炎，C 纹状体脑炎，D 间脑脑炎，E 脑干脑炎（箭头），F 脑膜脑炎（箭头）。

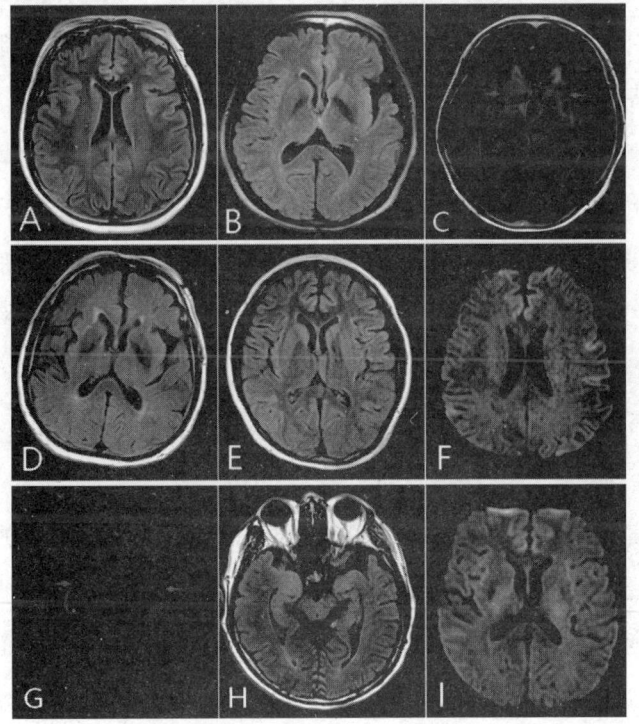

图 3.2 双侧对称性信号改变

1.2 腰椎穿刺检查

腰椎穿刺检查在中枢神经系统相关疾病的诊断中占有非常重要的位置，这也是AE评估中最重要的检查之一，通常需要和核磁检查同步进行，无论MRI结果如何，所有疑似脑炎的患者都需要进行腰椎穿刺（LP），以获得脑脊液标本，除非患者有明显的禁忌症（例如，穿刺部位有明确的感染、血液检查发现严重的血小板减低、凝血功能严重异常、脑部成像有脑疝的风险等）。在某些情况下，炎症性脑脊液可能是最初检测中发现的唯一异常，也可能是排除感染后给予患者经验性免疫治疗的唯一指征。如果由于患者躁动或无法及时进行脑部MRI检查，临床医生应在头颅CT筛查后继续进行LP检查，以免延误免疫治疗。

脑脊液分析应包括细胞计数和分类、蛋白质、葡萄糖、脑脊液/血糖比值、白蛋白比值、IgG指数和合成率、寡克隆区带、广泛的病毒检测，包括HSV1/2PCR和水痘-带状疱疹病毒（VZV）PCR和IgG/IgM、细菌/真菌培养、细胞学、流式细胞术、血清脑脊液相关抗体检测（如自身免疫性脑病/脑炎检测等），在某些情况下，可检测朊病毒（如果可用，最好是RTQuIC）。

AE中常见的脑脊液表现包括轻度至中度淋巴细胞增多（通常为20-200个细胞，但可能高达900个细胞）、脑脊液蛋白升高，在某些情况下，IgG指数和/或IgG合成率升高，部分患者脑脊液内寡克隆带阳性（血清、脑脊液条带不匹配）。在细胞学研究阴性（感染阴性）的背景下，这些发现往往支持免疫介导的中枢神经系统疾病，但不能将AE与其他免疫介导的疾病（如神经结节病）区分开来，因此始终需要考虑临床相关背景。

1.3 血清学检查

血清中相关自身免疫性脑炎抗体为必须检查的项目，但除了检测血清中AE相关抗体外，通常还需要根据病史、临床资料提示，进行其他相关血液检测，以排除其他竞争性病因。如在MRI阴性的情况下，一些检查可能有助于排除其它疾病，如抗甲状腺抗体、毒理学筛查、氨、维生素B1/B12水平、HIV、炎症标记物、抗核抗体、可提取核抗原抗体、抗磷脂和狼疮抗凝抗体、免疫球蛋白和代谢及激素检测。监测电解质水平很重要，如低钠血症常见于某些AE亚型，如LGI-1抗体脑炎。血清学检测应尽快进行，在静脉注射免疫球蛋白或血浆置换治疗前应采集血样，以避免出现假阳性或假阴性结果。

1.4 自身免疫脑炎相关抗体检测

除了重要的病史以及体格检查外，自身免疫性脑炎相关抗体检测为目前诊断非常重要的支持证据之一，甚至为确诊证据。在许多患者中，需要同时检测脑脊液和血清中的自身免疫脑炎相关抗体，因为脑脊液检测对某些抗体（如NMDAR和GFAP抗体）更敏感，而血清对其他抗体（如癌神经元、LGI1和AQP4抗体）更敏感。如果临床表现高度提示抗体具有较高的血清敏感性（例如，FBD提示LGI1抗体脑炎），那么在脑脊液取样具有挑战性的临床情况下，避免脑脊液检测可能是合理的。虽然症状学可以指导某些患者检测哪些神经元抗体（或抗体组），但最实用的方法可能是发送最全面的抗体组，尤其是在症状不明确的患者中。这是因为大多数这些抗体之间存在明显的综合征重叠，并且同一患者中可能存在多个抗体。值得注意的是，一些AE患者的常规脑脊液检查可能正常，当其他参数与AE一致时，这并不排除诊断。因此，即使脑脊液正常，在临床高度怀疑的情况下，建议检测自身免疫性脑炎相关抗体谱。自身免疫性脑炎相关抗体谱见表3.1。

自身免疫性脑炎抗体检测，目前的研究和诊断方法是将测试样本暴露于不同性质的神经元抗原中。基于活细胞的检测（cell based assays CBA）主要目的是通过其在哺乳动物细胞中的表达来暴露单一已知抗原。相反，基于神经元的检测和基于组织的检测暴露了多种内源性抗原，这些抗原既可能是已知的致病抗体的靶标，也可能是未知的。此外，抗原在与患者样本(血清或脑脊液)孵育前是否固定，以及细胞膜是否完整，检测结果也有所不同。基于活细胞的检测和基于活神经元的检测在暴露于患者样本之前既不能固定表面抗原，也不能使膜渗透。相比之下，在固定渗透细胞和组织检测中，靶抗原可能被固定改变，细胞膜完整性丧失。图3.3为基于细胞的测定（CBA）

表3.1 自身免疫性脑炎相关的抗神经细胞抗体

分类	对应抗原	抗原位置	发病年龄（岁）	好发性别	脑炎综合征	肿瘤比例	肿瘤类型
抗细胞表面抗原抗体	NMDAR	神经元胞膜	1~85	女性比例高	抗NMDAR脑炎	肿瘤比例12~45岁女	卵巢畸胎瘤

					性40%	
	LGI1	神经元胞膜	15~96	男性>60%	边缘性脑炎	5%~10%	胸腺瘤
	GABA$_B$R	神经元胞膜	20~80	男性多见	边缘性脑炎	50%	小细胞肺癌
	CASPR2	神经元胞膜	25~70	男性>70%	莫旺综合征、边缘性脑炎	<10%	胸腺瘤
	IgLON5	神经元胞膜	40~80	男女比例接近	脑病伴睡眠障碍	<10%	-
	AMPAR	神经元胞膜	35~85	女性>70%	边缘性脑炎	60%	小细胞肺癌、胸腺瘤
	DPPX	神经元胞膜	45~75	男性>60%	脑炎多伴腹泻	<10%	B细胞淋巴瘤
	GABA$_A$R	神经元胞膜	1~75	男女比例接近	脑炎	25%	胸腺瘤
	mGluR5	神经元胞膜	20~30	男女比例接近	脑炎	60%	霍奇金淋巴瘤
	突触蛋白-3α	神经元胞膜	40~50	女性多见	脑炎	-	-
	D$_2$R	神经元胞膜	0.5~17	男女比例接近	基底节脑炎	0	-
	GlyR	神经元胞膜	40~60	男女比例接近	PERM	20%	胸腺瘤
抗细胞内突触抗原抗体	GAD	神经元胞质	10~85	女性>70%	边缘性脑炎	<10%	胸腺瘤、小细胞肺癌
	两性蛋白	神经元胞质	60~70	女性比例略高	边缘性脑炎	>80%	-
抗细胞内抗原抗体	AK5	神经元胞质	60~70	男性多见	边缘性脑炎	<10%	小细胞肺癌、乳腺癌
	Hu（ANNA-1）	神经元胞质	60~70	女性比例略高	边缘性脑炎	>80%	小细胞肺癌、神经母细胞瘤
	CV2/CRMP5	少突细胞胞质	40~70	男女比例接近	边缘性脑炎	>80%	小细胞肺癌、胸腺瘤
	Ma2	神经元核仁	男 30~40 女 60~70	男性>70%	边缘性脑炎、间脑炎	>80%	精原细胞瘤、非小细胞肺癌
	KLHL11	神经元胞核	40~50	男性	菱脑炎	>80%	精原细胞瘤

表格摘自中国自身免疫性脑炎诊治专家共识（2022年版）

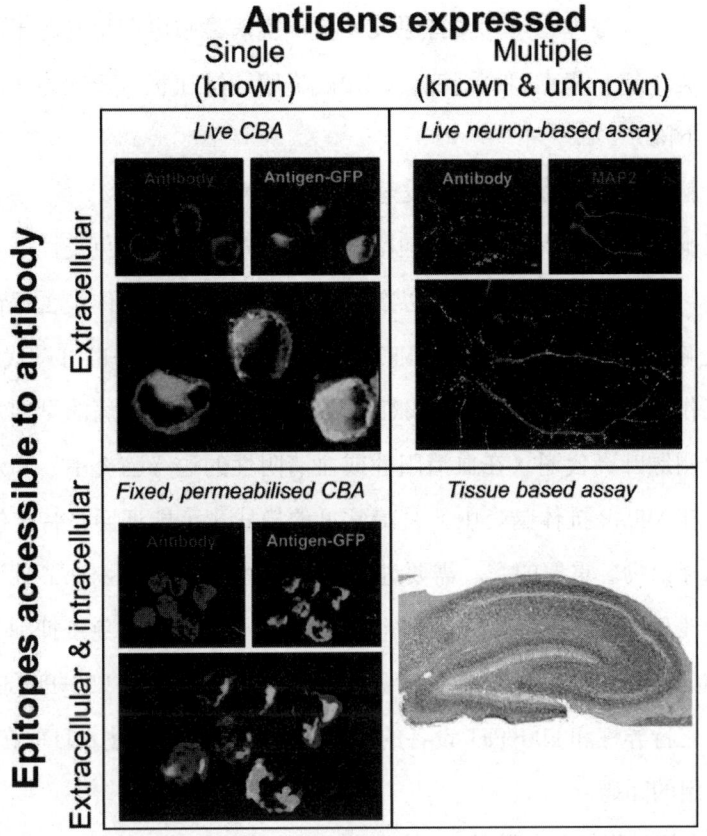

图 3.3：基于细胞检测（CBA）

1.5 脑电图

脑电图（electroencephalogram EEG）为自身免疫性脑炎诊断过程中的另一项相对重要的辅助检查，尤其是长程视频脑电图检测，通常用于疑似自身免疫性脑炎患者，以排除脑病患者的亚临床癫痫持续状态，协助病变位置确定，或监测存在癫痫的患者的治疗反应。自身免疫性脑炎是新发难治性癫痫持续状态（NORSE）的主要原因，该状态可为抽搐性或非抽搐性。当头颅MRI检查为阴性结果时，脑电图检测也可以提供局灶性或多灶性脑异常的证据，脑电图局灶阳性结果多支持脑炎而不是代谢性脑病。提示自身免疫性脑炎的发现包括局灶性慢发/癫痫发作、单测或双侧周期性放电和/或极端的三角刷状放电，这种现象偶尔见于 NMDAR 抗体性脑炎。LGI1 抗体脑炎患者通常会出现频繁的亚临床发作，但患者的脑电图也可能正常，包括典型的面-臂肌张力障碍性发作（FBDS）。虽然正常脑电图不排除 AE，但在调查出现孤立新

17

精神症状的患者时，它可以支持原发性精神疾病。脑电图也有助于区分自身免疫性脑炎（AE）和克-雅氏脑病（CJD，临床首发症状常表现为快速进展的认知水平下降）。

1.6 脑氟脱氧葡萄糖正电子发射断层扫描术（FDG-PET）

如果脑部 MRI 呈阴性结果，但临床高度怀疑存在自身免疫性脑炎的可能性的患者，头部 FDG-PET 检查可以在正确的临床环境下确认是否存在局灶性或多灶性脑部异常。当进行头颅 MRI 检查有禁忌症时，它也可以代替 MRI。在实际工作中，脑部 FDG-PET 比 MRI 更敏感，可能会在疾病的早期发现大脑异常。双侧颞叶高代谢（在血清阳性或血清阴性的边缘脑炎中）和双侧枕顶低代谢（在 NMDAR 抗体脑炎中）是最常见的模式，可能证明是特定综合征的有用生物标记物。重要的是，需要进一步的研究来更好地区分 AE 代谢模式与神经退行性和神经感染综合征。此外，通常用于 AE 患者的免疫抑制剂、麻醉剂和抗癫痫治疗也可以改变皮质代谢。癫痫发作也会引起 FDG-PET 的高代谢变化。缺乏特异性和 FDG-PET 设备的有限可用性可能是该技术目前在 AE 诊断中广泛应用的障碍。

1.7 胸部、腹部和盆腔的 CT 检查

因部分自身免疫性脑炎的类型与肿瘤相关（如 NMDAR 脑炎、LGI1 脑炎等），因此在明确诊断为自身免疫性脑炎后，需要尽早进行肿瘤的筛查，甚至怀疑 AE 同步进行。与 FDG-PET 相比，CT 对胸部、腹部和盆腔的初始筛查是一种更为合理的方法，因为它的成本更低，而且它可以提供更多的肿瘤结构细节（如果存在），以指导活检和进一步的手术干预（如有必要）。但 CT 检查有局限性，如 CT 的筛查的一个主要局限性是对早期乳腺癌和睾丸癌的敏感性较低，此时需要超声协助，以明确病变。此外，儿童和孕妇不首选 CT；一般来说，育龄妇女不首选盆腔 CT 检查。此外，由于肾脏损害或造影剂过敏，增强 CT 可能是禁忌。在这些情况下，需要额外或替代的癌症筛查手段（如 MRI）。然而，值得注意的是，与 MRI 钆相比，CT 碘在孕妇中相对安全。

1.8 乳房 X 光片和乳房 MRI

乳腺癌是女性副肿瘤综合征的常见来源，如果初始 CT 筛查结果为阴性，则应进行乳房 X 光检查。有乳腺癌家族史的患者，以及那些没有进行常规乳

房 X 光检查的患者是一个特别值得关注的问题。如果乳房 X 光检查呈阴性，但乳腺癌的怀疑度很高，那么乳房 MRI 可能会提高癌症检测的敏感性。

1.9 盆腔或睾丸超声或 MRI

具有典型 NMDAR 抗体脑炎临床表现的中青年成人应通过经阴道或经盆腔超声（或男性睾丸超声）进行畸胎瘤筛查。在有共济失调表现（提示 PCA1/Yo 抗体）的女性患者中，盆腔超声可以筛查卵巢癌。同样，在患有共济失调和其他脑干症状（提示 Ma 和 Kelch 样蛋白-11 抗体）的男性患者中，睾丸超声可能显示相关肿瘤。如果超声检查不明确，盆腔 MRI 可能有用。卵巢外和睾丸外生殖细胞肿瘤可通过基于 CT 或 MRI 的常规癌症筛查发现。

1.10 全身 FDG-PET 扫描

当 CT 初筛为阴性或不确定，且癌症怀疑率较高（例如，吸烟的老年患者，典型的副肿瘤表现）时，全身 FDG-PET 对早期肿瘤更敏感。当高分辨率 CT 或碘造影剂检查有禁忌症时，也可以作为初始筛查工具。

1.11 脑活检

大多数脑 MRI 正常或典型 MRI（边缘、纹状体等）的 AE 病例不需要脑活检。很少情况下，非典型或肿块样病变可能需要进行脑活检，以排除肿瘤或其他可能性，尤其是当所有其他检查都指向自身免疫时。AE 的病理表现非特异性，包括血管周围和实质浸润的 T 细胞和/或 B 细胞，以及继发性胶质细胞增生。

第四章 自身免疫性脑炎临床表现及分类

1. 临床表现

自身免疫性脑炎（AE）临床症状多样且不典型，部分患者有前驱症状，如抗 NMDAR 脑炎常有发热、头痛等症状，也可发生于单纯疱疹病毒性脑炎之后等中枢神经系统病毒感染之后。主要症状可表现为精神行为异常、认知障碍、癫痫发作、意识水平下降及言语、运动障碍等局灶性神经功能缺损表现，也可有不自主运动、睡眠障碍、自主神经功能障碍等。一些自身免疫性脑炎患者以单一的神经或精神症状起病，并在起病数周甚至数月之后才逐渐出现其他症状。虽然自身免疫性脑炎的临床特征各种各样，但具体到针对某一类的时候，通常存在一组核心特征，这可能与靶蛋白的局部表达、功能及相对易感性有关。

自身免疫性脑炎由自身抗体介导的疾病，通常在数天至数周内迅速起病。然而，少数患者可表现为慢性病程，甚至可长达 1-5 年，特别是在抗 LGI1 抗体，CASPR2 抗体，IgLON5 抗体相关的脑炎患者。这些更为隐蔽的病程，更类似于神经退行性变的表现，通常会导致诊断和相应治疗的延后。虽然在起病更急、更重的患者中，自免脑的诊断更早被考虑，但免疫治疗仍可能延后，因为还需要与其他疾病相鉴别，以及等待自身抗体检测结果。

1.1 精神行为异常：

自身免疫性脑炎患者可能出现攻击性、易怒、情绪不稳定、幻觉和明显的睡眠/觉醒周期紊乱等精神症状。在成人发病的抗 NMDAR 脑炎中，精神特征是典型的主诉，患者通常需要在神经科会诊前进行精神健康评估。患者在发病时出现相对孤立的精神症状，随后几天内，迅速出现更传统的神经系统异常，包括谵妄、记忆力下降、反应迟钝、情感障碍、和癫痫等。然而，仔细考虑精神病理学可以帮助区分抗 NMDAR 抗体脑炎与原发性精神疾病。抗 NMDAR 抗体脑炎通常表现为复杂的表型，跨越典型的不同精神诊断类别，包括情绪、精神病、行为和紧张症，后者也见于γ氨基丁酸 a 受体(GABA$_A$R)抗体。相比之下，在大多数原发性精神疾病中，早期的"跨诊断"表现并不常见。

1.2 认知障碍

在自身免疫性脑炎急性期，许多患者表现为定向障碍、记忆力减退、谵妄、幻觉、计算力减退等，这些特征可能与边缘结构，特别是海马中许多自身抗原的密集表达有关。患者在急性住院期间，特别是在疾病初期，经常经历重度遗忘的过程。

LGI1 抗体和 NMDAR 抗体脑炎以及其他形式边缘性脑炎的患者，在急性期住院期间，尤其是在其疾病的低谷期，经常会出现严重的健忘症。在抗 LGI1 抗体脑炎中，遗忘特征性地影响了顺行记忆及自传性逆行性记（autobiographical retrograde epochs）。因为他们住院期间会经历一些不可避免的痛苦事件，一些患者和家属会认为这些认知症状是偶然的。未来有待对其他类型的自身免疫性脑炎进行比较神经心理学分析。

1.3 癫痫发作

在大多数自身免疫脑炎病例中，都会发生癫痫，这也是这一类疾病引起神经科医生关注的常见原因。癫痫的类型和频率在不同类型的 AE 中表现不同，因此有助于确定个体自身抗体类型。在 LGI1 抗体相关自身免疫性脑炎中，癫痫的特征尤其明显。患者有非常频繁的局灶性发作，伴有多种症状，全身性发作相对少见。特征性的面-臂肌张力障碍发作（faciobrachial dystonic seizure, FBDS）是最常见且频繁发生的，表现为同侧面部和手臂的姿势异常发作事件，每天可发生数百次。腿部也可能受到影响，可表现为突然的腿部痉挛常常导致跌倒。此外，患有 LGI1 抗体的患者可能会出现短暂而频繁的毛发竖立性癫痫和阵发性头晕。在这些患者中，其他局灶性癫痫症状包括更经典的颞叶事件，如胃气上升感、突然的恐惧或惊恐以及体验性先兆（似曾相识感，陌生感）。由于许多症状非常短暂、轻微，通常需要通过询问患者和家属得知。CASPR2 抗体脑炎相关的癫痫也是频繁的局灶性发作，而全身性发作较少。然而，我们并未观察到 CASPR2 抗体患者有面臂肌张力障碍和阵发性头晕，其癫痫发作的特征还待进一步确定。癫痫可以作为指示性事件出现，综合征可以演变为更弥散的脑炎，包括一种放射学上类似于经典急性播散性脑脊髓炎的疾病。患者通常对皮质类固醇治疗有良好的反应，尽管其治疗持续时间仍存在争议，因为复发很常见。自体免疫性脑炎中可能会发生癫痫持续状态，而这种情况在具有 GABAAR 抗体或 GABABR 抗体的患者中最为常见。患有 GABAAR 抗体脑炎的患者通常在 MRI 上表现出具有特征性的影像学改变，呈现为两个或两个以上的脑区（皮质和皮质下）T2/FLAIR 信号的"蓬松"多发病变。患有 GABABR 抗体的患者通常在 60 岁左右，并且常常表现为急性边缘系统脑炎。更为罕见的是，它们具有长时间的进展过程，表现为快速进行性痴呆。检测到 GABABR 抗体应进一步排查恶性肿瘤，因为在大约 50％的患者中发现了肿瘤（最常见的为小细胞肺癌）。虽然 NMDAR 抗体脑炎患者通常很少出现癫痫，但有时出现的癫痫发作，可能会促使人们考虑超出原发性精神疾病范畴的诊断。另外还有一个很重要的问题，检测这些自身抗体有益于更大范围的癫痫患者群体的病因学诊断。到目前为止，针对不同类型的癫痫患者的自身抗体测试阳性率的差异很大。但是，只有最近的研究才在未经筛选的人群中，将准确的临床表型特征和自身抗体结果结合起来。这些研究结果基本上与我们的日常临床经验相吻合：患有未经选择的新发癫痫、神经元表面自身抗体和对免疫治疗敏感的患者通常具有轻微的自身免疫性脑炎特征，例如认知和情绪问题、特定的癫痫类型、自主神经功能失调和边缘系统的 MRI 变化。这种以临床为导向的评估方法旨在限制对在癫痫门诊就诊的患者进行无效或模棱两可的免疫治疗试验。

1.4 睡眠障碍

自身免疫性脑炎（AE）患者的睡眠障碍很少受到关注，可能是由于这组疾病中存在其他神经和精神症状而被掩盖，但当具体询问时，它们很容易被识别出来。睡眠障碍是在 AE 患者中的发生是相对频繁发生，而且往往是严重的，并且通常持续到急性疾病阶段之后，干扰患者的康复和生活质量。由于自身免疫性脑炎可影响参与睡眠启动和调节的任何脑网络，所有类型的睡眠障碍均可发生，且具有不同的频率和强度。AE 患者可有各种形式的睡眠障碍，包括失眠、快速眼球运动（rapid eye movement，REM）睡眠行为异常、嗜睡、日间过度睡眠、睡眠觉醒周期紊乱等。在抗 NMDAR 脑炎、抗 IgLON5 抗体相关脑病的睡眠障碍比较突出。在抗 IgLON5 抗体相关脑病中，睡眠障碍是导致该疾病描述的核心症状，而在抗 NMDAR 脑炎中，睡眠障碍与其他神经精神症状随疾病阶段而变化。需要全面、系统、多中心的研究来描述自身免疫性脑炎中的睡眠障碍及其机制。及时识别和适当管理睡眠症状不仅有助于自身免疫性脑炎的诊断，而且有助于加速全面康复。

自身免疫性脑炎相关性失眠通常是急性和严重的，可伴有数天或数周的睡眠减少或缺失，通常伴有幻觉或异常行为。正常人的睡眠通常是平静、放松的状态，但自身免疫性脑炎患者的睡眠状态可能完全改变。这些患者的夜间运动和行为的鉴别诊断很复杂，从自主运动到睡眠异常、幻觉或癫痫发作。癫痫发作通常有刻板的表现，便于识别。对于其余的症状(即异常的运动或行为)，眼睛的状态和行为类型提供了重要的临床线索。在 Morvan 综合征患者中，幻觉通常持续 24 小时，在抗 NMDAR 受体脑炎患者中也很常见。相反，患有抗 IgLON5 疾病的患者(他们很少出现幻觉)，在幻觉发生行为过程中眼睛保持闭眼。这同样适用于 REM 睡眠行为障碍的发作。在事件开始时突然睁开眼睛也可以在觉醒障碍中看到，例如混淆性觉醒。

醒着躺在床上时随意改变体位的动作虽然是正常的，但也可能突然发生，尤其是在失眠时，必须与睡眠相关的动作区分开来。身体或肢体不规则抽搐，或在清醒时也或睡眠期间(在任何睡眠阶段和夜间)出现周期性肢体运动，是典型的抗 IgLON5 脑炎，也可发生在抗 DPPX 脑炎患者中。做梦时剧烈、剧烈、突然的动作，伴有声音障碍(喃喃自语、说话、喊叫)，提示 REM 睡眠行为障碍，可以在不同的自身免疫性脑炎中看到。

1.5 睡眠呼吸障碍

自身免疫性脑炎（AE）患者睡眠时的呼吸会发生严重改变。阻塞性睡眠抗 Iglon5 疾病患者的呼吸暂停通常是由喉部梗阻和相关的声带狭窄引起的。这与产生鼾声的常规咽阻不同，鼾声是一种更熟悉的声音。喘鸣和打鼾这两个问题可能同时出现，而且两者都可能对持续气道正压通气(CPAP)治疗有反应，这进一步使它们的识别复杂化。然而，正确的诊断是很重要的，因为喘鸣通常表明脑干损伤，并且与猝死的风险增加有关(例如，多系统萎缩)。传统的(咽部)阻塞性呼吸暂停和呼吸暂停以喘息结束嗜睡等昼间症状。

疑似自身免疫性脑炎的复杂睡眠改变最好通过 V-PSG 逐步评估。睡眠记录可能客观地证实睡眠缺失或减少，并有助于确定睡眠模式。睡眠时间可能因睡眠潜伏期长、睡眠片段化或早醒而减少，也可以记录潜在原因(如睡眠呼吸暂停导致睡眠片段化)。有时，睡眠模式的改变可能仅限于特定的睡眠阶段。缺乏正常的 NREM 睡眠特征(如纺锤波、k 复合物和高振幅 δ 波慢化)是自身免疫性脑炎患者的敏感疾病标志物。例如，在 Morvan 综合征患者中，NREM 睡眠的所有正常特征都完全丧失,而在抗 Iglon5 疾病患者中,这些特征仅在夜间的部分时间内缺失。不同的作者用不同的术语描述了这些非常规的睡眠模式,包括模糊睡眠、状态分离、亚觉醒或未分化的 NREM 睡眠,但它们之间的实际差异需要确定。

REM 睡眠可能减少或缺失,或表现出异常,如缺乏正常的肌电图张力,伴有过度的间歇(相)或连续(强直)肌电图活动,以及相关的剧烈运动(即 REM 睡眠行为障碍)。同步视频记录对于描述夜间发生的不同运动至关重要,区分清醒运动与睡眠相关运动,区分准目的运动-典型的昏睡或未区分的 NREM 睡眠与 REM 睡眠行为障碍的更剧烈运动特征。最后,白天睡眠评估(多次睡眠潜伏期测试),用于客观地测量白天嗜睡,识别抗 ma2 脑炎和继发性发作性睡病患者在 REM 阶段的睡眠发作。

1.6 周围神经兴奋性增高

神经性肌强直等周围神经兴奋性增高的表现见于抗 CASPR2 抗体相关莫旺综合征。莫旺综合征自 1890 年开始被描述。该疾病的特征是周围神经兴奋性亢进(神经肌强直和神经性疼痛)、严重失眠、自主神经功能障碍(多汗、高热、心血管不稳定、尿失禁和勃起功能障碍)、伴有脑病和视幻觉等。最初认为与电压门控钾通道抗体有关,后来的证据表明,大约 80%的 Morvan 综合征患者有 Caspr2 抗体,有时并发 LGI1 抗体。高达 90%的 Morvan 综合征患者失眠,这是一种早期症状。

2.临床分类

自身免疫性脑炎(AE)有多种分类标准,如根据不同的抗神经元抗体和相应的临床综合征,AE 可分为以下 3 种主要类型:

2.1. 抗 NMDAR 脑炎:抗 NMDAR 脑炎是 AE 的最主要类型,与经典的边缘性脑炎有所不同,其特征性临床表现符合弥漫性脑炎。

2.2. 边缘性脑炎:以精神行为异常、癫痫发作(通常起源于颞叶)和近记忆力障碍为主要症状,脑电图与影像学符合边缘系统受累。包括抗 LGI1 抗体、抗 GAD 抗体、抗 GABABR 抗体与抗 AMPAR 抗体相关的脑炎等。

2.3. 其他 AE 综合征:包括抗 CASPR2 抗体相关莫旺综合征、抗 GABAAR 抗体相关脑炎、伴有强直与肌阵挛的进行性脑脊髓炎(progressive encephalomyelitis with rigidity and myoclonus, PERM)、抗 DPPX 抗体相关脑炎、抗 IgLON5 抗体相关脑病等，这些 AE 综合征或者同时累及中枢与周围神经系统，或者表现为特征性的临床综合征。

但目前最常用的 AE 分类为基于抗体检测进行的，下面将针对不同抗体自身免疫性脑炎详细介绍临床表现。

3. 各类型自身免疫性脑炎特点
3.1 抗 NMDAR 脑炎
3.1.1 发病率

抗 NMDAR 脑炎是临床最常见的一种自身免疫性脑炎，但目前该病的确切发病率尚不清楚。在最近发表的一项研究中，自 2018 年 1 月至 2019 年 12 月期间，美国梅奥诊所神经免疫学实验室对 4 万多名患者进行的 AE 抗体检测结果显示，成人中 3.6%的血清和 4.2%的脑脊液为 AE 抗体阳性，儿童中 4.4%的血清和 5.5%的脑脊液分析为阳性。在阳性病例中，抗 NMDAR 抗体阳性者最常见，其中成人血清占 24.6%，儿童血清占 53.1%，成人脑脊液占 39.7%，儿童脑脊液占 88.1%，女性和年龄越小者，抗 NMDAR 抗体检出率越高。这些观察结果与先前发表的队列相似，在一项涉及 577 例抗 NMDAR 脑炎患者的多中心观察性研究中显示，中位年龄为 21 岁，其中 37%的患者年龄在 18 岁以下，95%的患者年龄在 45 岁以下。中国一项来自北京的纳入 220 例抗 NMDAR 脑炎患者的单中心研究显示中位发病年龄为 21 岁（5-72 岁），其中 69 例（31.4%）患者年龄小于 18 岁，女性患者 143 例（65.0%），男性 77 例（35.0%）。另有一项中国四川省的研究数据显示，自 2011 年 10 月至 2019 年 9 月共纳入 244 例患者，中位年龄为 26 岁（9-78 岁），其中女性 128 人，占 52.45%。因此，该病各年龄段均可发病，其中儿童、青年多见，女性多于男性，平均发病年龄为 21 岁。

3.1.2 临床表现

抗 NMDAR 脑炎一般急性起病，40-70%的患者可出现非特异性前驱症状，如头痛、发热、恶心、呕吐等，一般发生在数天或数周前，在几天到两周内。另外，大约 90%的青少年和成年人还会出现明显的精神或行为异常，这些症状很难与原发性精神疾病区分开来。不过这些症状很快伴随出现神经系统的表现，如近记忆力下降、癫痫发作、意识障碍、言语障碍、运动障碍、不自主运动、自主神经功能障碍等，也可见神经系统局灶性损害的症状，如复视、共济失调等。口腔-面部运动障碍是最典型的不自主运动类型。其中自主神经功能障碍包括窦性心动过速或过缓、泌涎增多、中枢性低通气、低血压和中枢性发热等。中枢性通气不足、昏迷和/或癫痫持续状态导致14%-75%的患者入住重症监护病房。与青少年和成人相比，幼儿更常表现为神经系统症状（异常运动或癫痫发作），而不是精神症状。无论患者的年龄和表现如何，大多数病例在症状出现后3-4周的临床表现是相似的。研究显示，NMDAR抗体脑炎患者的精神症状表现是多态的，不符合传统的精神病学分类，相反，它包括紧张症、情绪、行为和精神病领域，如躁动、侵略、幻觉、妄想、缄默症、易怒或情绪不稳定，以及抑郁情绪，鉴于精神表现的复杂性，强烈主张精神病学家参与抗NMDAR脑炎患者的早期评估。

另外，在抗NMDAR脑炎患者中，睡眠障碍也非常常见，但特征不明显。一项研究专门研究了18例患者的睡眠功能，发现所有患者都有重要的改变。在发病时，高达90%的患者有失眠症，有时先于其他症状。在疾病的高峰期，睡眠时间和睡眠需求严重减少，持续数天或数周，但没有白天嗜睡。在恢复期，睡眠模式发生转变，患者过渡到嗜睡期，夜间和白天睡眠增加。相关的行为异常，如嗜食（有时伴有夜间进食发作）、冷漠或易怒等。

在病程中从失眠到嗜睡的转变符合这样的概念，即在疾病的活跃期（炎症变化最突出时），临床特征（主要是精神病、运动障碍和自主功能障碍的阳性症状）不同于恢复期观察到的特征（主要是阴性症状和执行功能障碍）。重要的是，嗜睡症在停药（如抗精神病药、抗癫痫药或苯二氮卓类药物）后仍然存在，这表明嗜睡是该疾病的一部分，需评估长期睡眠功能障碍的后果或睡眠修饰疗法对NMDA受体脑炎的认知或整体恢复的影响。

据报道，约25%的抗NMDAR脑炎患者存在癫痫持续状态(SE)，与任何其他病因引起的SE不同，抗NMDAR脑炎继发的SE往往对标准抗癫痫药物的反应不佳，同时经常进行监测和住院治疗。根据癫痫发作的类型和持续时间，SE可能导致神经元损伤和/或死亡以及神经元网络改变。非难治性SE的死亡率接近10%，而难治性和超难治性SE的死亡率分别上升到30%和50%。在抗NMDAR脑炎伴SE的急性期后，仍可考虑继续使用抗癫痫药物(AEDs)。

临床对于一些具有快速进展的精神症状或认知障碍、癫痫发作、异常运动或不明原因昏迷的患者要排查这个疾病。在症状发作时，区分这种疾病与原发性精神障碍是具有挑战性的。症状的严重程度往往需要特别护理。

患者还会出现容易被忽视的临床表现：（1）心理行为异常：患者常表现出情绪不稳定、焦虑、抑郁、幻觉、妄想等精神症状。有时会出现极端情绪波动或行为异常，家属或医生可能会发现患者行为异常，与往常不同。（2）记忆和认知障碍：患者可能出现记忆力下降、注意力不集中、思维迟缓等症状。这些症状可能会对日常生活和工作造成严重影响。（3）运动障碍：部分患者可能表现为肌肉僵硬、震颤、运动失调等症状。有些患者还可能出现抽搐甚至癫痫发作。（4）自主神经系统症状：患者在疾病早期可能出现大汗淋漓、血压波动、心跳过速等自主神经系统异常。（5）精神症状：患者可能出现幻觉、妄想、人格改变等症状，有时候可能会产生危险行为或自伤行为。

除了上述表现外，NMDAR抗体脑炎还可能伴随有其他症状，如头痛、发热、视觉或听觉异常等。诊断NMDAR抗体脑炎需要通过脑脊液检查、脑电图、MRI以及抗体检测等方法进行。

3.1.3 辅助检查

脑脊液检查为非常重要的辅助检查之一。腰椎穿刺压力正常或者升高。脑脊液白细胞数轻度升高或者正常，少数超过$100 \times 10^6/L$，脑脊液细胞学多呈淋巴细胞性炎症，可见浆细胞，脑脊液蛋白轻度升高，特异性寡克隆区带可呈阳性，抗NMDAR抗体阳性。

头颅MRI可无明显异常，或者仅有散在的皮质、皮质下点片状FLAIR高信号；部分病例可见边缘系统FLAIR和T2高信号，病灶分布可超出边缘系统的范围，少数病例兼有CNS炎性脱髓鞘病的影像学特点。头颅PET可见双侧枕叶代谢明显减低，伴额叶与基底节代谢升高。

脑电图可呈弥漫或者多灶的慢波，偶尔可见癫痫波，异常δ刷是该病较特异性的脑电图改变，多见于成人重症患者。脑电图异常被认为是抗体介导的NMDAR突触功能破坏的结果，在80-90%的患者中发现异常，并被纳入可能的抗NMDAR脑炎的诊断标准中。与脑病相关的脑电图异常(主要是减慢，包括δ范围减慢)是最常见的发现(≈60%)，其次是癫痫样放电和电惊厥，分别检测到15%

和10%。尽管这些脑电图检查结果大多不是特异性的,但一种被定义为极端δ-刷(EDB)的特征性模式,由一种普遍的节律δ活动和一种叠加的节律β活动组成,与抗NMDAR脑炎相关。

肿瘤学相关检查。由于该疾病常合并肿瘤,多数为畸胎瘤,少数合并小细胞肺癌、前列腺癌、颅内肿瘤等恶性肿瘤。卵巢畸胎瘤在青年女性患者中较常见,中国女性抗NMDAR脑炎患者卵巢畸胎瘤的发生率为14.3%~47.8%,在重症患者中比例较高,卵巢超声和盆腔CT/MRI有助于发现卵巢畸胎瘤,卵巢微小畸胎瘤的影像学检查可以为阴性。男性患者合并肿瘤者罕见。

神经病理学检查:脑实质内小胶质细胞增生、血管周围间隙及沿脑表面少量B淋巴细胞及浆细胞浸润,T淋巴细胞罕见。

神经影像学生物标志物的发展是抗NMDAR脑炎的一个有趣的领域,因为MRI容易且广泛地获得,甚至在非研究或专业中心。对大量患者队列的分析表明,在疾病的急性期,只有25-50%的患者出现异常MRI。然而,由于发现的异质性,特别是颞叶和额叶的T2/FLAIR高信号,以及某些情况下的脱髓鞘病变,对特定模式的表征具有挑战性。有趣的是,发现急性期MRI异常是预后不良的独立预测因素。此外,尽管这些炎症性改变在病程中大多会消失,但一些患者随后会出现海马、小脑或弥漫性脑萎缩。虽然弥漫性脑萎缩与严重的急性期有关,但它与长期结果无关,因为它可能是可逆的。相反,小脑萎缩被认为是不可逆的,因此,与不良的长期结果有关。此外,先进的多模态结构成像和功能磁共振成像研究发现,尽管基线磁共振成像正常,但海马连接受损和白质改变,这与疾病的严重程度和记忆表现相关。

3.2 抗LGI1抗体相关脑炎

3.2.1 发病率

抗LGI1脑炎于2010年首次报道,它是最常见的自身免疫性边缘性脑炎,也是仅次于抗NMDAR脑炎的第二常见自身免疫性脑炎。2015年荷兰人口中抗LGI1脑炎的年发病率为0.83/百万。

3.2.2 临床表现

抗LGI1脑炎多见于50-70岁的男性患者。该病的临床表现包括急性或亚急性起病的认知能力下降、近事记忆力下降、癫痫发作和精神行为异常。部分患者可出现面-臂肌张力障碍发作。(faciobrachial dystonic seizure, FBDS)，是该病特征性发作症状，表现为面部及同侧手臂，乃至累及下肢的频繁、短暂的肌张力障碍样的不自主动作，症状发作时间短暂，一般仅数秒，发作频繁者可达每日数十次；可伴有双侧肌张力障碍样发作、感觉异常先兆、愣神、意识改变等。部分患者可合并低钠血症、语言障碍、睡眠障碍和共济失调等。在病程中，60%-88%的患者出现低钠血症，以轻度至中度为主，也可能严重到危及生命。在低钠血症合并癫痫发作时，通常会将癫痫发作归因于低钠血症，从而延迟了潜在脑炎的诊断，应引起重视。低钠血症的病因尚不完全清楚，通常认为是抗利尿激素分泌不当综合征的结果。除低钠血症外，一些患者还表现出其他电解质紊乱，包括低磷血症和低镁血症，因此，不除外LGI1在肾脏中表达的可能性，这可能导致了电解质平衡异常，当然，这还需要进一步的研究去证实这个观点。

FBDS虽为抗LGI 1脑炎特征性的临床表现，但将该症状归于癫痫发作还是运动障碍性症状仍存争议。最新的观点认为额叶-颞叶-基底节环路异常为FBDS产生的根本原因：基底节区涉及到许多皮质-皮质下环路，可能通过门控机制调节和控制癫痫的形成和发作，对下丘脑，黑质，尾状核的深部脑刺激来调节基底节环路对控制癫痫似乎也有广泛前景。RAJESH等认为额叶-颞叶-基底节形成的皮质-皮质下网络异常为FBDS形成的最佳解释，肌张力障碍样运动表现源于网络中基底节受累，而其他发作前或发作后癫痫特点源于继发的额叶，颞叶受累。

在临床实践中，抗LGI 1脑炎常被误诊为精神疾病或病毒性脑炎，从而延误免疫治疗并导致症状恶化。磁共振成像(MRI)双侧内侧颞叶(MTL)高信号是LE的典型表现和诊断依据。北京协和医院与新加坡国立大学的学者的关于抗LGI1脑炎的研究显示：共有76例抗LGI1脑炎患者进行了MRI检查，其中57例（75%）有存在异常。病变重叠图显示，除了经典的边缘系统受累外，基底节区是抗LGI1脑炎的重要受累区域。病变位于内侧颞叶者占89%，其中海马和杏仁核是其核心病灶，同时受累者超过50%。病变位于基底节区者占28%（详见图4.1）。

由于脑损伤可根据MTL或BG的受累程度分为两种类型，因此信号模式分别进行评估。MTL 病变通常表现为 T1WI 低信号，T2WI、FLAIR、DWI 高信号，并伴有水肿。萎缩通常在晚期出现。在 21 例随访影像患者中，3 例(14%)患者的脑 mri 正常化，9 例(43%)患者出现萎缩，11 例(52%)患者表现出持续的高信号而没有体积损失。

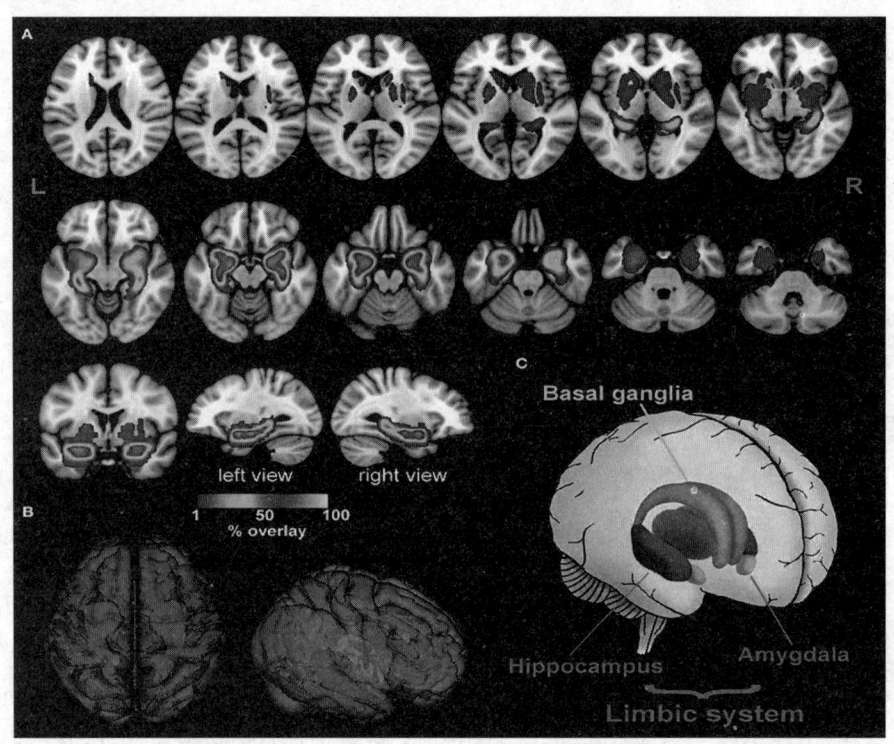

图 4.1：病变重叠图：MR 阳性患者的病变重叠图的多层视图（A）和三维视图（B）；彩色条表示病变覆盖的百分比；累及的脑区主要包括边缘系统和基底节（C）；超过 50%的病灶在海马和杏仁核重叠。

抗 LGI 1 脑炎患者的睡眠障碍中失眠最常见，可见于 45-65%的患者，出现在病程的相对早期，经常伴有白天过度嗜睡。睡眠行为障碍常见于该病的急性期，一项研究中描述了六名患者中有五名存在噩梦和典型的 REM 睡眠行为障碍，其中两名患者在 V-PSG 检查中得到证实。免疫疗法通常可以解决 REM 睡眠行为障碍，改善睡眠模式，尽管如此，至少有 20%的患者在之后的几个月里仍然有轻微的失眠和较差的睡眠质量，需要进一步的研究来评估抗 LGI 1 脑炎患者的全方位睡眠问题。

3.2.3 辅助检查

在辅助检查方面表现如下：（1）脑脊液检查：多数腰椎穿刺压力正常，脑脊液白细胞数正常或者轻度升高，特异性寡克隆区带可呈阳性；（2）头颅 MRI：多数可见单侧或者双侧颞叶内侧（杏仁体与海马）异常信号，部分可见杏仁体肥大，以 FLAIR 相敏感，部分患者可见基底节区异常信号；（3）PET 可见内侧颞叶或基底节区呈高代谢；（4）脑电图：FBDS 发作期脑电图异常比例仅为 21%~30%，FBDS 发作间期可表现为轻度弥漫性慢波或双侧额颞叶慢波，也可完全正常（图 4-2 至图 4-4）。

与其他类型的 AE 不同，抗 LGI1 脑炎很少伴有肿瘤，通常对免疫治疗反应良好。

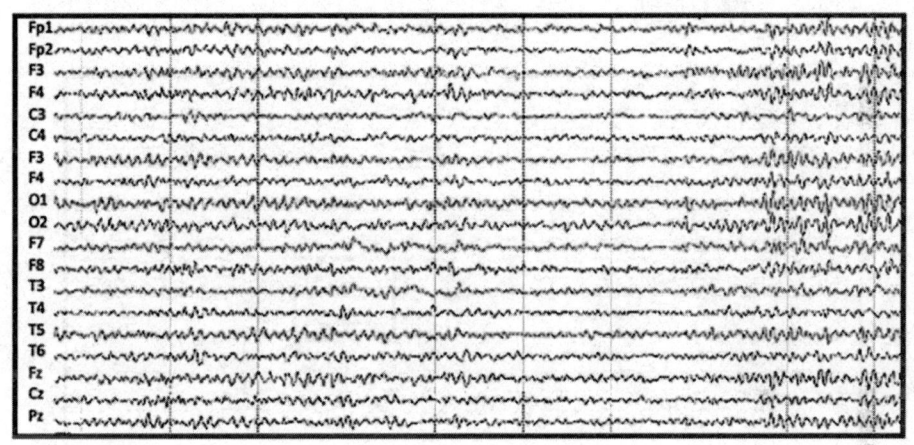

图 4.2：正常脑电图

3.3 抗 GABABR 抗体相关脑炎

主要见于中老年，男性多于女性。主要症状包括癫痫发作、精神行为异常、近事记忆力下降。严重且难治的癫痫发作是该病主要的特点，以全面强直阵挛性发作为主，抗癫痫药物通常无效，可迅速进展为癫痫持续状态。可以合并语言障碍、睡眠障碍和小脑性共济失调。

3.4 抗 CASPR2 抗体相关脑炎

电压钾通道(VGKC)是一种众所周知的膜蛋白复合物，在 AE 中通常与抗体结合。作为 VGKC 的一部分，LGI1 和 CASPR2 可以在患者自身抗体的免疫沉淀中检测到，CASPR2 是一种细胞粘附分子(CAM)，是 neurexin 家族的一部分。它调节 Ranvier 淋巴结周围不同分类结构域的形成，作为膜支架在旁结区聚集 Kv1

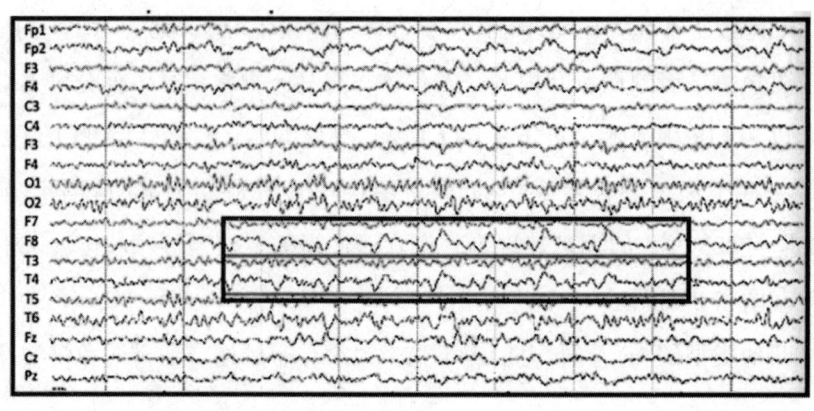

图 4.3 显示慢波活动

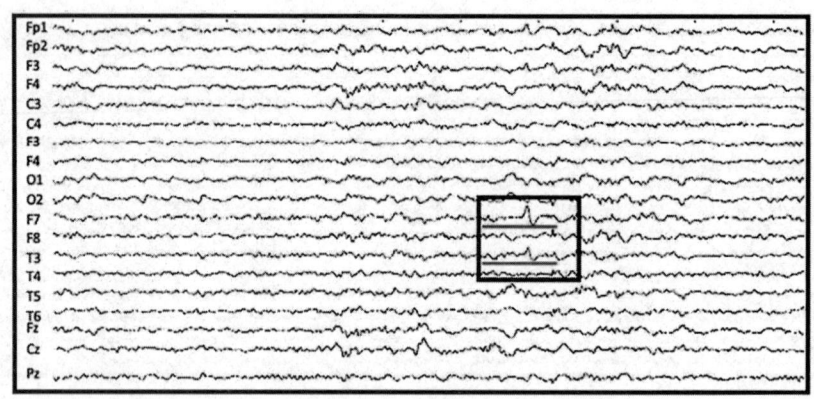

图 4.4 显示了癫痫活动和癫痫模式

通道。CASPR2 是一种跨膜蛋白，其 c 端部分与蛋白 4.1 b 相互作用，后者是一种锚蛋白，可将旁结和旁结黏附复合物连接到轴突细胞骨架上。它位于边缘系统、基底神经节、其他运动区和感觉通路的神经元中，在颞叶中丰富。CASPR2 在中枢和外周神经系统中广泛表达。抗 CASPR2 抗体相关疾病的发病机制被认为是由于 CASPR2 和 Contactin-2 之间相互作用的阻断作用，从而破坏了 kv1 通道的表达。在某些情况下，在背根神经节等区域发现 Kv1 通道表达减少，而在其他一些情况下，Kv1 通道表达增加，特别是在海马的抑制性中间神经元中。这可能会导致过度兴奋性和网络紊乱，从而导致癫痫发作，这同样得到了神经影像学研究的支持。CASPR2 是一种跨膜蛋白，位于细胞膜上与 VGKC 相邻。

CASPR2 抗体可以通过免疫沉淀检测到，因为 CASPR2 是大多数 VGKC 抗体结合的位点，而且 CASPR2 在外周和中枢神经系统中都起作用。因此，抗 CASPR2 抗体相关脑炎患者表现为边缘性脑炎（发热、癫痫、失忆、睡眠障碍、幻觉、精神病、行为障碍）、莫旺综合征（睡眠障碍、幻觉、精神病、行为障碍、便秘、心动过速、多汗、感觉异常、体重减轻）和周围神经过度兴奋综合征（痉挛-束颤综合征）等表现，这在其他脑炎中是罕见的。总之，尽管罕见，但与 CASPR2 抗体相关的综合征具有很大的可变性，在临床实践中应注意作为疾病的鉴别诊断，如边缘性脑炎和癫痫，特别是在老年患者、新发精神症状、神经性疼痛的患者中。

3.5 抗 IgLON5 抗体相关脑病
3.5.1 概述

抗 IgLON5 抗体相关脑病是一种罕见的自身免疫性神经系统疾病，2014 年，Sabater 等人首次报道了抗 IgLON5 抗体阳性的患者，表现为独特的快速眼动和非快速眼动睡眠障碍并伴有 tau 蛋白的沉积。此后，越来越多的病例报道，逐渐揭示了该疾病的异质性。大多数患者为慢性发病，该病中位发病年龄在 60 岁左右，未发现性别差异。抗 IgLON5 抗体主要为 IgG4 型，其次为 IgG1 型，IgLON5 抗体破坏细胞表面和细胞骨架之间的串扰，导致神经丝异常积聚，从而为抗体介导的自身免疫和神经变性之间提供了关联。晚期出现神经元丢失与 tau 蛋白沉积，伴胶质细胞增生，以海马、脑干被盖、下丘脑受累明显。抗 IgLON5 相关脑病的特点不仅是存在特异性的抗 IgLON5 抗体，而且还存在过度磷酸化的 tau 沉积。目前还没有完全确定是抗体活性介导的强烈炎症反应导致神经退行性变，还是持续的 tau 病理积累加剧了免疫反应，因此，该疾病的确切性质尚不清楚。该疾病与 HLA-DRB1*10:01 和 HLA-DQB1*05:01 等位基因（人类白细胞抗原）的存在密切相关，这可能是自身免疫性疾病发展的遗传易感性理论的证据，但感染也认为是潜在的疾病触发因素。

因抗 IgLON5 抗体相关脑病是一种自身免疫与神经退行性变相结合的进行性疾病，因此临床表现具有很强的异质性。就发病而言，抗 IgLON5 病表现可有多达数十种，主要分为典型症状和非典型症状。典型症状包括睡眠障碍、延髓功能障碍、步态异常、运动障碍、认知障碍。非典型症状包括自主神经功能障碍、精神行为异常、小脑功能障碍、周围神经病等。少数患者会有感觉异常、癫病等，也可伴随其他的自身免疫性疾病，例如白癜风、桥本甲状腺炎等。

3.5.1 临床表现

睡眠障碍

睡眠障碍是疾病进展过程中最突出的问题，几乎在所有患者病程中均可发生，但其特征并不相同，其中一些症状患者自己很难注意到，主要表现为异态睡眠和睡眠呼吸暂停，部分患者白天过度睡眠。同步视频多导睡眠图显示非快速眼动期和快速眼动期睡眠行为异常和睡眠结构紊乱。患者睡眠过程中可出现独特的运动行为异常，包括简单或复杂的发声、运动，模仿白天的活动，也可有快速眼动期睡眠行为异常的表现（如肢体和身体的抽动，与人争执打斗等）。大部分患者伴频繁的睡眠呼吸暂停和喘鸣，主要为阻塞性睡眠呼吸暂停低通气，患者通常因血氧饱和度降低而接受持续正压通气。

步态异常及运动障碍

70-75%的患者会出现步态问题，这是首次就诊的主要症状，有些患者可以独自行走，但会感到不稳定，容易后倒，严重患者经常跌倒并且不能走路，步态问题可分为轻度、中度或重度，这些症状可归因于各种原因，包括小脑型共济失调、肌肉僵硬和肌张力障碍。据报道，不到1/3的患者出现小脑型共济失调步态，而肢体辨距不良或其他小脑体征很少见。当步态不稳很明显并伴有眼动异常时，可能会出现类似进行性核上性麻痹表现，可伴有眼动异常，以向上或水平凝视受限为主，但向下凝视麻痹很少见。患者还可出现运动障碍，如舞蹈样动作、肌阵挛、震颤，腹部肌阵挛，口-下颌肌张力障碍、头颈部肌张力障碍，面肌痉挛，面肌纤维颤搐，口舌肌肉律动，帕金森样症状，静坐不能等。

延髓功能障碍

延髓功能障碍也是常见的症状特征，最常报道的症状是吞咽困难，这通常会导致患者体重大幅下降，在一些患者中，甚至可能是疾病的最初征兆，还可表现为构音障碍、声带麻痹、喉痉挛和中枢性通气不足等。

认知功能障碍

认知障碍也是该病常见的临床表现，也可以作为疾病的一个症状出现，导致患者的生活质量和自我管理能力减退，表现为注意力、记忆力、执行能力减退，部分达到痴呆的诊断标准。

3.6 抗 AMPAR 抗体相关脑炎

该疾病是一种罕见的自身免疫性脑炎,由 Lai 等人在 2009 年首次报道。抗 AMPAR 抗体相关脑炎多急性或亚急性起病,起病年龄广泛,但以中老年为主,女性多见,临床症状与 AMPAR 分布区域相关,AMPAR 主要分布于海马、杏仁核、岛叶等边缘系统,因此主要表现为边缘性脑炎,可以突发性短期记忆力丧失为首发症状,认知障碍还可出现定向力、执行力受损,严重者可发展为痴呆,也可表现为单纯性遗忘,甚至暴发性重症脑炎,还可有癫痫和精神症状。Song 等人追踪了 PubMed、Web of Science、Ovid 和 CNKI 平台 2011 年 1 月 1 日至 2021 年 10 月 1 日的数据,分析了 68 例 naty-AMPAR 自身免疫脑炎合并胸腺瘤患者的一般人口统计学特征、症状频率和相关性,以及治疗的预后结果。临床表现以认知功能改变(70.6%)、精神障碍(57.4%)、癫痫(50.0%)为主。Zhang 等人报道,大脑边缘系统的炎症通常伴随着针对 ampar 受体的抗体。这种形式的自身免疫性脑炎的临床特征是亚急性疾病,伴随短期记忆丧失、意识不清、行为异常和癫痫发作等症状。根据这些作者,大多数抗 ampar 脑炎患者伴发有肿瘤甚至恶性肿瘤如胸腺瘤、小细胞肺癌、乳腺癌和卵巢癌等。大多数抗 ampar 脑炎患者对免疫治疗表现出部分神经反应。McCombe 曾证实胸腺瘤是自身免疫性脑炎最常见的伴发抗 ampar 抗体的肿瘤。此外,这些作者报告了抗 ampar 脑炎的伴随抗体预测的临床表现与脑炎和胸腺瘤不同。在个别病例中,抗 ampar 自身免疫性脑炎伴有意想不到的疾病实体。尽管 Li 等人尚未完全了解其与胸腺瘤和重症肌无力的共同诊断之间的联系,但他们首次描述了-氨基-3-羟基-5-甲基-4-异恶唑丙酸与重症肌无力患者的自身免疫特征和临床表现。这表明胸腺瘤相关的自身免疫网络异常复杂。Joubert 等报道抗 ampar 抗体的自身免疫性脑炎的临床表现是可变的。大多数患者表现出提示自身免疫性边缘脑炎的症状。他们也可能没有任何症状,或者表现为严重的脑炎,发展为最低意识状态和弥漫性脑萎缩。与其他报道相反,在分析的七名患者中,这些作者只观察到一名癫痫发作患者和两名癌症患者-一名肺癌患者和一名胸腺癌患者。

3.7 抗 DPPX 抗体相关脑炎

抗二肽基肽酶样蛋白-6(DPPX)抗体脑炎较罕见。2013 年由 Boronat 等首次报告,他们选取 4 例病因不明的临床表现包括躁动、幻觉、意识不清、肌阵挛、震颤和癫痫发作的脑炎患者和具有类似神经脑免疫染色模式的抗体进行自身抗原鉴定，结果确定 DPPX 为目标自身抗原，DPPX 是 Kv4.2 钾通道的辅助亚基。该病青春期至老年均可发病，以中老年为主，男女比例接近 2：1。该疾病的典型特征是三种症状，包括体重减轻、中枢神经系统过度活跃和认知障碍，然而，最近的报告表明，临床表现可能更加多样化，可表现为精神症状、认知功能障碍、自主神经功能失调、癫痫发作、震颤、肌阵挛、肌强直以及小脑、脑干受累症状。腹泻是抗 DPPX 抗体脑炎中枢神经系统以外的常见症状。肠神经元兴奋性增加、胃肠道功能亢进，引起腹泻及体重下降，也有部分患者可以表现为胃肠动力低下症状如便秘，一般发生在疾病的慢性阶段。患者也可出现伴强直和肌阵挛的进展性脑脊髓炎（PERM）表现，以对称性肌强直和肌肉僵硬为特点，尤其是轴性及肢体近端肌肉受累明显。在一系列病例报道中显示，20 名患者中约有 50%出现睡眠障碍，其中 30%为失眠，5 名患者行 V-PSG 检查，显示睡眠时周期性肢体运动，其他如 REM 睡眠行为障碍、睡眠异常、模糊睡眠、抽搐和痉挛等均被提及，但没有进一步描述的细节，需要对更多患者进行系统评估。在抗 DPPX 抗体脑炎的各项辅助检查中，血清或脑脊液 DPPX 抗体阳性最具诊断价值。多数患者神经影像正常，仅少数有白质病变，部分病例 18F-FDG PET 提示双侧颞叶、丘脑低代谢。可合并淋巴瘤，但尚不足 10%的患者。

3.8 抗 GABAAR 抗体相关脑炎

2014 年 Dalmau 团队发现在难治性癫痫的患者体内存在特异性抗 GABAAR 的自身抗体。本病可继发于单纯疱疹病毒性脑炎后，婴幼儿至高龄老人均可发病，中位发病年龄 40 岁。主要表现为癫痫发作、认知障碍、意识障碍、行为改变及运动障碍。其中癫痫发作是最突出的临床表现，癫痫发作形式及部位并不固定，近半数患者可出现癫痫持续状态，40%患者合并肿瘤，其中以胸腺瘤最为常见。神经影像多数患者表现为皮质及皮质下多发病灶，在 T2-FLAIR 上呈高信号，以额颞叶受累多见，也可见于顶枕叶及基底节。病灶部位和数量可随着病程而多变，免疫治疗后病变减轻或消失。

3.9 抗 mGluR5 抗体相关脑炎

代谢型谷氨酸受体（mGluR）是通过与神经系统主要兴奋性神经递质谷氨酸结合激活的 G 蛋白偶联受体。mGluR（mGluR1-8）的八种亚型已被克隆，并根据其分子、药理学和信号传导特性分为三组。I 组 mGluR，包括 mGluR1 和 mGluR5，与学习、记忆、癫痫和疼痛等多种过程有关。在过去的二十年中，mGluR1、mGluR5 和 mGluR2 已被确定为不同特征的自身免疫性神经系统疾病的抗体靶标。2011 年，两名边缘脑炎和霍奇金淋巴瘤（奥菲利亚综合征）患者首次报道了 mGluR5 抗体导致的自身免疫性脑炎。最近的一项动物模型研究证实了 mGluR5 抗体的致病性，该抗体会导致神经元中 mGluR5 簇的减少。然而，据我们所知，自 2011 年以来，全球 8 项研究仅报告了 15 例携带 mGluR5 抗体的自身免疫性脑炎患者，其中包括来自中国的 3 例病例报告。鉴于抗 mGluR5 脑炎的罕见性，有必要对不同遗传背景的患者进行更多研究，以进一步阐明临床谱和疾病预后。为了证实之前的发现，扩大抗 mGluR5 脑炎的临床表型，并报告神经系统结果，我们首先描述了本研究中来自中国的 5 名新发现的抗 mGluR5 脑炎患者的病例系列。我们还回顾了文献中先前报道的病例以及当前数据，并首次确定了抗 mGluR5 脑炎的预后因素。

中位发病年龄为 35 岁（范围：32-59 岁）。两名（40%）患者为女性。所有患者都有前驱症状，包括头痛、流感样症状、发烧和腹泻。所有患者都有行为/性格变化。其他脑炎症状包括认知缺陷（五分之四，80%）、睡眠障碍（五分之三，60%）、意识水平下降（五分之二，40%）、运动障碍（五分之一，20%）、全身性癫痫发作（五次之一，20%），表现为癫痫持续状态。罕见的神经系统症状包括失语、脑膜炎、面容失认和视力缺陷。两名（40%）患者出现通气不足，两人都在急性期需要重症监护。所有患者均接受了肿瘤筛查，包括血清标志物和全身 PET-CT。在一名（20%）患者（即患者 3）（血清和脑脊液中 NMDAR 抗体也呈阳性）中发现了相关肿瘤，该患者患有成熟卵巢畸胎瘤。一名（20%）患有自身免疫性肝炎的患者（患者 1）发现了共病自身免疫性疾病。疾病高峰期的中位 mRS 评分为 3。

3.10 抗突触蛋白-3α 抗体相关脑炎

该病罕见。中青年发病，中位发病年龄 44 岁。多急性起病，前驱症状包括发热、头痛、恶心、腹泻，逐渐进展出现认知功能下降、精神行为异常、癫痫发作、自主神经功能障碍，严重者有中枢性低通气。伴有口周不自主运动、肌阵挛发作、肌张力障碍。整体类似抗 NMDAR 脑炎临床表现。神经影像学检查部分患者有颞叶内侧、海马以及岛叶受累。脑脊液白细胞轻度升高。

3.11 抗GAD抗体相关边缘性脑炎/癫痫

女性患者多于男性，中位发病年龄为40岁左右，主要表现为癫痫发作、近事记忆障碍和精神行为异常，部分患者以颞叶癫痫为唯一表现。抗GAD抗体相关癫痫是一种以颞叶癫痫为主的急性或慢性癫痫综合征，可伴有轻度的认知功能受损，抗GAD抗体相关癫痫可能属于抗GAD抗体相关边缘性脑炎的不全表型，某些慢性病程者可能属于后遗症，抗癫痫药物治疗效果不佳。部分抗GAD抗体相关边缘性脑炎患者出现自主神经功能异常、意识障碍、低钠血症。患者可合并僵人综合征、自身免疫性小脑共济失调以及自身免疫性糖尿病等抗GAD抗体相关疾病，少数患者合并胸腺瘤。辅助检查：头颅MRI显示单侧或者双颞叶内侧异常信号，主要为T2、FLAIR序列高信号，增强MRI一般无明显强化，部分患者头颅MRI无明显异常，PET/CT可见海马区高代谢；2/3的患者脑电图显示颞区局灶性痫样放电；脑脊液白细胞数可正常或呈轻度淋巴细胞炎症，部分患者特异性寡克隆区带阳性。患者血清和脑脊液抗GAD抗体阳性，脑脊液抗GAD抗体高滴度的阳性具有确诊意义。

3.12 抗两性蛋白抗体相关脑炎

临床特点为：老年患者居多，女性略多于男性。主要表现为癫痫发作、近事记忆障碍和精神行为异常等边缘系统受累症状。也可出现僵人综合征、小脑性共济失调、脊髓病以及多发性神经根神经病。主要合并小细胞肺癌和乳腺癌。血清抗两性蛋白抗体阳性具有确诊意义。

3.13 抗AK5抗体相关脑炎

此类型AE更加罕见。主要累及中老年患者，男性居多。主要表现为快速进展性情景遗忘、抑郁、焦虑、行为异常以及精神症状。近半数患者出现体重下降及厌食。不足1/5患者病程晚期合并癫痫。部分患者合并头痛及味觉障碍。绝大部分患者出现颞叶T2、FLAIR高信号，上述病灶会进展为脑萎缩。早期病灶可能会出现强化。多数患者脑脊液白细胞计数增高并伴有特异性寡克隆区带阳性。神经病理学检查提示血管周围及脑实质内大量CD8阳性T细胞浸润，而B细胞除在血管周围聚集外，在脑实质内仅散在零星分布。同时脑实质中广泛存在激活小胶质细胞。仅约1/5的患者对一线及二线免疫治疗有反应。

3.14 其他抗神经细胞内抗原抗体相关脑炎

除抗 AK5 抗体外，仍有相当数量神经细胞特异性抗体针对胞内抗原，但不是直接的致病性抗体。这些抗体通常在合并肿瘤的情况下在患者血清中被检出，可以作为抗原特异性 T 细胞介导的细胞毒性免疫反应标志物，也被称为肿瘤神经抗体（onconeural antibodies）。表达此类抗细胞内抗体患者对免疫治疗反应差，预后更与肿瘤本身治疗情况密切相关。包括抗 Hu、Ri、CV2、Ma2 抗体等。

3.14.1 抗 Hu 抗体相关脑炎：

又称 1 型抗神经元核抗体（anti-neuronal nuclear antibody type-1）脑炎。临床主要表现为边缘性脑炎，也可合并或单独表现为感觉性神经元神经病、假性肠梗阻等。抗 Hu 抗体阳性成人患者中约 80%合并肺癌，特别是小细胞肺癌，并可与抗 GABABR 抗体等叠加。在儿童中则与神经母细胞瘤相关。目前也有抗 Hu 抗体阳性，但临床无神经系统症状的病例报道。绝大多数抗 Hu 抗体阳性患者神经系统症状对治疗反应差。

3.14.2 抗 CV2 抗体相关脑炎：

又称塌陷反应调节蛋白 5（collapsin response-mediator protein-5）脑炎，靶抗原位于少突胶质细胞胞质内。临床表现为脑炎，以边缘性脑炎为主，也可出现舞蹈病、不自主运动、脑神经受累、小脑性共济失调、脊髓病、周围神经病以及假性肠梗阻等。超过 80%合并肿瘤，主要是小细胞肺癌和胸腺瘤，并可与抗 LGI1 抗体或抗 CASPR2 抗体等叠加。早期启动免疫治疗及抗肿瘤治疗可能带来较为理想的预后。

3.14.3 抗 Ma2 抗体相关脑炎：

临床主要表现为边缘性脑炎或间脑炎（可继发发作性睡病），也可伴脑干受累，也有类似运动神经元病的病例报告。影像学上以颞叶内侧、间脑或脑干 T2、FLAIR 高信号为特点。抗 Ma2 抗体在年轻患者中与男性睾丸精原细胞瘤密切相关，在中老年患者中则与非小细胞肺癌相关并可叠加抗 Ma1 抗体。除睾丸肿瘤治疗彻底的青年男性患者（<45 岁）外，抗 Ma2 抗体相关脑炎通常对治疗反应不佳。

3.14.4 抗 Kelch 样蛋白 11（Kelch-like protein 11）抗体相关脑炎：

该类型罕见。报道病例均为男性。临床主要表现为菱脑炎，对应脑干和

（或）小脑受累症状体征，也有少数表现为边缘性脑炎。有相当比例病例存在听力下降或耳鸣等前驱症状。与睾丸、纵隔或后腹膜等部位精原细胞瘤密切相关。

3.14.5 免疫检查点抑制剂（immune checkpoint inhibitors，ICI）相关脑炎

ICI 是一类抗肿瘤的免疫治疗生物制剂。ICI 通过阻断 T 淋巴细胞和肿瘤细胞中表达的免疫检查点分子（包括程序性细胞死亡蛋白 1 及其配体、细胞毒性 T 淋巴细胞相关抗原 4）来增强抗肿瘤免疫。ICI 可能继发免疫相关不良事件（immune-related adverse events），包括脑炎。ICI 的使用也可增加副肿瘤性 AE 的发生。约 1/3 的 ICI 相关脑炎患者存在抗神经抗体或者抗肿瘤神经抗体，建议完善相关抗体检测。此外，诊断 ICI 相关脑炎需充分排除脑膜癌病、CNS 感染和代谢性脑病等。

第五章 自身免疫性脑炎诊断及鉴别诊断

自身免疫性脑炎（AE）由于临床表现广泛，症状不典型，在实际临床诊断工作中，非常具有挑战性，部分自身免疫性脑炎的精神病学特征与原发性精神疾病极其相似，常规脑磁共振成像经常没有异常表现，脑电图检查无特异性发现，以及亚组患者血液或脑脊液中缺乏确定的 IgG 类神经元自身抗体。但 AE 早期识别，并给予正确的免疫治疗对于改善患者治疗效果以及预后甚至使得患者获得完全康复至关重要。目前，自身免疫性脑炎日益成为亚急性起病记忆丧失、精神状态改变和/或精神症状患者的诊断考虑因素，这是拟议诊断标准的核心特征。随着时间的推移，随着新的神经自身抗体生物标志物的发现和临床医生对自身免疫性脑炎的认识越来越高，尽管总体上诊断仍然很少见。自身免疫性脑炎的诊断模拟病比自身免疫性脑炎更普遍，包括中毒性/代谢性脑病、功能性神经系统疾病、原发性精神疾病、神经退行性疾病、肿瘤和癫痫。虽然新的抗神经元和抗神经胶质自身抗体的发现提高了自身免疫性脑炎的诊断敏感性，但特异性因抗体类型、检测方法和检测前概率而异。因此，在自身免疫性脑炎以外的疾病患者中存在假阳性自身抗体结果的可能性，并可能导致误诊。

2016 年，Graus 等提出了 AE 的诊断路径，详细描述了边缘性脑炎、抗 NMDAR 脑炎、Bickerstaff 脑干脑炎、急性播散性脑脊髓炎（acute disseminated encephalomyelitis，ADEM）和桥本脑病的诊断标准。该诊断路径侧重临床早期诊断，弱化了抗体检测的重要性。将 AE 分为可能的 AE、很可能的 AE、确诊的 AE。其中可能的 AE 和很可能的 AE 诊断不依赖于抗体检测，有助于早期临床诊断及经验性治疗，确诊的 AE 诊断则需抗体检测结果进一步证实。

Li 等提出该诊断指南对于我国抗 NMDAR 脑炎的早期诊断敏感度较低。2017 年中华医学会神经病学分会发布了《中国自身免疫性脑炎诊治专家共识》，提出了抗神经元表面或突触蛋白抗体相关的 AE 诊断标准，而不包括 Bickerstaff 脑干脑炎和 ADEM。该专家共识强调，首先应根据患者的临床表现、脑脊液检查、影像学、脑电图等辅助检查来判断其是否患有脑炎，之后行抗体检测明确诊断。如有相应抗体阳性则可诊断为确诊的 AE，如仅临床符合诊断则为可能的 AE。

目前对重症 AE 的定义，尚无统一标准，主要符合下述条件之一：（1）存在严重神经功能障碍，改良 Rankin 量表（modified Rankin Scale，mRS）评分 4~5 分；（2）伴有中枢性低通气或呼吸衰竭，需要呼吸机辅助通气；（3）伴有严重的自主神经功能障碍，导致循环不稳定；（4）意识障碍或癫痫持续状态等。对于 AE 的严重程度没有专门的评价量表。mRS 主要用于卒中后整体残疾程度的评估，对于 AE 严重程度的评价具有很大的局限性。尽管 mRS 不能涵盖 AE 临床表现的多样性，但仍然是目前应用最广泛的用于评价 AE 严重程度和治疗结局的指标。2019 年，有学者提出 AE 临床评估量表（Clinical Assessment Scale in Autoimmune Encephalitis），但尚未得到广泛应用。近年来抗体阴性的 AE 逐渐受到关注，但诊断仍是难点，既不能忽略抗体阴性 AE 的存在，也不能过度诊断。在 Graus 等学者提出的 AE 诊断路径中，给出了很可能的抗体阴性 AE 诊断标准，即同时满足以下 4 项：（1）亚急性（通常短于 3 个月）出现的近记忆减退、意识水平下降、人格或心理改变。（2）排除明确定义的 AE 综合征（如典型的边缘叶脑炎、Bickerstaff 脑干脑炎、ADEM）。（3）血清和脑脊液中不存在特征明确的自身抗体，且至少满足以下 3 项中的 2 项：①提示 AE 的 MRI 异常；②脑脊液白细胞数增多、脑脊液特异性寡克隆区带阳性和（或）IgG 指数增高；③脑活组织检查显示炎性浸润并排除其他疾病（如肿瘤）。（4）合理排除其他病因。引起抗体阴性 AE 的原因诸多，如疾病所处时期、药物干预影响、抗体检测方法可靠性等。细胞免疫荧光法（cell-based assay，CBA）仅可行单一靶抗原检测，可能导致其他抗体漏检，当 CBA 检测结果呈阴性时，不应简单归为抗体阴性 AE 或除外 AE，应完善组织免疫荧光法（tissue-based assay）并结合患者临床具体情况而定。

AE 的诊断流程 AE 的诊断首先需要综合分析患者的临床表现、脑脊液检查、神经影像学和脑电图等结果，确定其患有脑炎，继而选择 AE 相关的抗体检测予以诊断。AE 诊断的一般程序见表 5.1

1. 诊断条件

诊断条件包括临床表现、辅助检查、确诊实验与排除其他病因 4 个方面。A. 临床表现：急性或者亚急性起病（<3 个月），具备以下 1 个或者多个神经与精神症状或者临床综合征。a. 边缘系统症状：近事记忆减退、癫痫发作、精神

行为异常,3 个症状中的 1 个或者多个。b.脑炎综合征:弥漫性或者多灶性脑损害的临床表现。c.基底节和(或)间脑>5×10⁶/L),或者脑脊液细胞学呈淋巴细胞性炎症,或者特异性寡克隆区带阳性。B.神经影像学或者电生理异常:

表 5.1 自身免疫性脑炎的诊断评估程序

病史	性别、年龄、职业、居住地、旅居史、动物接触史、基础疾病、肿瘤病史、手术史、疫苗接种史、免疫状态;现病史:起病时间、病程时相特点、主要症状与伴随症状、系统性症状
体征	1、神经系统体征:高级神经功能,脑干、小脑、锥体外系和脑膜刺激征等局灶性体征;2、一般内科体征;3、临床评分:改良 Rankin 量表评分、格拉斯昏迷量表评分
血液检查	血常规、生化、红细胞沉降率、甲状腺功能、抗甲状腺球蛋白抗体、抗甲状腺过氧化物酶抗体、自身抗体谱、ANCA 抗体、淋巴细胞免疫分型、细胞因子等
X 线与超声	胸片或胸 CT、盆腔 CT 和(或)超声、睾丸超声
脑电图	脑电图,必要时行视频脑电
神经影像学	头颅 MRI(平扫+增强)
PET	头部与全身 PET(必要时),其中全身 PET 可协助发现自身免疫性脑炎相关特定类型肿瘤
脑脊液检查	压力、细胞计数及细胞学、生化、寡克隆区带、病原学检测
自身免疫性脑炎相关抗体	建议血清与脑脊液同时检测

注:ANCA:抗中性粒细胞胞浆抗体 MRI:磁共振成像 PET:正电子发射体层摄影

磁共振成像（magnetic resonance imaging，MRI）边缘系统T2或者液体衰减反转恢复序列（fluid attenuated inversion recovery，FLAIR）异常信号，单侧或者双侧，或者其他区域的T2或者FLAIR异常信号（除外非特异性白质改变和卒中）；或者正电子发射体层摄影（positron emission tomography，PET）边缘系统高代谢改变，或者多发的皮质和（或）基底节的高代谢。图5.1展示了AE患者的典型神经影像表现。脑电图异常，表现为局灶性癫痫或者癫痫样放电（位于颞叶或者颞叶以外），或者弥漫或者多灶分布的慢波节律。而成年抗NMDAR脑炎患者出现异常δ刷状波（extreme delta brush）常对应住院时间延长及不良预后（图5.2）。C.与AE相关的特定类型的肿瘤，例如：边缘性脑炎合并小细胞肺癌，抗NMDAR脑炎合并卵巢畸胎瘤。C.确诊实验：抗神经细胞抗体阳性。其中，抗神经元表面抗原抗体和部分抗神经突触胞内抗原抗体（如GAD抗体）检测主要采用间接免疫荧光法（indirect immunofluorescence assay，IIF）。根据抗原底物分为基于细胞底物的实验（cell based assay，CBA）与基于组织底物的实验（tissue based assay，TBA）2种。CBA采用表达神经元细胞表面抗原的转染细胞，TBA采用动物的脑组织切片为抗原底物。CBA具有较高的特异度和敏感度。应尽量对患者的配对的脑脊液与血清标本进行检测，脑脊液与血清的起始稀释滴度分别为1：1与1：10。抗神经细胞胞内抗原抗体（多数为副肿瘤抗体）和部分抗神经突触胞内抗原抗体［如两性蛋白（amphiphysin）抗体］检测主要采用免疫印迹方法。但其带来的假阳性或假阴性问题不容忽视。因此必要时需结合临床并通过TBA或CBA予以验证（图5.3）。D.合理排除其他病因。

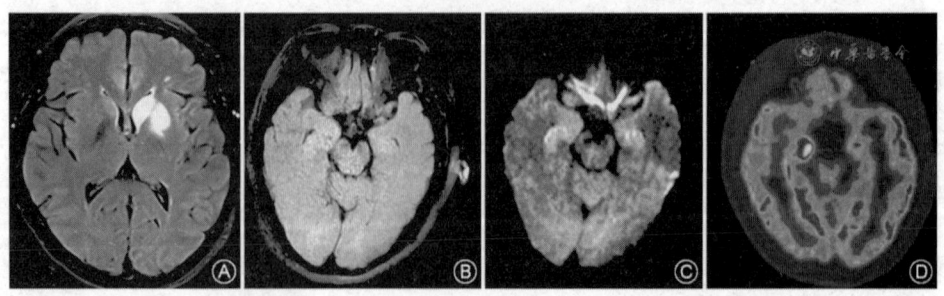

图5.1 自身免疫性脑炎的神经影像表现示例。A：抗富亮氨酸胶质瘤失活蛋白1抗体相关脑炎急性期液体衰减反转恢复序列（FLAIR）可见左侧基底节（尾状核头及壳核）高信

号；B：抗γ-氨基丁酸B型受体（GABABR）抗体相关脑炎急性期FLAIR示双颞叶内侧轻度高信号，右侧略肿胀；C：该抗GABABR抗体相关脑炎患者同期弥散加权成像序列示双颞叶内侧均轻度弥散受限，右侧为著；D：该抗GABABR抗体相关脑炎患者行PET/CT示右侧颞叶内侧高代谢（首都医科大学附属北京同仁医院神经内科刘磊供图）Figure 1 Neuroimaging features of autoimmune encephalitis

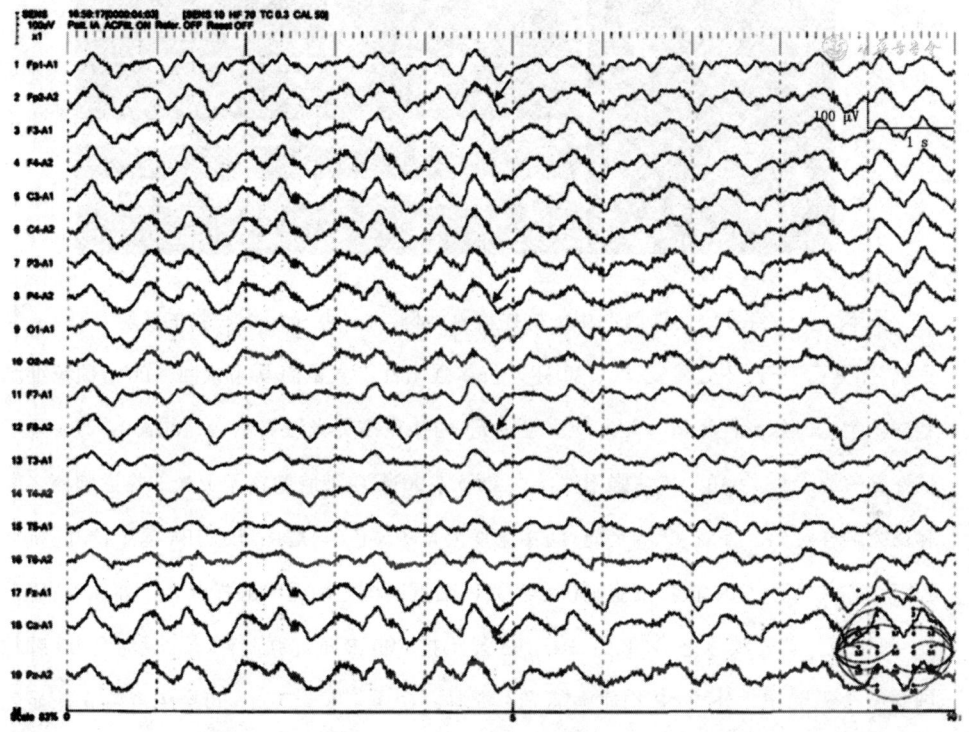

图5.2　脑电图异常δ刷状波。即弥漫性高波幅δ慢活动基础上，叠加节律性β活动（箭头），在成人抗N-甲基-D-天冬氨酸受体脑炎常对应住院时间延长及不良预后（首都医科大学附属北京友谊医院神经内科许春伶供图）

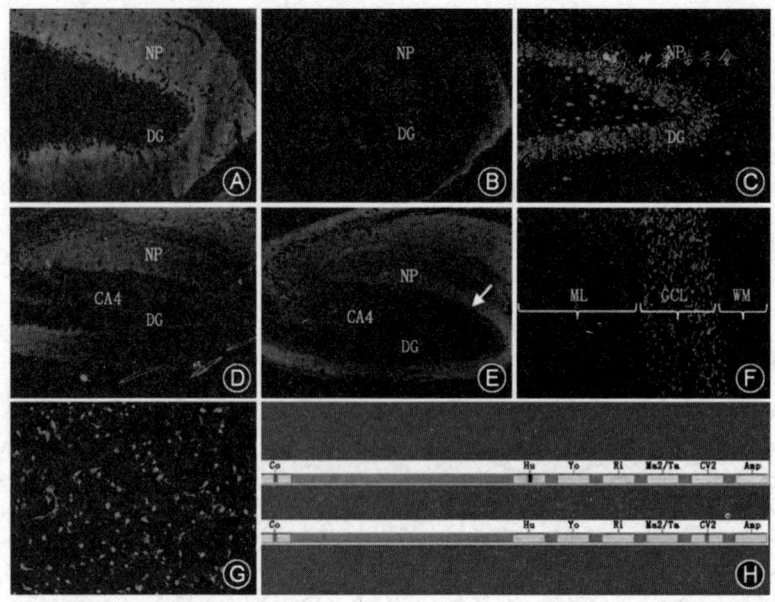

图5.3 自身免疫性脑炎相关抗体检测示例。A：基于组织底物的实验（TBA）显示抗N-甲基-D-天冬氨酸受体（NMDAR）抗体强阳性，大鼠海马齿状回（DG）颗粒细胞胞核无荧光，外周神经毡（NP）均质强荧光 间接免疫荧光法显色 ×400；B：TBA显示抗谷氨酸脱羧酶（GAD）抗体强阳性，大鼠海马DG颗粒细胞胞核无荧光，临近胞核之间存在突触样荧光，外周NP弱荧光 间接免疫荧光法显色 ×400；C：TBA显示抗Hu抗体强阳性，大鼠海马DG颗粒细胞胞核强荧光，临近胞核之间无突触样荧光，外周NP无荧光 间接免疫荧光法显色 ×400；D：TBA显示抗NMDAR抗体强阳性，大鼠海马DG颗粒细胞胞核无荧光，外周NP均质强荧光，海马（CA）4区无荧光 间接免疫荧光法显色 ×200；E：TBA显示抗富亮氨酸胶质瘤失活蛋白1抗体强阳性，大鼠海马DG颗粒细胞胞核无荧光，外周NP内弱外强荧光（白色箭头示交界处），CA4区弱荧光 间接免疫荧光法显色 ×200；F：TBA显示抗GAD65抗体强阳性，大鼠小脑皮质分子层（ML）细沙状荧光，皮质颗粒细胞层（GCL）豹纹状荧光，二者之间单层浦肯野细胞无荧光（未标记），皮质下白质（WM）无荧光 间接免疫荧光法显色 ×200；G：基于细胞底物的实验显示抗NMDAR抗体强阳性 间接免疫荧光法显色 ×200；H：免疫印迹膜条法分别显示抗Hu抗体强阳性（上），抗CV2抗体强阳性（下）（首都医科大学附属北京同仁医院神经内科刘磊供图）

2. 诊断标准：包括可能的AE与确诊的AE：（1）可能的AE：符合A、B与D 3

个诊断条件。（2）确诊的 AE：符合 A、B、C 与 D 4 个诊断条件。

3. 自身免疫性边缘性脑炎的诊断

满足全部以下 4 项条件可确诊自身免疫性边缘性脑炎：A. 亚急性（3 个月内迅速进展）起病的工作记忆缺陷（短期记忆丧失）、癫痫发作、精神症状，提示边缘系统受累。B. MRI 的 FLAIR 序列示双侧颞叶内侧异常信号影。C. 至少符合以下 1 项：a.脑脊液白细胞增多（白细胞计数>5×106/L）；b. 脑电图提示源自颞叶的痫样放电或慢波活动。D. 合理排除其他病因。

满足全部 4 项条件可确诊自身免疫性边缘性脑炎；若前 3 项条件中的某 1 条未能符合，则需抗神经元抗体阳性才能确诊。

4. 自身免疫性脑炎的鉴别诊断

4.1 感染性疾病

传染性或感染性疾病累及中枢神经系统时，有可能均具有类似自身免疫性脑炎的临床特征，如表现为精神状态改变，精神错乱，行为改变，躁动或睡眠-觉醒周期中断等。有时脑炎可能是感染的唯一神经表现，也可能与脑膜炎、脊髓炎、神经根炎或神经炎一起发生。怀疑脑炎患者的病史记录应集中在有助于鉴别诊断的几个因素上。就时间特征而言，病毒性脑炎通常表现为急性至亚急

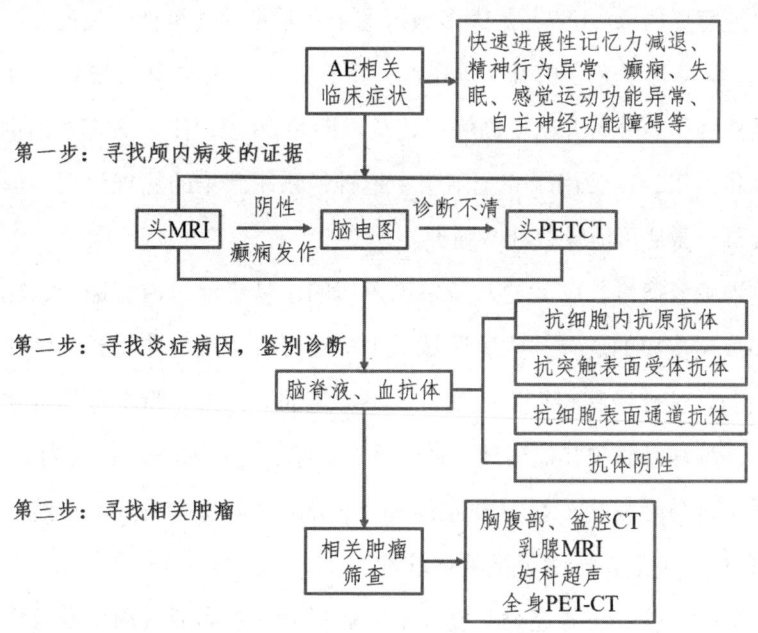

图 5.4 自身免疫性脑炎的诊断流程图

性，而慢性表现则应促使人们考虑其他微生物，例如真菌或分枝杆菌。地理区域和患者的旅行史可以提示某些地方性生物，例如西尼罗河病毒。合并症（例如 HIV）可能会增加原发性或机会性感染的风险。感染的前驱症状或全身性表现(如发烧或皮疹)可能为脑炎的传染性而非自身免疫性病因提供有用的线索。

如病毒性脑炎，神经梅毒，细菌、真菌和寄生虫所致的 CNS 感染，克雅病（Creutzfeldt-Jakob disease）等；以及免疫抑制剂或者抗肿瘤药物相关的机会性感染性疾病。病毒性脑炎急性期脑脊液抗 NMDAR 抗体阴性。对抗神经元抗体阴性的边缘性脑炎，可试用阿昔洛韦抗病毒治疗。少数单纯疱疹病毒性脑炎患者在恢复期重新出现脑炎症状，此时脑脊液病毒核酸转阴而抗 NMDAR 抗体呈阳性，属于感染后 AE，病毒感染可能是 AE 的诱因之一。

4.4.1 病毒性脑炎

病毒性脑炎可能是常见感染(如疱疹病毒感染)的罕见并发症，也可能是罕见病毒(如狂犬病病毒感染)的特征性表现。病毒性脑炎的各种病因可能具有不同的流行病学或临床特征。在这里，我们重点介绍已知的引起脑炎的最常见和最重要的病毒。

4.1.1.1 单纯疱疹病毒

单纯疱疹病毒（HSV）是大多数国家中最常见的传染性脑炎的非流行性病原体。HSV 脑炎几乎完全由 HSV-1 引起，但在新生儿人群中以 HSV-2 为主。HSV 脑炎遵循双峰年龄分布并出现高峰在儿童早期和 50 岁以上，大多数病例发生在这个较高年龄组。尽管尚未完全阐明中枢神经系统感染的病理生理，但原发性感染或病毒再激活可能导致 HSV 脑炎。

单纯疱疹病毒性脑炎通常是单侧发作的，易患前、内侧颞叶、额叶下部、丘脑和皮层皮质的选择性大脑区域，大多数患者表现出非特异性症状，包括发烧，头痛，精神错乱和行为改变。较不常见的神经系统特征包括吞咽困难，癫痫发作，颅神经病和其他局灶性神经系统缺陷；可能脑干脑炎较为稀少的；临床表现通常为急性发病，数天内进展，约三分之一的患者昏迷。单纯疱疹病毒性脑炎引发 N-甲基-D-天冬氨酸受体脑炎

少数 HSV 脑炎患者遵循复发性临床病程，在患病后数周至数月内明显出现新的神经系统症状恶化或发展。近年来，已经有证据表明，已经从脑脊液中清

除病毒的患者出现 HSV 脑炎后复发症状可能是由自身免疫机制引起的。2012 年，Pruss 和同事报告了 30%的 HSV 脑炎患者在血清中产生 NMDAR 抗体。从那时起，已在许多具有 HSV 脑炎后复发症状的患者中鉴定出 NMDAR 抗体。病例最常发生在儿童中，他们通常表现为舞蹈症、意识改变或癫痫发作。成人更容易出现精神症状。

对于 HSV 脑炎治疗后出现复发症状的患者，应重复进行 CSF 研究以进行 HSV 聚合酶链反应。可检测到的 HSV 提示正在进行感染，应使用阿昔洛韦对这些患者进行治疗。未检测到具有 CSF 胞吞作用的 HSV 支持自身免疫机制，在这些患者中应在 CSF 和血清中检测 NMDAR 抗体（和其他常规可检测的神经自身抗体）。无论在此阶段是否实际检测到抗体，对于已清除 HSV 的患者，都应怀疑自身免疫机制，并应强烈考虑进行免疫治疗。应根据 NMDAR 脑炎指南对患者进行治疗，一线药物包括大剂量类固醇，血浆置换，静脉内免疫球蛋白，二线药物包括利妥昔单抗，霉酚酸酯和环磷酰胺等。

其他抗体包括 AMPAR、GABAAR 和 D2R 已经在 HSV 脑炎后复发症状的患者中被检测到。同样，有人认为其他病毒，如 VZV、EBV、EV 和 HHV-6 可能是感染后 NMDAR 脑炎的诱因，未来的研究可能会进一步阐明 CNS 感染与自身免疫综合征之间的关系.

静脉注射阿昔洛韦可降低已确诊的 HSV 脑炎的发病率和死亡率，早期治疗可带来更多益处。没有确凿的证据表明常规添加类固醇激素对 HSV 脑炎有好处，这种方法可能有助于严重水肿效应的情况。

在阿昔洛韦时代，HSV 脑炎的疗效已得到显著改善。尽管许多幸存者都患有癫痫病或长期的神经精神病学缺陷，但据报道死亡率目前不到 15%。

4.1.2 水痘带状疱疹病毒

水痘带状疱疹病毒(VZV)是继单纯疱疹病毒(HSV)之后病毒性脑炎的第二大病原体。在儿童中，脑炎通常发生在原发性水痘皮疹后 1 周，最常见的表现为小脑性共济失调，但也可能导致更多的弥漫性脑炎。在成人中，VZV 脑炎通常发生在老年人中，或者免疫功能低下是病毒再激活的一种表现。典型症状是精神状态改变，局灶性神经系统体征，颅神经病，有时甚至是癫痫发作。大约三分之二的成年人表现出相关的带状疱疹。尽管尚未完全了解 VZV 脑炎的病理生理学，但已表明 VZV 脑炎可能主要是由病毒相关的血管病引起的。

VZV 感染的中枢神经系统并发症应使用阿昔洛韦静脉注射治疗。结果研究表明，VZV 脑炎的死亡率高达 20%，约有一半的患者预后良好。接种疫苗可预防 VZV 感染。

4.1.3 其他疱疹病毒

爱泼斯坦-巴尔病毒（EBV）脑炎通常发生在儿童或年轻人的原发性 EBV 感染期间，并伴有非特异性的全身症状，例如发烧或坦率的传染性单核细胞增多症，"爱丽丝梦游仙境"综合征，眼睑综合征和出血性脑膜脑炎。临床结果通常是良性的，尽管有些医生使用阿昔洛韦治疗，但尚无明确证据表明这是有益的。

人类疱疹病毒 6 型(HHV-6) 本病毒感染在世界范围内大多数人在 2 岁之前发生。HHV-6 是这个年龄段发热性癫痫的常见原因，但也可能导致出现行为改变、意识减退的脑炎，有时还会引起脑干症状。神经系统表现出现在感染的发热期，有时在婴儿红疹出现之前。大多数儿童恢复良好。成人感染可以发生在免疫功能严重抑制的情况下，最典型的例子是与 HHV-6 相关的移植后边缘脑炎。虽然目前还没有针对 HHV-6 脑炎的抗病毒治疗的对照试验，但更昔洛韦和磷甲酸钠等药物经常用于免疫功能低下的个体，据报道，这些药物已用于一些免疫能力强、脑炎症状严重的儿童。

巨细胞病毒性脑炎在具有免疫能力的宿主中极为罕见，据报道病例很少。尽管抗病毒治疗在免疫能力强的患者中的益处尚不清楚，但其中一些患者已接受更昔洛韦等抗病毒治疗。

虫媒病毒是节肢动物媒介传播病毒的一个大家族。鸟类或小型哺乳动物充当病毒库的角色。人类感染通常是由被感染的蚊子或蜱虫叮咬引起的，人类扮演着终端宿主的角色。根据媒介活动，疫情可能遵循季节性模式。虫媒病毒在人与人之间的传播并不常见，但在受感染的血液制品或器官移植中是可能的。虫媒病毒感染可以是无症状的、神经侵袭性的或非神经侵袭性的。神经系统症状通常出现在全身性感染前兆之后。虫媒病毒是节肢动物媒介传播的病毒的大家族。鸟类或小型哺乳动物动物充当病毒库。人类感染通常是由叮咬的蚊子或壁虱叮咬造成的，人类是死胡同。根据媒介物的活动，疫情可能会遵循季节性模式。虫媒病毒在人与人之间的传播并不常见，但血液制品感染或器官移植是可能的。虫媒病毒感染可能是无症状的，神经侵袭性的或非神经侵袭性的。神经系统症状通常在全身感染前出现。一般而言，虫媒病毒可引起脑膜炎和/或脑炎，较少见于前角细胞，可影响周围神经或脊髓，表现为急性弛缓性麻痹。

西尼罗河病毒 美国首例西尼罗河病毒感染病例发生在1999年的纽约，现在是美国流行性病毒性脑炎的最常见原因，但在欧洲和北非等其他地区也有发生。伴有发烧，疲劳，头痛和肌痛，伴或不伴有弥漫性非瘙痒性斑丘疹。老年人，男性，糖尿病和免疫功能低下的患者发生神经侵袭性疾病的风险最高。脑炎是西尼罗河病毒的最常见神经系统表现在50%到60%的神经侵袭性感染中，该病毒以脑干为主，早期表现为昏迷，还可以影响基底神经节，丘脑和小脑运动异常，例如震颤，运动障碍，肌阵挛，甚至帕金森氏症也很常见，即使在没有完全急性弛缓性麻痹并伴有前角细胞变形的患者中也可能检测到轻度无力或反射不足。西尼罗河脑炎的死亡率可能高达15%，幸存者可能会出现慢性疲劳或持续性运动障碍。

日本脑炎是世界范围内最常见的感染性脑炎病因，发生在南亚和东亚，主要影响儿童和年轻人，大多数情况下都会发生感染。锥体外系特征，如面具脸、震颤和僵硬，也是常见的亚急性或慢性症状。口传脑炎发生在欧洲、东亚和俄罗斯，引起孤立性脑膜炎比脑膜脑炎更常见。

登革热病毒在印度，中国，东南亚，非洲以及中南美洲很常见，不到10%的登革热患者发生神经系统疾病，可能导致更高的发病率和死亡率。登革热病毒的地理分布。中枢神经系统受累极少见，但已报道脑炎，脑病，脑膜炎和视神经病变。据报道，脑炎与塞卡病毒有关，塞卡病毒是一种新型病毒。

肠病毒和腮腺病毒 非脊髓灰质炎肠道病毒(EVS)的神经学表现是常见感染的罕见并发症，最常发生在儿童中。可能导致脑炎的病毒株包括EV-D68、-71、-75、-76和89；柯萨奇病毒A9和A10；埃科病毒4、5、9、11、19和30；以及人类细小病毒3型。EV感染通常发生在疫情中，并通过粪便、口腔或呼吸道传播，典型的感染表现为咽炎、胃肠道疾病、手足口病或疱疹性咽峡炎。

EV-71和EV-D68与EV-71和EV-D68相比，具有更严重的神经症状，通常发生在幼儿身上。EV-71和EV-D68通常会导致轻度脑炎，出现癫痫或局灶性神经功能缺损的患者不到30%。EV-71引起严重的脑干脑炎，表现为颅神经麻痹、肌阵挛、共济失调和呼吸抑制。急性弛缓性瘫痪可与脑炎合并或单独发生。据报道，死亡率约为14%。脑干脑炎和急性弛缓性瘫痪的聚集性病例也有报道，EV-D68的暴发，大多数受影响的儿童都有残留的神经功能缺损。

狂犬病病毒 狂犬病病毒是从动物的叮咬中传播出来的，并且通过突触途径传播到中枢神经系统。暴露后的预防措施如表3所示。人类狂犬病在发达国家已经很少见，但在非洲和亚洲地区仍然很普遍。临床上，狂犬病病毒感染表现为狂犬病伴早期边缘脑炎，或麻痹性狂犬病伴早期神经根脊髓炎。随着感染的进展，所有患者都会继而患上脑炎。患者的前驱症状可能有四肢轻度无力和神经性疼痛。特征性的神经学特征包括躁动、恐水、恐空、意识波动、吸气痉挛和自主神经障碍。随着疾病的发展，患者会昏迷并伴有松弛瘫痪。这里没有经过证明的人类狂犬病治疗方法，死亡通常在出现后的几天内发生。据报道，蝙蝠变异感染的病例很少见。

淋巴细胞性脑膜炎病毒 淋巴细胞性脉络膜脑膜炎病毒利用啮齿动物，如家鼠和仓鼠，作为病毒宿主。人类通过直接接触被污染的物质(如尿液、粪便)或吸入雾化病毒而感染。淋巴细胞性脉络膜脑膜炎病毒的临床特征是一种双相疾病。患者会出现发烧、头痛、不适、恶心、肌肉痛(通常很严重)和淋巴结病变，有没有红斑疹。这些非特异性症状之后是暂时的好转，几天后疾病的中枢神经系统阶段由脑膜炎或脑炎组成。在这个阶段也可能出现中枢神经系统外的表现，如肺炎、心肌炎、炎和腮腺炎。大多数淋巴细胞性脉络膜脑膜炎病毒感染为轻度感染，病例可能未得到充分认识。但是，死亡率极少发生。

腮腺炎和麻疹 腮腺炎和麻疹主要影响儿童和年轻人。自从广泛接种疫苗以来，腮腺炎和麻疹脑炎的发病率已经下降。脑膜炎发生在腮腺炎的感染率不到10%，脑炎发生率在0.1%左右。腮腺炎的全身特征通常存在，包括发烧、全身乏力，腮腺炎，睾丸炎，卵巢炎和极少的胰腺炎。脑膜炎和脑炎通常都是轻度的。但是，可能会出现罕见的腮腺炎性脑炎的严重表现，包括癫痫发作，运动障碍，脑干表现或皮质失明。

急性麻疹脑炎发病不到原发麻疹感染的0.3%，通常发生在麻疹样皮疹阶段，但并非所有脑炎病例都会出现皮疹，其他非特异性症状，如发烧和咳嗽，可能是麻疹感染的唯一线索。脑炎一旦发生通常很严重。患者可能会经历癫痫发作、昏迷、局灶性神经功能缺损、脑水肿和颅内高压，死亡率高达15%，25%的幸存者经历残留的神经问题，包括癫痫和发育迟缓。

亚急性硬化性全脑炎是一种慢性，进行性神经系统疾病，发生于原发性麻疹感染后6至15年，由持续感染有缺陷的麻疹病毒引起，几乎总是致命的。

亨德拉尼帕病毒 亨德拉尼帕是人畜共患病毒，但很少引起人类感染。蝙蝠是这两种病毒的主要宿主。亨德拉病毒由蝙蝠传染给马，然后由人类通过接触受感染马匹的分泌物或排泄物而感染；尼帕病毒也以同样的方式通过猪传播给人类；亨德拉病毒已在澳大利亚爆发，而尼帕病毒已在孟加拉国、印度和东南亚爆发。这两种病毒都会引起严重的脑炎，通常与流感样疾病或呼吸道疾病有关。脑干反射异常、自主神经紊乱、节段性肌阵挛、癫痫发作和小脑体征是尼帕病毒性脑炎常见的特征。亨德拉病毒性脑炎是罕见的，也不太好描述。随着这些病毒的爆发，已经发生了40%到70%的死亡率。

埃博拉病毒 埃博拉病毒会导致严重的高传染性感染。迄今最大的疫情发生在2013年至2016年期间的西非。埃博拉病毒是通过在死亡前或死亡后直接接触受感染动物或人类的体液或组织而获得的。系统性疾病很严重，表现为发热、大量腹泻和呕吐，导致低血容量性休克。一些病人出现出血并发症。据报道，埃博拉病毒感染患者可出现一系列神经症状，包括精神状态改变、行为障碍、幻觉、头痛、癫痫发作、脑膜炎、耳鸣、听力损失和失明。由于系统性疾病的严重性、在资源匮乏环境中发生的流行病以及不良的监测系统，神经系统并发症的频率和特征尚未得到很好的描述。然而，已报告了一些脑炎或脑膜脑炎的确诊病例，有时发生在病程晚期。埃博拉病毒感染爆发可能导致高达90%的死亡率，但死亡主要由于严重的系统性疾病引起。

流行性感冒 流感感染的神经系统并发症很少见，并且最常见于甲型流感。东亚和澳大利亚的儿童中最常报告与流感有关的脑病，据计算，儿科人群的年发病率约为每1,000,000例中有3例。在欧洲，北美洲和成人人群中也有这类病例，年龄大于65岁的人群和已有神经系统疾病的患者似乎最容易受到感染。

急性病毒性疾病通常先于神经系统表现。发热，意识改变，癫痫发作和呕些患者表现出更严重，更具体的急性坏死性脑病综合征，其特征是双侧，经常出血，丘脑病变：可能对急性坏死性脑病有遗传易感性，在家族性和复发性病例中可鉴定出 RANBP2 基因的常染色体显性突变。另一种公认的流行性感冒表现是轻度脑病伴可逆性脾脏病变的综合征。

MRI 在病因诊断中可能会有所帮助，因为它可能显示出某些感染的特征性特征（见表 1）或自身免疫性脑炎常见的特征，例如双侧内侧颞叶受累。脑电图经常显示脑病和/或癫痫样活动的非特异性特征。然而，某些脑电图模式可能具有诊断意义，例如在某些 NMDAR 脑炎病例中出现极度三角刷。氟脱氧葡萄糖 PET /计算机断层扫描成像可能在某些脑炎患者中发挥作用，以检查脑代谢模式，寻找全身性脑源感染，或评估与自身免疫性脑炎相关的恶性肿瘤。

4.2 感染后自身免疫性急性播散性脑脊髓炎

急性弥漫性脑脊髓炎（ADEM）定义为急性脑病和多灶性中枢神经系统脱髓鞘的首发，发病后 3 个月无新症状，体征或 MRI 表现，主要是小儿疾病，在 5 至 8 岁之间发病频率最高研究表明，在大多数情况下，ADEM 在时间上与感染相关，发生于上呼吸道感染或急性发热性疾病后数天至数周，但很少发现传染性生物体。

ADEM 最常见的症状是精神状态改变、行为改变、发烧、呕吐、不适、头痛和颅神经病变。一些患者出现癫痫或昏迷。大约四分之一的患者涉及脊髓。

脑脊液研究通常显示轻度淋巴细胞性细胞增多症。头颅 MRI 是 ADEM 中最有用的研究。这通常显示多灶性 T2 高强度不规则/界限分明的病变，大小为 5 mm 至 50 mm，其中一些或全部病变在急性期增强了造影剂的对比度。病变最常发生在额叶和颞叶的皮质下和中央白质中，尽管也可能涉及其他位置。脊髓炎通常在纵向上广泛存在。

尽管目前尚无随机试验研究 ADEM 的治疗方法，但普遍接受和使用的治疗方法包括大剂量静脉内类固醇，静脉内免疫球蛋白和血浆置换，大多数儿童已基本康复。长期的神经认知功能障碍最常见于 5 岁以下的儿童。尽管该疾病实体存在争议，但高达 10% 的病例会发生复发或多相 ADEM。一些多相患者实际上可能患有其他明显的神经免疫疾病，例如视神经脊髓炎，多发性硬化或最近发现的 MOG 抗体-相关综合征。

4.3 代谢性与中毒性脑病

如韦尼克脑病（Wernicke's encephalopathy）、肝性脑病和肺性脑病，青霉素类或者喹诺酮类等抗生素、化疗药物或者免疫抑制剂等引起的中毒性脑病、放射性脑病等。

Wernicke脑病（韦尼克脑病，WE）是维生素B1缺乏导致的急症，是慢性酒精中毒常见的代谢性脑病，目前缺乏明确的诊断标准。及时诊断和治疗的患者可完全恢复，WE的病死率为10%～20%。维生素B1即硫胺素(Thiamine)，为水溶性，人体内只有肠内细菌合成一部分，人体自身不能合成，主要来源于食物，与其他B族维生素共同存于在谷类、坚果、动物内脏、蛋类及酵母中，人乳含量较少，因多存在于糠、麸中，故精制的米面易丢失维生素B1。硫胺素的生理需要量1-2mg/d，长期不含硫胺素饮食，储存可能在4-6周耗尽。人体内活性型为焦磷酸硫胺素(TPP)，一旦缺乏，则引起一系列神经系统和循环系统的症状，称之为脚气病。重度营养不良肿瘤患者可见维生素B1缺乏性脑病。

Wernicke脑病最多见的慢性乙醇中毒患者，其次和妊娠剧吐、慢性腹泻、呕吐、长期外源性营养、神经性厌食，胃肠道术后营养不良的患者，晚期肿瘤、恶性血液系统疾病、肾衰血透、艾滋病等恶性消耗性疾病患者等。还以见到的情况就是长期的高脂血症和应用抑酸药物患者。维生素B1的生物活性形式焦磷酸硫胺素（TPP），为丙酮酸脱氢酶等的辅酶，参与葡萄糖三羧酸循环及磷酸戊糖途径等代谢过程，维持中枢神经系统细胞膜内外渗透梯度的稳定性。其缺乏可通过神经元能量代谢障碍，乳酸堆积、谷氨酸受体介导的细胞毒性作用、氧化应激以及神经元膜内外渗透梯度紊乱等机制，使神经元选择性受损。常对称性地累及乳头体、丘脑、第三脑室、中脑导水管周围灰质、延髓和第四脑室，乳头体是最易被侵犯的部位。早期受损部位细胞毒性水肿以及血管源性水肿→血脑屏障被破坏、血管内皮细胞肿胀、外膜变薄、点状出血等→胶质细胞增生、髓鞘脱失、神经元变性死亡、数量减少。可引起大脑皮质、白质、壳核、尾状核、红核、小脑齿状核及皮质、中脑顶盖及下脑桥被盖等多部位的损害而使临床表现复杂化。

常见临床表现　　多呈急性或亚急性发病，眼肌麻痹、共济失调、精神障碍为典型的三联征（10.0%~16.5%）。精神症状：最常见，注意力、记忆力和定向力障碍，精神涣散、情感淡漠、易激惹、谵妄、嗜睡、昏迷甚至死亡——累及丘脑或乳头体；眼部体征：水平或垂直眼震、视力下降、复视、眼肌麻痹（两眼外展不能、内收不能、上下运动不能、同向侧视障碍等）——累及动眼、滑车、外展神经；共济失调：步态运动失调，可伴有言语障碍——小脑蚓部及前庭功能受损。还可表现为肢体远端麻木、无力，短手套及长袜套样，腱反射迟钝或消失等多发性神经病变。

实验室检查 维生素B1的检测方法：硫胺素焦磷酸盐作用的红细胞转酮酶活性测定、高效液相色谱法（HPLC）直接测量人血液中的维生素B1及其磷酸酯。维生素B1水平正常并不能排除WE，即存在维生素B1转运蛋白基因突变丙酮酸、乳酸含量增高。国内大部分机构及医院还没有开展HPLC。

影像学检查 CT：在导水管周围灰质和内侧丘脑等典型病灶低密度影，大多数情况下，在WE急性期的表现是阴性的；MRI特征性地表现为乳头体、第三脑室、丘脑、中脑导水管周围区域双侧对称性异常信号影，T1WI呈低信号，T2WI及FlLAIR呈高信号，DWI序列病变急性期为高信号，亚急性期为低信号。MRI增强扫描，急性期血脑屏障破坏病灶可强化，经治疗后复查强化可消失。MRI敏感性为53%，特异性为93%，表现正常不能排除WE的诊断。另外，小脑齿状核、颅神经核、红核、尾状核及大脑皮层等少见部位也可发生，急性期可表现为出血。

2010年欧洲神经科学协会联盟（EFNS）发布的诊断标准：营养不足；眼球运动障碍；小脑功能障碍；精神状态异常或记忆损害。满足4条中至少2条即可高度怀疑为WE。对于出现典型临床三联征，并且可以找到明确维生素B1缺乏的诱因，可诊断WE。

治疗

一旦怀疑患者为WE，应立即给予足量维生素B1治疗，无须等待实验室检查和影像学检查结果。目前EFNS推荐意见：维生素B1可用于治疗疑似或明显的WE；维生素B1 200mg，Tid，最好是静脉注射而不是肌内注射；应在任何碳水化合物之前给予维生素B1，尽可能尽早恢复均衡饮食；应持续治疗，直至症状和体征没有进展。饮酒精患者维生素B1 500 mg，Tid。静脉给予维生素B1后，应继续予以维生素B1每天100 mg口服。纠正电解质紊乱（补K），注意补镁，有研究表明WE静脉输注维生素B1优于肌内注射。WE常见于慢性酒精中毒，长期呕吐、恶病质、静脉营养、术后发生严重并发症等高危患者，出现神经系统并发症，应高度警惕非酒精性WE。诊断不应局限于经典的"三主征"，颅脑MRI特征性表现和维生素B1补充治疗有效可以作为支持性诊断证据。早期足量大剂量胃肠外维生素B1治疗是关键，尽早预防性使用维生素B1对防止非酒精性WE也不容忽视。

在ICU的重症患者中意识状态的改变可描述为意识模糊、谵妄状态、定向障碍和脑病。老年病人易发生谵妄，即一种以知觉错乱、频发幻觉、妄想和睡眠障碍的意识障碍。这种意识障碍多由药物作用、睡眠剥夺、疼痛和焦虑引发。在重症患者中谵妄状态的出现与预后恶化有关，有时并不一定有明确的中枢神经系统病变如卒中或脑外伤。在这些患者中，出现谵妄的原因通常是多因素的，如器官功能衰竭、脓毒血症及一些镇痛、镇静药物的使用。重症患者经常被使用多种镇静、麻醉类药物，如阿片类、苯二氮卓类、神经松弛类药物和镇静麻醉类药物如丙泊酚等。近期的研究显示对于需要镇静的重症患者，使用中枢性a2激动药右美托咪啶较使用苯二氮卓类如劳拉西泮和咪达唑仑等，可减少谵妄状态的发生并缩短机械通气时间。在ICU允许家庭成员探视也可帮助焦虑患者稳定情绪，在某些重症患者中，小剂量的神经松弛类药物(如氟哌啶醇0.5-1mg)也可有效镇静。总之，目前的治疗策略是在尽可能限制镇静药物的使用。

在ICU，某些代谢性因素可造成意识状态的显著改变。高碳酸血症性脑病可表现为头痛、意识模糊、昏睡或昏迷。低通气综合征通常发生于肺气肿或慢性肺部疾病合并CO_2潴留病史的患者。$PaCO_2$升高可导致CO_2麻醉和颅内压升高、脑血管扩张。

肝性脑病可发生于慢性肝衰竭或急性爆发性肝衰竭，可表现为扑翼样震颤。高血糖或低血糖、高钠血症或低钠血症都可造成脑病。意识模糊、眼球运动损害相共济失调是急性Wernicke脑病的标志。

4.4 桥本脑病

1966年，Brain等首次描述了一类与自身免疫性甲状腺疾病相关的脑病——桥本脑病(Hashimoto's encephalopathy，HE))。该病临床罕见，且由于其症状缺乏特异性，故易被误诊。

HE是一种与体内自身免疫性甲状腺抗体相关的脑病，发病率为2.1/100000，近年来越来越受到临床医生的关注,其临床症状多样,发病机制尚不明确。HE对糖皮质激素、免疫调节治疗反应良好,提示这是一种可治性的自身免疫性疾病。

关于HE发病机制,目前主要有两种理论:

(1)自身免疫性血管炎理论。Forchetti等的研究表明,HE患者头部SPECT显示出与脑微血管破坏相关的低灌注改变,且在部分HE患者的尸检中发现CNS血管周围存在淋巴细胞的浸润,故认为HE为自身免疫所介导的血管炎所致。

(2)自身免疫相关抗体学说。前期研究认为针对起源于大脑皮质的36KD抗原所产生的自身免疫反应是导致HE的原因。而近年来研究发现,针对α-烯醇化酶(NAE)的NH2末端的自身抗体—抗NAE抗体,可存在于44%的HE患者中。提示HE可能是多种抗神经元抗体与甲状腺组织、CNS的共有抗原发生直接免疫反应而致病。且有研究发现,促甲状腺激素释放激素的水平增高可引起HE的一些表现如肌阵挛和共济失调,故认为促甲状腺激素释放激素对CNS的毒性效应可能为致病因素之一。

还有学者认为HE为急性播散性脑脊髓炎的复发形式,为伴血-CSF屏障受损的T细胞介导的淋巴细胞性血管病。并且HE患者常合并有其他自身免疫性疾病,说明自身免疫机制紊乱可能与HE发病相关。

此外还有学者认为HE与遗传因素有关。

抗甲状腺抗体水平增高是HE的诊断标准之一,常被认为是HE自身免疫反应的标志,但抗甲状腺抗体是否导致HE的发生,尚不清楚,且抗甲状腺抗体水平升高的程度与HE的严重程度及预后无明显相关性。既往研究也表明HE患者的血清TPO-Ab升高的比例高于TG-Ab升高的比例。

HE临床症状多样,可表现为意识障碍、癫痫发作、震颤、肌阵挛、卒中样发作、小脑性共济失调、痴呆以及精神症状等,其中精神症状可表现为抑郁、躁狂。

Feracci等曾报道过1例HE患者主要为脊髓受累,症状表现为截瘫、感觉障碍及二便失禁。而本研究中有1例表现为单肢胀痛无力的患者,其主要表现为急性起病的左下肢胀痛无力,病程半年。查体可见左下肢肌张力增高,双上肢腱反射活跃、双下肢腱反射亢进、双侧Babinski征阳性,曾被误诊为脊髓炎,但其脊髓及头部 MRI 均未见异常，且发病前无前驱感染，病程缓慢进展，CSF 生化常规未见异常，而其 TPO-Ab 大于 1149.00IU/ml，TG-Ab 为 77.30IU/ml，后给予甲泼尼龙 1000mg 冲击治疗 5d 后症状明显好转，故诊断为桥本氏脊髓病。

一般认为 HE 主要表现为脑部受累，桥本氏脊髓病国内外报道较少，该病例表明 HE 可单独累及脊髓。

儿童和成人最常见的临床表现如下表 1

HE 临床症状、影像学及 EEG 检查无特异性表现，目前仍无广泛认可的诊断标准，易被漏诊、误诊。

HE 与病毒性脑炎及克雅病较难区分，此二者抗甲状腺抗体阴性且对糖皮质激素治疗效果不佳。病毒性脑炎多有前驱感染史，对抗病毒治疗有效。而克雅病预后不良，EEG 改变多为周期性尖慢复合波，部分患者可出现特征性的周期性三相波，具有鉴别诊断意义。

HE 是一种自身免疫性疾病，临床上也应注意鉴别自身免疫相关性脑炎，后者主要累及边缘叶，可合并肿瘤，若检出原发肿瘤或者血、CSF 抗神经元抗体阳性则可明确诊断。

目前 HE 的诊断主要为排除性诊断，临床上遇到进展性脑病或复发-缓解性脑病，并且伴有血清抗甲状腺抗体增高需考虑 HE 可能。

目前 HE 的治疗首选糖皮质激素，约 50%的 HE 患者糖皮质激素治疗效果显著，出现抗 NAE 抗体的 HE 患者糖皮质激素治疗的效果更佳。对于糖皮质激素治疗无效的患者可以选择免疫抑制剂、免疫球蛋白及血浆置换等。

4.5 CNS 肿瘤

尤其是弥漫性或者多灶性的脑肿瘤，例如大脑胶质瘤病、原发 CNS 淋巴瘤、多发转移癌等。原发中枢神经系统淋巴瘤（primary central nervous system lymphoma, PCNSL）是一种罕见的侵袭性淋巴增生性疾病，约占中枢神经系统（CNS）肿瘤的 4%、结外淋巴瘤的 4-6%。好发于 50-60 岁人群，男性多见。

PCNSL 约 95%以上病理类型为弥漫大 B 细胞淋巴瘤，2018 BSH、2021 ESMO Open 指南将 PCNSL 定义为单独发生于 CNS（大脑、脊髓、颅神经、眼睛、脑膜）的弥漫大 B 细胞淋巴瘤。

淋巴瘤 CNS 转移、免疫缺陷相关淋巴瘤、罕见的非 DLBCL 中枢淋巴瘤，一般不属 PCNSL 讨论的范畴。

PCNSL 的临床表现多样，与病灶累及的 CNS 区域相关，包括大脑、眼、颅神经、软脑膜等。10-20%患者以视觉改变（如飞蚊症、视力模糊、视野缺陷、视力下降等）作为初诊主诉。

颅脑增强 MRI 是评估 PCNSL 的最佳方式，病变通常在 T2 加权 MRI 上呈等信号/低信号，伴周围水肿及均匀强化。PCNSL 在 60-70%的病例中为孤立性病灶，多位于大脑半球、基底神经节、胼胝体及脑室周围。PCNSL 可通过脑脊液播散至脑膜，多呈无症状性。PET-CT 在 PCNSL 的病情评估及疗效评估方面意义尚有限。

初诊 PCNSL 患者接受激素治疗，约 40%患者症状及影像学检查得到快速改善。鉴于肿块缩减可能干扰组织病理学诊断，激素的使用应限于脱水无效的情况，且在诊断性活检前 7-10 天应停药。

立体定向活检是一种快速、安全的方法，广泛切除可能导致永久性神经功能损害并推迟治疗，对生存无任何裨益。当然，对于需及时控制脑疝或脑室扩张引起的症状的特定患者，应考虑肿瘤切除。初诊 PCNSL 的治疗需多学科评估、合作。

4.5 遗传性疾病

部分神经系统遗传性疾病与自身免疫性疾病有类似表现，成人散发病例如线粒体脑病、甲基丙二酸血症、肾上腺脑白质营养不良等，可表现为亚急性或急性起病，出现相应神经功能损伤症状。此类疾病进行鉴别诊断，需尽早进行基因检测。

4.6 神经系统变性病

神经系统变性疾病，如路易体痴呆、额颞叶痴呆、多系统萎缩和遗传性小脑变性等，可表现为慢性或亚急性记忆力减退、认知功能下降、行走不稳等。多中老年起病，脑脊液检查多正常，头颅核磁/PET 检查可进行鉴别。

第六章 自身免疫性脑炎治疗及预后

自身免疫性脑炎症状广泛及复杂，为改善患者预后，需要尽早开启治疗。自身免疫性脑炎的治疗包括免疫治疗、对癫痫发作和精神症状等的症状治疗、支持治疗和康复治疗，对合并肿瘤者进行切除肿瘤等抗肿瘤治疗。

1. 免疫治疗为自身免疫性脑炎的首要治疗

AE 为自身抗体介导的神经免疫病，免疫治疗为改善患者症状，促进康复、改善患者预后的首要选择，在无禁忌症的情况下，需尽早开展。目前推荐治疗包括一线治疗、二线治疗以及维持期治疗。另外随着对于自身免疫性脑炎发病机制研究的深入，国际大型临床试验开展，新型免疫调节治疗逐渐呈现出替代传统免疫机制剂的趋势。

1.1 一线治疗

2017 年一项队列研究结果显示 77 例入住 ICU 的抗 NMDAR 脑炎患者入院后神经系统预后良好的独立因素是早期激素和静脉注射免疫球蛋白（intravenous immunoglobulin, IVIg）联合治疗（证据级别：3）。2021 年发表的 AE 诊断和急性期管理最佳临床实践建议中提出：对于初始表现为重症的患者，可考虑从一开始（而不是序贯）就开始使用激素联合 IVIg 或激素联合血浆置换联合治疗。

2016 年一项前瞻性随机病例对照研究中，21 例抗 NMDAR、LGI1、接触蛋白相关蛋白 2（contactin associated protein 2, CASPR2）、GAD、代谢型谷氨酸受体（metabotropic glutamate receptor, mGluR）-5 和 Hu 抗体相关脑炎患者被随机分配接受血浆置换或免疫吸附治疗。结果显示免疫吸附组和血浆置换组的临床有效率分别为 60%和 67%，无显著差别（证据级别：2）。2021 年一项队列研究针对 10 例进行了至少一个疗程激素冲击及 IVIg 治疗后一周仍无反应的抗 NMDAR 脑炎患者（其中 8 例属于重症）使用免疫吸附治疗，结果发现与免疫吸附治疗前相比，所有患者在吸附结束后 mRS 下降 ≥ 1 分且随访时 mRS 评分继续下降，未观察到与免疫吸附治疗相关的不良反应（证据级别：3）。2021 年一项队列研究纳入 24 例经激素冲击和（或）IVIg 1 个疗程后无反应的抗细胞表面抗原抗体阳性 AE 患者，经免疫吸附后 21 例（87.5%）mRS 评分至少下降 1 分（证据级别：3）。2022 年中国神经免疫病免疫吸附治疗临床应用指南提出免疫吸附是抗神经元细胞表面或者突触蛋白抗体相关 AE 的一线治疗方案。使用指征：难治性/重症 AE 及肿瘤切除难治性 AE 的急性发作或复发患者。一般建议每天或隔天 1 次，5 次为一疗程，每次净化再生血浆量约为 1-3 倍血浆量。2021 年发表的一项队列研究显示，针对初次激素和（或）IVIg 治疗至少 10 天无改善的重症 AE 患者，同时使用激素治疗和血浆置换后使用 IVIg 治疗与同时使用激素和 IVIg 治疗相比，可在短期（1-2 个月）内改善预后（证据级别：3）。

1.1.1 糖皮质激素：一般采用糖皮质激素冲击治疗，方法为：甲泼尼龙 1 000 mg/d，连续静脉滴注 3 d，然后改为 500 mg/d，静脉滴注 3 d。而后可减量为甲泼尼龙 40~80 mg/d，静脉滴注 2 周；或者改为口服醋酸泼尼松 1 mg·kg-1·d-1，2 周（或者口服甲泼尼龙，按 5 mg 醋酸泼尼松=4 mg 甲泼尼龙）；之后每 2 周减 5 mg。对于轻症患者，可以不采用冲击治疗而直接采用口服激素。口服激素总疗程一般为 6 个月。在减停激素的过程中需要评估脑炎的活动性，注意病情波动与复发。

当糖皮质激素（GC）与细胞内 GC 受体结合时，可抑制编码细胞因子、趋化因子、黏附分子、炎症酶、受体和蛋白质等多种促炎基因的转录，且可导致 T 细胞耗竭、抑制 Th1 细胞分化，并引起巨噬细胞功能紊乱和嗜酸性粒细胞凋亡。从过去 10 年的临床观察研究中可以明显看出，GC 对 AE 虽有治疗作用，但在使用时应考虑如下问题：首先，AE 在急性期与感染性脑炎的鉴别比较困难，常延误 GC 的使用。其次，GC 对减少循环中 B 细胞数量的作用远小于减少 T 细胞数量，且对血清抗体效价的影响也比较有限。由于这种疾病主要由抗体介导，因此治疗时需考虑将 GC 与其他以免疫球蛋白（Igs）和 B 细胞为靶点的免疫治疗药物相结合，才能更加有效地治疗 AE。第三，GC 可能诱发或加重与不良事件相关的精神症状，如抑郁、失眠、躁动和精神病等多种医疗并发症。因此，临床医生在应用 AE 治疗的过程中，必须权衡 GC 的临床益处和有害影响。

1.1.2 IVIg：根据患者体重按总量 2 g/kg，分 3~5 d 静脉滴注。对于重症患者，建议与激素联合使用，可每 2~4 周重复应用 IVIg。重复或者多轮 IVIg 适用于重症 AE 患者和复发性 AE 患者。

IVIg 是从 1000 多名捐献者采集的血浆库中提取的血液制品，大剂量 IVIg

（1-2g/kg）可通过自身抗体中和、阻断FcγR活化、上调FcγR IIB抑制、抑制补体、细胞因子和白细胞迁移等机制发挥多种抗炎和免疫调节作用。IVIg目前已被证实对多种自身免疫性和炎症性疾病有效，其中在神经系统疾病的适应证包括慢性炎症性脱髓鞘性多发性神经病、吉兰-巴雷综合征和重症肌无力等。IVIg虽可作为AE的单药治疗，但更常在高剂量GC、PLEX、利妥昔单抗或其他免疫治疗药物之后应用或与之联合使用。IVIg的不良反应较GC小，且较PLEX更方便、经济。

1.1.3 血浆置换及免疫吸附：

对于血清抗体阳性的重症AE患者，可考虑使用血浆置换。其中，免疫吸附是一种特殊的治疗性血浆置换技术，能够通过治疗性吸附柱较为特异地吸附并清除血液中的致病性抗体。血浆置换可与激素联合使用。若同时使用IVIg，应先予血浆置换，再予以IVIg治疗。血浆置换可能难以作用于鞘内合成的自身抗体。

1.1.3.1 PLEX PLEX可有效去除血浆中的自身抗体和其他病理物质，并可通过改变淋巴细胞数量及其分布、T抑制细胞功能和T辅助细胞表型来调节免疫功能。单用GC往往不足以改善自身抗体介导的免疫过程，但同时应用PLEX或IVIg可从循环中直接清除或中和自身抗体，这显示了其协同作用。此外，PLEX可促进抗体生成细胞的增殖，这一机制可能增加这些细胞对免疫抑制剂和化疗药物的敏感性。

1.1.3.2 免疫吸附 免疫吸附是一种纯化的复合物，可以选择性地从分离的血浆中去除Igs。在一项对AE患者治疗的研究中，报道了免疫吸附与PLEX治疗效果等效。此外，近期关于使用免疫吸附法治疗AE的报道显示，在早期随访时，脑脊液抗体滴度下降了64%，表面抗体阳性患者在免疫吸附后病情较前迅速改善。这表明GC联合免疫吸附可快速减少抗体滴度，从而加速病情的恢复。

1.2 二线治疗：

2011年一项针对抗NMDAR脑炎患者临床诊治经验的综述提出如果一线治疗10天后无改善，应启动二线免疫治疗。2021年发表的AE诊断和急性期管理最佳临床实践建议中提出：对于已知或高度怀疑的抗体介导的自身免疫脑炎（如抗NMDAR脑炎），应考虑使用利妥昔单抗；对于已知或高度怀疑的细胞介导的自身免疫脑炎（如典型副肿瘤综合征），应考虑使用环磷酰胺。2023年一项病例系列回顾了3例接受人源化靶向抗白细胞分化抗原20（leukocyte differentiation antigen 20，CD20）单抗——奥法妥木单抗治疗的AE患者，随访3个月3例患者症状稳定好转（证据级别：4）。但目前随着自身免疫性脑炎的研究逐渐进展以及大型临床试验的开展，传统的免疫抑制剂友逐渐被新型靶向药物取代的趋势。目前可应用于自身免疫性脑炎治疗的药物有托珠单抗、达雷妥有单抗、奥法妥木单抗等，目前仍需要大型临床试验进一步验证。

1.3 其他免疫治疗：

2016年一项队列研究分析了91例对一线免疫治疗及后续利妥昔单抗治疗4周反应不佳的AE患者使用靶向白细胞介素（interleukin，IL）-6受体的重组人源化单克隆抗体——托珠单抗治疗的效果，结果显示托珠单抗组在治疗开始后2个月和末次随访时mRS评分更优。在接受托珠单抗治疗后1个月出现临床改善的患者中，大多数（89.5%）保持了长期良好的临床反应且无严重不良反应（证据级别：3）。2021年一项队列研究分析了由畸胎瘤切除、激素、IVIg、利妥昔单抗和托珠单抗组成的联合免疫治疗方案（T-SIRT）治疗抗NMDAR脑炎的疗效，结果显示在发病1个月内完成T-SIRT方案较其他治疗方案或延迟畸胎瘤切除1个月以上者有更好的预后：随访1年时CASE评分（$p < 0.001$）和mRS评分（$p = 0.001$）改善更好（证据级别：3）。中国自身免疫性脑炎诊治专家共识（2022年版）推荐：针对难治性重症AE患者，若使用二线免疫治疗1-2个月后病情无明显好转，经过严格筛选后，可考虑添加免疫治疗：甲氨蝶呤鞘内注射、或硼替佐米和或低剂量IL-2治疗。2022年一项针对难治性AE治疗选择的描述性综述提出甲氨蝶呤鞘内给药可使药物在脑脊液浓度高且全身毒性最小。多个针对难治性或重症抗NMDAR脑炎患者的病例系列或病例个案报道显示大多数患者在鞘内注射甲氨蝶呤后出现显著改善，脑脊液抗体滴度下降且未发现严重的副作用（证据级别：4）。

所有AE复发患者均应接受一线免疫治疗，并应考虑及时（在一线免疫治疗后2周内）启动二线免疫治疗和（或）长程（维持）免疫治疗。根据病情严重程度、免疫治疗反应、复发次数及治疗相关不良反应等个体情况，复发患者的长程（维持）免疫治疗疗程应达到12~24个月。

副肿瘤性 AE 的治疗与抗神经元细胞表面或者突触蛋白抗体相关 AE 的治疗类似。对于 T 细胞介导的副肿瘤性 AE（如抗 Hu 抗体相关脑炎），早期快速出现神经元不可逆损伤［125］，因此可能对免疫治疗反应欠佳。考虑到细胞毒性 T 细胞在副肿瘤性 AE 发病中的重要作用，一般选择作用于所有淋巴细胞的药物（如环磷酰胺、吗替麦考酚酯、硫唑嘌呤等），也可选择主要作用于 T 细胞的药物（如他克莫司、环孢素 A 等）。

下面详细介绍目前神经免疫专家接受的治疗：

1.3.1 利妥昔单抗： 利妥昔单抗（rituximab，RTX）是一种嵌合人鼠的抗体，有常规剂量方案和减低剂量方案可供选择。常规方案：按 375 mg/m2（体表面积）静脉滴注，每周 1 次，共给药 3~4 次。减量方案：总量 600 mg（第 1 天 100 mg 静脉滴注，第 2 天 500 mg 静脉滴注），或者总量 400 mg（每次 100 mg，每周 1 次，连用 4 次）［105，106］。如果一线治疗无显著效果，可以考虑在其后 2 周左右使用利妥昔单抗。使用利妥昔单抗期间，可酌情监测 CD19 及 CD20。用药前需监测血常规及肝肾功能。严重的心脏病是使用利妥昔单抗的禁忌，因存在心肌梗死，心律不齐或代偿性严重心力衰竭的高风险。对于严重的无法控制的心脏病患者，应考虑其他治疗选择。既往乙型肝炎病毒（HBV）感染利妥昔单抗使用后 HBV 重新激活的风险已得到充分认识，其中包括致命的暴发性肝炎病例。HBVsAg 阳性和 HBVsAg 阴性 HBVcAb 阳性患者均可发生病毒再激活。 活动性 HBV 肝炎患者禁用利妥昔单抗。在开始使用前，应对所有患者进行 HBVsAg，HBVcAb 和肝功能化验。血清学阳性患者请肝病专家会诊是否预防性抗病毒治疗。治疗过程中应监测 HBV DNA 滴度，肝功能指标和 HBVsAg（如果基线 HBVsAg 阴性）。既往丙型肝炎病毒（HCV）感染结论不一致，但 HCV 的重新激活似乎不如 HBV 常见。可出现 HCV RNA 载量增加和肝炎发作，但许多情况下患者可能同时还联用其他免疫抑制剂/肝毒性药物。建议开始治疗前筛查 HCV 抗体。阳性并不是使用利妥昔单抗的禁忌，但建议应请肝病专家会诊并监测 HCV 活动度（HCV RNA 滴度和肝功能化验）。既往/潜在结核病利妥昔单抗治疗后结核再激活的风险似乎可忽略，尽管与糖皮质激素合用可能会增加风险。对于活动性结核患者，禁止使用利妥昔单抗。尽管可能不需要常规进行 TB 筛查，但建议高危患者（例如流行地区）需排除潜伏结核。疫苗接种理论上讲，活疫苗（例如黄热病，水痘-带状疱疹）可能会引起感染。其他标准灭活疫苗是安全的，但在利妥昔单抗治疗后接种效果可能较差。可能的情况下，应在开始使用利妥昔单抗之前至少 4 周（对于活疫苗至少提前 8 周）进行所有常规疫苗接种。利妥昔单抗治疗的患者禁止接种活疫苗。在整个治疗过程中，建议每年接种流感疫苗和每 5 年接种 1 次肺炎球菌疫苗。ANCA：抗中性粒细胞胞浆抗体；HBVcAb：乙型肝炎病毒核心抗体；HBVsAg：乙型肝炎病毒表面抗原。利妥昔单抗治疗的风险和管理风险描述处理建议输液反应最高风险是第一次静脉注射（约 30%）。大多数反应是轻微的（头痛，瘙痒，喉咙刺激，脸红，皮疹，荨麻疹，发热，低血压/高血压）。导致药物停用的严重或危及生命的过敏反应少见（<1/100）。皮质类固醇激素预处理可减少输注反应的发生，减轻输注反应的严重程度。如果可以的话，在注射的早晨停用降压药。遵守制药公司有关输液速度的建议*。除非有禁忌，否则在给药前应静脉注射 100 mg 甲泼尼龙。处理轻度反应，包括中断或减慢输注，给予对乙酰氨基酚和抗组胺药。症状缓解后，减慢滴速重新开始输液。严重反应时需给予高级生命支持。提供必要的设备和药物。皮肤黏膜反应利妥昔单抗输注后罕见严重的皮肤反应，包括 Stevens-Johnson 综合征和中毒性表皮坏死松解症，其中一些可致命结果（<1/10000）。如果患者出现过一次严重的皮肤反应，请勿再使用利妥昔单抗治疗。不良心脏事件利妥昔单抗不具有直接的心脏毒性，罕有心绞痛，心律不齐和心力衰竭发生（<1/1000）。对于严重的无法控制的心脏病患者应考虑其他治疗选择。制药公司建议对已知心脏病患者进行"密切监视"。感染大多数感染为轻至中度，包括上呼吸道和泌尿道感染（非常常见，>1/10）。支气管炎，鼻窦炎和肠胃炎发生率在 1/100-1/10 中。严重的机会性感染罕见，包括乙型肝炎的再激活。在某些情况下，低丙种球蛋白血症和中性粒细胞减少可能会增加感染风险。利妥昔单抗禁用于活动性感染的患者。就感染或感染风险向患者提供咨询。在整个治疗过程中，建议每年接种流感疫苗和每 5 年接种 1 次肺炎球菌疫苗。有关特殊的感染风险，请参阅表 2.. 继发性抗体缺乏 IgM 水平降低很常见。IgG 水平降低常见。低丙种球蛋白血症似乎与时间和剂量有关。先前使用免疫抑制剂可能是另一个危险因素。IgG 含量低的患者有感染的风险，特别是复发性细菌性窦肺感染，但其与 IgG 水平没有直接关联。基线 IgG 水平低的患者特别容易感染。

在开始利妥昔单抗治疗之前监测基线血清总体免疫球蛋白水平。注意低 IgG 患者较高的感染风险，并考虑其他治疗选择。在严重或反复感染的情况下重新检查血清 Ig。治疗症状性继发性抗体缺乏（静脉注射免疫球蛋白、预防感染等）。在利妥昔单抗重新治疗之前检测有免疫抑制剂使用史的患者的 IgG 水平。中性粒细胞减少可能在第一次或随后的输注后发生。最高风险是输注后 3-6 个月。当利妥昔单抗用于 MS 和 NMOSD 治疗，其发生率为 1.3%-2.3%。中性粒细胞减少的严重程度和持续时间无法预测。许多病例无症状且具有自限性，IV 级中性粒细胞减少（<0.5×10^9/L 伴严重感染罕见报道）。利妥昔单抗给药前应检测全血细胞计数，并筛查感染症状或体征。无症状的轻度中性粒细胞减少可观察。G-CSF 已被用于促进 IV 级中性粒细胞减少或败血症的恢复。中性粒细胞减少虽可能复发，但并不是正在使用的利妥昔单抗治疗的禁忌——多个病例系列研究支持自身免疫性疾病可持续使用。PML 利妥昔单抗可能会增加因已有疾病或免疫抑制而已处于危险之中的患者的 PML 风险（估计约 1/30000）。尚无单独使用利妥昔单抗治疗神经免疫性疾病出现 PML 的报道。告知患者利妥昔单抗治疗有出现 PML 的风险。JCV 抗体滴度在利妥昔单抗使用中没有明确的作用。如果出现提示性临床表现，行 MRI 检查。PRES 利妥昔单抗治疗后可出现。大样本 NMOSD 患者中，其发生率为 0.5%。如果出现提示性临床表现，行 MRI 检查。恶性肿瘤没有发现有增加的风险*初次滴注：推荐起始速度为 50mg/h，最初 60 分钟过后，可每 30 分钟增加 50mg/h，直到最大速度 400mg/h；后续滴注：起始速度为 100mg/h，每 30 分钟增加 100mg/h，直到最大速度 400mg/hG-CSF：粒细胞集落刺激因子；JCV：John Cunningham 病毒；MS：多发性硬化；NMOSD：视神经脊髓炎谱系疾病；PML：进行性多灶性白质脑病；PRES：可逆性后部脑病综合征；RA：类风湿关节炎。总结利妥昔单抗是多种神经免疫性疾病的治疗选择。尽管缺乏随机对照试验，且关于最佳剂量给药策略仍不明确，但越来越多的证据支持其在特定情况下使用。总的来说，利妥昔单抗具有出色的安全性，相对于其他免疫调节药物而言，可能是妊娠期严重活动性疾病的一种治疗选择。与此同时，对使用利妥昔单抗带来的风险也需充分了解并熟练掌握应对策略。近期和正在进行的临床试验中，更新且更昂贵的 B 细胞清除疗法为神经免疫性疾病的治疗带来了更多的希望，但其是否更有效，且更长时间的 B 细胞清除是否

会存在其他风险，还有待进一步观察。

1.3.2 托珠单抗：主要用于难治性重症 AE 患者。根据患者体重按 8 mg/kg 静脉滴注，每 4 周 1 次。对于感染等不良反应风险高的患者，可酌情使用减量方案（2~6 mg/kg）。托珠单抗是一种重组的人源化抗人白介素 6（IL-6）受体单克隆抗体，可通过特异性结合 IL-6 受体，阻断 IL-6 信号传导发挥治疗作用。托珠单抗是一种针对 IL-6 受体的单克隆抗体，是目前用于难治性 AE 治疗的新药物。IL-6 是成浆细胞和浆细胞存活的关键介质，可促进 CD8+细胞毒性 T 细胞分化，诱导 CD4+辅助性 T 细胞分化为产生 IL-17 的辅助性 T 细胞，并抑制这些细胞向调节性 T 细胞分化，这都会导致自身免疫性的组织损伤。托珠单抗与可溶性膜结合 IL-6 受体结合，可以抑制 IL-6 与受体的结合，导致 IL-6 介导的炎症级联被阻断。一项回顾性队列研究显示，将一线治疗失败的 AE 患者分为利妥昔单抗组、托珠单抗组和无添加治疗组，在所有时间点上，托珠单抗组 mRS 值≤2 的患者明显多于其他两组；托珠单抗治疗的第 2 个月，60%的患者 mRS 值≤2，与利妥昔单抗组相比均明显改善。另外有研究报道了 3 例对 GC、IVIg、利妥昔单抗及抗代谢药物均不敏感的长期患病儿童，使用托珠单抗 1 个月后，其中 2 例获得良好效果。托珠单抗在儿童 AE 的治疗中表现出了良好的耐受性，但需对细胞计数、肝酶和脂质进行监测来预防其不良反应。白细胞介素中的白细胞介素 6（IL-6）主要由单核细胞、活化的淋巴细胞、成纤维细胞等产生。因其可诱导 B 细胞产生免疫球蛋白，早期又将其称为 B 细胞刺激因素-2（BSF-2）。其后的研究发现，除诱导 B 细胞外，IL-6 还可参与包括 T 细胞在内的多种细胞的生长分化；作为肝细胞刺激因子，在急性炎症反应中诱导急性期蛋白质如 CRP 等的产生；刺激破骨细胞生长；促进骨髓造血。基于它在急性炎症反应中的作用，在外伤、急性感染中 IL-6 明显升高，可用于预测病情及疗效。而由于它对 B 细胞等免疫细胞的激活作用，IL-6 在多种自身免疫性疾病（如类风湿关节炎、系统性红斑狼疮、硬皮病等）的发病机制中也发挥重要作用。此外，IL-6 与浆细胞瘤、白血病、多发性骨髓瘤、心脏粘液瘤等肿瘤性疾病、阿尔兹海默症、帕金森病等神经系统疾病也可能相关。2021 年 6 月，托珠单抗成为了 FDA 获批的首个治疗 COVID-19 的单克隆抗体。除新冠感染外，托珠单抗还获 FDA 批准用于治疗：类风湿性关节炎（RA）、多关节型幼年特发性关节炎

（pJIA）、全身型幼年特发性关节炎（sJIA）、巨细胞动脉炎（GCA）、细胞因子释放综合征（CRS）、Castleman 病、大动脉炎、延缓系统性硬化症相关间质性肺病（SSc-ILD）成人患者肺功能下降的速度等多种疾病。在我国，托珠单抗已被获批用于治疗：改善病情的抗风湿药物（DMARDs）治疗应答不足的中到重度活动性类风湿关节炎的成年患者，治疗时需与甲氨蝶呤（MTX）或其它 DMARDs 联用；经非甾体抗炎药（NSAIDs）和糖皮质激素治疗应答不足的 2 岁或 2 岁以上儿童的活动性全身型幼年特发性关节炎（sJIA）；2 岁及以上儿童患者和成年患者由嵌合抗原受体（CAR）T 细胞引起的重度或危及生命的细胞因子释放综合征（CRS）。托珠单抗禁用于已知对托珠单抗或者对任何辅料发生超敏反应的患者。同时，由于接受托珠单抗治疗的患者发生严重感染的风险升高，治疗中联合使用的免疫抑制剂（如甲氨蝶呤或皮质类固醇）也会增加感染的风险，因此禁用于感染活动期患者。如患者同时存在慢性或复发性感染、结核暴露史、患有可使其易感的基础病等情况，使用托珠单抗前需评估利弊。治疗过程中和治疗后，也需密切监察患者是否出现的感染症状和体征，并及时处理。托珠单抗其他的不良反应还包括肝功能异常、中性粒细胞减少、血小板减少、血脂升高等，治疗期间也需监测并处理异常情况。

1.3.3. 吗替麦考酚酯：常规口服剂量 1 000~2 000 mg/d，分 2~3 次口服，至少 1 年。诱导期剂量可用至 2 500~3 000 mg/d；动态检测周围血淋巴细胞亚群与 IgG 水平有助于剂量的个体化。主要用于复发的患者；也可作为难治性 AE 的添加免疫治疗。该药致畸风险较高，孕妇慎用。

1.3.4 硫唑嘌呤：口服剂量为 100 mg/d，至少 1 年。用于预防复发。

1.3.5 硼替佐米：每个疗程共 21 d，单次剂量按 1.3 mg/m2（体表面积）皮下注射，每周注射 2 次，连续注射 2 周（即在第 1、4、8、11 天注射），后停药 10 d（即从第 12 天至第 21 天）。每次与地塞米松 20 mg 联用。一般使用 1~6 个疗程。硼替佐米是一种蛋白酶体抑制剂，可有效消耗浆细胞，因此被批准用于多发性骨髓瘤的治疗。目前虽已有多种蛋白酶体抑制剂被批准使用，但仅有硼替佐米被批准用于难治性 AE 的二线治疗，是治疗 AE 的一种新药。目前，已有 2 例报告显示硼替佐米对治疗严重抗 NMDAR 脑炎具有较好的疗效。在一单独的病例系列研究中，5 例抗 NMDAR 脑炎患者接受 1~6 次硼替佐米治疗后表现出从认知缺陷改善到临床症状完全缓解的效果。在另一研究中，在硼替佐米治疗前，5例重度难治性抗NMDAR脑炎患者处于植物人状态，但在8个月的随访期间，3例在硼替佐米治疗后2个月内意识状态得到改善。最新报道显示，硼替佐米用于治疗重症抗NMDAR脑炎儿童时也取得了良好效果，或可作为抗NMDAR脑炎患儿治疗的有效选择。硼替佐米的部分不良反应包括感染、胃肠道不耐受、周围神经病等。

1.3.6 达雷妥尤单抗 一些抗体介导的AE患者对标准免疫治疗仍无反应，这种治疗耐药性的病理生理学尚不完全清楚，可能与长寿浆细胞和T细胞介导的免疫机制有关。达雷木是一种抗CD38抗体，可通过耗尽浆细胞和修饰各种T细胞功能而发挥作用，是治疗AE的新药物。SCHEIBE等于2020年首次报道了1例抗CASPR2免疫性脑炎，该患者患有危及生命的难治性免疫性脑炎，需要在重症监护病房进行治疗和机械通气，由于该患者对标准和升级的免疫治疗（甲基泼尼松龙、PLEX、免疫吸附、IVIg、利妥昔单抗和硼替佐米）均无反应，因此接受了13个周期的达雷木治疗，并在8个周期后病情开始好转，运动、行为和中枢呼吸障碍较前改善，终止镇静并撤下呼吸机；后逐渐可以用简单的句子说话，并能站立，复查抗CASPR2抗体滴度较前明显降低，特别是脑脊液中的抗体滴度较前显著降低。这表明达雷木联合免疫治疗和PLEX通过耗竭自身反应性浆细胞，从而明显降低致病性抗体水平，表现出显著的临床疗效。

达雷妥尤单抗作为全球首个、国内唯一获批的CD38全人源单克隆抗体，拥有独特的创新治疗机制，可直接与骨髓瘤细胞表面重要的免疫治疗靶点CD38特异性结合，全新双重机制，开启MM全新靶向免疫治疗时代，重新定义了骨髓瘤的治疗1-3。单药或联用方案治疗复发或难治性MM患者，更深缓解、更长生存，获国内外MM众多权威指南一致推荐4-8。下面我们重点从达雷妥尤单抗的独特双重作用机制，为MM患者探寻新的生命希望。

2. 肿瘤的治疗

抗NMDAR脑炎患者一经发现卵巢畸胎瘤应尽快予以切除。对于未发现肿瘤且年龄≥12岁的女性抗NMDAR脑炎患者，建议病后4年内每6~12个月进行1次盆腔超声检查。AE患者如果合并恶性肿瘤，应由相关专科进行手术、化疗与放疗等综合抗肿瘤治疗；在抗肿瘤治疗期间一般需要维持对AE的免疫治疗，以一线免疫治疗为主。

抗 NMDAR 脑炎：2013 年一项队列研究结果显示及时开始免疫治疗和肿瘤切除是抗 NMDAR 脑炎良好结局的独立预测因素之一，与无畸胎瘤的患者相比，畸胎瘤患者切除肿瘤后，复发率较低（证据级别：3）。2021 年一项纳入 21 例抗 NMDAR 脑炎合并卵巢畸胎瘤患者的队列研究，20 例行手术治疗的患者中，17 例（85.0%）术后临床症状改善，建议肺部感染、呼吸衰竭等全身并发症不应视为手术禁忌症。妇科医师和麻醉医师应重视早期切除肿瘤的重要性和必要性（证据级别：3）。2019 年一项纳入 29 例合并畸胎瘤的抗 NMDAR 脑炎患者的队列研究发现，在平均 37.69 个月的随访中，卵巢畸胎瘤患者行腹腔镜切除术的脑炎复发率为 14.6%，而非畸胎瘤患者的复发率为 33.3%。切除卵巢畸胎瘤可使复发风险降低 23%。卵巢畸胎瘤合并抗 NMDAR 脑炎的患者往往表现出更严重的神经症状。抗 NMDAR 脑炎患者的卵巢畸胎瘤多为成熟型，早期手术治疗是安全有效的（证据级别：3）。2021 年一项队列研究分析了由畸胎瘤切除、激素、IVIg、利妥昔单抗和托珠单抗组成的联合免疫治疗方案治疗抗 NMDAR 脑炎的疗效，结果显示延迟畸胎瘤切除与预后不良有关，在 1 个月内完成手术切除可获得更好的预后（证据级别：3）。

其他类型的 AE 与肿瘤：2022 年一项队列研究证明合并肿瘤是抗 GABABR 脑炎患者的预后不良的重要因素（证据级别：3）。2018 年一例病例报道 AMPAR 脑炎患者其临床复发与胸腺瘤复发相关。该病例报道提出以下假设：即特定的肿瘤抗原可能触发抗 AMPAR 抗体的产生，从而促进了疾病的发展(1)（证据级别：4）。

推荐意见：所有 AE 患者，只要能够耐受手术，均应尽早进行肿瘤切除（证据级别：3，投票结果决定建议/推荐）。不能轻易因为患者存在神经系统症状，系统并发症如肺部感染、呼吸衰竭而延缓手术。

上述介绍具体见表 6.1 表 6.2

3. 对症治疗

3.1 癫痫症状的控制 AE 的癫痫发作一般对于抗癫痫药物反应较差。可选用广谱抗癫痫药物，例如苯二氮䓬类、丙戊酸钠、左乙拉西坦、拉莫三嗪和托吡酯等。卡马西平、拉考沙胺等钠离子通道阻断剂可能对抗 LGI1 抗体相关脑炎患者更有效。终止癫痫持续状态的一线抗癫痫药物包括地西泮静脉推注或者咪达唑仑肌内注射；二线药物包括静脉注射丙戊酸钠；三线药物包括丙泊酚与咪达唑仑。丙泊酚可用于终止抗NMDAR脑炎患者难治性癫痫持续状态。恢复期AE患者一般不需要长期维持抗癫痫药物治疗。需要注意的情况包括：奥卡西平可能诱发或者加重低钠血症；抗LGI1抗体相关脑炎患者的特异质不良反应发生率较高，如果使用卡马西平、奥卡西平、拉莫三嗪等药物，需要特别注意不良反应。

3.1.1 抗癫痫药物的选择

2019年一项针对110例合并癫痫发作的AE患者的队列研究显示15例同时接受左乙拉西坦和卡马西平治疗的抗富含亮氨酸胶质瘤失活蛋白1（leucine-rich glioma-inactivated protein 1，LGI1）患者中，卡马西平在减少癫痫发作方面比左乙拉西坦更有效（p = 0.031）（证据级别：3）。2016年一项队列研究分析了252例成人AE和副肿瘤综合征患者的临床资料，50例（20%）以癫痫发作为首发表现；左乙拉西坦是最常用的抗癫痫药物（42/50），但无一例达到癫痫发作完全控制；在达到完全无癫痫发作的患者中，使用的抗癫痫药物如下：卡马西平（3/16,18.8%）、拉考沙胺（3/18,16.6%）、奥卡西平（2/11,18.1%）和苯妥英钠（1/8,12.5%）（证据级别：3）。2018年一项系统性综述结果显示，139例AE患者使用抗癫痫药物治疗的有效率（研究随访期结束时癫痫发作频率降低50%）为10.7%，73%抗癫痫药物治疗有效的患者使用了钠离子通道阻滞剂单药或联合治疗。

3.1.2 抗癫痫药物的使用时间

2022年一项队列研究纳入320例AE患者，75.9%在急性期有癫痫发作，其中90%的患者最后一次癫痫发作发生在发病后12个月内。在8年的随访期间9.3%患者癫痫复发，重启免疫治疗后71.4%患者在数天或数周内癫痫发作停止。68.4%的患者在急性期后3个月内停药。在随访≥24个月的163例患者中，只有3.1%的患者需要持续抗癫痫药物治疗（证据级别：3）。2022年一项队列研究纳入24名需要ICU管理的抗NMDAR脑炎患者，结果显示无论是否发生SE，在疾病急性期后均无癫痫发作（证据级别：3）。2019年一项针对110例有癫痫发作的AE患者（抗LGI1抗体相关脑炎、抗NMDAR脑炎、抗γ-氨基丁酸B型受体（γ-amino butyric acid type B receptor，GABABR）抗体相关脑炎）

的队列研究显示 6 个月、12 个月、24 个月时，分别有 79%、96%、98%的患者癫痫发作得到控制。14 例患者在 2 年内出现癫痫复发（7 例在使用抗癫痫药物期间），12 例在重新开始免疫治疗后数天或数周内癫痫发作再次得到控制（证据级别：3）。2017 年一项队列研究纳入 88 例在急性期有癫痫发作的抗 NMDAR 脑炎患者，80%以上患者最后一次癫痫发作发生在发病后 6 个月内。所有患者 2 年内癫痫发作得到控制（证据级别：3）。

针对 SE、难治性癫痫持续状态（refractory status epilepticus, RSE）、超级难治性癫痫持续状态（super-refractory status epilepticus, SRSE）的抗癫痫药物治疗，可以参考 2018 年《成人全面性惊厥性癫痫持续状态治疗中国专家共识》。

3.2 精神症状的控制 可以选用药物包括奥氮平、氯硝西泮、丙戊酸钠、氟哌啶醇和喹硫平等。需要注意药物对意识水平的影响和锥体外系不良反应等；免疫治疗起效后应及时减停抗精神病药物。

3.3 运动障碍治疗 2019 年一项多中心队列研究结果显示 120 例入住 ICU 的 AE 患者中运动障碍的患者接受了苯二氮䓬类药物（74%）、抗癫痫药物（53%）和丙泊酚（31%）治疗，但该研究没有进行脑电图监测，因而未能明确区分运动障碍和癫痫发作事件（证据级别：3）。2023 年一项 172 例抗 NMDAR 脑炎的回顾性研究，其中 80 例有运动障碍，14 例为 SD，所有 SD 患者均静脉使用麻醉药物或肌松剂（咪达唑仑 14/14、丙泊酚 12/14、右美托咪定 12/14、罗库溴铵 3/14），12 个月时随访 11/14（78.6%）的患者 mRS 为 0-1（证据级别：3）。关于 AE 运动障碍的最佳治疗方法，目前尚无共识或循证指南。治疗方案通常是非特异性的。2019 年的一项综述基于运动障碍的病理生理学、病例报告/系列的经验，以及治疗其他原因引起的类似运动障碍的成功治疗方案，提出 AE 运动障碍的治疗药物建议：

3.3.1 难治性运动障碍：静脉使用右美托咪啶、苯二氮卓类药物、丙泊酚、阿片受体类药物、神经肌肉接头阻滞剂。

1. 非难治性运动障碍：

1）运动减少型运动障碍：左旋多巴、溴隐亭。

2）运动增多型运动障碍——震颤、肌震挛：抗胆碱能药物、β受体阻滞剂、抗癫痫药物。

3）运动增多型运动障碍——肌张力障碍、舞蹈症、异动症：抗胆碱能药物、多巴胺受体阻滞剂、多巴胺消耗剂、苯二氮䓬类药物、肾上腺素能 α 受体阻滞剂。

4. 预后

AE 总体预后良好。可使用 NEOS（anti-NMDAR encephalitis one-year functional status）评分评估抗 NMDAR 脑炎患者预后（表 5）。80%左右的抗 NMDAR 脑炎患者功能恢复良好［改良 Rankin 量表（mRS）评分 0~2 分］，患者早期接受免疫治疗和非重症患者的预后较好。重症抗 NMDAR 脑炎患者的平均重症监护病房治疗周期为 1~2 个月，病死率在 2.3%~9.5%，少数患者的完全康复需要 2 年以上。抗 LGI1 抗体相关脑炎患者的病死率为 6%。抗 GABABR 抗体相关脑炎合并小细胞肺癌者预后较差。

表 6.1 自身免疫脑炎推荐治疗意见

共识内容	同意率（%）
第一部分：AE 首次发病的一线免疫治疗	
一线免疫治疗包括糖皮质激素、静脉注射免疫球蛋白（IVIg）与血浆置换（C 级证据）	100
所有首次发病的 AE 患者均应接受一线免疫治疗（C 级证据）	100
对于怀疑 AE 的患者，若能够合理地排除其他诊断（如感染性脑炎），及时抗体检测结果未出，也应及时启动一线免疫治疗	95
对于可能的 AE，可酌情试用一线免疫治疗	93
静脉注射糖皮质激素（如甲泼尼龙）应作为首选的一线免疫治疗	98
静脉注射糖皮质激素治疗后的减量期，可使用口服糖皮质激素，糖皮质激素的疗程一般为 6 个月	98

一般情况下，应联合使用糖皮质激素与IVIg；对于重症AE患者，可联合使用糖皮质激素冲击治疗与IVIg（C级证据）	93
对于重症或难治性AE患者，可考虑以多轮（两轮或以上）IVIg为基础的强化（重复）一线免疫治疗	93
对于血清抗体阳性的重症AE患者，可考虑使用血浆置换（C级证据）	100
第二部分：AE首次发病的二线免疫治疗	
二线免疫治疗包括利妥昔单抗	100
若使用两种或以上一线免疫治疗，2周后病情无明显好转，应及时启用利妥昔单抗治疗（C级证据（	95
在改善长期预后方面，二线免疫治疗优于强化（重复）一线免疫治疗（C级证据）	92
第三部分：AE首次发病的长程（维持）免疫治疗	
长程（维持）免疫治疗包括定期输注利妥昔单抗、托珠单抗等、口服吗替麦考酚酯、硫唑嘌呤等（D级证据）	100
一般情况下，长程（维持）免疫治疗的疗程不少于12个月	98
对于强化一线免疫治疗（例如多轮IVIg）后，或者二线免疫治疗后，病情无明显好转，可考虑加用长程（维持）免疫治疗	98
第四部分：AE首次发病的升级免疫治疗	
升级免疫治疗主要为静脉注射托珠单抗，仅对难治性重症AE患者；若使用二酰免疫治疗1-2个月后病情无明显好转，可考虑升级至托珠单抗治疗（C级证据）	91
第五部分：AE复发的免疫治疗	

所有 AE 复发患者均应接受一线免疫治疗	100
对于 AE 复发的患者，应考虑及时（在一线治疗后 2 周内）启动长程（维持）免疫治疗	98
复发患者的长程（维持）治疗疗程应达到 12-24 个月	98
第六部分：AE 患者的肿瘤治疗	
抗 N-甲基—D-天冬氨酸受体脑炎患者一经发现卵巢畸胎瘤应尽快给予切除（C 级证据）	100
AE 患者若合并恶性肿瘤，应由相关专科进行手术，化学治疗与放射治疗等综合抗肿瘤治疗；在肿瘤治疗期间一般需要继续 AE 的免疫治疗	95

注 1 AE：自身免疫性脑炎

表6.2：自身免疫性脑炎的常用免疫治疗方案

药物/治疗	作用机制	用途	剂量
糖皮质激素	非特异性细胞因子抑制剂	一线免疫治疗	糖皮质激素冲击治疗：甲泼尼龙 1000mg/d 静脉滴注 3d，然后改为 500mg/d 静脉滴注 3d，而后可根据情况改为 250mg/d，连续 3 天，125mg/d，连续 3d，后改为口服泼尼松 60mg 或甲泼尼龙 48mg，之后每 2 周递减一片（泼尼松 5mg/片，甲泼尼龙 4mg/片）
免疫球蛋白	多克隆 IgG，具有免疫调节与抗炎作用	一线免疫治疗	每一疗程：总量 2g/kg，分 3-5d 静脉滴注 强化一线免疫治疗：可每 2-4 周重复应用
血浆置换	主要为清除血液中	一线免疫治疗	每一疗程：在 7-10d 内进行 5-7 次 1-2 个血浆当量置换

		致病性抗体		
利妥昔单抗	CD20 单抗,清除 B 淋巴细胞	二线免疫治疗	常规方案：375mg/m²(最多 1g),每周一次,连用 4 次。或监测 B 细胞,100mg/d,连用 3-4 天 监测 B 细胞	
托珠单抗	IL-6 受体阻断剂	升级免疫治疗	常规方案：8mg/kg d,每 4 周一次,连用 6 月至 1 年以上；减量方案：2-6mg/kg d,每 4 周一次	
硼替佐米	蛋白酶抑制剂,主要作用于浆细胞	添加免疫治疗	每个疗程共 21 天,单次剂量按 1.3mg/m² 皮下注射,每周 2 次（即在第 1、4、8、11 天注射）,后停药 10d（即从第 12 天至第 21 天）与地塞米松 20mg 连用,一般使用 1-6 个疗程	
吗替麦考酚酯	次黄嘌呤单核苷酸脱氢酶抑制剂,抑制 B、T 淋巴细胞与浆细胞	长程（维持）免疫治疗	常规剂量：1000-2000mg/d 分 2-3 次口服；诱导期剂量可用至 2500-3000mg/d	
硫唑嘌呤	6-巯基嘌呤类似物,具有抑制核酸合成和免疫调节作用	长程（维持）免疫治疗	100mg/d,一般分 2 次口服	

下篇：中枢神经系统感染

第一章 中枢神经系统感染概述

中枢神经系统感染性疾病是病原微生物侵犯中枢神经系统(central nervous system.CNS)的实质、被膜及血管等引起的急性或慢性炎症性疾病,少数疾病在病理上表现为非炎性改变。这些病原微生物包括病毒、细菌、真菌、螺旋体、寄生虫,立克次体和朊蛋白等。

病原微生物主要通过三种途径进入CNS:①血行感染:病原体通过昆虫叮咬、动物咬伤损伤皮肤黏膜后进入血液或通过使用不洁注射器、输血等途径直接进入血液,面部感染时病原体也可经静脉逆行入颅,或孕妇感染的病原体经胎盘传给胎儿;②直接感染:病原体通过穿透性外伤或邻近结构的感染向颅内蔓延;③逆行感染:嗜神经病毒(neurotropie virus)如单纯疱疹病毒,狂犬病毒等首先感染皮肤,呼吸道或胃肠道黏膜,经神经末梢进入神经干,然后逆行进入颅内。

依据感染部位,中枢神经系统感染可分为:①脑炎、脊髓炎或脑脊髓炎:主要侵犯脑和(或)脊髓实质;②脑膜炎、脊膜炎或脑脊膜炎;主要侵犯脑和(或)脊髓被膜;③脑膜脑炎:脑实质与脑膜均受累。

急性脑膜炎是覆盖大脑和脊髓的膜（脑膜）的感染。它是中枢神经系统最常见的 疾病。软脑膜（软脑膜和蛛网膜物质）或厚脑膜（硬脑膜物质）都可能受到影响。软脑膜性脑膜炎比脑膜炎更常见,在神经影像学检查中更明显。

急性脑膜炎最常见的病因是细菌。其他常见的病原体包括病毒和真菌。原生动物或寄生虫在西方国家不太常见。细菌通常比病毒更具暴发性,并且经常危及生命,但并非没有例外。在新生儿中,B族链球菌、革兰氏阴性菌如大肠杆菌、肠克雷伯菌和假单胞菌是脑膜炎的主要原因。其他病原体包括葡萄球菌和单核细胞增生李斯特菌。除新生儿期外,细菌性脑膜炎的最常见病因是脑膜炎奈瑟菌、肺炎链球菌和流感嗜血杆菌,占病例的 80% (1-6)。这三种生物都是呼吸道病原体。它们首先定植在鼻咽、口咽或喉部的粘膜内,然后进入血液。最常见的传播途径是通过血行播散。其他患者则通过从局部感染病灶直接传播、头部外伤或神经外科手术后,或在未经治疗的 GBS 定植母亲阴道分娩期间进入中枢神经系统。

中枢神经系统感染的其他原因包括头部外伤导致颅底或筛板骨折，这可能导致中枢神经系统与鼻窦、乳突、中耳或鼻咽之间出现窦道。在神经外科手术过程中，中枢神经系统的外源性污染可能发生在术中。此外，植入的医疗器材（例如分流器、脑室造口术或外部引流管）和先天性畸形（例如脊柱裂或窦道）可能会被定植并成为感染源或病灶。狂犬病、单纯疱疹病毒或脊髓灰质炎病毒等病毒可通过神经内通路传播到中枢神经系统，导致脑炎。如果感染发生在与中枢神经系统相邻的部位（例如中耳或乳突），感染可能直接扩散到中枢神经系统，导致脑脓肿，亦可通过其他途径，比如病原体可以通过静脉引流或颅神经和脊神经鞘间接到达中枢神经系统。脓肿也可能局限于硬膜下或硬膜外腔。如果细菌直接从脓肿扩散到蛛网膜下腔，则会导致脑膜炎。中枢神经系统脓肿可能是化脓性脑膜炎或与心内膜炎、肺脓肿或其他严重化脓性感染相关的脓毒性栓子所致。

细菌性脑膜炎临床表现的经典三联征包括发热、头痛和颈项强直，但大多数患者很少出现所有三种典型表现。他们通常至少有头痛、发烧、颈部僵硬和精神状态改变四种症状中的两种。其他常见表现包括癫痫发作和局灶性神经功能缺损。中枢神经系统症状取决于受累部位、大脑、颅神经或脊神经。在婴幼儿中，经口摄入减少、体温不稳定、嗜睡和癫痫发作是模糊的临床线索，需要对更严重的疾病进行更高的怀疑指数。

脑膜炎的诊断主要基于疑似患者的临床表现，结合典型症状和异常的实验室检查，如脑脊液革兰染色阳性或培养。腰椎穿刺仍然是诊断脑膜炎的金标准。腰椎穿刺前应进行头部 CT 检查，以排除肿瘤或其他禁忌证导致的颅内压增高。脑脊液 （CSF） 细胞学检查阳性见于 50%-70% 的初始腰椎穿刺，几乎所有病例均在 3 次尝试后发现。特征性脑脊液表现包括白细胞计数增加 >1,000/mL；蛋白质水平升高 >200 mg/dL，葡萄糖降低 <40 mg/dL。据报道，革兰染色对细菌性脑膜炎的敏感性从 50% 到 90% 不等；然而，特异性接近 100%。脑脊液培养阳性率低。如果患者在腰椎穿刺前接受过抗生素治疗，革兰染色和培养的阳性率会显著降低。不常规推荐进行其他脑脊液检测，例如聚合酶链反应 （PCR）或乳胶凝集试验 （LAT）。

神经影像学检查在脑膜炎的评估中极为有价值。在脑膜炎的早期，脑部非增强 CT（NECT）可能正常，但阴性结果不能排除脑膜炎的存在。轻度脑沟消失、轻度脑室肿大或急性梗阻性脑积水可能是脑膜炎的早期指征。一旦脑膜的渗出物取代了脑脊液，先前清除的脑脊液可能在 NECT 上几乎等密于脑实质。静脉注射造影剂后，发炎的脑膜和脑沟变得强烈增强。钆增强 MRI 是优于 CT 的首选成像方式，因为它具有敏感性和特异性。MRI 显示，脓性渗出物在脑实质中为 T1 等信号，在脑脊液中为 T2 等信号，但在液体衰减反转恢复（FLAIR）MRI 上，蛛网膜下腔呈高信号。脑膜和蛛网膜下腔在弥散加权成像（DWI）上通常显示弥散受限。增强 MRI 显示弥漫性"糖衣"或沿受累莴苣或厚脑膜的较厚、块状、多结节性增强。高达 50% 的病例表现为蛛网膜下腔强化，呈曲线状，突出脑回和脑沟。硬脑膜蛛网膜间隙增强较少见。造影后 FLAIR 提高了检测细微病例的灵敏度。

除脑膜炎外，还可能发生脑炎。脑炎与脑膜炎密切相关，受累的脑实质表现出与脑膜炎相似的低信号 T1 和高信号 T2/FLAIR 信号。它还显示出显著的弥散受限，不符合血管分布。这一特征有助于其与血栓或动脉粥样硬化导致血管闭塞的梗死相鉴别。它的增强模式是可变的和不明确的，不像肿瘤的肿块样外观。脑膜炎的其他并发症包括脑脓肿、硬膜下/硬膜外脓胸、脑室炎、静脉血栓形成、梗阻性脑积水等。它们通常表现出明显不同的影像学表现。

脑膜强化的鉴别诊断包括脑膜癌、颅内低血压、腰椎穿刺后反应性炎症等。患者的临床病史和临床表现通常提供诊断指导。脑沟-池 FLAIR 高信号不具有特异性，可能出现在其他疾病中，如蛛网膜下腔出血、脑脊液转移、易感性或血流伪影，或者仅仅是由于患者接受 100%氧气支持时和大剂量抗生素是治疗的主要手段，最好是针对病原体的特异性抗生素。在没有已知病原体的情况下，使用广谱抗生素。在大量研究证明地塞米松与降低细菌性脑膜炎死亡率有关后，提倡使用地塞米松来减轻颅内炎症。脑膜炎/脑炎的幸存者经常遭受长期的神经功能缺损，如听力损失、认知或运动缺陷、视力障碍。

急性中枢神经系统感染大致分为三类：脑膜炎、脑炎和脓肿，通常由相应微生物的血液传播引起。菌血症或病毒血症可由中枢神经系统邻近或邻近部位（如乳突、鼻窦或中耳）的感染引起，也可由更远的解剖部位（例如肺、心脏、皮肤、胃肠道或肾脏）的原发性感染引起。在儿童中，最常见的诱发因素是鼻窦或中耳感染，这会导致一过性菌血症和中枢神经系统血行播散。鼻旁窦和耳乳突窦的细菌感染常导致邻近皮质（脑）引流静脉。这种血栓形成过程可以延伸到区域硬脑膜窦。静脉血栓栓塞成为血栓性静脉炎，提供从受感染的鼻窦到相邻的轴外间隙或沿皮质静脉引流通路到大脑的直接传播途径。识别静脉受累至关重要，因为静脉阻塞可引起轴内脑肿胀，这可能会掩盖额外的轴向感染源，从而导致对脑和脊柱影像学检查的误判。颅内感染的鼻旁窦和耳乳突病因之间的共同关系加强了临床医生和放射成像师精通头颈部和棘旁解剖学的必要性。

在菌血症或病毒血症患者中，病原体在进入静脉窦时，可能穿过血脑屏障，穿透硬脑膜和蛛网膜，进入蛛网膜下腔，从而引起脑脊液感染，并将感染进一步传播到整个解剖空间。颅底或筛板底部的骨折可导致中枢神经系统与鼻窦、乳突、中耳或鼻咽之间出现开口。由于这些部位都与上呼吸道相邻，因此在这些部位发生脑脊液渗漏都可能使呼吸道菌群回溯到蛛网膜下腔。在神经外科手术过程中，中枢神经系统的外源性污染可能发生在术中，此外，植入的医疗器械（例如分流器、脑室造口术或外部引流管）可能会被定植并成为感染病灶。先天性畸形，如脊柱裂或窦道，可定植并成为感染源。狂犬病、单纯疱疹病毒（HSV）或脊髓灰质炎病毒等病毒可通过神经内通路传播到中枢神经系统，导致脑炎。

如果感染发生在与中枢神经系统相邻的部位（例如中耳或乳突），感染可能直接扩散到中枢神经系统，导致脑脓肿；或者，病原体可以通过静脉引流或颅神经和脊神经鞘间接到达中枢神经系统。脓肿也可能局限于硬膜下或硬膜外腔。如果细菌直接从脓肿扩散到蛛网膜下腔，则会导致脑膜炎。中枢神经系统脓肿可能是化脓性脑膜炎或与心内膜炎、肺脓肿或其他严重化脓性感染（如米勒链球菌组引起的感染）相关的化脓性栓子所致。

病毒性中枢神经系统感染可分为外源性感染（由于感染了宿主外获得的病毒）或内源性感染（由于潜伏在宿主中的病毒再激活）。大多数病毒性中枢神经系统感染由外源性肠道病毒（柯萨奇病毒 A 和 B、埃可病毒、脊髓灰质炎病毒）、虫媒病毒以及较少见的 HSV、流行性腮腺炎病毒、水痘-带状疱疹病毒（VZV）、巨细胞病毒（CMV）、EB 病毒（EBV）、腺病毒、人类免疫缺陷病毒（HIV）、西尼罗河病毒（WNV）、狂犬病病毒或淋巴细胞性脉络丛脑膜炎病毒引起。单纯疱疹病毒脑炎的独特之处在于，它可能作为原发感染的一部分发生，也可能见于感染潜伏多年的患者。由其他疱疹病毒（如 EBV、VZV 或 CMV）引起的中枢神经系统感染偶尔可被视为原发感染的一部分，但在免疫抑制或 HIV 感染的患者中也可能作为再激活感染发生。

1. 流行病学

脑膜炎和脑膜脑炎是常见的病毒性中枢神经系统感染。这些感染绝大多数是由肠道病毒引起的，肠道病毒主要在夏季暴发时产生疾病，但在较温暖的地区可能发生在 5 月至 10 月。除了其他综合征外，几乎所有不同血清型的埃可病毒和柯萨奇病毒都可引起脑膜炎和脑膜脑炎，脑脊液是最常见的标本类型。流行病学模式是某些毒株，如埃可病毒 30 或埃可病毒 9，引起地方性疾病，而其他毒株则在不同地区每年的零星暴发中发生。肠道病毒通过粪口途径在人与人之间传播，在过度拥挤、贫困和卫生条件普遍较差的地区，肠道病毒的活性往往会增加。

虫媒病毒占脑炎流行病例的大多数。它们的发生遵循与病毒相关的病毒性脑膜炎和脑膜脑炎相同的季节性分布。但是，传播方式完全不同。虫媒病毒通过受感染的蚊子叮咬传播，这是鸟类、蚊子和小型哺乳动物之间地方性动物病传播复杂途径。

2. 感染途径及机制

中枢神经系统的病毒感染通过两种不同的途径发生：血源性及神经源性。肠道病毒和虫媒病毒通过血流携带到中枢神经系统，而单纯疱疹病毒和狂犬病病毒则通过神经细胞本身携带到中枢神经系统。由于病毒必须在细胞内复制，因此引起疾病的能力很大程度上取决于病毒表面蛋白是否可以附着在受影响组织中特定细胞上的特定受体上。由病毒表面蛋白和特异性受体的组合确定病毒组织趋向性的一个例子是 HIV GP120 与 T4 淋巴细胞上的 CD4+ 受体结合。其他具有 HIV 趋向性的组织包括单核细胞和衍生细胞（巨噬细胞）、朗格汉斯细胞、神经胶质细胞和树突状细胞，它们都表达 CD4+受体。不表达该受体的细胞通常不会感染 HIV。这些表面结合位点对于它们各自的细胞受体是如此重要，以至于几种病毒，如鼻病毒、流感病毒和脊髓灰质炎病毒，已经进化出"复杂"的分子机制来保护这些位点免受宿主免疫反应的影响。

肠道病毒主要通过粪口传播在人群中传播。这些病毒在胃酸中存活,在肠道中复制,最初的病毒血症导致体内多个器官的感染。这些来源的继发性病毒血症可导致中枢神经系统受累。抗体的迅速产生会破坏第二种病毒血症并防止中枢神经系统的侵袭。就虫媒病毒而言,当传染性蚊子刺穿宿主表皮吸血时,人类通常会被感染,病毒主要沉积在血管外组织中,尽管可以直接接种到血液中。局部复制之后是病毒血症,脑部受累可能由病毒嗜性和宿主免疫反应的快速性决定。

对于病毒血症后发生的中枢神经系统感染,脑部侵袭涉及病毒附着在内皮细胞上,可能是通过特异性受体。侵袭后,发生急性炎症反应,伴有脑实质内的血管周围分布和不同程度的脑膜受累,具体取决于感染病毒病原体。血管周围炎症反应主要是单核细胞,但也可见多核细胞。神经细胞感染导致组织巨噬细胞或小胶质细胞的退行性改变和吞噬作用。某些病理特征是某些病毒所特有的:例如,在 HIV 脑炎患者的白质中可见脑萎缩和多核巨细胞的产生以及感染小胶质细胞的多个结节(图 1)。22.10),或 HSV 感染中可见的多核、核成型、染色质边缘、磨玻璃核和 Cowdry A 型核内包涵体的特征特征(图 1)。22.11),伴有颞叶、脑岛和扣带回的广泛不对称坏死,通常见于神经影像学检查(图 1)。22.12a,b)[在狂犬病的情况下,脑组织和脑膜中狂犬病脑脊髓炎(炎症)的组织病理学证据包括单核浸润、淋巴细胞或多形核细胞的血管周围套囊、淋巴细胞病灶、由神经胶质细胞组成的 Babes 结节和特征性 Negri 小体(一种可以识别病毒的胞浆内包涵体)。

一些病毒感染,尤其是单纯疱疹病毒和狂犬病,通过神经元途径传播到中枢神经系统。在单纯疱疹病毒的情况下,分布在双侧颞叶的内侧部分,一侧颞叶通常比另一侧颞叶受累得多。对活动性 HSV 脑炎患者进行的尸检研究显示,嗅球、嗅束和边缘系统中存在病毒,末端为海马体、杏仁核、脑岛、扣带回和嗅皮层。因此,病毒似乎可以从鼻黏膜进入中枢神经系统,到达嗅球和嗅束,成人和年龄较大的儿童中约有三分之二的单纯疱疹病毒脑炎病例发生在感染时具有病毒抗体的患者中。这些患者中的许多人有 20-30 年前的唇疱疹病史。在另外三分之一的患者中,在症状发作时缺乏 HSV 抗体,表明脑炎可能是原发感染的一部分。在年龄较大的儿童和成人中,大约 90%-95% 的 HSV 脑炎病例是由Ⅰ型HSV引起的，其余5%-10%是由Ⅱ型HSV引起的。新生儿疱疹似乎有所不同，因为这些病例中有90%-95%是由于出生时从母体或其他来源获得的Ⅱ型HSV所致。新生儿中枢神经系统感染通常继发于全身性病毒血症传播。

  狂犬病感染可能是由于接触了已经被感染动物的唾液或其他分泌物以及动物咬伤本身引起的。狂犬病最初在局部接种部位复制，因此采取紧急预防措施，例如彻底清洁伤口和用人狂犬病免疫球蛋白浸润，可以有效预防这种病毒病原体的感染。在局部复制过程中，狂犬病病毒侵入神经鞘，并通过神经细胞转运到中枢神经系统。狂犬病病毒到达中枢神经系统的快速程度是神经末梢与中枢神经系统距离的函数。因此，下肢咬伤可能需要数月时间才能在中枢神经系统中产生症状，而面部咬伤可能会在数周内到达中枢神经系统。同样重要的是要认识到，由于初始感染事件后中枢神经系统症状发作的时间较长，或者接种可能不明显，如蝙蝠的报道，初始事件可能会被遗忘。因此，在治疗不明原因脑炎患者时，必须高度怀疑狂犬病，尤其是表现出过度易激惹体征的患者。

第二章 感染相关性脑炎的辅助检查

中枢神经系统疾病比较常用的辅助检查包括：神经影像学检查、腰椎穿刺脑脊液检查、神经电生理检查、放射性核素、病理活检、基因诊断等。随着医学技术的飞速发展，新的检查手段不断涌现，对神经系统疾病的诊治发挥着重要作用。

1. 神经系统影像学检查

1.1 电子计算机断层扫描

电子计算机断层扫描（computed tomography，CT）的基本原理是利用各种组织对X线的不同吸收系数，通过计算机处理获得断层图像。其扫描检查方便、迅速、安全，密度分辨率高，对中枢神经系统疾病有重要的诊断价值。

1.1.1 CT扫描技术介绍

临床常用的CT扫描包括CT平扫、增强扫描和特殊扫描。

（1）CT平扫（non-contrast computed tomography，NCCT）：又称非强化（非增强）扫描，即未用血管内对比剂的普通扫描。

（2）增强CT：应用血管内对比剂的扫描。经静脉注入造影剂（甲泛葡胺或泛影葡胺）后进行CT检查，如果存在血脑屏障的破坏（如肿瘤或脑炎），则病变组织区域呈现高信号增强效应，可以更清晰地显示病变，提高诊断阳性率。

（3）CT血管成像（computerized tomography angiography，CTA）：静脉注射含碘造影剂后进行CT扫描，可以同时显示血管及骨性结构，可清晰显示三维颅内血管系统，能多角度观察病变，可部分取代DSA检查。头颈部CTA可以清楚显示主动脉弓、颈总动脉、颈内动脉、颈外动脉、无名动脉、锁骨下动脉、椎基底动脉、Willis动脉环，以及大脑前、中、后动脉及其主要分支，对狭窄、闭塞性血管病变提供重要的诊断依据。CTA还可以分析斑块形态及CT值，判断斑块性质，鉴别钙化和非钙化斑块以及溃疡斑块。CTA检测脑动脉瘤具有较高的敏感度和特异度，但对于<3mm的小动脉瘤敏感度略有下降。CTA可用于颅内外动脉夹层的诊断，特别是夹层的超急性期诊断。CTA原始轴位图像可显示夹层部位半月形的壁间血肿，可以看到血管的逐渐闭塞，但对一些走行纤细或位置较深的颅内动脉，CTA也无法准确鉴别。与DSA相比，CTA不需要动脉插管，

简便快捷，但不能显示小血管分支的病变。

1.1.2. CT在颅内感染诊断中的临床应用

常需增强扫描。脑炎在CT上表现为界限不清的低密度影或不均匀混合密度影；脑脓肿呈环状薄壁强化；结核球及其他感染性肉芽肿表现为小的结节状强化灶；结核性脑膜炎可因颅底脑池增厚而呈片状强化。

1.2 磁共振成像

磁共振成像（magnetic resonance imaging, MRI）是20世纪80年代初用于临床的一种新的生物磁学核自旋成像技术。与CT相比，MRI能显示人体任意断面的解剖结构，对软组织的分辨率高，无骨性伪影，可清楚显示脊髓、脑干和后颅窝等处的病变。而且MRI没有电离辐射，对人体无放射性损害。但MRI检查时间较长，并且体内有磁性金属置入物的患者不能接受MRI检查。

1.2.1 各种磁共振成像技术介绍

近年来除常规的磁共振成像外，出现了多种新的磁共振成像技术，包括磁共振血管成像（magnetic resonance angiography, MRA）、磁共振静脉成像（magnetic resonance venography, MRV）、磁共振灌注加权成像（perfusion-weighted imaging, PWI）和磁共振弥散加权成像（diffusion-weighted imaging, DWI）、磁共振波谱成像（magnetic resonance spectroscopy, MRS）、弥散张量成像（diffusion tensor imaging, DTI）、磁敏感加权成像（sensitivity weighted imaging, SWI）、高分辨磁共振（high resolution magnetic resonance imaging, HRMRI）以及功能磁共振成像（functional magnetic resonance imaging, fMRI）等，大大推进了神经科学的发展。以下将各种成像技术进行简要介绍。

（1）磁共振成像及增强扫描：MRI主要包括三个系统，即磁体系统、谱仪系统和电子计算机图像重建系统。检查时，患者被置于磁场中，其磁矩取向按磁力线方向排列接受一系列的射频脉冲后，低能级的原子核吸收射频能量并跃迁至高能级，打乱组织内的质子运动，脉冲停止后，质子的能级和相位恢复到激发前状态，该过程称为弛豫（relaxation）。所用的时间为弛豫时间，分为纵向弛豫时间（简称T1）和横向弛豫时间（简称T2）。T1加权像（T1 weight imaging, T1WI）可清晰显示解剖细节，T2加权像（T2 weight imaging, T2WI）

更有利于显示病变。MRI 的黑白信号对比度来源于患者体内不同组织产生 MR 信号的差异，T1 短的组织（如脂肪）产生强信号呈白色，T1 长的组织（如体液）产生低信号为黑色；T2 长的组织信号呈强白色，T2 短的组织信号低为黑色。空气和骨皮质无论在 T1 和 T2 上均为黑色。T1WI 像上，梗死、炎症、肿瘤和液体呈低信号，在 T2WI 上，上述病变则为高信号。

液体衰减翻转恢复序列（fluid-attenuated inversion recovery，FLAIR）是一种脑脊液信号被抑制的 T2 加权序列，由于抑制了脑室及脑裂内的脑脊液信号，FLAIR 成像可以更加清晰地显示侧脑室旁及脑沟裂旁的病灶，对于脑梗死、脑白质病变、多发性硬化、脑积水等疾病敏感性较高。此外，FLAIR 图像可反映脑梗死的病程，急性期脑水肿表现高信号，慢性期病灶信号不均匀，高信号区反映胶质细胞增生，脑软化灶表现为囊状低信号。

增强扫描是指静脉注入顺磁性造影剂钆-二乙三胺五醋酸（gadolinium-diethylenetriamine pentaacetate，Gd-DTPA）后再进行 MR 扫描，通过改变氢质子的磁性作用可改变弛豫时间，获得高 MRI 信号，产生有效的对比效应，增加对肿瘤及炎症病变的敏感性。

（2）磁共振血管成像（magnetic resonance angiography，MRA）：血管由于血流速度快，从发出脉冲到接收信号时，被激发的血液已从原部位流走，信号已经不存在，因此，在 T1WI 和 T2WI 上均呈黑色，此现象称流空效应。MRA 是根据 MR 成像平面血液产生"流空效应"的一种磁共振成像技术。通过抑制背景结构信号将血管结构分离出来，可显示成像范围内所有大血管及主要分支（图 5-5）。目前的 MRA 序列技术包括三维时间飞跃（3 division time of flight，3D TOF）序列、相位对比法以及增强 MRA（contrast-enhanced MRA，CE-MRA）等。MRA 优点是不需要插管、方便省时、无放射损伤。缺点是信号变化复杂，易造成血管狭窄假象或夸大狭窄程度，对末梢血管的评估准确性不如 CTA 及 DSA。临床主要用于颅内血管狭窄或闭塞、颅内动脉瘤、脑血管畸形等的诊断。CE-MRA 对血管腔的显示比常规 MRA 更为可靠，对血管狭窄程度的反映更为真实。

磁共振通过不同的成像方法，还可以显示静脉和静脉窦，即磁共振静脉血管成像（magnetic resonance venography，MRV）。临床主要用于颅内静脉、静脉窦血栓的诊断。优点是无辐射，应用方便，尤其对孕妇、肾功能不全患者。缺点是易受伪影的影响，对血流慢的静脉窦和小静脉显示不准确。MRI联合MRV是诊断静脉窦血栓形成的首要检查方法，也是随诊的主要检查方法。

（3）磁共振弥散加权成像（diffusion-weighted imaging，DWI）：是广义的功能性MRI技术，是在常规基础上施加一对强度相等、方向相反的弥散敏感梯度，利用回波平面等快速扫描技术产生图像。临床上应用表观弥散系数（apparent diffusion coefficient，ADC）定量测量DWI的高低。DWI主要用于急性和超急性期脑梗死的诊断，脑缺血早期即引起细胞毒性水肿，梗死区水分子扩散运动减慢，使ADC值降低，病灶在DWI图像上表现为高信号，在ADC图像上则呈低信号。（图5-6 B）。脑缺血半小时（最早在缺血数分钟）后DWI即可出现异常高信号，是最精确诊断急性脑梗死病灶的技术，对超急性期脑梗死的诊断价值远优于CT和常规T2WI。DWI也可用于辅助区分新旧脑梗死病灶，在DWI上，急性期病灶为高信号，慢性期为低信号。DWI对于多发性硬化新旧脱髓鞘病灶的判断也有一定价值。

（4）磁共振波谱成像（magnetic resonance spectroscopy，MRS）：MRS是一种利用磁共振现象和化学位移作用进行一系列特定原子核及其化合物分析的方法，能够无创性检测活体组织内化学物质的动态变化及代谢改变。目前临床上氮-乙酰天冬氨酸（N-acetyl-aspartate，NAA）、肌酸（creatine，Cr）、胆碱（choline，Cho）、肌醇（myoinositol，MI）和乳酸（lactic acid，Lac）的测定较为常用，用于脑梗死、代谢性疾病（如线粒体脑病）、脑肿瘤、癫痫、老年痴呆等疾病的诊断和鉴别诊断。

（5）弥散张量成像（diffusion tensor imaging，DTI）：DTI是无创、活体显示神经纤维束轨迹的唯一方法，可以三维显示大脑白质纤维束的结构、位置和走行情况，如内囊、胼胝体、外囊等结构，对于脑梗死、多发性硬化、脑白质病变、脑肿瘤等的诊断和预后评估有重要价值。

（6）磁敏感加权成像（sensitivity weighted imaging，SWI）是一项新的对组织磁化率差异及血氧水平依赖效应敏感的对比增强技术，采用三维采集、薄层重建、完全流动补偿及长回波时间的梯度回波序列。SWI序列可早期诊断脑出血、发现缺血性脑卒中出血转化及微出血，为缺血性脑卒中血流动力学改变提供信息。SWI 也用于静脉血栓或静脉窦血栓形成的诊断。

（7）高分辨磁共振（high resolution magnetic resonance imaging, HRMRI）：3.0T HRMRI 是近年已经应用于临床的新型血管成像技术，不仅可以进行管腔成像，而且能够清晰显示管壁结构及其病变，尤其在动脉粥样硬化、动脉夹层、烟雾病、动脉瘤及脑血管炎等病变或疾病的诊断、鉴别诊断方面发挥重要作用。HRMRI 不仅能清楚显示颅内外动脉粥样硬化斑块，还能分辨斑块脂核、内出血、纤维化和钙化成分，判断斑块的稳定性，尽早进行临床干预，降低卒中发生。HRMRI 黑血序列图像能清晰显示动脉夹层直接征象如双腔征、内膜片和壁内血肿等，效果优于其他影像学成像技术。

（8）功能磁共振成像（functional magnetic resonance imaging, fMRI）：通常特指应用血氧水平依赖（blood oxygen level dependent, BOLD）技术借助快速 MRI 扫描，测量人脑在视觉活动、听觉活动、局部肢体活动以及思维活动时，相应脑功能区脑组织的血流量、血流速度、血氧含量和局部灌注状态等的变化，并将这些变化显示于 MRI 图像上。目前主要用于癫痫患者手术前的评估、认知功能的研究等。

1.2.2 磁共振在神经系统疾病诊断中的临床应用

与 CT 比较，MRI 有如下优势：可提供冠状位、矢状位和横位三维图像，图像清晰度高，对人体无放射性损害，不出现颅骨伪影，可清楚显示脑干及后颅窝病变等。MRI 主要用于脑梗死、脑炎、脑肿瘤、颅脑先天发育畸形和颅脑外伤等的诊断；除此之外，MRI 图像对脑灰质与脑白质可产生明显的对比度，常用于脱髓鞘疾病、脑白质病变及脑变性疾病的诊断；对脊髓病变如脊髓肿瘤、脊髓空洞症、椎间盘脱出、脊椎转移瘤和脓肿等诊断更有明显的优势。然而，MRI 检查急性颅脑损伤、颅骨骨折、急性出血性病变和钙化灶等不如 CT。

（1）脑白质病变和脱髓鞘病：MRI 在观察白质结构方面非常敏感，如脑白质营养不良和多发性硬化。多发性硬化的典型 MRI 表现为脑室周围的白质内存在与室管膜垂直的椭圆形病灶，在 T_2WI 上为高信号，T_1WI 为稍低或低信号。

（2）颅内感染：在诊断单纯疱疹脑炎时头颅 MRI 扫描非常敏感，典型表现为颞叶、海马及边缘系统的长 T_2 信号。脑膜炎急性期 MRI 可显示脑组织广泛水肿，脑沟裂及脑室变小，有时可见脑膜强化；慢性结核性脑膜炎常有颅底脑膜的明显强化。

（3）椎管和脊髓病变：MRI是目前检查椎管和脊髓的最佳手段。在矢状面MRI图像上，可直接地观察椎骨骨质、椎间盘、韧带和脊髓。对椎管狭窄、椎管内肿瘤、炎症以及脊髓空洞症等疾病有重要的诊断价值。

2. 腰椎穿刺和脑脊液检查

脑脊液（cerebrospinal fluid, CSF）为无色透明的液体，充满在各脑室、蛛网膜下腔和脊髓中央管内，对脑和脊髓具有保护、支持和营养作用。CSF产生于各脑室脉络丛（plexus chorioideus），主要是侧脑室脉络丛，其产生的量占CSF总量的95%左右。CSF经室间孔（Monro孔）进入第三脑室、中脑导水管、第四脑室，最后经第四脑室正中孔（Magendie孔）和两个侧孔（Luschka孔）流到脑和脊髓表面的蛛网膜下腔和脑池。大部分CSF经脑穹隆面的蛛网膜颗粒吸收至上矢状窦（superior sagittal sinus），小部分经脊神经根间隙吸收（图5-1）。

成人CSF总量平均为130ml，其生成速度为0.3～0.5ml/min，每日生成约500ml。正常情况下血液中的各种化学成分只能选择性地进入CSF中，这种功能称为血脑屏障（blood-brain barrier, BBB）。在病理情况下，BBB破坏和其通透性增高可使CSF成分发生改变。CSF生理、生化等特性的改变，对中枢神经系统感染、蛛网膜下腔出血、脑膜癌病和脱髓鞘等疾病的诊断、鉴别诊断、疗效和预后判断具有重要的价值。通常经腰椎穿刺采集CSF，特殊情况下也可行小脑延髓池穿刺或侧脑室穿刺；诊断性穿刺还可注入显影剂和空气等进行造影；治疗性穿刺（therapeutic puncture）主要是注入药物或行内外引流术等。

2.1 腰椎穿刺

腰椎穿刺（lumbar puncture）是神经系统疾病重要的辅助检查方法之一，是临床神经科医生必须掌握的基本操作，必须熟悉其流程，正确掌握其适应证、禁忌证和并发症。

2.1.1 适应证

（1）留取CSF做各种检查以辅助中枢神经系统疾病如感染性疾病、蛛网膜下腔出血、免疫炎性疾病和脱髓鞘疾病、脑膜癌病等的诊断。

（2）怀疑颅内压异常。

（3）动态观察 CSF 变化以助判断病情、预后及指导治疗。

（4）注入放射性核素行脑、脊髓扫描。

（5）注入液体或放出 CSF 以维持、调整颅内压平衡，或注入药物治疗相应疾病。

2.2.2 相对禁忌证

（1）严重的颅内高压、明显视盘水肿、临床诊断后颅窝占位性病变等均有引起脑疝的潜在风险，临床上应谨慎评估腰穿的风险与获益，如必须进行腰穿，应尽量少的采集 CSF，并使用降颅压药物有效降低颅内压。

（2）穿刺部位有感染灶、脊柱结核或开放性损伤。

（3）明显出血倾向或病情危重不宜搬动。

（4）脊髓压迫症的脊髓功能处于即将丧失的临界状态，腰穿可导致脊髓受压加重。

2.2.3 并发症及其防治

（1）腰椎穿刺后头痛：较为常见，约占 25%。患者于坐起后头痛明显加剧，平卧或头低位时头痛即可减轻或缓解。发生于穿刺后 24 小时内，症状持续 2～8 日，通常可自然缓解。多因穿刺针过粗、穿刺技术不熟练、过度引流脑脊液或术后起床过早等，使脑脊液自脊膜穿刺孔不断外漏引起低颅压性头痛。故应使用较细的无创针穿刺，术后至少去枕平卧 4～6 小时。一旦出现低颅压症状，宜多饮水和卧床休息，严重者可每日滴注生理盐水。

（2）脑疝形成：在颅内压增高时，当腰椎穿刺放脑脊液过多过快时，可在穿刺当时或术后数小时内发生脑疝，造成意识障碍、呼吸骤停甚至死亡。因此，须严格掌握腰椎穿刺指征，怀疑后颅窝占位病变者应先做影像学检查明确，有颅内高压征兆者可先使用脱水剂后再做腰穿。如腰穿证实压力升高，应不放或少放脑脊液，并即刻给予脱水、利尿剂治疗以降低颅内压。

（3）神经根痛：如针尖刺伤马尾神经，会引起暂时性神经根痛，一般不需要特殊处理。

（4）其他：包括少见的并发症，如感染、出血等。对于强直性脊柱炎或严重的局部钙化等，不当的操作可能造成脊神经根的损害，甚至诱发脊髓损害。以上问题，应在术前做充分评估，必要时行腰椎影像学检查和外科处理。

2.2.4 操作和测压

（1）操作：正确的体位是腰穿成功的关键。患者取左侧屈曲卧位（图5-2），用合适的枕头使头颈与腰部处于同一水平，躯干与床面垂直，患者尽量屈颈抱膝，使腰椎后凸，椎间隙充分增宽。穿刺部位的确定是沿双侧髂骨嵴最高点做一连线，与脊柱中线相交处为第四腰椎棘突，然后选择腰椎第4～5或第3～4椎间隙进针。局部常规消毒铺巾后，用2%的利多卡因在穿刺点局部做皮内和皮下麻醉，然后将针头刺入韧带后，回抽无血液，边退针，边注入麻醉剂。麻醉生效后，一手固定穿刺部位皮肤，一手持穿刺针沿棘突方向缓慢刺入。进针过程中针尖遇到骨质时，应将针退至皮下待纠正角度后再进行穿刺。成人进针约4～6cm时，即可穿破硬脊膜而达蛛网膜下腔，抽出针芯流出脑脊液，测压和留取脑脊液后，再放入针芯拔出穿刺针。穿刺点稍加压止血，敷以消毒纱布并用胶布固定。术后平卧4～6小时。

（2）压力：一般采用测压管进行检查，腰椎穿刺成功后接上压力管，嘱患者充分放松，并缓慢伸直下肢。脑脊液在压力管中上升到一定的高度而不再继续上升，此时的压力即为初压。放出一定量的脑脊液后再测的压力为终压。侧卧位的正常压力一般成人为80～180mmH$_2$O，＞200mmH$_2$O提示颅内压增高，＜70mmH$_2$O提示颅内压降低。压力增高见于颅内占位性病变、脑外伤、颅内感染、蛛网膜下腔出血、静脉窦血栓形成、良性颅内压增高等。压力降低主要见于低颅压、脱水、休克、脊髓蛛网膜下腔梗阻和CSF漏等。

2.2 脑脊液检查
2.2.1 常规检查

（1）性状：正常CSF无色透明。如CSF为血性或粉红色可用三管试验法加以鉴别，连续用3个试管接取CSF，如前后各管为均匀一致的血色提示为蛛网膜下腔出血；前后各管的颜色依次变淡可能为穿刺损伤出血。血性CSF离心后如变为无色，可能为新鲜出血或损伤；离心后为黄色提示为陈旧性出血。CSF呈云雾状，通常是细菌感染引起细胞数增多所致，见于各种化脓性脑膜炎，严重者可呈米汤样；CSF放置后有纤维蛋白膜形成，见于结核性脑膜炎。CSF蛋白含量过高时，外观呈黄色，离体后不久自动凝固，称为弗鲁安综合征（Froin syndrome），见于椎管梗阻等。微绿色脑脊液可见于绿脓假单胞菌性脑膜炎和甲型链球菌性脑膜炎。

（2）细胞数：正常 CSF 白细胞数为（0～5）×10^6/L，主要为单核细胞。白细胞增加多见于脑脊髓膜和脑实质的炎性病变；白细胞明显增加且以多个核细胞为主见于急性化脓性脑膜炎；白细胞轻度或中度增加，且以单个核细胞为主，见于病毒性感染；大量淋巴细胞或单核细胞增加为主多为亚急性或慢性感染；脑的寄生虫感染时可见较多的嗜酸性粒细胞。

2.2.2 生化检查

（1）蛋白质：正常人 CSF 蛋白质含量为 0.15～0.45g/L。CSF 蛋白明显增高常见于化脓性脑膜炎、结核性脑膜炎、吉兰-巴雷综合征、中枢神经系统恶性肿瘤、脑出血、蛛网膜下腔出血及椎管梗阻等，尤以椎管梗阻时增高显著。CSF 蛋白降低见于腰穿或硬膜损伤引起 CSF 丢失、身体极度虚弱和营养不良者。

（2）糖：正常成人 CSF 糖含量为血糖的 1/2～2/3，正常值为 2.5～4.4mmol/L（45～60mg/dl），<2.25mmol/L 为异常。糖含量明显降低见于化脓性脑膜炎，轻至中度降低见于结核性或真菌性脑膜炎（特别是隐球菌性脑膜炎）以及脑膜癌病。糖含量增高见于糖尿病。

（3）氯化物：正常 CSF 含氯化物 120～130mmol/L，较血氯水平为高，约为血中之 1.2～1.3 倍。氯化物含量降低常见于细菌性、真菌性脑膜炎及全身性疾病引起的电解质紊乱患者，尤以结核性脑膜炎最为明显。高氯血症患者其 CSF 的氯化物含量也可增高。

2.2.3 特殊检查

（1）细胞学检查：通常采用玻片离心法收集脑脊液细胞，经 Wright-Giemsa(瑞-吉)染色后可在光学油镜下进行逐个细胞的辨认和分类，还可根据需要进行有关的特殊染色，为多种中枢神经系统疾病的病理、病因诊断提供客观依据。CSF 化脓性感染可见中性粒细胞增多；病毒性感染可见淋巴细胞增多；结核性脑膜炎呈混合性细胞反应；中枢神经系统寄生虫感染以嗜酸性粒细胞增高为主。CSF 中发现肿瘤细胞对于中枢神经系统肿瘤和转移瘤有确定诊断价值。因此，细胞学检查对于脑膜癌病、中枢神经系统白血病等的诊断有非常重要的意义。蛛网膜下腔出血时，如在吞噬细胞胞质内同时见到被吞噬的新鲜红细胞、褪色的红细胞、含铁血黄素和胆红素，则为出血未止或复发出血的征象。如系腰椎穿刺损伤者则不会出现此类激活的单核细胞和吞噬细胞。

（2）蛋白电泳：正常 CSF 蛋白电泳图的条区与血清电泳图相似，主要分为前白蛋白、白蛋白及 α1、α2、β1、β2、γ 球蛋白等。其中 CSF 中蛋白量增高时，前白蛋白比例降低，甚至可消失，常见于各种类型的脑膜炎；血清来源的白蛋白容易通过血脑屏障，CSF 蛋白增高常伴随白蛋白的增高。α 球蛋白增加主要见于颅内感染和肿瘤等。β 球蛋白增高常见于肌萎缩侧索硬化和某些退行性疾病如帕金森病、外伤后偏瘫等。γ 球蛋白增高而总蛋白量正常见于多发性硬化和神经梅毒等。

（3）免疫球蛋白（immunoglobulin，Ig）：正常 CSF-Ig 含量低，IgG 平均含量为 10～40mg/L，IgA 平均为 1～6mg/L，IgM 含量极微。CSF-Ig 含量增高见于中枢神经系统炎性反应（细菌、病毒、螺旋体及真菌等感染）、多发性硬化、其他原因所致脱髓鞘病变和中枢神经系统血管炎等。在多发性硬化、神经梅毒、亚急性硬化性全脑炎及其他慢性病毒性脑膜脑病时 CSF-IgG 可超过总蛋白量的 12%，血清 IgG 不增高，提示 IgG 来源于神经系统的自身合成。CSF-IgG 指数及中枢神经系统 24 小时 IgG 合成率的增高可作为中枢神经系统内自身合成免疫球蛋白的标志。

（4）寡克隆区带（oligoclonal bands，OB）：是指在 γ 球蛋白区带中出现的一个不连续的、在外周血不能见到的区带，是检测鞘内 Ig 合成的重要方法。一般临床上检测的是 IgG 型 OB，是诊断多发性硬化的重要辅助指标。但 OB 阳性并非多发性硬化的特异性改变，也可见于其他神经系统感染疾病。

（5）抗神经抗体检测：对神经免疫性疾病具有重要诊断意义。通常血清和脑脊液同时检测以提高阳性率。神经节苷脂抗体检测，有助于吉兰-巴雷综合征和神经节苷脂抗体谱系疾病的诊断。水通道蛋白抗体检测，有助于视神经脊髓炎谱系疾病的诊断。Hu、Yo 和 Ri 等副肿瘤相关抗原抗体指标，对肿瘤相关的神经系统损害有重要意义。N-甲基-D-天冬氨酸(N-methyl-D-aspartic acid, NMDA)受体抗体检测，用于诊断抗 NMDA 受体脑炎。

（6）病原学检查：腰椎穿刺脑脊液检查是诊断中枢神经系统感染最为重要的检查手段，病原学检查可以确定中枢神经系统感染的类型。

1）病毒学检测：脑脊液通过聚合酶链反应（polymerase chain reaction,

PCR）或宏基因组学第二代测序（metagenomics next-generation sequencing,mNGS）技术扩增病毒 DNA 或 RNA 进行早期快速诊断是确诊中枢神经系统病毒感染的主要方法，特别是单纯疱疹病毒（herpes simplex virus，HSV）、巨细胞病毒（cytomegalovirus，CMV）和 JC 病毒。应用 Western 印迹法、间接免疫荧光测定或酶联免疫吸附试验（enzyme linked immunosorbent assay，ELISA）检测病毒的抗原和抗体。以 HSV 为例来说明病毒抗体检查的临床意义，脑脊液 HSV IgM 型抗体阳性，或血与脑脊液 HSV IgG 抗体滴度比值小于 40，或者双份脑脊液 HSV IgG 抗体滴度比值大于 4 倍，符合上述三种情况之一均提示中枢神经系统近期感染 HSV。

2）新型隐球菌检测：临床常用脑脊液墨汁染色的方法，阳性提示新型隐球菌感染，墨汁染色虽然特异性高，但敏感性不够高，常需多次检查才有阳性结果。新型隐球菌感染的免疫学检查包括特异性抗体和抗原的测定。特异性抗体检测一般采用间接酶联免疫吸附法；可采用乳胶凝集试验检测隐球菌荚膜多糖抗原，该方法简便、快速、敏感性高。PCR 或 mNGS 技术也用于隐球菌感染确诊及菌种鉴定和诊治管理。

3）结核杆菌检测：CSF 涂片和结核杆菌培养是中枢神经系统结核感染的常规检查方法。涂片抗酸染色简便，但敏感性较差。CSF 结核杆菌培养是诊断中枢神经系统结核感染的金标准，但阳性率低，检查周期长（通常为 4~8 周）。针对 CSF 结核杆菌的一种全自动实时荧光 PCR（Xpert/MTB/RIF）或 mNGS 技术可提高结核菌阳性检出率。

4）寄生虫抗体检测：脑脊液囊虫特异性抗体检测、血吸虫特异性抗体检测对于脑囊虫病、血吸虫病有重要诊断价值。

5）其他细菌学检查：CSF 细菌培养结合药敏试验不仅能准确地诊断细菌感染类型，而且可以指导抗生素的选用。

相较传统病原学检测手段而言，宏基因组学第二代测序（mNGS）技术能覆盖更广范围的病原体；mNGS 检测快速，灵敏度高，可对不明、少见、不典型病原体进行检测，近年来作为传统检测方法的补充手段被广泛应用于中枢神经系统感染的辅助诊断。

（7）特殊蛋白的检测：CSF 中特殊蛋白的检测有助于疾病的识别。例如，脑脊液 14-3-3 蛋白的检测，虽然并非特异性，却可以支持散发型克雅病（Creutzfeldt-Jakob disease，CJD）的诊断。CSF 中总 tau 蛋白、磷酸化 tau 蛋白及β淀粉样蛋白（Aβ_{42}）的检测对阿尔茨海默病（Alzheimer disease，AD）的早期诊断有一定价值，AD 患者 CSF 中 Aβ_{42} 水平下降，总 tau 蛋白或磷酸化 tau 蛋白升高。

3. 放射性核素检查

核医学显像即放射性核素显像，是一类能反映脑功能和代谢的显像方法，包括单光子发射计算机断层和正电子发射计算机断层。SPECT 大多使用能通过血脑屏障的放射性药物，显示局部脑血流的分布；PET 主要使用正电子放射性核素及其标记化合物，显示局部脑葡萄糖代谢、脑受体分布与数量和脑血流分布。

正电子发射计算机断层（position emission tomography，PET）是显示脑代谢和功能的图像，如局部脑葡萄糖代谢、氨基酸代谢、氧代谢和脑血流，还可显示神经受体的位置、密度及分布。随着 PET/CT 和 PET/MRI 等具有同时反映解剖结构和功能代谢的先进仪器的问世以及多模态显像和新型显像剂的成功应用，PET 能够做到更精确地定位和定量，从分子水平上展示脑内生理、病理变化状态。

3.1. 基本原理

将发射正电子的放射性核素如 18F 标记的氟代脱氧葡萄糖（18F-FDG）引入体内，通过血液循环到达脑部而被摄取。利用 PET 系统探测这些正电子核素发出的信号，用计算机进行断层图像重建。常用脑显像包括：脑葡萄糖代谢显像，神经递质、受体和转运蛋白显像，β淀粉蛋白（amyloid，Aβ）或 tau 蛋白显像以及脑血流灌注显像。

3.2.临床应用

PET 弥补了单纯解剖形态成像的不足，能反映局部脑功能的变化，在疾病还未引起脑的结构改变时就能发现脑局部代谢的异常，临床上有很重要的用途。

（1）癫痫：难治性癫痫需外科治疗时，PET 能帮助确定癫痫病灶的位置。癫痫患者发作期表现为癫痫灶的代谢增加，而在发作间歇期表现为代谢减低，其准确率可达 80%，明显优于 CT 和 MRI，对于手术前原发性癫痫的病灶定位具有重要意义。

（2）感染与炎症：主要用于感染、炎症与肿瘤性病变的鉴别。

（3）肿瘤：主要用于脑肿瘤放射治疗后辐射坏死与肿瘤复发或残存的鉴别诊断，前者表现为代谢减低，后者则为代谢增高。在检查脑部原发性肿瘤方面也很有价值，能敏感地发现早期病灶，帮助判断肿瘤的恶性程度。

PET 的主要不足是仪器设备和检查费用昂贵，仅在较大型医院应用。

4. 神经系统疾病的病理组织学检查

脑、神经和肌肉活组织检查的主要目的是为了明确病因，得出病理诊断，并且通过病理检查的结果进一步解释临床和神经电生理的改变。但是活组织检查受取材的部位、大小和病变分布的限制，也有一定的局限性，有时即使病理结果阴性，也不能排除诊断。

4.1 脑活组织检查

脑活组织检查（biopsy of brain tissue）是通过取材局部脑组织进行病理检查的一种方法，可为某些脑部疾病的诊断提供重要的依据。

脑活检取材方式分为手术活检和立体定向穿刺活检，取决于病变的部位。脑深部或功能区的局灶性病变，宜采用立体定向穿刺活检，在头部 CT 或 MRI 指导下，不同深度多点取材，尽可能反映疾病病理变化的全貌。较浅的、靠近皮质的局灶性病变，切除后对脑功能影响不大，或立体定向穿刺未能明确诊断时可以手术活检。脑活检后的标本要根据临床需要和组织特性，选择恰当的病理技术处理。通常将标本制成不同的切片，采用不同的染色技术显示病变。还可从脑活检组织中分离病毒或检测病毒抗原，应用聚合酶链反应（PCR）检测病毒特异性 DNA 或原位杂交技术确定病毒的类型等。

脑活检主要用于：①神经系统感染性疾病抗感染治疗效果不好需要进一步查明病因；②临床疑诊为某些遗传代谢性疾病，如脑白质营养不良、神经节苷脂沉积病、肌阵挛性癫痫、线粒体脑病和溶酶体病等；③神经影像学提示颅内占位病变，鉴别肿瘤、脱髓鞘或炎性肉芽肿等；④临床上罕见的不明原因进行性痴呆的诊断与鉴别诊断。⑤炎症性疾病如亚急性硬化性全脑炎、肉芽肿、结节病及血管炎等。

脑活检是一种创伤性检查，有可能造成脑功能缺失，有时即使进行活检也难以确定诊断，须权衡利弊，严格掌握适应证。

4.2 神经活组织检查

腓肠神经活组织检查是最常用的神经活组织检查（nerve biopsy），有助于确定周围神经病变的性质和程度，是周围神经疾病病因诊断的重要依据。取材的标本根据诊断的要求进行恰当的处理和染色，用于光镜或电镜观察。

在神经活检的切片上，光镜下可观察到有髓纤维的密度、大中小纤维的比例和分布、髓鞘有无脱失、轴索有无变性、有无"洋葱球"和再生簇形成，从而了解周围神经损害的程度和性质，判断病变性质是脱髓鞘性还是轴索性或神经元性神经病，病程处于急性或慢性过程；除了神经纤维的变化，还可以观察到神经间质是否存在炎性反应和新生血管，有无异常物质的沉积等。电镜观察可了解胞质内细胞器的超微结构，如线粒体、溶酶体、糖原、脂滴的数量、分布以及功能状态。电镜是观察轴索内部、施万细胞，尤其是无髓纤维所必需的，对病因诊断十分重要。

神经活检的适应证是各种原因所致的周围神经病，儿童的适应证还可包括疑诊异染性脑白质营养不良、肾上腺脑白质营养不良和Krabbe病等。

周围神经病的原因十分复杂，腓肠神经活检也有局限性，因为腓肠神经为纯感觉神经，对于纯运动神经病变或以运动神经损害为主的神经病变，腓肠神经活检不能或不能全面反映神经病理的变化及程度，需要做尺神经活检。一些中毒、代谢及遗传性周围神经病缺乏特异性病理改变，因此周围神经病的诊断仍需结合临床和其他实验室检查结果进行综合考虑。

5. 基因诊断技术

基因诊断（gene diagnosis）又称分子诊断，指运用分子生物学的技术方法来分析受检者的某一特定基因的结构（DNA水平）或功能（RNA水平）是否异常，以此来对相应的疾病进行诊断，是重要的病因诊断技术之一。基因诊断不仅能对一些疾病做出确切诊断，也能确定与疾病有关联的状态，如对疾病的易感性、发病类型和阶段的确定等。基因诊断的核心技术是基因检测技术，从发展历程上看，主要包括：连锁分析、分子杂交技术、聚合酶链反应（PCR）及其衍生技术、基因芯片技术和基因测序技术等。特别是近年来应用广泛的基因测序技术，如Sanger法测序、高通量测序技术［（high-throughput sequencing），又称下一代测序（next-generation sequencing, NGS）]、基因组扩增转录同步测序（genomic amplification with transcript sequencing, GAWTS）、全外显子测序（whole-exome sequencing, WES）、全基因组测序（whole-genome sequencing, WGS）、第三代测序等技术，飞速发展，不断升级换代，已逐渐成为基因诊断领域的重要技术平台和研究工具。

应用基因诊断方法特别是宏基因组学第二代测序（mNGS）技术检测血液、脑脊液、其他体液、组织标本的病原体，有利于早期、快速、准确地诊断神经系统感染性疾病。目前常用的包括：病毒感染（单纯疱疹病毒、水痘-带状疱疹病毒、EB病毒等）、细菌感染（结核、新型隐球菌、脑膜炎双球菌等）、螺旋体感染（神经莱姆病）、弓形虫感染和Prion蛋白病。

6. 神经电生理检查

中枢神经系统感染时，脑电图（EEG）是一种常用的辅助检查手段，它可以帮助医生了解大脑的电活动情况，从而判断病情的严重程度和预后。

在中枢神经系统感染的情况下，脑电图可能会出现一些异常表现。这些异常表现包括但不限于：

1..弥漫性慢波：这是中枢神经系统感染时脑电图最常见的异常表现之一。弥漫性慢波表明大脑皮层的神经元兴奋性降低，可能是由于炎症、水肿或代谢紊乱等原因引起的。这种异常波形通常表现为背景活动的减慢，即正常的脑电波频率降低。

2. 局灶性慢波：除了弥漫性慢波外，局灶性慢波也是中枢神经系统感染时脑电图常见的异常表现之一。局灶性慢波通常出现在病变部位或受累脑区，表明该部位的神经元兴奋性降低或受损。这种异常波形可以帮助医生定位病变部位。

3. 痫样放电：在中枢神经系统感染的情况下，部分患者的脑电图可能会出现痫样放电的表现。痫样放电是指大脑神经元异常放电引起的短暂性电活动异常，通常表现为棘波、尖波等波形。这种异常放电可能与感染引起的脑组织损伤或炎症反应有关。

需要注意的是，脑电图虽然对中枢神经系统感染的诊断和病情评估有一定的帮助，但并不是特异性的检查手段。因此，在解读脑电图结果时，医生需要结合患者的临床表现、病史以及其他辅助检查结果进行综合分析和判断。此外，对于中枢神经系统感染的患者，除了脑电图检查外，还需要进行其他相关的检查，如脑脊液检查、影像学检查（如 CT、MRI 等）等，以全面了解病情并制定相应的治疗方案。

第三章 中枢神经系统病毒感染

中枢神经系统（CNS）是人体最复杂和最重要的器官系统之一，主要由大脑和脊髓组成。大脑负责处理感觉信息、控制运动、执行高级功能如思考和决策，而脊髓则是大脑与身体其他部分之间的信息传递通道，同时也负责某些反射动作。这两部分通过一系列的神经元和神经纤维相互连接，形成了一个复杂的信息处理和传递网络。 中枢神经系统的功能多样，包括但不限于感觉信息的接收与处理、运动控制、认知功能、情绪调节以及自主神经系统的调控。这些功能确保了我们能够感知外界环境、做出适当的反应、进行学习和记忆、以及维持身体内部环境的稳定。中枢神经系统的正常运作对于生命活动至关重要。 病毒感染可以对中枢神经系统造成严重的损害。病毒如脑炎病毒、脊髓灰质炎病毒、带状疱疹病毒等，能够侵犯神经系统，引起炎症、细胞损伤甚至细胞死亡。这些病毒性疾病可能导致一系列的临床症状，包括头痛、发热、意识障碍、运动或感觉功能障碍，以及在严重情况下的死亡。长期影响可能包括认知功能下降、神经退行性变化和慢性疼痛等。因此，了解病毒如何影响中枢神经系统，以及如何防治这些病毒性疾病，对于保护和促进公共卫生至关重要。

中枢神经系统病毒感染是指各种病毒侵犯人类的大脑、脊髓等中枢神经系统组织，引起的炎症性疾病。这类感染可以导致一系列的临床症状，包括头痛、发热、意识障碍、运动或感觉功能障碍，甚至是生命威胁性的脑炎和脑膜炎。中枢神经系统病毒感染可以根据病毒类型、感染部位和临床表现进行分类。常见的分类包括脑炎、脑膜炎、脑脊髓炎等。脑炎主要影响脑实质，脑膜炎主要影响脑膜，而脑脊髓炎则同时影响脑和脊髓。 引起中枢神经系统感染的病毒种类繁多，包括单纯疱疹病毒、腺病毒、乙型脑炎病毒、人类免疫缺陷病毒（HIV）、带状疱疹病毒、流行性脑脊髓膜炎病毒等。这些病毒可以通过不同的途径进入中枢神经系统，引起相应的疾病。 中枢神经系统病毒感染的传播方式多样，可以通过呼吸道分泌物、血液、性接触、昆虫叮咬等途径传播。例如，蚊子是乙型脑炎病毒和西尼罗病毒的传播媒介，而HIV则主要通过性接触和血液传播。了解这些传播途径对于预防和控制中枢神经系统病毒感染至关重要。 常见的中枢神经系统病毒 脑炎病毒是一类能够引起脑炎的病毒，即病毒性脑炎。这种感染通常通过蚊子、蜱虫等昆虫叮咬传播，例如日本脑炎病毒和圣路易斯脑炎病毒。感染者可能会出现发热、头痛、呕吐、精神状态改变等症状，严重时可导致神经系统损伤甚至死亡。治疗主要依赖于对症支持治疗和预防性疫苗接种。 脊髓灰质炎病毒，又称为小儿麻痹症病毒，是一种引起脊髓灰质炎（小儿麻痹症）的病毒。该病毒通过口服途径传播，主要影响儿童。感染后，大多数人无症状，但少数人可能出现发热、疲劳、头痛、呕吐、颈部僵硬和肢体无力。在严重的情况下，病毒会侵犯神经系统，导致永久性肢体瘫痪。自20世纪末以来，由于广泛的疫苗接种，脊髓灰质炎病毒的流行已大幅减少。 带状疱疹病毒，即水痘-带状疱疹病毒（Varicella-zoster virus, VZV），是一种能够引起水痘和带状疱疹的病毒。水痘通常在儿童中发病，而带状疱疹则多见于中老年人，尤其是那些免疫力下降的人群。带状疱疹病毒在水痘后可在神经节中潜伏多年，免疫力下降时重新激活，引起沿神经分布的疼痛性皮疹。治疗包括抗病毒药物和疼痛管理，预防措施包括接种疫苗。

1. 中枢神经系统病毒感染概述

1.1 常见症状

中枢神经系统病毒感染通常会引起患者体温升高，这是机体对病毒入侵的一种免疫反应。发热可能伴随寒战、出汗和全身不适，是感染的早期常见症状之一。 头痛是中枢神经系统病毒感染的典型症状，可能表现为持续性或阵发性，严重程度可以从轻微不适到剧烈疼痛不等。头痛可能是由于病毒直接侵犯脑组织或由于脑膜炎引起的颅内压增高。 意识障碍可能表现为嗜睡、混乱、昏迷等不同程度的意识减退。这些症状反映了病毒感染对大脑功能的影响，可能涉及脑的多个区域，包括那些负责觉醒和注意力的部分。 运动障碍可能包括肌肉无力、瘫痪或抽搐。这些症状通常是由于病毒感染影响了控制肌肉运动的神经通路，可能涉及大脑、脊髓或神经元本身。 感觉障碍可能表现为麻木、刺痛或灼热感，通常影响身体的一部分或特定的神经分布区域。这些症状表明病毒可能已经侵犯了感觉神经或相关的中枢神经系统结构。

1.2 诊断方法

中枢神经系统病毒感染的诊断首先依赖于患者的临床表现，这些表现可能包括发热、头痛、意识障碍、癫痫发作、运动或感觉功能障碍等。医生需要详细询问病史，包括症状的起始时间、发展过程以及是否有可能的暴露史，如近期旅行、动物接触或特定疫区的居住史。此外，神经系统检查可以揭示脑膜刺激征和其他神经系统局灶性或弥漫性损害的体征。 实验室检测是诊断中枢神经系统病毒感染的关键环节。脑脊液分析是最常用的实验室检查方法之一，通过腰穿获取脑脊液样本，可以检测细胞计数、蛋白质和糖的水平，以及进行细菌和病毒的直接检测。PCR（聚合酶链反应）检测是一种高度敏感和特异的技术，可以检测特定病毒的遗传物质，从而帮助确定病原体。此外，血液检测也可以提供有关病毒感染的间接证据，如病毒特异性抗体的存在。 影像学检查对于中枢神经系统病毒感染的诊断同样重要。磁共振成像（MRI）是最常用的影像学检查方法，能够提供详细的大脑和脊髓结构图像，有助于检测炎症、水肿、出血或其他结构异常。在某些情况下，计算机断层扫描（CT）也可以使用，尤其是在需要迅速评估患者情况时。影像学检查不仅可以帮助诊断病毒感染，还可以排除其他可能导致类似症状的疾病，如肿瘤或中风。

1.3. 治疗与管理

针对中枢神经系统病毒感染，抗病毒药物的选择需基于病原体的类型。例如，针对单纯疱疹病毒引起的脑炎，阿昔洛韦是首选药物。而对于其他病毒，如带状疱疹病毒或巨细胞病毒，可能需要使用更特定的抗病毒药物如瓦昔洛韦或者更广谱的抗病毒药物。治疗通常需要早期开始，并且可能需要长期维持，以防止病毒复制和减少神经系统损伤。 支持性治疗在中枢神经系统病毒感染的管理中至关重要。这包括维持患者的水分和电解质平衡、控制高热、管理疼痛和预防二次感染。在某些情况下，患者可能需要机械通气支持，尤其是当感染影响到呼吸中枢时。此外，对于出现脑水肿或者颅内压增高的患者，可能需要使用渗透性利尿剂如甘露醇来降低颅内压。 中枢神经系统病毒感染可能导致一系列并发症，包括癫痫、运动障碍、认知功能障碍等。这些并发症的管理通常需要多学科团队的合作，包括神经科医生、康复专家和心理健康专业人员。对于癫痫发作，可能需要使用抗癫痫药物。而对于长期的神经功能损害，可能需要进行物理治疗、职业治疗以及认知康复训练。

1.4 预防措施

疫苗接种是预防中枢神经系统病毒感染的最有效手段之一。例如，脊髓灰质炎（小儿麻痹症）和乙型脑炎等疾病可以通过接种相应的疫苗来预防。公众应当根据当地卫生部门的建议和疫苗接种日程，及时完成疫苗接种，以建立免疫屏障，减少感染风险。 保持良好的个人卫生习惯对于预防中枢神经系统病毒感染同样至关重要。这包括经常用肥皂和清水洗手，特别是在处理食物、使用卫生间、触摸动物、照顾病人或者打喷嚏和咳嗽之后。此外，避免触摸眼睛、鼻子和嘴巴也可以减少病毒通过粘膜传播的机会。 避免接触可能携带病毒的传染源是预防中枢神经系统病毒感染的另一个重要措施。这意味着要远离已知的病毒感染者，不使用或共享与感染者有过接触的个人物品，如餐具、毛巾等。在病毒爆发期间，减少前往人群密集的地方，或者在必要时佩戴口罩，也可以降低感染的风险。 对于由蚊虫传播的中枢神经系统病毒，如西尼罗病毒、登革热和寨卡病毒等，采取有效的蚊虫叮咬防护措施是必要的。这包括穿着长袖衣物和长裤，使用蚊帐和蚊虫驱避剂，以及在户外活动时尽量避免黎明和黄昏等蚊虫活跃的时间段。确保家中窗户和门上都安装了纱窗，可以减少蚊虫进入室内的机会。 维持健康的生活方式有助于增强个人的免疫系统，从而对抗病毒感染。这包括均衡饮食、充足睡眠、规律运动和避免过度压力。不吸烟和限制饮酒也是提高身体抵抗力的重要因素。一个强健的免疫系统可以更有效地抵御病毒入侵，减少感染中枢神经系统病毒的可能性。

1.5 未来展望

随着对中枢神经系统病毒感染机制的深入了解，新型抗病毒药物的开发成为研究的热点。这些药物旨在更精确地靶向病毒复制的关键环节，或者增强宿主细胞的抗病毒能力。例如，针对特定病毒蛋白的小分子抑制剂和利用 RNA 干扰技术静默病毒基因的策略正在被积极研究。这些新药物的开发有望提高治疗效果，减少药物副作用，并对抗现有药物的耐药性问题。 预防性疫苗是控制病毒性疾病的关键手段。目前，科学家们正在研究多种针对中枢神经系统病毒的疫苗，包括使用灭活病毒、减毒活病毒、蛋白亚单位以及基于 DNA 和 mRNA 的疫苗。这些疫苗的研发不仅关注于提高免疫效果，还包括确保疫苗的安全性和稳定性。随着新型佐剂和递送系统的开发，未来的疫苗可能会提供更长久和更广泛的保护效果。 中枢神经系统病毒感染常常伴随着免疫系统的过度反应，导致神经组织的损伤。因此，免疫调节疗法的研究正逐渐成为一个新的研究方向。这类疗法包括使用免疫抑制剂和免疫调节剂来平衡免疫反应，减少炎症损伤，同时保持足够的抗病毒活性。例如，使用单克隆抗体针对特定的炎症介质，或者利用细胞疗法来调节免疫细胞的功能。这些策略的发展可能有助于减轻病毒感染后的神经系统并发症。 基因疗法是一种通过转移特定基因到患者细胞中以治疗疾病的方法。在中枢神经系统病毒感染的治疗中，基因疗法可以用来引入抗病毒基因、修复因病毒感染而受损的神经细胞，或者调节免疫反应。尽管目前这一领域还处于初步阶段，但随着递送技术的改进和安全性的提高，基因疗法有望成为未来治疗中枢神经系统病毒感染的有效手段。 除了直接抗击病毒，保护神经细胞免受感染和炎症损伤也是治疗中枢神经系统病毒感染的重要方面。研究者正在探索多种神经保护策略，如抗氧化剂、神经营养因子、以及细胞凋亡抑制剂等。这些物质有助于维护神经细胞的存活，促进受损神经组织的修复，从而改善患者的临床预后。未来的研究将进一步探索这些策略在临床上的应用潜力。 中枢神经系统病毒感染的治疗需要神经学、免疫学、病毒学和药理学等多个学科的紧密合作。未来的治疗方法可能会采用多学科综合治疗策略，结合抗病毒药物、免疫调节疗法、神经保护剂和康复治疗等多种手段。这种综合治疗方法的目标是全面改善患者的健康状况，减少后遗症，提高生活质量。随着个体化医疗的发展，未来的治疗方案将更加注重根据患者的具体情况来定制治疗计划。 中枢神经系统病毒感染的长期研究前景包括了解病毒如何与宿主神经系统相互作用、病毒感染后的长期影响、以及如何预防和治疗这些长期影响。随着研究的深入，我们有望揭示更多关于病毒感染后神经系统变化的机制，从而开发出更有效的治疗和预防策略。此外，随着人口老龄化和全球化的影响，对于中枢神经系统病毒感染的研究将变得更加重要，以应对这些病毒可能带来的公共卫生挑战。

　　中枢神经系统病毒感染是一类严重的疾病，它们可以导致一系列从轻微到生命威胁的症状。例如，脑炎和脊髓炎等疾病不仅对患者的健康造成长期影响，还可能导致急性死亡。因此，理解这些病毒的感染机制、传播方式和它们对人类健康的潜在威胁至关重要。 尽管目前对某些中枢神经系统病毒有了一定程度的了解，但仍有许多未知因素需要进一步研究。这包括病毒的变异、宿主免疫反应、治疗方法和预防策略。持续的科学研究对于发现新的病毒株、了解它们如何逃避免疫系统以及开发有效的疫苗和治疗方法至关重要。 公众对中枢神经系统病毒感染的认识往往有限，这可能导致预防和早期诊断的机会被错过。通过教育和公共卫生宣传，可以提高人们对这些疾病的认识，从而促进更好的预防措施和及时治疗。此外，公众意识的提高还有助于支持研究资金的投入和健康政策的制定，以应对这些病毒带来的挑战。

2. 单纯疱疹性脑炎

有两种类型的单纯疱疹病毒（HSV），Ⅰ型单纯疱疹病毒（HSV-1）和Ⅱ型单纯疱疹病毒（HSV-2）。人类 HSV 感染极为常见，几乎一半的 14-49 岁美国人口的 HSV-1 血清阳性，11.9% 的 HSV-2 血清阳性。HSV-1 是口腔疱疹，通过口腔接触传播。它通常在生命早期默默地获得，在体内保持休眠状态，并在成年后重新激活。

HSV-1 脑炎是全球散发性致死性脑炎的最常见病因，占每年约 20,000 例病毒性脑炎病例的 10-20%。所有年龄组都受到影响，三分之一的病例发生在儿童和青少年中。HSV-1 脑炎包括几乎所有婴儿早期 HSV 脑炎病例。它是由休眠的 HSV-1 病毒重新激活引起的。HSV-1 可以无限期地以休眠形式存在于人体中，通常存在于三叉神经的 Gasserian 神经节中。病毒的再激活通过三叉神经通路进入大脑，优先影响同侧颞叶。双侧颞叶受累较少见，但通常不对称。

HSV-1 脑炎是暴发性坏死性脑炎。患者的临床表现通常为突然但非特异性，包括突然发热、头痛、癫痫发作和意识障碍等。症状通常进展迅速，死亡率为 70%。脑脊液分析是非特异性的，通常显示淋巴细胞增多、红细胞（RBC）增加和蛋白升高。通过 PCR 检测检测脑脊液中的 HSV-1 DNA 进行明确诊断，PCR 检测具有非常高的敏感性和特异性，但结果通常需要数天才能显示（14）。由于其侵入性，除非在诊断困难的病例中，否则通常不需要进行脑活检。当怀疑 HSV 脑炎但未确诊时，静脉注射阿昔洛韦的早期干预可能挽救生命。

神经影像学检查发现颞叶异常高度怀疑 HSV-1 脑炎，但在早期阶段，有或无造影剂的脑部 CT 可能正常。根据 CT 正常，绝不能排除对疱疹性脑炎的怀疑。半数患者通常表现为 NECT 异常，颞叶和岛叶皮层密度低，伴有轻度占位效应。在晚期，受影响的区域表现出明显的肿胀、局灶性出血、坏死和异质性增强。在 MRI 上，FLAIR 图像显示颞叶和脑岛的不对称高信号，DWI 上的弥散受限，在组织学上与细胞毒性水肿相关。在一项研究中，发现 DWI 在诊断急性和亚急性疱疹性脑炎方面略胜一筹。磁化率加权成像（SWI）对病程早期瘀点出血更敏感，这在 NECT 上很容易被忽视。造影剂增强图像可能显示软脑膜增强和可变的回状或实质增强。颞叶和外侧壳核的对称性受累是非典型的，可能提示其他疾病过程。

鉴别诊断包括其他类型的细菌性或病毒性脑炎，因为它们的症状和影像学表现有时可能相同，并且只能通过脑活检做出明确诊断。其他鉴别诊断包括边缘性脑炎、神经胶质瘤、梗死等。这些疾病的临床表现与 HSV-1 脑炎有显著不同，暴发性也少得多。边缘性脑炎是一组累及边缘系统的自身免疫性疾病，包括内侧颞叶、海马、杏仁核等。它通常具有亚急性发作的症状，例如短期记忆丧失、癫痫发作和精神症状，并且可能在诊断后 5 年内与癌症相关。有助于鉴别疱疹性脑炎和边缘性脑炎的关键影像学特征是，疱疹性脑炎几乎总是不累及基底神经节，通常为单侧受累，而边缘性脑炎通常累及基底神经节，且常为双侧。在 MR 上，边缘性脑炎通常显示高信号 T2 信号，无出血或增强。神经胶质瘤也有隐匿的起病。低级别 1 显示浸润性病变，伴有高信号 T2 信号和轻度占位效应，但无相关出血且无增强。高级别胶质瘤变得更具异质性，伴有明显的血管源性水肿和占位效应。它显示坏死和出血区域以及异质性增强。通常不存在限制扩散。颞叶梗死发生在血管区域之后，即 MCA 梗死累及 MCA 的前颞叶和颞叶上叶，PCA 梗死累及颞叶下叶。它在 DWI 上的信号强度比脑炎的信号强度更强烈、更均匀。

HSV-2 是生殖器疱疹，其特征是通过直接经胎盘传播或通过产道围产期传播影响新生儿。发病率约为每 100,000 例活产 3-30 例。在美国，估计每年有 1,500 例新生儿 HSV-2 感染病例。新生儿 HSV-2 感染可表现为三种形式：伴有皮肤、眼睛和口腔受累（SEM）的局限性型、无或伴有 SEM 的 CNS 感染（脑炎）、播散型。在本文中，我们将重点介绍新生儿 HSV-2 脑炎。

HSV-2 脑炎累及约 30% 的 HSV-2 感染新生儿。受感染的新生儿往往在出生后 2-4 周出现发热、癫痫发作、易激惹、嗜睡和喂养不良。症状会迅速恶化为昏迷和死亡。脑脊液分析通常显示单核细胞增多，血糖正常或中度偏低，蛋白轻度升高。红细胞计数通常不升高。与 HSV1 一样，HSV-2 的标准诊断检测也是 CSF PCR，用于检测 CSF 中的 HSV-2 DNA（75 - 100% 阳性）。

头部或胎儿产前超声 MRI 可能显示脑损伤或先天性异常，但结果是非特异性的，检出率低。新生儿超声通常低估了脑损伤的程度，不应用作疑似病例的唯一影像学检查。头部 NECT 开始时可能正常，但很快显示脑内多个区域的低衰减、灰白质分化丧失和脑沟消失，与脑破坏和血管源性水肿一致。MRI 更敏感，可能显示灰白区分的早期丧失，伴有异质性 T2 高信号和皮质和白质中可变的局限性弥散。造影后图像显示病变区域的各种脑膜或实质增强。与 HSV-1 不同，HSV-2 的区域受累是非特异性的，可能是弥漫性的或局限性的，但对脑实质的任何特定区域都没有表现出偏好。在晚期，受影响的大脑表现出多发性囊性脑软化症、容量丢失和营养不良性钙化。

鉴别诊断包括细菌型或病毒型急性脑膜脑炎，或急性播散性脑脊髓炎（ADEM）。急性脑膜脑炎的发现已在上文章节中讨论。ADEM 通常发生在 3-7 岁的儿童中，通常有病毒感染的前驱症状（75%）。神经影像学检查通常显示弥漫性、边界不清的大病变，主要见于脑白质。双侧基底神经节也常受累。

尽管进行了治疗，但 HSV-2 脑炎的预后仍然较差，死亡率很高。幸存者通常有长期的神经损伤，包括癫痫发作、精神或运动迟缓、小头畸形等。

3. 水痘带状疱疹病毒

水痘带状疱疹病毒(VZV)是一种 α-疱疹病毒，具有在人体中建立潜伏期的能力。背根神经节、自主神经节和颅神经节中的神经元。重新激活后，VZV 引起。

带状疱疹，在大多数情况下伴有皮肤水泡。VZV 也可能感染器官除了皮肤，包括带状疱疹的中枢神经系统(CNS)经常发生时不伴有皮肤疹，称为"带状疱疹"herpete。VZV 可引起多种不同的中枢神经系统表现，包括脑炎，脑膜炎，拉姆齐亨特综合征，小脑炎，脊髓炎和中风相关综合征。其中一些表现与相当大的尽管给予抗病毒治疗，死亡率和发病率。自从聚合酶链反应(PCR)被引入诊断方法检测脑脊液(CSF)中 VZV DNA 的可能性临床表现多样的 VZV 中枢神经系统感染的诊断有所提高巨大的变化。因此，VZV 被诊断为最常见的病毒之一引起中枢神经系统感染。

由 VZV 引起的中枢神经系统表现可因原发性和再激活性疾病而发生。例如，小脑炎主要与儿童水痘有关，但也很少与带状疱疹有关。多达三分之一至一半的带状疱疹相关中枢神经系统表现的患者没有皮疹。在儿童中,中枢神经系统的表现主要与水痘有关,没有皮疹是不常见的。此外,水痘和带状疱疹均可能在皮肤出疹前出现中枢神经系统表现。免疫功能正常和免疫功能低下的个体都可能患有VZV中枢神经系统疾病,但后者往往受到更严重的影响。据报道,水痘患儿的中枢神经系统并发症发生率为0.5-1.5 / 1000,其中小脑炎和脑炎是最常见的神经系统表现。大多数患有水痘神经系统并发症的儿童都能完全康复,没有残留的神经系统障碍。

近年来,在西方世界所有年龄组的研究中,VZV被报道为仅次于单纯疱疹病毒(HSV)的第二大最常见的脑炎感染病因。最常见的急性症状是精神状态改变和局灶性神经症状,而癫痫发作较少。据报道,VZV是继肠病毒之后导致病毒性脑膜炎的第二大常见感染因子,一般来说,脑膜炎患者比脑炎患者更年轻。在成人中,脑膜炎主要与带状疱疹相关,而在儿童中,这种表现可能出现在原发性和再激活的VZV中。疫苗株再激活也可能引起免疫功能正常儿童的脑膜炎。总的来说,脑膜炎的结果是好的。脑神经麻痹可累及大部分脑神经。三叉神经是最常累及带状疱疹的颅神经。症状的分布取决于该神经的三个分支中哪一个受到影响。累及眼神经可导致严重的并发症,包括视网膜坏死。拉姆齐·亨特综合征的特征是周围面瘫,伴有耳上的皮疹(带状耳炎)。面神经和前庭神经均受累,可引起眩晕、耳聋、耳鸣和眼球震颤。在成人中,Ramsay Hunt综合征患者持续面瘫的风险取决于麻痹程度、治疗方法以及发病和开始治疗之间的时间间隔。未经治疗的患者预后较差,愈合不全,尤其是老年人和全面性面瘫患者。据报道,与较晚开始治疗相比,在3天内开始阿昔洛韦的早期治疗效果更好。有报道称,接受阿昔洛韦治疗的患者的治愈率为75-90%,同时接受类固醇治疗的患者治愈率最高。

在大多数VZV中枢神经系统感染患者中,脑脊液中发现单核细胞增多症(白细胞(WBC) > $4 \times 10^6/l$),但可能不存在,特别是在血管病变中。白细胞增多症的范围从只有几个白细胞到几千个白细胞,在儿童中往往不太明显。脑脊液/血清白蛋白比值升高,表明血脑屏障受损,是VZV血管病变的常见发现,在VZV引起的脑炎、脊髓炎和面瘫中也有报道。另一方面,在无并发症的带状疱疹中可检测到多细胞增多和脑脊液中蛋白浓度升高,这可能使一些患者的诊断复杂化。

VZV 中枢神经系统感染的神经影像学表现通常不存在，但计算机断层扫描(CT)和磁共振成像(MRI)都可能显示异常，后者的方法更敏感。病理改变是皮质性和深部的，发生在灰质和白质以及灰质和白质交界处。大多数病变是缺血性的，但也可能是出血性的。对于缺血性病变的检测，弥散序列 MRI 是一种灵敏的方法。部分病变 MRI 增强，提示血脑屏障损伤、疾病急性期的病毒学诊断是通过定量 PCR 检测脑脊液中的 VZV DNA 或检测鞘内针对 VZV 的抗体产生治疗。VZV 对几种抗病毒药物敏感，但阿昔洛韦是一种合成药物，无环嘌呤核苷类似物，是药物的选择，因为它通常温和的副作用与良好的抗病毒活性相结合。然而，静脉给药后，阿昔洛韦可能引起肾脏损害，特别是在老年人中使用高剂量治疗。此外，肾损害患者中枢神经系统中阿昔洛韦代谢物的积累与神经精神副作用有关。在带状疱疹中，早期口服阿昔洛韦可减少症状的持续时间和严重程度。由于口服阿昔洛韦的生物利用度较差，静脉给药后脑脊液中阿昔洛韦的水平估计仅为血浆水平的 50%左右，静脉给药阿昔洛韦被推荐用于严重 VZV 中枢神经系统感染，如脊髓炎、脑炎、脑梗死和小脑炎。由于 VZV 对阿昔洛韦的敏感性低于 HSV，其体外 50%抑制浓度(IC50)是 HSV 的 3 倍，与 HSE 相比，VZV CNS 疾病可能需要更高的剂量。

4. 肠道病毒感染

肠道病毒是一类属于皮卡病毒科的小型 RNA 病毒，它们通常存在于消化道内，并能通过粪-口途径传播。这些病毒包括多种类型，如柯萨奇病毒、埃可病毒和肠道病毒 A 至 D 组，它们能引起从轻微的消化道症状到严重的中枢神经系统感染等多种疾病。

虽然肠道病毒主要影响消化系统，但在某些情况下，它们能侵犯人体的中枢神经系统。这通常发生在病毒通过血液循环传播时，病毒能够穿过血脑屏障，进入脑部和脊髓，引起炎症。这种炎症可能导致脑膜炎（脑膜的炎症）或脑炎（脑组织的炎症），严重时可能对患者的神经系统造成长期损害。

肠道病毒脑炎和脑膜炎在全球范围内都有报道，尤其是在儿童和免疫系统较弱的人群中较为常见。这些病毒通常在夏季和秋季流行，且在卫生条件较差的地区更为普遍。由于肠道病毒的传播途径主要是粪-口，因此个人卫生习惯和公共卫生措施在控制疾病传播中起着关键作用。

肠道病毒引起的脑炎和脑膜炎对公共卫生构成了重大挑战，因为这些疾病不仅会导致患者出现急性症状，还可能引发长期的神经系统并发症。此外，由于肠道病毒易于传播，疫情可能迅速扩散，影响更广泛的人群。因此，提高公众对肠道病毒感染的认识、加强疫苗接种和改善卫生设施是预防和控制这些疾病的关键措施。

4.1 肠道病毒概述

肠道病毒属于皮卡病毒科（Picornaviridae）中的一个属，主要包括多种不同的病毒，如柯萨奇病毒（Coxsackievirus）、埃可病毒（Echovirus）和肠道病毒（Enterovirus）。这些病毒根据它们的生物化学特性、宿主范围和病原性被进一步分为多个血清型和亚型。例如，肠道病毒可以分为A至D组，其中包括了著名的肠道病毒71型（EV-A71）和柯萨奇病毒A16型（CVA16），这两种病毒是手足口病的主要病原体。

肠道病毒是非包膜的单股正链RNA病毒，直径大约为20-30纳米。它们的基因组编码了一个大的多功能前体蛋白，这个前体蛋白在病毒成熟过程中被切割成结构蛋白和非结构蛋白。结构蛋白组成了病毒的外壳，即病毒颗粒的胶囊体，它负责保护病毒RNA并介导病毒与宿主细胞的结合。非结构蛋白则参与病毒的复制和组装过程。

肠道病毒的生命周期开始于病毒与宿主细胞表面的特定受体结合，这导致病毒颗粒被细胞吞入。在细胞内，病毒RNA被释放并作为模板直接用于合成病毒蛋白和新的RNA基因组。随后，新合成的病毒颗粒在细胞内组装并成熟，最终导致宿主细胞破裂释放出成熟病毒，这些病毒随后可以感染更多的细胞。整个过程不需要病毒进入细胞核，且病毒复制速度快，易于引起宿主细胞的急性损伤。肠道病毒主要通过粪-口途径传播，即病毒从一个感染者的粪便中排出，通过不洁的手、食物、水或物体表面传播给其他人。此外，病毒也可以通过呼吸道分泌物和直接接触传播。儿童和免疫系统较弱的人群是肠道病毒感染的高风险群体。感染后，病毒首先在消化道复制，然后可能进入血液，引起短暂的病毒血症，最终可能侵犯中枢神经系统，导致脑炎、脑膜炎等严重疾病。

4.2 肠道病毒引起的脑炎和脑膜炎

肠道病毒是一组属于皮卡病毒科的非包膜单股正链 RNA 病毒，它们通常栖息在人类的消化道内。这些病毒能够通过粪口途径传播，常见于儿童和免疫系统较弱的人群中。肠道病毒包括多种类型，如埃可病毒、柯萨奇病毒和肠道病毒 A 至 D 等，它们可以引起从轻微的呼吸道症状到严重的中枢神经系统感染等多种疾病。肠道病毒侵犯中枢神经系统（CNS）的确切机制尚未完全阐明，但已知它们可以通过血脑屏障或神经途径进入 CNS。病毒可能首先在肠道复制，随后进入血液循环，通过血脑屏障到达脑部。此外，病毒也可能沿着神经纤维，如嗅神经或迷走神经，直接侵入脑组织。一旦进入 CNS，病毒会引起炎症反应，导致脑细胞损伤，从而引发脑炎或脑膜炎。肠道病毒引起的脑炎和脑膜炎的临床表现可以从轻微到严重不等。脑膜炎的症状通常包括头痛、发热、颈部僵硬和光敏感。而脑炎的症状可能更为严重，包括意识障碍、癫痫发作、运动和感觉障碍，以及行为和认知功能的改变。在某些情况下，这些症状可能迅速恶化，需要紧急医疗干预。不同类型的肠道病毒与中枢神经系统疾病的关联各有不同。例如，埃可病毒（尤其是埃可病毒 71 型）已知与手足口病和严重的中枢神经系统并发症相关，而柯萨奇病毒则与脑膜炎和心肌炎的病例有关。此外，某些肠道病毒 A 组成员也与急性弛缓性麻痹（如小儿麻痹症）有关。了解这些关联有助于临床医生在诊断和治疗过程中做出更准确的判断。肠道病毒脑炎和脑膜炎的诊断通常基于病史、临床表现和实验室检测。脑脊液分析是诊断中枢神经系统感染的关键，可以通过 PCR 技术检测病毒 RNA 来确认病毒类型。治疗主要是对症支持性治疗，包括维持水电解质平衡、控制发热和疼痛，以及监测和管理潜在的并发症。目前，针对大多数肠道病毒感染没有特效的抗病毒药物，但对于某些特定类型的肠道病毒，如埃可病毒 71 型，已有研究在探索抗病毒治疗的可能性。预防肠道病毒感染的措施包括良好的个人卫生习惯，如经常洗手，以及在公共场所避免直接接触口鼻分泌物。在一些地区，针对特定肠道病毒如埃可病毒 71 型的疫苗已经被开发并投入使用，这对于控制疫情和减少严重并发症的发生具有重要意义。公共卫生策略还包括疫情监测、病例报告和疫苗接种推广等，以减少肠道病毒的传播和影响。

4.3 临床表现

肠道病毒感染通常以发热开始，这是机体对病毒入侵的一种免疫反应。发热可能是轻微的也可能是高热，通常伴随着其他症状的出现。在脑炎和脑膜炎中，发热往往是一个早期信号，提示医生和患者可能存在中枢神经系统的感染。

头痛是肠道病毒脑炎和脑膜炎的常见症状，通常是由于脑膜受到炎症刺激所致。患者可能会描述为钝痛、刺痛或者是压迫感，且这种痛感可能在头部不同区域出现。头痛的强度和性质可能会随着病情的进展而变化。

呕吐在肠道病毒引起的脑炎和脑膜炎中是一个常见的症状，它可能是由于脑内压力增高或者是胃肠道反射活动的结果。呕吐通常与头痛同时出现，并且可能不受食物摄入的影响。持续的呕吐需要医疗关注，因为它可能导致脱水和电解质失衡。

颈部僵硬是脑膜炎的一个典型体征，表现为患者颈部肌肉紧张，难以前屈。这是由于脑膜炎症导致脑膜刺激，使得颈部肌肉保护性收缩。颈部僵硬通常伴随着其他症状，如发热和头痛，是脑膜炎诊断的重要线索。

虽然肠道病毒脑炎和脑膜炎在临床表现上有许多相似之处，但它们也有一些区别。脑炎患者可能会出现意识障碍、癫痫发作或者是局部或全身的神经功能损害表现，而脑膜炎患者通常意识清晰，神经系统检查除了可能出现颈部僵硬外，不会出现脑炎所特有的神经定位体征。区分这两种疾病对于治疗和预后评估至关重要。

4.4 诊断方法

在诊断肠道病毒脑炎和脑膜炎时，首先需要详细收集患者的病史。医生应询问患者出现症状的时间、症状的性质（如发热、头痛、呕吐等）、症状的发展过程以及是否有接触病毒感染者的历史。此外，了解患者是否有免疫缺陷或其他潜在的健康问题也非常重要，因为这些因素可能会影响疾病的严重程度和治疗方案。

体检是诊断肠道病毒脑炎和脑膜炎的重要环节。医生会进行神经系统检查，评估患者的意识状态、颈部僵硬、克氏征和布林斯基征等脑膜刺激征。此外，医生还会检查皮疹或其他体征，这些可能提示肠道病毒感染。体检结果有助于医生判断病情的严重程度，并决定是否需要进一步的实验室检查。

脑脊液分析是诊断肠道病毒脑炎和脑膜炎的关键实验室检查。通过腰穿获取脑脊液样本，可以进行细胞计数、蛋白质和糖的测定。肠道病毒感染通常会导致脑脊液中的白细胞计数升高，蛋白质轻微升高或正常，糖水平通常正常。这些改变有助于与其他类型的脑炎和脑膜炎（如细菌性）进行鉴别。

聚合酶链反应（PCR）检测是一种高度敏感和特异的方法，用于直接检测肠道病毒的 RNA。通过对脑脊液样本进行 PCR 检测，可以快速确诊肠道病毒脑炎和脑膜炎。这种检测方法的优势在于其快速性和准确性，能够在症状出现后不久就检测到病毒，从而有助于及时开始针对性治疗。

血清学检测可以通过检测患者血液中的特定抗体来诊断肠道病毒感染。这包括对特定肠道病毒抗体的 IgM 和 IgG 水平进行测定。虽然血清学检测对急性期诊断的帮助有限，但它可以用于疾病的后续监测和流行病学研究。在某些情况下，血清学检测可以帮助确认诊断，特别是当 PCR 检测结果不确定时。

4.5 治疗与管理

在处理肠道病毒引起的脑炎和脑膜炎时，支持性治疗是治疗的基石。这包括维持患者的水分和电解质平衡、控制发热、管理疼痛以及监测和维持生命体征的稳定。在重症病例中，可能需要住院治疗，并提供呼吸支持和颅内压监测。支持性治疗的目的是缓解症状，为患者的自身免疫系统清除病毒提供时间。

目前，针对肠道病毒脑炎和脑膜炎的特定抗病毒治疗选择有限。虽然某些情况下可能会使用抗病毒药物如普列昔韦（Pleconaril），但其使用并不普遍，因为它对于某些肠道病毒株的效果有限，并且尚未获得所有国家的批准。在考虑使用抗病毒药物时，医生必须权衡潜在的益处和副作用，并在特定情况下进行个体化治疗决策。

肠道病毒脑炎和脑膜炎可能导致多种并发症，如癫痫发作、脑水肿、心肌炎和呼吸衰竭。管理这些并发症需要特定的医疗干预，可能包括抗癫痫药物治疗、使用利尿剂来减轻脑水肿、心脏支持治疗以及在必要时提供机械通气。早期识别并发症并及时介入是减少长期不良后果和提高患者预后的关键。

4.6 预防策略

个人卫生是预防肠道病毒感染的第一道防线。这包括经常用肥皂和水洗手，特别是在进食前、处理食物前、使用厕所后以及接触潜在的污染物后。儿童应该被教导正确的洗手方法，并养成良好的个人卫生习惯。避免触摸眼睛、鼻子和嘴巴也是减少病毒传播的重要措施。

尽管目前没有针对所有肠道病毒的疫苗，但对于某些特定类型，如脊髓灰质炎病毒，存在有效的疫苗。接种疫苗可以显著降低感染这些病毒的风险，并减少疾病的传播。家长应咨询医疗专业人员，确保孩子接种了所有推荐的疫苗，以保护他们免受某些肠道病毒的侵害。

公共卫生干预措施对于控制肠道病毒的传播至关重要。这些措施包括疾病监测、病例报告、隔离感染者以及在疫情暴发时关闭学校或儿童护理设施。此外，公共场所应加强清洁和消毒，特别是在疫情高发季节。健康教育活动也可以提高公众对肠道病毒预防的意识，鼓励采取适当的预防措施。

4.7 总结

肠道病毒是引起脑炎和脑膜炎的常见病原体之一，主要通过粪口途径传播。这些病毒在儿童和免疫系统较弱的人群中更为常见，尤其在夏秋季节流行。了解肠道病毒的病原学和流行病学特点对于预防和控制疾病的传播至关重要。

肠道病毒脑炎和脑膜炎的临床表现可以从轻微的发热、头痛、恶心和呕吐到严重的神经系统损害，如癫痫发作和昏迷。及时识别这些症状并进行相应的实验室检测，如脑脊液分析和病毒核酸检测，对于确诊至关重要。

目前，治疗肠道病毒引起的脑炎和脑膜炎主要是对症支持治疗，包括维持水电解质平衡、控制发热和癫痫发作。在某些情况下，可能需要抗病毒治疗。早期识别病情并及时开始治疗对于改善患者预后至关重要。

预防肠道病毒感染的措施包括良好的个人卫生习惯，如勤洗手，以及在公共卫生层面上的疫苗接种。虽然目前没有针对所有肠道病毒的疫苗，但对于某些特定类型的肠道病毒，如脊髓灰质炎病毒，疫苗接种已经证明是有效的预防措施。未来的研究应该集中在开发更广谱的疫苗，以预防更多类型的肠道病毒感染。此外，研究新的抗病毒药物和治疗策略也是必要的，以提高治疗效果和减少并发症。对肠道病毒的基因和蛋白质结构的深入了解将有助于这些目标的实现。

5. EBV (Epstein-Barr virus) 病毒

即由 EB 病毒感染引起的脑炎，是一种较为罕见的神经系统并发症。EB 病毒是一种普遍存在的疱疹病毒，通常引起传染性单核细胞增多症（Infectious Mononucleosis, IM）。在极少数情况下，EB 病毒可侵犯中枢神经系统，导致脑炎或脑膜炎。

5.1 发病机制

EBV 脑炎的发病机制尚不完全清楚，但可能与病毒直接侵犯中枢神经系统、免疫介导反应以及血管炎等因素有关。病毒可能通过血脑屏障进入中枢神经系统，引起脑组织炎症和水肿。此外，免疫介导反应也可能在发病过程中发挥重要作用。

5.2 临床表现

EBV 脑炎的临床表现多样，缺乏特异性。患者可出现头痛、发热、恶心、呕吐等非特异性症状。随着病情进展，可出现意识障碍、癫痫发作、精神行为异常等严重神经系统症状。部分患者还可出现皮疹、淋巴结肿大等其他系统症状。需要注意的是，EBV 脑炎的临床表现与传染性单核细胞增多症有所不同，因此在诊断时需要加以鉴别。

5.3 诊断方法

EBV 脑炎的诊断主要依据患者的临床表现、脑脊液检查和血清学检测结果。医生需要详细询问患者的病史和症状，了解是否有传染性单核细胞增多症病史或接触史等流行病学线索。同时，需要进行脑脊液检查以明确感染类型和程度，如脑脊液细胞数增加、蛋白质升高等。此外，还可通过血清学检测检测 EB 病毒特异性抗体来辅助诊断。需要注意的是，EBV 脑炎的确诊需要排除其他可能引起类似症状的病因。

5.4 治疗方法

EBV 脑炎的治疗主要包括抗病毒治疗、对症治疗和支持治疗等方面。抗病毒治疗是针对病毒本身的治疗，可抑制病毒复制和减轻病情。目前对于 EBV 脑炎的抗病毒治疗尚无特效药物，但可使用阿昔洛韦等抗病毒药物进行尝试性治疗。对症治疗是针对患者的症状进行治疗，如控制癫痫发作、降低颅内压等。支持治疗则是通过营养支持、呼吸支持等手段维持患者的生命体征稳定。在治疗过程中，医生需要根据患者的具体情况制定个性化的治疗方案，并密切观察病情变化及时调整治疗方案。

5.5 预防与预后

预防 EBV 脑炎的关键在于预防 EB 病毒的感染。建议保持良好的个人卫生习惯,避免与感染者密切接触,加强锻炼提高身体免疫力等。对于已经感染EB病毒的患者,应积极治疗传染性单核细胞增多症等原发病,以减少并发症的发生。

关于EBV脑炎的预后,因个体差异和病情严重程度而异。部分患者经过积极治疗可完全康复,但也有部分患者可能遗留神经系统后遗症或死亡。因此,早期诊断和及时治疗对于改善预后具有重要意义。

6. 巨细胞病毒

6.1 概述

巨细胞病毒是一种DNA疱疹病毒。巨细胞病毒与单纯疱疹病毒和水痘带状疱疹病毒相似,具有建立潜伏感染的能力。巨细胞病毒倾向于感染上皮细胞和白细胞。在HIV感染的成人中,超过90%的个体存在既往巨细胞病毒感染的血清学证据。一般成年人群的血清学调查显示,血清阳性率在50%至80%之间,具体取决于社会经济状况和所研究的特定群体;巨细胞病毒的血清阳性率随着年龄的增长而上升。在美国出生的所有婴儿中,约有10%在出生时感染巨细胞病毒或在新生儿期感染巨细胞病毒。这些感染绝大多数是无症状的,是由于暴露于血清阳性母亲经胎盘传播的再激活病毒所致。随后,儿童和成人都可能通过暴露于日托婴儿的受感染尿液而感染;该病毒也可能通过性接触获得,通常在十几岁和二十多岁,或通过呼吸道飞沫感染。在非免疫功能低下的成人中,原发性巨细胞病毒感染在临床上与传染性单核细胞增多症相同,病程为2-3周,其特征为发热、乏力、不适、淋巴结肿大、咽痛和肝酶升高,以及血涂片中非典型淋巴细胞。

在HIV感染者中,只要细胞介导的免疫力保持完整,通常不会出现CMV的症状性再激活。然而,随着疾病的进展,CD4+ 计数降至50个细胞/mm^{3}以下,巨细胞病毒的再激活变得更加频繁。巨细胞病毒性视网膜炎是临床公认的最常见的形式,巨细胞病毒性视网膜炎的诊断基于与视网膜出血一起出现的浮肿白色视网膜浸润。它可能与CMV的全身或其他表现有关,也可能与无关。在给定时间,一只或两只眼睛都可能受累。

6.2 感染途径及病理

巨细胞病毒有几种形式的中枢神经系统受累,发病机制似乎遵循两种不同的途径:(1)通过心室中的室管膜细胞和(2)通过血液通过毛细血管内皮细胞。

室管膜细胞和脑脊液感染表现为局限于脑室周围区域的坏死性脑炎，病变内部和周围有许多巨细胞病毒。相反，通过血行播散获得的感染导致小胶质细胞结节性脑炎，其病理表现为由视杆细胞、少量淋巴细胞和巨噬细胞形成的胶质结节。这些病变几乎没有组织损伤。小胶质细胞结节性疾病可能累及大脑的多个部位，包括脑室周围区域。与巨细胞病毒性视网膜炎一样，这些中枢神经系统并发症在 HIV 感染中发生得相对晚，并且几乎总是发生在 CD4+ 计数低于 50 个细胞/mm3 的患者中。

6.3 辅助检查

影像学检查：尽管上述两种病理表现在症状上有相当大的重叠，但小胶质细胞结节性脑炎的特征是急性意识障碍，伴有谵妄和精神运动性激越，而坏死性脑炎的发作是隐匿的，通常以认知障碍、记忆缺陷和精神迟钝为特征。任何一种脑病患者都可能主诉头痛和癫痫发作。在这些情况下，脑脊液检查显示蛋白质略有升高，在小胶质细胞结节性脑炎中往往较低，平均约为 60 mg/dL，而坏死性脑炎为 172 mg/dL。葡萄糖水平正常，细胞通常（但并非总是）正常。尽管 MRI 比 CT 扫描更敏感，但 MRI 可能正常或显示非特异性改变。在坏死性脑炎患者中，典型的 MRI 表现包括 T2 加权成像显示心室边缘高信号或钆增强。几乎所有病例都表现为非特异性脑萎缩。CMV 的全身受累更常与小胶质细胞结节性脑炎相关，可通过 CMV 抗原血症检测或病毒培养来证明。坏死性脑炎患者更可能出现 CMV 神经根病的临床综合征。HIV 感染的巨细胞病毒也可能累及脊髓。一种以下肢上行无力为特征的综合征，伴有深部腱反射丧失，进展为肠道和膀胱控制丧失。该综合征可能始于腰痛，放射到腿部或腹股沟或肛门区域，随后在 1-3 周内出现进行性无力。

实验室检查：实验室诊断以多种方式进行：（1）血清转化，（2）使用 PCR 检测感染组织中的 DNA，（3）组织中的抗原检测，（4）细胞病理学，（5）从组织或分泌物中分离病毒，或（vi）CMV 细胞病理学。病理学上，巨细胞病毒神经根病的特征是马尾神经和腰骶神经根的单核浸润，以及雪旺氏细胞和上皮细胞中可见的巨细胞病毒包涵体，导致轴突破坏。如果不及时治疗，这种情况通常会发展为不可逆的瘫痪。该综合征患者的脑脊液分析特征性地显示中性粒细胞升高，有时高达 5,000 个细胞/mm3。虽然脑脊液蛋白仅轻度升高，血糖通常正常，但一些患者可能有明显的低糖，血糖水平低至 5-10 mg/dL。

6.4 治疗方法：

更昔洛韦 5 mg/kg 静脉注射，每 12 小时一次，持续 14-21 天，然后口服或静脉注射维持治疗，必须无限期持续，以避免或延缓复发，除非 CD4+ 恢复。更昔洛韦通过抑制 CMV DNA 聚合酶来阻断 CMV 复制。或者，膦甲酸 90 mg/kg，根据肾功能进行调整，可以静脉注射，每天两次，持续 2~3 周。在使用更昔洛韦或膦甲酸诱导后，可以给予 HAART 治疗，以期持续改善 CD4+ 计数并维持对治疗的反应。在 HAART 之前，巨细胞病毒脑炎对更昔洛韦的反应相对较差，生存期一般在 3~4 个月之间。在 HAART 期间观察到的 HIV 复制抑制和 CD4 细胞升高可能使艾滋病患者进行免疫重建。对于这些患者，可考虑停止维持性 CMV 治疗。停止维持治疗的缺点是有发生危及视力的炎症性疾病的风险，包括免疫恢复性葡萄膜炎。

7. 中枢神经系统 HHV6 感染

7.1 HHV6 的生物学特性

人类疱疹病毒 6 型（HHV6）属于疱疹病毒科、β 疱疹病毒亚科，是一种具有包膜的双链 DNA 病毒。HHV6 的基因组相对较大且复杂，编码多种与病毒复制、潜伏感染和致病性相关的蛋白质。HHV6 病毒颗粒直径约为 180-200nm，具有典型的疱疹病毒形态学特征，包括核心、衣壳和包膜。

HHV6 存在两种变种，即 HHV6A 和 HHV6B，它们在基因序列和致病性上略有差异。这两种变种在全球范围内广泛分布，并且与多种疾病相关，尤其是在免疫系统较弱的人群中。HHV6 的生物学特性使其能够在人体内建立潜伏感染，并在特定条件下重新激活，导致疾病的发生。

HHV6 的生命周期包括病毒进入细胞、脱壳、病毒基因组的复制与表达、病毒粒子的组装与释放等阶段。在感染过程中，HHV6 利用宿主细胞的机制进行复制，并通过多种策略逃避宿主的免疫应答。这些特性使得 HHV6 能够在人体内持续存在，并在某些情况下引发疾病。

7.2 HHV6 的感染途径和传播方式

HHV6 主要通过唾液飞沫传播，也可通过密切接触和母婴垂直传播。在婴幼儿期，HHV6 的原发性感染非常普遍，大多数儿童在 3 岁前都会感染 HHV6。原发性感染后，病毒通常在淋巴组织中建立潜伏感染，并在机体免疫功能下降时重新激活。

此外，HHV6还可以通过输血、器官移植等医疗操作传播。在这些情况下，病毒可能通过血液或移植的器官进入新的宿主，并在其体内复制和引发疾病。然而，这种传播方式相对较为罕见。

7.3 HHV6在人群中的流行情况

HHV6在全球范围内广泛流行，几乎所有人群中都存在HHV6的感染。由于HHV6的原发性感染通常发生在婴幼儿期，并且大多数感染是无症状的或仅引起轻微的症状，因此HHV6的确切感染率难以准确估计。然而，血清学研究表明，大多数成年人都曾感染过HHV6。

在某些情况下，如免疫系统受损或特定环境因素下，HHV6可能重新激活并引发疾病。因此，对于免疫系统较弱的人群（如器官移植受者、艾滋病患者等），HHV6的感染和发病风险相对较高。此外，一些研究还表明，HHV6的感染可能与多发性硬化症、癫痫等神经系统疾病的发生和发展有关，但这一关联仍需进一步的研究证实

7.4 中枢神经系统HHV6感染的常见症状

中枢神经系统HHV6感染的症状多样，且可能因个体差异而有所不同。常见的症状包括：

发热：通常是持续性高热，可能是感染的首发症状。

头痛：头痛的程度和性质可能因人而异，有时可能非常剧烈。

恶心和呕吐：由于颅内压增高，患者可能会出现恶心和呕吐。

意识障碍：包括嗜睡、昏睡甚至昏迷等不同程度的意识改变。

癫痫发作：部分患者可能会出现癫痫发作，表现为肢体抽搐、口吐白沫等。

神经系统局灶症状：如偏瘫、失语、共济失调等，取决于病毒侵犯的脑区。

脑膜刺激征：在脑膜炎患者中，可能会出现颈项强直、Kernig征和Brudzinski征等脑膜刺激征。

中枢神经系统HHV6感染的起病通常较为隐匿，前驱症状可能包括轻微的头痛、发热和全身不适。随着病情的进展，症状逐渐加重，出现上述列举的神经系统症状。疾病的进程可能因患者的免疫状态和年龄而异，免疫功能低下的患

者可能病情更为严重，进展更快。

不同年龄段和免疫状态下的临床表现差异

儿童：儿童是HHV6感染的高发人群，尤其是在婴幼儿期。由于儿童的免疫系统尚未完全发育，他们可能更容易受到HHV6的感染。在中枢神经系统HHV6感染的情况下，儿童可能表现为急性起病，高热、头痛和呕吐等症状明显，有时可能伴有皮疹。

成人：成人中枢神经系统HHV6感染相对较少见，但并非不可能。与儿童相比，成人感染HHV6后可能症状较轻，或者呈现为亚急性或慢性病程。成人的免疫系统更为成熟，因此可能能够更好地控制病毒的复制和传播，减少疾病的严重程度。

免疫功能低下患者：在免疫功能低下的患者中（如器官移植受者、艾滋病患者、接受化疗的癌症患者等），中枢神经系统HHV6感染可能更为严重。这些患者的免疫系统无法有效清除病毒，导致病毒在体内大量复制和传播，引发严重的神经系统症状。此外，这些患者还可能同时感染其他病原体，加重病情的复杂性。

7.5 中枢神经系统HHV6感染的诊断方法

诊断中枢神经系统HHV6感染通常涉及详细的临床病史采集、体格检查以及特定的实验室和影像学检查。以下是对诊断方法的阐述：

临床病史与体格检查：医生首先会询问患者的症状、起病时间、既往病史以及可能的暴露史。体格检查着重于神经系统的评估，包括意识水平、颅神经功能、肌力、感觉、反射和步态等。这些信息对于初步判断是否为中枢神经系统感染至关重要。

脑脊液分析：脑脊液（CSF）分析是诊断中枢神经系统感染的关键步骤。通过腰椎穿刺获得的脑脊液样本可以检测细胞计数、蛋白质水平、葡萄糖浓度以及可能的病原体（包括HHV6的DNA或抗体）。HHV6的特异性抗体或DNA在脑脊液中的检测对于确诊尤为重要。

血清学检测：血清学检测用于检测HHV6的特异性抗体，包括IgM和IgG。IgM抗体的早期出现可能表明近期感染，而IgG抗体的持续存在则表明既往感染或慢性感染。这些检测有助于确定感染的状态和时程。

分子生物学方法：聚合酶链反应（PCR）等分子生物学技术能够直接检测脑脊液或血液中的 HHV6 DNA，提供感染的直接证据。这些方法的敏感性和特异性较高，对于早期诊断尤为重要。

影像学检查：计算机断层扫描（CT）和磁共振成像（MRI）等影像学检查可以显示脑部的结构异常，如炎症、水肿或出血等。虽然这些改变并非 HHV6 感染所特有，但它们可以提供关于感染部位和严重程度的额外信息。

7.6 诊断中的挑战和鉴别诊断的重要性

诊断中枢神经系统 HHV6 感染面临多种挑战。首先，HHV6 感染的症状与其他许多中枢神经系统感染相似，如脑膜炎、脑炎等。其次，HHV6 的检测方法并非在所有医疗机构都常规开展，且其敏感性和特异性可能受到多种因素的影响。此外，HHV6 感染可能与其他病原体共感染，增加了诊断的复杂性。

因此，鉴别诊断在中枢神经系统 HHV6 感染的诊断中至关重要。医生需要考虑其他可能导致类似症状的疾病，如其他病毒性脑炎、细菌性脑膜炎、结核性脑膜炎以及自身免疫性疾病等。通过综合患者的病史、体格检查和实验室及影像学检查结果，医生能够更准确地做出诊断。

7.7 实验室检查和影像学检查在诊断中的应用

实验室检查和影像学检查在中枢神经系统 HHV6 感染的诊断中起着至关重要的作用。如前所述，脑脊液分析、血清学检测和分子生物学方法是确诊的关键步骤。这些检查能够提供关于感染的病原体、感染的状态和严重程度的信息。

同时，影像学检查如 CT 和 MRI 可以显示脑部的结构异常，帮助医生确定感染的部位和范围。这些影像学改变虽然不是特异性的，但结合实验室检查结果和患者的临床表现，可以提高诊断的准确性。

7.8 当前中枢神经系统 HHV6 感染的治疗策略

针对中枢神经系统 HHV6 感染的治疗策略主要包括药物治疗、支持治疗以及其他辅助治疗手段。治疗的目标在于控制病毒感染、减轻炎症反应、缓解症状以及预防并发症。

7.8.1 药物治疗

抗病毒治疗：目前尚无针对 HHV6 的特异性抗病毒药物，因此抗病毒治疗主要依赖于广谱抗病毒药物，如阿昔洛韦（Acyclovir）和更昔洛韦

（Ganciclovir）。这些药物在体外实验中显示出对 HHV6 的抑制作用，但临床疗效尚不确定。

免疫调节治疗：考虑到 HHV6 感染可能引发或加剧免疫反应，免疫调节治疗被用作辅助手段。例如，使用类固醇激素来减轻脑水肿和炎症反应。

对症治疗：针对患者的具体症状，如癫痫发作、头痛或颅内压增高等，给予相应的药物治疗，如抗癫痫药、镇痛药和降颅压药等。

7.7.2 支持治疗

支持治疗在中枢神经系统 HHV6 感染的管理中占据重要地位。这包括维持水电解质平衡、营养支持、呼吸和循环系统的稳定等。对于重症患者，可能需要入住重症监护室（ICU）进行密切监护生命支持。

7.8.3 其他治疗手段

除了药物治疗和支持治疗外，还有一些其他治疗手段正在探索中，如血浆置换、免疫吸附以及实验性的免疫疗法等。这些方法主要用于治疗难治性或重症病例，但其疗效和安全性尚需进一步验证。

7.9 药物治疗、支持治疗和其他治疗手段的效果和局限性

7.9.1 药物治疗的效果和局限性

抗病毒治疗：广谱抗病毒药物在控制 HHV6 感染方面可能有一定效果，但缺乏特异性，且疗效不确切。此外，长期使用抗病毒药物可能带来副作用和耐药性问题。

免疫调节治疗：类固醇激素等免疫调节药物在减轻炎症反应和脑水肿方面有一定效果，但也可能抑制患者的免疫功能，增加继发感染的风险。

对症治疗：针对症状的治疗可以缓解症状，改善患者的生活质量，但无法根治疾病。

7.9.2 支持治疗的效果和局限性

支持治疗对于维持患者的生命体征和内环境稳定至关重要。然而，它并不能直接清除病毒或逆转疾病进程。在重症患者中，尽管给予了全面的支持治疗，死亡率仍然较高。

7.9.3 其他治疗手段的效果和局限性

血浆置换和免疫吸附：这些方法主要用于清除血液中的病原体和炎性介质。

它们在理论上可能有助于控制感染和改善症状，但实际操作中效果不一，且存在操作复杂、费用高昂以及潜在的风险等问题。

实验性免疫疗法：包括使用单克隆抗体、细胞疗法等新型免疫疗法。这些疗法在临床试验阶段显示出一定的潜力，但其长期疗效和安全性尚需进一步验证。此外，高昂的费用和有限的可用性也限制了它们的广泛应用。

8. 虫媒病毒感染

8.1 概述

虫媒病毒是一类通过昆虫媒介，如蚊虫、蜱等传播的病毒。这些病毒在人群中引发的疾病多种多样，其中包括脑炎和脑膜炎等严重神经系统并发症。近年来，虫媒病毒感染在全球范围内呈现出上升趋势，对人类健康构成严重威胁。因此，深入研究虫媒病毒感染脑炎及脑膜炎的发病机制、临床表现、诊断和治疗方法具有重要意义。

8.2 虫媒病毒感染脑炎及脑膜炎的发病机制

虫媒病毒感染脑炎及脑膜炎的发病机制与病毒种类、宿主免疫状态、昆虫媒介等多种因素有关。当携带病毒的昆虫叮咬人类时，病毒进入血液循环系统，引发病毒血症。病毒血症可进一步导致全身性感染，包括中枢神经系统感染。当病毒侵犯中枢神经系统时，可引起脑组织炎症、水肿、神经细胞坏死等病变，最终导致脑炎或脑膜炎的发生。

8.3 虫媒病毒感染脑炎及脑膜炎的临床表现

虫媒病毒感染脑炎及脑膜炎的临床表现因病毒种类和感染程度而异。一般来说，患者在感染初期可出现发热、头痛、恶心、呕吐等非特异性症状。随着病情进展，可出现意识障碍、癫痫发作、肢体瘫痪等严重神经系统症状。部分患者还可出现皮疹、淋巴结肿大等其他系统症状。

8.4 虫媒病毒感染脑炎及脑膜炎的诊断方法

虫媒病毒感染脑炎及脑膜炎的诊断主要依据患者的临床表现、流行病学史和实验室检查结果。医生需要详细询问患者的病史和症状，了解是否有昆虫叮咬史或疫区旅行史等流行病学线索。同时，需要进行血常规、脑脊液检查等实验室检查，以明确感染类型和程度。此外，还可通过病毒分离、血清学检测等方法进一步确诊。

8.5 虫媒病毒感染脑炎及脑膜炎的治疗方法

虫媒病毒感染脑炎及脑膜炎的治疗主要包括抗病毒治疗、对症治疗和支持治疗等方面。抗病毒治疗是针对病毒本身的治疗，可抑制病毒复制和减轻病情。对症治疗是针对患者的症状进行治疗，如控制癫痫发作、降低颅内压等。支持治疗则是通过营养支持、呼吸支持等手段维持患者的生命体征稳定。在治疗过程中，医生需要根据患者的具体情况制定个性化的治疗方案，并密切观察病情变化及时调整治疗方案。

8.6 结论与展望

虫媒病毒感染脑炎及脑膜炎是一类严重的神经系统感染性疾病，对人类健康构成严重威胁。深入研究其发病机制、临床表现、诊断和治疗方法对于提高临床诊治水平和降低疾病死亡率具有重要意义。未来，我们需要进一步加强虫媒病毒的监测和防控工作，提高公众对虫媒病毒感染的认识和防范意识，为保障人类健康做出更大贡献。

9.亚急性硬化性全脑炎

9.1 概述

SSPE 是一种由缺损型麻疹病毒引起的中枢神经系统退变性疾病。它不同于常见的麻疹病毒感染，其发病过程缓慢而隐匿，往往在患者幼年感染麻疹后的数年甚至数十年后才显露狰狞的面目。这一特点使得 SSPE 的诊断变得异常困难，很多患者在确诊时已经为时已晚，错过了最佳的治疗时机。

要了解 SSPE，我们首先要回溯到麻疹病毒的感染。麻疹是一种高度传染性的病毒性疾病，通过飞沫传播，主要影响皮肤和呼吸道。在大多数情况下，麻疹病毒感染是自限性的，即患者会在一段时间后自愈。然而，在某些特殊情况下，如免疫系统发育不全或受损时，麻疹病毒可能会发生变异，转变为缺损型病毒，并在中枢神经系统内长期潜伏。这种潜伏状态可能持续数年甚至数十年之久，期间患者可能无明显症状或仅有轻微的不适。

随着时间的推移，缺损型麻疹病毒在中枢神经系统内逐渐活跃起来，开始攻击神经元和胶质细胞。这一过程导致了脑组织的广泛损害和硬化，进而引发一系列严重的神经系统症状。这些症状包括智力下降、行为异常、癫痫发作、肌阵挛以及视力障碍等。随着病情的进一步恶化，患者可能会出现破伤风样症状、角弓反张等严重表现，并最终陷入昏迷状态。在这一阶段，患者的生命已经岌岌可危，随时可能因感染或循环衰竭而离世。

面对 SSPE 这一残酷的杀手，医学界一直在努力寻找有效的治疗方法。然而遗憾的是，截至目前，我们仍然未能找到能够根治 SSPE 的药物或手段。现有的治疗措施主要集中在缓解症状和支持性护理上，如使用抗癫痫药物控制癫痫发作、调整饮食以满足患者的营养需求等。这些措施虽然能够在一定程度上改善患者的生活质量，但无法从根本上扭转疾病的进程。

鉴于 SSPE 的致命性和目前治疗的局限性，预防显得尤为重要。通过广泛接种麻疹疫苗来提高人群的免疫力是预防麻疹及其并发症包括 SSPE 的最有效方法。此外，加强公共卫生管理、提高人们对麻疹病毒和 SSPE 的认识也是预防工作的重要组成部分。

9.2 发病机制

主要是由于缺损型麻疹病毒的慢性持续感染所致。以下是其发病机制的简要概述：

1）.麻疹病毒感染与变异：患者在早期通常存在麻疹病毒感染史。在某些情况下，如免疫调节功能缺陷，麻疹病毒可能无法被完全清除，从而在机体内持续存在。随着时间的推移，病毒可能发生变异，转变为缺损型病毒。

2）.慢性持续感染：缺损型麻疹病毒能够在中枢神经系统内长期潜伏，而不引起明显的症状。然而，随着病毒的逐渐活跃和复制，它开始攻击神经元和胶质细胞，导致脑组织的广泛损害和硬化。

3）.免疫反应与炎症：在病毒感染过程中，机体的免疫系统会试图清除病毒，但可能会引发过度的免疫反应，导致炎症性病变。这种炎症反应可能进一步加剧脑组织的损伤。

4）.神经元坏死与胶质增生：随着病情的进展，神经元开始坏死，而胶质细胞则增生以试图修复受损的组织。然而，这种修复过程往往是不完全的，导致脑组织的功能逐渐丧失。

9.3 临床表现

亚急性硬化性全脑炎（SSPE）的临床表现具有多样性，且随着病情的进展逐渐加重。以下是 SSPE 的主要临床表现：

1）. 行为和精神障碍期：

　　智力下降，通常为首发症状。

　　健忘、学习成绩下降、注意力不集中。

　　情绪不稳定，如易激怒。

　　人格改变和行为异常，如嗜睡、言语障碍等。这个阶段可持续数周至数月。

2）. 运动功能障碍期：

　　出现肌阵挛性抽动，表现为进行性加重。

　　肌强直、肌痉挛、共济失调、癫痫发作。

　　视力障碍，如视力减退甚至失明。这个阶段可在起病后的数周至数月内出现。

3）. 昏迷、角弓反张期：

　　肌张力更高，出现角弓反张、去大脑强直。

　　渐进入昏迷状态。

　　自主神经功能障碍，如体温增高、呼吸不规则、阵发性面部潮红及出汗等。这个阶段标志着病情的严重恶化。

4）. 终末期（大脑皮质功能丧失期）：

　　高热、肌张力松弛。

　　不自主运动减少至无运动，患者进入"植物人"状态。

　　最终，患者可能因合并感染或循环衰竭而死亡。这个阶段是SSPE的最终阶段，患者的大脑皮质功能完全丧失。

值得注意的是，SSPE的临床表现具有个体差异，不同患者可能表现出不同的症状组合和严重程度。此外，该疾病的预后通常不佳，死亡率较高。因此，早期诊断和干预对于改善患者预后至关重要。

9.4 诊断方法

亚急性硬化性全脑炎（SSPE）的诊断方法主要包括以下几个方面：

临床症状：医生会详细询问患者的病史，特别是是否有麻疹病毒感染史，以及注意任何与SSPE相关的症状，如智力下降、行为异常、肌阵挛、癫痫发作等。这些症状的组合和进展情况对于诊断SSPE至关重要。

实验室检查：脑脊液检查是诊断SSPE的重要手段之一。通过腰椎穿刺获取脑脊液样本，可以检测其中的细胞数、蛋白质浓度、γ球蛋白水平以及麻疹病毒抗体等指标。异常的脑脊液结果，特别是γ球蛋白升高和麻疹病毒抗体阳性，有助于支持 SSPE 的诊断。

影像学检查：CT 和 MRI 等影像学检查可以帮助医生评估患者脑部的结构和功能情况。在 SSPE 的早期阶段，这些检查可能无明显异常。但随着病情的进展，可以观察到脑萎缩、脑室扩大以及白质病变等特征性改变。这些影像学表现有助于进一步确诊 SSPE。

脑电图：脑电图检查可以记录大脑的电活动情况，对于诊断 SSPE 具有一定的辅助价值。SSPE 患者的脑电图通常显示周期性复合波等特征性改变，这些改变在不同阶段可能有所不同。

病原学检查：虽然直接从患者脑组织中分离出麻疹病毒是确诊 SSPE 的金标准，但由于该操作具有侵入性和风险性，因此在实际应用中受到限制。不过，通过其他方法如 PCR 技术检测脑脊液或血清中的麻疹病毒核酸，也可以为诊断提供有力支持。

9.5 治疗方法

急性硬化性全脑炎（SSPE）的治疗目前尚无特效方法，主要基于支持疗法和对症治疗。

一般治疗：患者应以积极的心态面对疾病，通过冥想、听音乐等方法调节情绪，有助于病情的恢复。同时，保持良好的生活习惯和饮食习惯，增强身体免疫力。

药物治疗：针对 SSPE 的药物治疗主要包括抗病毒治疗和对症治疗。抗病毒治疗如使用干扰素、利巴韦林等，可以抑制麻疹病毒的复制，减轻脑内病毒感染的程度。对症治疗则是针对患者的具体症状进行治疗，如抗癫痫药物控制癫痫发作、抗生素用于治疗继发细菌感染等。然而，需要注意的是，药物治疗的效果有限，且存在一定的副作用和风险。

其他治疗方法：除了药物治疗外，还有一些其他治疗方法正在探索中，如免疫疗法、基因疗法等。这些方法在某些患者身上可能取得一定的效果，但目前仍处于研究阶段，尚未广泛应用于临床。

10. 进行性多灶性脑白质病

10.1 概述

进行性多灶性脑白质病（PML）是一种难治性、严重、通常致命的脱髓鞘疾病，由 JC 病毒引起，JC 病毒是一种小型双链无包膜 DNA 病毒，与另外两种多瘤病毒密切相关：BK 病毒和猴子的猿猴病毒 SV 40。PML 主要见于高度免疫抑制患者，尤其是 AIDS 和网状内皮恶性肿瘤患者以及接受免疫抑制治疗的患者。在后一种情况下，最常与 PML 发生有关的免疫调节剂是那他珠单抗。

多瘤病毒被认为不会在免疫功能正常的个体中引起疾病。在艾滋病之前，人们认识到 PML 的主要危险因素是任何年龄的人的抵抗力降低。这些患者的典型临床特征是视力受损、肢体无力和精神改变，包括人格改变。据估计，20-29 岁年龄组中 JC 病毒的血清阳性率为 50%；在老年人中，这一比例上升到约 68%。PCR 方法发现，即使是免疫功能正常且无 PML 或脱髓鞘病变证据的正常脑组织也含有 JC 病毒 DNA 序列，这表明 JC 病毒在免疫抑制之前仍潜伏在大脑中。在无 PML 的情况下，高达 22%的免疫抑制患者的血液中也检测到 JC 病毒。

10.2 临床表现

PML 的特征表现为进行性局灶性神经系统缺损，主要是偏瘫、视野缺损和认知能力下降。随着疾病的进展，可能会出现失语症、共济失调和颅神经缺损，最终导致皮质盲、四肢轻瘫、严重痴呆、癫痫发作和昏迷。平均生存期约为 4 个月，但有 5%-10% 的患者（包括一些 HIV 感染者）在诊断后存活一年以上。

10.3 诊断依据

诊断依据是临床特征与 CT 或 MRI 的特征性表现。特征性临床表现和典型影像学表现相结合，可支持 PML 的可靠推定诊断。明确诊断需要脑活检和组织学检查，这应显示少突胶质细胞的特征性细胞病变改变。这些细胞通常含有均质的嗜碱性核包涵体，并且可以通过原位杂交证明病毒。病毒对合成和维持髓鞘的少突胶质细胞的损伤最终导致广泛但斑片状的多灶性脱髓鞘，周围环绕着含有核内包涵体的巨大奇异星形胶质细胞。病理变化通常与患者的临床状态相关。通过电子显微镜可以证明包涵体中存在病毒颗粒。

在大多数 PML 患者中，脑脊液是正常的，在大多数 PML 患者的脑脊液中可以检测到 JC 病毒，无论是否免疫抑制。然而，一般来说，与没有 PML 的正常或免疫抑制患者相比，PML 患者的脑脊液中极有可能有 JC 病毒 DNA。尽管

PCR 检测 JC 病毒具有敏感性，但偶尔也观察到 PML 病例，即使在尸检时在脑组织中也未发现 JC 病毒。

10.4 治疗

免疫重建是 PML 治疗的主要手段。因此，对于 HIV 感染的 PML 患者，治疗的基础仍然是对未接受治疗的患者开始抗逆转录病毒治疗，并优化抗逆转录病毒治疗方案，以对已经接受抗逆转录病毒治疗的患者进行病毒学抑制。随着免疫抑制的快速逆转和免疫学恢复，患者可能会出现一种矛盾的临床恶化，称为免疫重建炎症综合征（immune reconstitution inflammatory syndrome，IRIS。如果免疫恢复后出现类似 IRIS 的临床和影像学综合征，通常建议使用大剂量皮质类固醇。核酸扩增技术检测脑脊液中 JC 病毒 DNA 和 CD4+细胞计数是最有希望的预后标志物；CD4+细胞计数水平越高，生存率越高。

西多福韦是一种用于治疗巨细胞病毒感染的药物，在体外和动物模型中确实具有抗多瘤病毒的活性。一项非盲法、多中心试验显示，接受 HAART 联合西多福韦治疗的 HIV-1 感染者 PML 患者的 1 年生存率为 61%，而接受 HAART 联合西多福韦治疗的患者为 29%。因此，尽管需要盲法研究来证实这一观察结果，并且治疗指南不推荐使用西多福韦，但在 PML 的经验性治疗中应强烈考虑使用西多福韦，同时牢记与其使用相关的肾毒性风险。关于胞嘧啶阿拉伯糖苷（cytosine arabinoside，ara-C）成功的初步报道尚未得到正式临床试验的支持。

11. HIV 病毒

11.1 HIV 病毒的发现、传播及其对人类健康的影响

HIV 病毒，即人类免疫缺陷病毒，是 20 世纪 80 年代初被科学家首次发现并确认的。当时，这种新出现的病毒引起了人们广泛的关注和恐慌，因为它与一种被称为获得性免疫缺陷综合征（AIDS，即艾滋病）的致命疾病紧密相关。HIV 病毒的发现揭示了性传播疾病、血液传播以及母婴传播等新的健康威胁，并迅速成为全球公共卫生领域的重要议题。

HIV 病毒的传播途径多样，主要包括性接触、血液传播和母婴传播。无保护措施的性行为是 HIV 病毒传播的主要途径之一，特别是男男性行为和与多个性伴侣的性行为。此外，注射毒品共用针头、不安全的输血和血液制品使用也

是血液传播的重要途径。母婴传播则发生在感染HIV的孕妇怀孕期间、分娩过程中或通过母乳喂养将病毒传给婴儿。

HIV病毒对人类健康的影响是灾难性的。该病毒专门攻击人体免疫系统的核心细胞——CD4+ T淋巴细胞，导致免疫系统逐渐受损并最终崩溃。这使得感染者变得极易受到各种机会性感染的侵袭，包括常见的细菌和病毒，以及一些罕见的病原体。这些机会性感染往往难以治愈，因为它们发生在免疫系统严重受损的背景下。

11.2 脑炎及脑膜炎作为HIV感染的严重并发症

在HIV感染的所有并发症中，脑炎和脑膜炎尤为引人关注。这两种疾病都是中枢神经系统（CNS）的严重感染，可直接导致脑组织损伤和神经功能障碍。脑炎是指脑实质的炎症，而脑膜炎则是指脑膜的炎症。它们都可以由HIV病毒直接引起，也可以通过其他机会性病原体间接引起。

脑炎和脑膜炎的发生往往标志着HIV感染的晚期阶段，此时患者的免疫系统已经严重受损。这两种并发症的症状包括头痛、发热、恶心、呕吐、意识障碍、癫痫发作以及精神行为异常等。这些症状不仅严重影响患者的日常生活和工作能力，还可能导致永久性残疾甚至死亡。

因此，脑炎和脑膜炎作为HIV感染的严重并发症，对患者生命质量的威胁是巨大的。它们不仅加剧了HIV感染者的疾病负担，还给其家庭和社会带来了沉重的经济和心理负担。正因如此，对HIV感染的早期发现、及时治疗以及有效预防显得尤为重要。

11.3 HIV病毒侵入中枢神经系统的过程

HIV病毒侵入中枢神经系统是一个复杂的过程，它通过多种机制突破血脑屏障并在脑组织中建立感染。首先，HIV病毒可以利用感染的单核细胞或淋巴细胞作为"特洛伊木马"，这些细胞在病毒的作用下穿过血脑屏障，并将病毒带入中枢神经系统。一旦进入脑组织，病毒便可以释放并感染局部的巨噬细胞、星形胶质细胞和小胶质细胞等。此外，病毒还可以通过感染的内皮细胞或直接穿越血脑屏障的薄弱区域进入中枢神经系统。

11.3.1 病毒在中枢神经系统内的复制及其对神经细胞的损害

在中枢神经系统内，HIV病毒主要感染巨噬细胞和小胶质细胞，并在这些细胞内进行复制。复制过程中，病毒会产生大量的病毒颗粒和毒性蛋白，这些物质会破坏神经细胞的正常结构和功能。同时，病毒感染还会引发炎症反应，导致细胞因子和趋化因子的释放，进一步加剧脑组织损伤。此外，HIV 病毒还可以直接感染神经元，虽然神经元不是病毒复制的主要场所，但病毒的感染仍可导致神经元的损伤和死亡。

11.3.2 HIV 感染导致的免疫系统失调对中枢神经系统的影响

HIV 感染会导致免疫系统严重受损，这使得患者更容易受到各种机会性病原体的侵袭。在中枢神经系统内，免疫系统的失调会导致炎症反应失控，引发过度的炎症反应和氧化应激反应，进一步加剧脑组织损伤。同时，免疫系统的失调还会影响血脑屏障的完整性，使得病毒和其他有害物质更容易进入脑组织。此外，HIV 感染还会导致神经胶质细胞的异常活化和增生，形成胶质瘢痕，影响神经元的正常功能。这些免疫介导的反应和病理变化共同作用于中枢神经系统，导致神经功能障碍和认知障碍等严重后果。

11.3.3 HIV 感染引发脑炎的病理生理过程

HIV 感染引发脑炎的病理生理过程是一个多因素、多步骤的复杂过程。首先，HIV 病毒通过血液或其他途径进入人体后，开始攻击免疫系统，特别是 CD4+ T 淋巴细胞。随着免疫功能的逐渐下降，病毒得以在中枢神经系统内复制和传播。在脑炎的发病过程中，HIV 病毒直接感染脑实质细胞，如神经元和胶质细胞，导致细胞死亡和脑组织损伤。同时，病毒感染还引发炎症反应，激活小胶质细胞和星形胶质细胞，释放炎性因子和趋化因子，进一步加剧脑组织损伤。这些炎性因子还可以破坏血脑屏障的完整性，使得更多的病毒和炎性细胞进入脑组织，形成恶性循环。

除了直接感染和炎症反应外，HIV 感染还可能通过其他机制导致脑炎的发生。例如，HIV 病毒可以感染脑血管内皮细胞，破坏血脑屏障的结构和功能，使得病毒和其他有害物质更容易进入脑组织。此外，HIV 感染还可能引发自身免疫反应，导致免疫系统攻击自身脑组织，进一步加重脑炎的病情。

11.4 脑膜炎的发生机制

脑膜炎是脑膜（覆盖在脑和脊髓表面的薄膜）的炎症。在 HIV 感染的情况下，脑膜炎的发生机制主要包括脑膜炎症反应和血脑屏障的破坏。首先，HIV

病毒可以直接感染脑膜中的免疫细胞，如巨噬细胞和小胶质细胞，引发炎症反应。这些被感染的细胞会释放炎性因子和趋化因子，吸引更多的免疫细胞聚集在脑膜周围，形成炎症反应。随着炎症的加剧，脑膜血管扩张、通透性增加，导致脑脊液中蛋白质、细胞等成分增多，形成脑膜炎的病理特征。

此外，血脑屏障的破坏也是脑膜炎发生的重要机制之一。血脑屏障是由脑血管内皮细胞、基底膜和星形胶质细胞足突等组成的复杂结构，其主要功能是保护脑组织免受有害物质和病原体的侵害。然而，在HIV感染的情况下，病毒可以破坏脑血管内皮细胞的结构和功能，使得血脑屏障的通透性增加。这不仅使得病毒和其他有害物质更容易进入脑组织，还可能导致脑脊液中的炎性细胞和有害物质逆流回血液，进一步加剧脑膜炎的病情。

11.5 免疫介导反应在脑炎及脑膜炎发病中的作用

免疫介导反应在脑炎及脑膜炎的发病过程中发挥重要作用。首先，HIV感染引发的免疫反应是导致脑组织损伤的重要原因之一。在感染初期，免疫系统会识别并攻击HIV病毒，但随着病毒的复制和免疫功能的下降，免疫反应可能变得过度或失调。这些过度的免疫反应会导致大量的炎性因子和趋化因子释放到脑组织中，引发炎症反应并加重脑组织损伤。

其次，免疫介导反应还可能导致自身免疫性疾病的发生。在HIV感染的情况下，免疫系统可能会错误地攻击自身脑组织中的抗原成分，引发自身免疫反应。这种自身免疫反应会进一步加剧脑组织损伤和炎症反应，形成恶性循环。

此外，免疫介导反应还可能影响血脑屏障的完整性和功能。过度的免疫反应会破坏脑血管内皮细胞的结构和功能，使得血脑屏障的通透性增加。这不仅使得病毒和其他有害物质更容易进入脑组织引发脑炎和脑膜炎等并发症；还可能影响脑脊液中物质的平衡和代谢导致颅内压升高等严重后果。

11.6 HIV感染脑炎及脑膜炎的常见症状和不典型表现

HIV感染脑炎及脑膜炎的常见症状包括头痛、发热、恶心、呕吐、颈部僵硬、意识障碍、癫痫发作以及局灶性神经功能缺损等。这些症状通常是由于脑组织炎症、颅内压升高和神经细胞受损所引起的。然而，在一些不典型的情况下，患者可能仅表现出轻微的头痛、认知功能障碍或精神行为异常等非特异性症状，这些症状往往容易被忽视或误诊。

除了上述常见症状外，HIV感染脑炎及脑膜炎还可能伴随其他系统的症状，如皮疹、关节疼痛、淋巴结肿大等。这些症状的出现可能与病毒感染的全身性反应有关。需要注意的是，HIV感染者的神经系统并发症可能与其他机会性感染或药物副作用相混淆，因此在诊断时需要综合考虑患者的病史、临床表现和实验室检查结果。

11.7 诊断过程中面临的挑战

诊断HIV感染脑炎及脑膜炎面临的主要挑战之一是症状的非特异性。如上所述，许多症状如头痛、恶心、呕吐等也可能出现在其他疾病中，如流感、偏头痛或其他类型的脑膜炎等。这使得仅凭临床表现很难做出准确的诊断。此外，HIV感染者的免疫系统受损程度不同，临床表现的严重程度和类型也会有所不同，这进一步增加了诊断的难度。

另一个挑战是诊断方法的局限性。虽然脑脊液检查、血清学检测和影像学检查在诊断中有一定的应用价值，但它们各自存在局限性。例如，脑脊液检查可以检测病毒载量和炎性反应，但操作相对复杂且有一定的创伤性；血清学检测可以检测病毒抗体和抗原，但在疾病早期可能出现假阴性结果；影像学检查可以发现脑组织异常，但对早期病变的敏感性较低。

11.8 诊断方法的应用

脑脊液检查：通过腰椎穿刺获取脑脊液样本进行化验。脑脊液中的白细胞计数、蛋白质水平和葡萄糖浓度等指标有助于判断是否存在炎症反应和感染。此外，还可以检测脑脊液中的HIV病毒载量和特异性抗体来确认HIV感染。

血清学检测：通过抽取静脉血样本进行化验。血清学检测可以检测血液中的HIV抗体和抗原，以及炎性因子等生物标志物。这些指标有助于判断感染状态、疾病进展和免疫反应情况。需要注意的是，在感染早期或免疫功能严重受损的情况下，血清学检测结果可能不准确。

影像学检查：包括计算机断层扫描（CT）和磁共振成像（MRI）等。这些检查方法可以显示脑组织的结构和形态异常，如脑水肿、出血、梗死等。对于HIV感染脑炎及脑膜炎患者来说，影像学检查有助于发现脑实质的损害和并发症的存在。然而，需要注意的是，影像学检查对于早期病变的敏感性较低，可能无法及时发现轻微的病变。

11.9 抗病毒治疗在 HIV 感染脑炎及脑膜炎治疗中的核心地位

抗病毒治疗在 HIV 感染脑炎及脑膜炎的治疗中占据核心地位。HIV 病毒是导致这些神经系统并发症的根本原因，因此，通过抗病毒治疗抑制病毒复制、降低病毒载量是控制疾病进展和改善患者预后的关键。目前，针对 HIV 的抗病毒药物主要包括逆转录酶抑制剂、蛋白酶抑制剂和整合酶抑制剂等，这些药物通过不同的机制阻断病毒生命周期中的关键步骤，从而达到抑制病毒复制的目的。

对于 HIV 感染脑炎及脑膜炎患者来说，抗病毒治疗不仅可以减少病毒对脑组织的直接损害，还可以减轻炎症反应、改善免疫功能，从而缓解临床症状、降低并发症发生率和提高生活质量。因此，一旦确诊 HIV 感染脑炎或脑膜炎，应尽早启动抗病毒治疗，并根据患者的具体情况制定个体化的治疗方案。

11.10 对症治疗和支持治疗的重要性

除了抗病毒治疗外，对症治疗和支持治疗在 HIV 感染脑炎及脑膜炎的治疗中也具有重要意义。对症治疗主要是针对患者的具体症状进行处理，如使用止痛药物缓解头痛、使用抗癫痫药物控制癫痫发作等。这些治疗措施可以迅速改善患者的不适症状，提高患者的生活质量和依从性。

支持治疗则主要是为患者提供全面的护理和支持，包括保持呼吸道通畅、维持水电解质平衡、预防和治疗并发感染等。这些措施有助于降低患者的并发症发生率、改善预后和提高生存率。特别是对于免疫功能严重受损的患者来说，支持治疗尤为重要。

11.11 影响预后的因素

HIV 感染脑炎及脑膜炎的预后受多种因素影响。其中，治疗的及时性是最重要的因素之一。早期启动抗病毒治疗可以迅速抑制病毒复制、减轻脑组织损害和炎症反应，从而改善患者预后。此外，患者的免疫状态也是影响预后的重要因素。免疫功能较好的患者对治疗的反应较好，预后也相对较好；而免疫功能严重受损的患者则容易出现并发症和不良预后。

除了上述因素外，患者的年龄、合并症、病毒载量、CD4+ T 淋巴细胞计数等也可能对预后产生影响。因此，在治疗过程中需要综合考虑患者的具体情况，制定个体化的治疗方案和预后评估策略。同时，随着医学技术的不断进步和新药物的研发，未来有望进一步提高HIV感染脑炎及脑膜炎的治疗效果和预后。

12. 东部马脑炎（EEE）

12.1 概述

在美国，由虫媒病毒引起的急性脑炎非常罕见，但由于该疾病的破坏性，当它发生时，它经常成为国家或地区新闻的头条新闻。在美国发现的五种虫媒病毒可引起脑炎：东部马病毒、西部马病毒、西尼罗河病毒、圣路易斯病毒和拉克罗斯病毒。它们占脑炎病例的10%。EEE是其中最严重和最具爆发性的脑炎类型。它的死亡率至少为30%，是所有虫媒病毒引起的脑炎中最高的。从2003年到2016年，共报告了121例人间病例，每年报告的病例中位数为8例。全国平均年发病率为0.03例/百万人。2019年，年度病例急剧上升，在此期间，报告了38例新病例，包括15例死亡。

东部马病毒是一种蚊媒病毒，分布于美国东北部地区、五大湖和墨西哥湾沿岸。最初，这种病毒是1831年从马萨诸塞州的马匹中发现的。后来在其他动物中也发现了它，如鸟类和爬行动物。人类通过被感染的蚊子叮咬将病毒释放到血液中而获得EEE。受感染的蚊子反过来通过叮咬受感染的动物并吸食它们的血液来感染病毒。第一个确定的人间病例是在1938年，当时马萨诸塞州爆发了疫情，在此期间，34例病例中有25例死亡。

在美国，虽然全年都可能零星发生EEE，但每年夏天往往会发生小规模爆发。大多数被受感染蚊子叮咬的人是无症状或表现出轻微症状，如低烧、不适、关节或肌肉痉挛。不到5%的感染者会发展为急性脑炎。50岁以上或15岁以下的患者风险更高。接受免疫抑制剂治疗的患者也更容易受到伤害。

12.2 临床表现

患者通常在受感染蚊虫叮咬后约4-10天出现非特异性但进展迅速的症状：突然出现高烧、寒战、头痛、呕吐和癫痫发作。应仔细检查任何旅行史或户外活动。症状迅速恶化，导致定向障碍、昏迷和死亡。幸存者通常有严重的后遗症，包括抽搐、瘫痪和智力低下。

12.3 诊断方法

EEE的诊断很困难，因为临床表现通常模糊不清。通常通过脑脊液中显示针对EEE的免疫球蛋白M（IgM）抗体或血清抗EEE病毒抗体滴度增加4

倍来诊断。中性粒细胞增多可见于脑脊液，这在病毒性脑炎中不常见。在某些情况下，可以从组织、血液或脑脊液中分离出病毒、病毒抗原或病毒基因组序列。单纯血清 IgM 抗体应通过病毒特异性中和抗体证明来确诊。标本必须送到该国的专门实验室，直到收到标本后几天到几周才能获得结果。

神经影像学检查结果非常有用，因为它们通常在早期变得异常。在 NECT 上，可见弥漫性异质性低信号区域，累及双侧基底神经节和丘脑，伴有显著肿胀和占位效应。侧脑室和第三脑室消失。通常没有明显出血的证据。MRI 显示，双侧基底神经节和丘脑内异质性低信号 T1 和高信号 T2/FLAIR 信号似乎是显著特征，并且在多个报告中持续存在。这被认为是由于水肿、炎症和缺血的共同作用。在相当多的病例中，可以看到外囊和内囊内高信号的线性区域，并且相对保留了慢状核，这可能代表了 EEE 的可识别特征。这种"括号符号"的有效性仍有待商榷，当有更多成像病例可用时，需要进一步确认。在某些情况下，异常信号会延伸到中脑和脑桥。DWI 显示等强度信号，没有明显的扩散受限。在大多数情况下，不会注意到任何增强功能。还有一些报告显示 T2/FLAIR 信号的局灶区域影响大脑半球的皮层和皮质下白质。

其他类型的节肢动物传播病毒性脑炎，如西尼罗河脑炎、圣路易斯脑炎，显示相似的影像学表现，应纳入鉴别诊断。其他涉及双侧基底神经节和丘脑的疾病包括克雅氏病和缺氧缺氧性脑病，它们具有不同的临床病史、临床表现和实验室检查。病变区域的持续性高信号弥散信号是最敏感的体征，可将其与 EEE 区分开来。

12.4 治疗

目前尚无有效的抗病毒药物治疗 EEE。治疗主要是支持性治疗，包括静脉输液、插管、类固醇和抗惊厥药。三分之一的患者在接受治疗后仍死亡。50%的幸存者遭受永久性脑损伤。目前，尚无人类 EEE 疫苗可用。

第四章 中枢神经系统的寄生虫感染

中枢神经系统（Central nervous system，CNS）感染寄生虫结果十分严重，早期诊断并治疗是降低死亡率重要手段。另外随着交通的便利，临床医师要随时警惕在疫源地感染、在国内发病的输入性病例，如美洲锥虫病和非洲锥虫病，也要了解发病率很低但死亡率很高的自由生活阿米巴的 CNS 感染，如福氏耐格阿米巴感染。

1. 脑疟疾

全世界有超过 25 亿人感染疟疾，每年造成 100 万至 300 万人死亡。该病是由五种不同的疟原虫之一引起的：间日疟原虫、疟原虫。卵形，P.疟疾，P. knowlesi 和 P.恶性疟原虫。疟疾的大多数死亡和严重并发症，尤其是中枢神经系统受累，都是由 P 引起的。恶性疟原虫。疟疾子孢子体在蚊子叮咬人的血粉时从雌性按蚊传播给患者。孢子体被迅速携带到肝脏，在大约 1 周内繁殖，成为组织裂殖子或 P 产生的休眠休眠子。间日和 P. 卵形。然后受感染的肝细胞破裂，释放出数千个裂殖质，每个裂殖质又感染血流中的红细胞。通过反复的成熟循环和红细胞破裂以及裂殖子的释放，血液中持续的无性复制最终导致有症状的感染。在这个过程中，一些寄生虫发育成称为配子细胞的有性形式，它们本身不会产生症状，但可能会长时间循环。正是这些配子细胞的摄入导致了按蚊的有性繁殖周期，导致运动的孢子体侵入蚊子的唾液腺，并可以在下一次进食时传回给人类。

疟疾广泛分布于经济欠发达国家，特别是撒哈拉以南非洲、中美洲和加勒比地区、南美洲、中东、远东和印度尼西亚。

1.1 发病机制

P 恶性滋养体是恶性疟疾的病因，与几乎所有与感染相关的严重并发症有关。特别是脑疟疾，是这些并发症中最突出和最严重的。死亡率仍然相对较高（20%），并且通常与诊断和治疗的延误有关。如 P. 恶性滋养体在红细胞中成熟，它们在红细胞表面诱导小旋钮的形成。这些旋钮与微血管内皮细胞上的粘附分子（也称为细胞间黏附分子-1）结合，导致隔离。螯合是红细胞含有成熟形式的 P 的过程。恶性疟原虫黏附在微血管内皮细胞上，导致这些细胞从循环中明显减少或消失。红细胞在小血管中的隔离和随之而来的微循环流动受阻是恶性疟原虫的特有特性，也是导致脑疟疾昏迷和死亡的重要机制。脑疟疾发病机制的第二个重要因素是细胞因子产生的增加。为了控制感染，宿主免疫系统会产生一种有效的促炎反应，诱导巨噬细胞-单核细胞系列细胞释放各种细胞因子，包括 TNF-α、IL-1、IL-6 和 IL-8。然而，这种反应也可能诱发并发症，如严重贫血、低血糖和脑疟疾。

由于细胞因子的产生，粘附分子在疟疾中上调，尤其是 TNF-α。此外，寄生的红细胞倾向于粘附在相邻的未感染细胞上，导致腐烂。此外，随着寄生虫在红细胞内成熟，通常灵活的细胞变得更加球形和刚性。由于寄生红细胞的膨胀和硬度增加，红细胞被困在毛细血管中。细胞粘附、凝固和刚性的最终结果是 P 的隔离增强。恶性红细胞寄生在脑血管系统中，脑血流停滞，继发性缺血导致组织缺氧、乳酸性酸中毒、低血糖，并阻止营养物质输送到组织。高浓度的 TNF-α 可通过增加寄生红细胞的隔离力来诱发脑型疟疾。尽管所有组织都可能受累，但大脑受影响最深。

1.2 临床表现

在中枢神经系统中，这一过程会导致谵妄、意识障碍、抽搐、瘫痪、昏迷，如果不治疗，最终会导致快速死亡。严重恶性疟疾的全身表现包括贫血、乳酸性酸中毒、低血糖、肺水肿、成人呼吸窘迫综合征和弥散性血管内凝血。值得注意的是，疟疾的病理生理学不包括脑血管系统内或周围的血管炎或炎性细胞浸润，大多数患者没有脑水肿的证据。颅内压升高可能是由于脑总血容量增加，而不是脑水肿和毛细血管渗漏引起的脑肿胀。疟疾患者的昏迷通常与颅内压升高无关。$P.$ 的临床特征。恶性疟疾包括发热和寒战（83%）、感觉（48%）、黄疸（27%）、贫血（75%）、脑受累（45%）、血小板减少症（41%）和肾功能衰竭（25%）。

对于意识改变、发热和相关旅行史的患者，应考虑诊断，这对于引出疟疾至关重要，患者是否服用或依从疟疾预防史也是如此。旅行的位置尤为关键，因为 *P. 恶性疟原虫* 通常对氯喹耐药。对甲氧苄啶/磺胺甲噁唑、甲氟喹和其他药物的耐药性已在世界许多地方记录，尤其是东南亚和撒哈拉以南非洲。因为 *没有 P* 的潜在形式。肝脏中的恶性疟原虫，如 *P. 间日* 和 *P. 卵形，P 的病例*。恶性疟疾应在离开流行区后一个月内出现临床症状。

1.3 诊断方法

疟疾的实验室诊断是通过检查血涂片进行的。在目前的实践中，厚薄血涂片仍然是疟疾实验室诊断的基石。尽管有基于侧流免疫层析法的疟疾快速诊断检测，临床医生可以在 10-15 分钟内从手指刺血标本中检测到疟疾寄生虫抗原，但血涂片的显微镜检查仍然是诊断疟疾最具成本效益的方法。

1.4 治疗方法

未经治疗，脑型疟疾是致命的。在伴有中枢神经系统累及的重症疟疾病例中，无论血涂片的初步结果如何，都必须将患者视为恶性疟疾患者，根据经验开始使用肠外抗疟药物。一旦可疑诊断，应开始胃肠外给予葡萄糖酸奎尼丁。推荐的治疗方案包括在 1-2 小时内静脉输注 6.25 mg 碱基/kg（=10 mg 盐/kg）的负荷剂量，然后连续输注 0.0125 mg 碱/kg/min（=0.02 mg 盐/kg/min）。另一种方案是在 4 小时内静脉输注 15 mg 碱/kg（=24 mg 盐/kg）葡萄糖酸奎尼丁的静脉负荷剂量，然后在负荷剂量后 8 小时开始，每 8 小时输注 7.5 mg 碱/kg（=12 mg/kg 盐）每 8 小时输注 4 小时。葡萄糖酸奎尼丁治疗应与多西环素、四环素或克林霉素联合使用。如果患者不能耐受口服治疗，可静脉给予多西环素（100mg/12 h）或克林霉素（5mg/kg/kg，每 8 h），直至患者转为口服治疗。 最近，青蒿素衍生物，如肠外青蒿琥酯，已被证明可显著降低非洲重症疟疾儿童的死亡率；作者接着建议，胃肠外用青蒿琥酯应取代奎宁，作为全球严重恶性疟疾的首选治疗方法。

胃肠外奎尼丁葡萄糖酸酯具有心脏毒性，可诱发高胰岛素血症性低血糖。因此，在开始治疗之前应获得基线心电图，并且必须密切监测血糖水平。重症监护管理包括持续监测心脏和血压，并对通常与重症疟疾相关的共存躯体并发症进行适当的支持性治疗：抽搐、肾功能衰竭、成人呼吸窘迫综合征、弥散性血管内凝血、乳酸性酸中毒、低血糖、液体和电解质异常、循环衰竭、急性肾功能衰竭、继发性细菌感染和严重贫血。

静脉注射皮质类固醇与不良结局相关，绝对禁忌。CT 扫描显示脑肿胀是成年脑疟疾患者的常见表现，但与昏迷深度或生存率无关。甘露醇治疗作为成人脑疟疾脑肿胀的辅助治疗可延长昏迷持续时间，并可能有害。退热药、抗惊厥药（苯巴比妥）、抗细胞因子/抗炎药（抗 TNF 抗体、己酮可可碱、地塞米松）、铁螯合剂和超免疫血清的研究结果未证明有益于改善患者预后。

通过治疗，几乎所有中枢神经系统疟疾患者如果在急性发作中幸存下来，都能完全康复。然而，在全球范围内，儿童和成人的总体死亡率仍然高得令人无法接受。大约 12% 的脑疟疾患者可能有持久的神经系统后遗症，包括皮质盲、震颤、颅神经麻痹以及感觉和运动功能障碍，尽管这些后遗症中约有 50% 会随着时间的推移而消退。

2. 阿米巴脑膜脑炎

一种戏剧性且几乎一致致命的原发性脑膜脑炎可见于由自由生活的变形虫、福氏奈格里*菌*和棘阿米巴菌属引起的感染。自由生活的 N. fowleri 在自然界中广泛存在，特别是在温暖气候下的湖泊上层或浅淡水中。棘阿米巴属通常存在于土壤、淡水和微咸水中。在美国，大多数病例（通常是儿童或年轻人）发生在东南部各州。临床上，患者表现为突然发高热、畏光和头痛；进展为反应迟钝的速度相对较快。通常有在温暖的淡水湖中游泳或滑水的经典历史。变形虫沿着与嗅神经相关的血管侵入鼻腔，穿过筛板到达额叶和周围的脑膜，在那里它们迅速产生高度坏死、化脓性和破坏性脑炎。由于嗅觉受累，嗅觉或味觉可能会改变。否则，会出现非特异性症状，如意识模糊、易激惹、烦躁不安和癫痫发作，并迅速进展为谵妄、木僵和昏迷。脑脊液通常带血，表现为白细胞增多，以中性粒细胞为主，低血糖水平和蛋白升高。如果强烈怀疑诊断，可以用玻片加热器检查未染色的脑脊液，以寻找滋养体的典型、可移动的变形虫运动；革兰染色和培养通常为阴性。CDC 已经开发了一种针对 Naegleria、棘阿米巴和 Balamutia 的 PCR 检测方法。

额叶受累在 MRI 上很容易看到，但由于病情罕见且缺乏即时诊断体征，诊断往往延迟。据报道，只有少数患者存活，并且所有患者都接受了两性霉素B，病原体在体外易感。该病的最佳治疗方案尚不清楚，一些作者推荐最大全身剂量的两性霉素B联合脑池内两性霉素B辅助利福平和多西环素。手术干预通常包括放置鞘内两性霉素 B 的储液器和分流以缓解脑积水。

3. 脑囊尾蚴病

脑囊尾蚴病是最常见的神经系统蠕虫感染，也是全球获得性癫痫的主要原因。囊尾蚴病广泛分布于墨西哥、中美洲、南美洲、非洲、东南亚、印度、菲律宾和南欧等地区。最近的数据表明，在欧洲，这是一个日益严重的问题。成人脑囊尾蚴病是由绦虫、猪带绦虫、猪绦虫的幼虫囊肿感染脑部引起的。人类感染通过两种不同的机制发生：摄入卵子导致卵子胚胎形成和肠壁穿透，囊尾蚴通过血行运输到许多不同的组织，主要是肌肉和大脑，在那里它们包囊并长期保持潜在的传染性。或者，摄入未煮熟的猪肉会导致人类摄入囊尾蚴。在后一种情况下，囊尾蚴成熟为典型的绦虫，附着在肠道上，可以长到长达 3 m 的长度，寿命长达 25 年。在此期间，它会产生充满卵子的部分，称为节片，它们通过粪便排出体外。从这些节片中摄入虫卵会导致脑囊尾蚴病，有时甚至会因患者自身肠道绦虫的自身感染而引起。

症状性脑囊尾蚴病是由于脑实质囊肿在数月至数年内扩大所致。在美国，患者可能因脑囊尾蚴病而出现癫痫发作，该脑囊尾蚴病是在 30 年前访问世界流行地区后获得的。临床表现是非特异性的，根据囊性病变的数量、大小和解剖位置而有所不同。癫痫发作和头痛是常见的首发症状。如果囊肿阻塞脑脊液流动，可能会导致与颅内压升高相关的症状，如头痛、恶心、呕吐、视力改变、头晕、共济失调和意识模糊。当囊肿位于脑膜中时，可能会发生慢性脑膜炎。一种称为"总状体"囊尾蚴病的不寻常形式是由大脑底部囊肿增殖引起的，可导致严重疾病，包括精神恶化和死亡。椎管内囊肿很常见，可能产生脊髓受压的症状；严重程度再次取决于囊肿的位置和大小。

最常见的临床表现为癫痫发作（64.8%）、颅内压增高相关症状和脑膜炎。颅骨放射学检查显示，高达 50%的患者颅内钙化提示囊尾蚴病。脑脊液分析总是显示压力升高、淋巴细胞和嗜酸性粒细胞计数升高、蛋白水平升高和葡萄糖水平降低。神经囊尾蚴病很容易通过神经影像学（CT 扫描或 MRI）检查来诊断，其中显示了多个不同大小和阶段的囊肿).MRI 可以显示寄生虫及其在神经系统中引起的变化。血清学检测对多发性囊肿患者的敏感性高达 94%，但在单囊肿患者中敏感性显著降低。较老的囊肿常钙化。PCR 检测的灵敏度最高（95.9%），但特异性各不相同（80%或 100%），具体取决于所使用的对照。血清学检查通常可通过 CDC 或特定的国家商业实验室获得。然而，由于当前检测的特异性和敏感性有限，特异性抗体和抗原的鉴定目前仅用于支持诊断。

根据神经影像学研究，中枢神经系统病变可分为活动性和非活动性脑囊尾蚴病非活动性实质性脑囊尾蚴病患者通常没有寄生虫存活或退化的寄生虫证据；抗寄生虫药物在这些患者中的应用仍然有限。然而，这些患者发生癫痫发作的风险增加，需要使用苯妥英钠、苯巴比妥或卡马西平进行标准抗惊厥治疗。发生脑积水的患者需要接受心室腹膜分流术治疗。几乎所有活动性脑囊尾蚴病患者都有癫痫发作，必须用抗惊厥药治疗。这些患者中的大多数可能可以通过对症治疗，然后进行 MRI 检查，因为囊尾蚴通常会在 1 到 2 年内完全退化。该过程导致钙化、非活动性囊尾蚴继续诱发癫痫发作，因此需要继续使用抗惊厥药治疗，或者在大多数情况下，MRI 正常，在这种情况下，只要患者保持无癫痫发作，抗惊厥药可以逐渐减量。

杀胆药物（阿苯达唑和吡喹酮）改善了这种疾病的预后，可以与吡喹酮一起给药，剂量为 50-100 mg/kg/天，持续 15-30 天，或阿苯达唑 10-15 mg/kg/天，持续 8 天。在比较这些药物疗效的试验中，阿苯达唑优于吡喹酮。阿苯达唑的另一个优点是它还可以破坏蛛网膜下腔和心室囊肿。在其中一些病例中，特别是在大蛛网膜下腔囊肿患者中，可能需要更高剂量（高达 30 mg/kg/天）或更长甚至重复的阿苯达唑疗程。尽管这些药物可杀死囊尾蚴，但一些对照试验并未显示与单纯对症治疗相比有任何临床益处。吡喹酮的主要不良副作用是神经功能恶化，即头痛、头晕、癫痫发作和颅内压增高，这可能是由于宿主炎症反应增加和幼虫死亡导致的脑水肿。一个强有力的共识是，抗囊杀虫药物对仅钙化病灶的患者没有作用，无论抗寄生虫治疗如何，单个增强病灶的患者都会表现良好。Riley 和 White 指出，虽然抗寄生虫治疗适用于多发性蛛网膜下腔囊尾蚴或巨囊尾蚴患者，但脑水肿（囊尾蚴性脑炎）患者禁用抗寄生虫治疗。

手术在某些形式的疾病的治疗中起着重要作用，尤其是脑积水和脑室内囊肿。脑室性脑囊尾蚴病的标准治疗方法是手术切除阻塞脑脊液流动的囊肿；在心室囊尾蚴患者中，内镜下切除仍是首选治疗。最近的研究发现，当这些患者接受抗寄生虫药物治疗时，分流失败较少。累及基底池的囊尾蚴病与明显的炎性蛛网膜炎有关，可同时伴有血管炎，导致腔隙性梗死，以及囊尾蚴侵入较大血管，导致卒中。因此，一些作者推荐在脑池囊尾蚴病患者中加用皮质类固醇。

由 Garcia 及其同事领导的共识指南小组强调了治疗脑囊尾蚴病的四大原则：

（1）根据中枢神经系统内寄生虫的数量、位置和存活率做出个体化治疗决策，包括是否使用抗寄生虫药物；（2）积极使用抗寄生虫药物或手术切除治疗生长中的囊尾蚴；（3）在考虑任何其他形式的治疗之前，优先考虑继发于脑囊尾蚴病的颅内高压的治疗；（4）对继发性癫痫发作的其他原因引起的癫痫发作进行管理，因为癫痫发作是由长期存在的器质性病灶引起的。

4. 棘球蚴病

棘球蚴病是由绦虫引起的，绦虫通常感染狗、猫、狼和其他食肉动物。它在世界各地都有发现，但在地中海周边国家、东非部分地区、俄罗斯和南美洲尤为常见。美国几乎没有棘球蚴病，但重要的是要认识到加拿大和阿拉斯加的熊、狐狸和狼通常感染这种寄生虫。当摄入受感染动物的卵子并且内部的癌球被激活，穿透肠壁，并通过静脉或淋巴管传播到体内的各种组织，形成包虫囊肿时，就会产生疾病。高达80%的囊肿发生在肝脏，约10%发生在肺部。中枢神经系统受累并不常见，仅发生约 2% 的病例。在所有解剖部位，囊肿可能是单个或多个。

在感染人类的四种物种中，*细粒棘球绦虫和 E. 多房肌*占绝大多数病例。中枢神经系统疾病的常见特征是脑中孤立性囊肿缓慢增大。根据囊肿的大小和位置，患者可能保持无症状。然而，随着中枢神经系统病变的增大，症状可能由病变本身的局部影响引起，也可能继发于颅内压升高，导致头痛、恶心和呕吐、癫痫发作、偏瘫、构音障碍和颅神经麻痹。根据 CT 扫描或 MRI 上看到的囊肿本身的影像学表现，可以怀疑诊断。典型的影像学特征包括锐利的球形边缘，无增强边缘或周围水肿，但如果存在活动性炎症，则可见细小的外周强化边缘伴病灶周围水肿。CT 在肝外疾病的检测方面具有优势；MRI 似乎没有增加任何诊断益处。

免疫诊断检测可从 CDC 获得；这些测试的敏感性从 60%到 90%不等，它们对肝囊肿高度敏感，但对脑囊肿敏感度较低。因此，阴性检测并不能绝对排除脑棘球蚴病。疫区旅行史或生活史，尤其是与绵羊接触史，也会增加棘球绦虫诊断的可能性。颅内包虫囊肿患者通常表现为局灶性神经功能缺损和脑脊液血流受干扰导致颅内压升高的特征。包虫囊肿的治疗是手术治疗，手术的目的是切除囊肿而不破裂，以防止复发和过敏反应。阿苯达唑治疗的日剂量为 10 mg/kg，服用 3 次，持续 4 个月。它是一种广谱口服驱虫药，通过阻断幼虫和成虫对葡萄糖的摄取而起作用。因此，糖原储存被耗尽，从而减少了 ATP 的形成，导致寄生虫死亡。阿苯达唑可以减小大囊肿的大小，使较小的囊肿消失。

5. 类圆线虫病

粪类圆线虫是一种小型线虫，在土壤中具有自由生活的形式，而寄生形式（即成年雌性）生活在十二指肠、空肠黏膜绒毛或粘膜下层的肠隐窝内；雄性不进入肠黏膜，而是通过粪便排出。正常情况下，成虫会钻入黏膜并产生虫卵，虫卵随粪便排出。雌性沉积的卵可能会孵化出进入肠腔的横纹状幼虫，然后通过粪便排出。从这些生物体中释放的卵通常在土壤中成熟，产生更多的横纹状幼虫。在环境中，这些幼虫转变为丝状感染性幼虫，可以直接穿透人类和其他哺乳动物的完整皮肤。由于尚不完全清楚的原因，在一些患者中，从横纹肌状到丝状感染性幼虫的转化也可能发生在下肠或肛周区域，然后通过粪便排出。丝状幼虫穿过肠壁和肛周皮肤，再次感染患者，这种现象称为自身感染。丝状幼虫穿过皮肤后，进入淋巴管，最终进入静脉系统，在那里它们被带到肺毛细血管。在这里，它们从血管迁移到肺泡，沿着气道向上，然后向下穿过食道到达小肠。症状包括地面瘙痒、荨麻疹和肺部症状。肠道中的蠕虫负荷可能导致吸收不良综合征。

作为免疫功能低下患者重度感染综合征的一部分，中枢神经系统受累可能表现为头痛、精神改变、假性脑膜炎、局灶性或全身性癫痫发作或运动无力。脑病很常见，脑膜中的类圆线虫幼虫可引起化脓性脑膜炎。重度感染综合征的一个独特方面是脑膜炎和脓毒性休克的可能性。可发生大肠杆菌和其他革兰氏阴性肠道微生物。这些革兰阴性菌感染被认为是由肠道微生物在幼虫或幼虫肠道内携带引起的，因为它们在组织中迁移时，一旦中枢神经系统被侵入，就会导致细菌性脑膜炎。虽然嗜酸性粒细胞增多在类圆线虫病中很常见，但由于存在免疫抑制（通常是皮质类固醇），在重度感染综合征患者中几乎从未出现过嗜酸性粒细胞增多，并且是预后不良的征兆——嗜酸性粒细胞计数越低，预后越差。可以通过识别粪便、十二指肠抽吸物或痰液中的幼虫来做出诊断。对于大面积类圆线虫病，用噻苯达唑 25 mg/kg，每日两次，持续 10 天是有效的。伊维菌素疗法也被证明可有效治疗重度感染综合征。

6. 弓蛔虫病

犬弓蛔虫和猫弓蛔虫分别是感染狗和猫肠道的线虫。由于家畜的这种感染，这些生物的卵广泛分布在人类可能接触的土壤中。当虫卵被摄入并在小肠中孵化时，就会发生人类感染。然后幼虫通过肠壁迁移到身体的各种组织中，最常表现为内脏幼虫移行症（VLM）。症状包括腹痛、肝肿大、厌食、恶心、呕吐、嗜睡、行为改变、肺炎、咳嗽、喘息、淋巴结肿大或发热。该疾病的标志是明显的嗜酸性粒细胞增多。年龄较大的儿童、青少年或年轻人可能出现单侧视力丧失；检眼镜检查显示的病变与视网膜母细胞瘤无异。当在 2 至 4 岁的幼儿中发现嗜酸性粒细胞增多时，很容易提示 VLM 的临床诊断。虽然非常罕见，但中枢神经系统受累可表现为痴呆、脑膜脑炎、脊髓炎、脑血管炎、癫痫或视神经炎。VLM 患者的中枢神经系统受累也可能表现为伴有癫痫发作的脑病。其他表现包括脑膜脑炎、横贯性脊髓炎和精神障碍。

治疗为二乙基卡马嗪 2 mg/kg，口服，每日 3 次，连服 10 天，或阿苯达唑 400 mg，口服，每日 2 次，连服 5 天。类固醇适用于眼部疾病，对于严重的肺、心脏或中枢神经系统受累可能是必需的。寄生虫嗜酸性粒细胞性脑膜炎的鉴别诊断包括由广州血管圆线虫和食肉瘤引起的感染；由这些生物体引起的脑膜炎是由它们随机迁移到中枢神经系统引起的。

第五章 中枢神经系统细菌性感染

1. 急性细菌性脑膜炎

1.1 概述

细菌性脑膜炎(bacterial meningitis, BM)是指由于病原菌感染蛛网膜下腔从而导致宿主大脑皮层发生炎症的一种中枢神经系统感染性疾病，在世界范围内均具有较高发病率。细菌性脑膜炎具有较高的致死率，并且30%~50%的存活者表现出不同程度的神经系统后遗症。在发达国家，细菌性脑膜炎每年人群发病率约为5/100000(成年人)；而在非发达国家，这一比例约为发达国家的10倍。细菌性脑膜炎也是兽医临床上常见的疾病之一，严重危害家畜、家禽及野生动物的健康安全和畜牧业的健康发展。近年来，疫苗的大规模接种和医疗水平的大幅度提高较好地控制了细菌性脑膜炎在世界范围内的大流行，但社区获得性细菌性脑膜炎(community-acquired bacterial meningitis, CA-BM)依然是世界各国尤其是低收入国家引起较高发病率和病死率的重要疾病。近年来，随着研究的不断深入，人们对细菌性脑膜炎的发生机制已有较为清晰的认识。

1.2 流行病学和疫苗接种

20世纪50年代、60年代和70年代对细菌性脑膜炎发病率的研究发现，当时常见的脑膜炎病原体为流感嗜血杆菌、脑膜炎奈瑟菌、和肺炎链球菌，尽管这些病例发现工作是在相对较小的人群中进行的。这些研究的设计是回顾性的，而且人群相对较少，但鉴于这些特定病原体的分离率很高(70%)，治疗和预防策略都是针对这些微生物的。

1977年，美国疾病控制和预防中心建立了一个全国性的监测系统，以收集前瞻性流行病学数据，取代以往报告中对细菌性脑膜炎病例的回顾性和社区研究。在首次发表的研究中，疾病预防控制中心报告了13974例细菌性脑膜炎病例，研究分析了1978年至1981年美国27个州的情况。总体发病率为每10万人中有3例，其差异基于年龄(每10万人中1岁以下儿童有76.7例)、种族和性别(男性和女性分别为每10万人3.3和2.6例)。三种最常见的病原体是流感嗜血杆菌、脑膜炎奈瑟菌和肺炎链球菌，占病例的80%以上。然而，由于没有采取积极措施发现病例，该研究中存在严重的漏报现象。

在1986年进行的一项后续研究中，对五个州(密苏里州、新泽西州、俄克拉何马州、田纳西州和华盛顿州)和洛杉矶县的所有细菌性脑膜炎病例进行了积极的、基于实验室的监测研究，其中包括近3400万人，分析了细菌性脑膜炎的五种最常见的病因(流感嗜血杆菌、脑膜炎奈瑟菌、肺炎链球菌、单核细胞增生李斯特菌和无乳链球菌)。在该项目研究中细菌性脑膜炎的总发病率是以前报告的两到三倍，流感嗜血杆菌、脑膜炎奈瑟菌和肺炎链球菌感染的比例仍占大多数(77%)。这些数据证实了开发针对这些病原体的疫苗的重要性及必要性。

随着针对b型流感嗜血杆菌的疫苗在美国和世界上一些国家的引入，细菌性脑膜炎的流行病学发生了急剧性的下降。1995年，美国疾病控制与预防中心在四个州(乔治亚州、田纳西州、马里兰州和华盛顿州)的22个县的所有急症护理医院的实验室中进行了一项后续研究，在为1000多万人提供服务的加利福尼亚州，细菌性脑膜炎的发病率急剧下降，直接原因是与接种b型流感嗜血杆菌的疫苗相关。与1986年的数据相比，其他病因的细菌性脑膜炎发病率几乎没有变化。与此同时，细菌性脑膜炎病例的平均年龄也发生了变化，从1986年的15个月大到1995年的25岁，因为在接种疫苗前报告的大多数流感嗜血杆菌脑膜炎病例发生在6至12个月大的婴儿和儿童中。这些数据突出了疫苗接种的重要性，并表明需要发展针对其他常见脑膜病原体的有效疫苗。

2000年，引入了七价肺炎球菌结合疫苗，肺炎球菌脑膜炎的发病率显著下降。在美国疾病控制与预防中心1998年至2003年进行的一项监测研究中发现，两岁以下患者的肺炎球菌性脑膜炎发病率显著降低。一种四价脑膜炎球菌结合疫苗被批准在美国使用，尽管目前没有美国的流行病学数据来检查这种疫苗的影响。

细菌性脑膜炎在世界许多其他地区，特别是在发展中国家，是一个更为严重的问题。在塞内加尔达喀尔，从1970年到1979年，平均发病率为每10万人中有50例，每250名儿童中约有1名在出生后第一年患上细菌性脑膜炎。在人类免疫缺陷病毒感染率高的非洲国家，大多数脑膜炎病例是由肺炎链球菌引起的，并且有较高的死亡率。撒哈拉以南非洲也被称为脑膜炎带，以脑膜炎球菌性脑膜炎流行而闻名，1981年至1996年期间，尼日尔的发病率为每10万人101例，布基纳法索爆发期间发病率高达每10万人中有40例。

来自欧洲西北部和南部、巴西、以色列和加拿大的研究显示出与美国相似的流行病学趋势。成人和儿童中最常见的病原体是肺炎链球菌和脑膜炎奈瑟菌，因为疫苗接种实际上已经消除了儿童中的 b 型流感嗜血杆菌脑膜炎。1973 年至 1982 年，在巴西萨尔瓦多库塔马亚医院对 4100 例细菌性脑膜炎病例进行的最大规模审查中，发病率为每 10 万人 45.8 例(50 例)；流感嗜血杆菌、脑膜炎奈瑟菌和肺炎链球菌占病例的 62%。其他病原为肠杆菌科(3.5%)、葡萄球菌(1.0%)、肺炎链球菌以外的链球菌(0.6%)和假单胞菌(0.3%)。33%的病例无法培养细菌。15 岁以下儿童占病例的 79%，45%的病例为 2 岁以下儿童。

我国曾在 1938-1977 年发生过 5 次 A 群脑膜炎球菌病(MenA)暴发，发病高峰出现在 1967 年，达 403/100 000；然而在 20 世纪 80 年代，由于 MenA 多糖疫苗的接种使该病的发病率大幅下降。20 世纪 50~80 年代，我国以 MenA 为主，流行菌株的序列型(sequence type, ST 型)ST5、ST3 和 ST7；2003 年 C 群脑膜炎球菌(ST4821)开始出现并流行；2006 年，W135 群脑膜炎球菌(ST11)开始出现并流行；2015 年开始出现 MenB(ST4821)的流行；2016 年，从我国天津一例患者体内分离出 NM 血清群 Y，但之后在我国并未出现 MenY 本土病例的报道。在部分养猪业比较发达的亚洲国家如中国、越南和泰国，R 群产溶血素链球菌(链球菌 2 型)也是导致脑膜炎的主要病原菌。

流感嗜血杆菌

在获得 b 型流感嗜血杆菌结合疫苗问世之前，流感嗜血杆菌占所有细菌性脑膜炎病例的 45%至 48%，现在它只占病例总数的 7%。以前，大多数病例是婴儿和 6 岁以下的儿童(高峰发病率为 6 至 12 个月)，大多数病例是由荚膜 b 型菌株引起的 b 型流感嗜血杆菌结合疫苗导致了 b 型流感嗜血杆菌脑膜炎发病率的显著降低。

每种疫苗由与微生物最外层的聚核糖苷糖醇磷酸(PRP)或 PRP 的部分共价耦联联的载体蛋白组成，结合过程使多糖从 t 细胞非依赖性抗原转变为 t 细胞依赖性抗原，大大提高了免疫原性。疫苗是建议所有婴儿从 2 个月大开始接种，连续三次接种，然后在 12 至 15 个月大时进行加强剂量，如果 PRP 外层膜蛋白(OMP)在 2 个月和 4 个月时给药，6 个月时不需要给药。自引入疫苗接种以来，工业化国家乙型流感嗜血杆菌脑膜炎病例数减少了 90%以上。即使在疫苗接种率仅为中等的国家，也看到了 50%至 75%的减少，这可能在于结合疫苗能够减少微生物的鼻咽携带，并随后减少通过群体免疫的传播。在疫苗被许可用于该年龄组之前，在美国1岁以下儿童中，b型流感嗜血杆菌疾病有所减少，这是观察到群体免疫的有力证据。

b型流感嗜血杆菌仍然是儿童脑膜炎的主要病因，在世界各地的死亡率很高。2007年，只有42%的儿童能够获得b型流感嗜血杆菌疫苗，尽管不久将再获得41%的疫苗，对于剩余部分，计划在随后几年开始接种疫苗。在发展中国家，b型流感嗜血杆菌结合疫苗的使用还没有得到广泛的研究。对冈比亚婴儿进行的一项试验表明，接种疫苗减少了大多数脑膜炎病例，从1990年到1993年，乙型流感嗜血杆菌脑膜炎的年发病率从每10万名1岁以下儿童200多例下降。在其他发展中国家总体疫苗有效率从88%到94%不等。在蒙古乌兰巴托最近发表的一项研究中，2002年至2004年细菌性脑膜炎的所有病例为2个月至5岁的儿童b型流感嗜血杆菌是主要原因，发病率高于其他亚洲国家。这些数据支持将b型流感嗜血杆菌结合疫苗引入该地区，进一步的监测数据将衡量使用这种疫苗对细菌性脑膜炎发病率的影响。

尽管有成功的报道，但也有报道称，在英国诺丁汉以前接种过疫苗的儿童中出现了侵袭性乙型流感嗜血杆菌病的病例，因为在英国，儿童在2个月、3个月和4个月大时接种疫苗，而不需要注射加强剂。随后，开展了b型流感嗜血杆菌疫苗的加强运动，向所有6个月至4岁的儿童提供一剂疫苗，导致目标年龄组的病例数量急剧下降加强剂的施用。随后，年龄较大的儿童和成人的病例数有所减少。即使是那些疫苗接种失败后发生侵袭性b型流感嗜血杆菌疾病发作的儿童，血清抗体浓度也低于那些被认为具有长期预防侵袭性疾病的水平，这表明这些儿童可能持续存在b型流感嗜血杆菌侵袭性疾病的风险，可能从额外剂量的b型流感嗜血杆菌结合疫苗中受益。侵袭性流感嗜血杆菌b型疾病在接种疫苗的儿童在美国也有报道。

然而，b型流感嗜血杆菌结合疫苗的好处可能为非b型流感嗜血杆菌菌株引起侵袭性疾病提供机会。在引进b型流感嗜血杆菌结合疫苗前后进行的巴西监测研究中，b型流感嗜血杆菌脑膜炎的发病率下降了69%，而血清a型菌株引起的脑膜炎发病率增加了9倍。这些数据表明，对由非疫苗血清型毒株引起的侵袭性疾病保持积极监测的重要性。基于b型流感嗜血杆菌结合疫苗的成功，流感嗜血杆菌脑膜炎现在已经成为一种主要在美国和欧洲成年人中发现的疾病。在对成年患者的前瞻性评价中荷兰社区获得性细菌性脑膜炎，流感嗜血杆菌占所有培养证实的细菌性脑膜炎病例的2%。

肺炎链球菌

肺炎链球菌目前是美国和欧洲最常见的细菌性脑膜炎病原，占美国总病例的61%。疫苗接种已被用于减少肺炎球菌脑膜炎的发病率。初步研究表明，从肺炎球菌脑膜炎患者脑脊液中分离的血清型中，74－90%代表23价肺炎球菌多糖疫苗所含的血清型。虽然这种疫苗被推荐用于预防某些高危人群的链球菌性肺炎，但这种疫苗在预防肺炎球菌性脑膜炎方面的功效未得到证实。尽管在这些研究中存在较宽的置信区间，但人们认为对肺炎球菌性脑膜炎的总体疗效约为50%。

由于2岁以下儿童的侵袭性肺炎球菌肺炎发病率最高，而23价疫苗在这一年龄组中尚未证实有效，因此开发了肺炎球菌结合疫苗，其中将荚膜多糖与来自白喉毒素(CRM197)、破伤风类毒素或脑膜炎球菌外膜蛋白复合物的无毒变体的载体蛋白结合。七价疫苗包括七种常见的肺炎球菌血清型(血清型4,6b，9V，14，18C，19F和23F)。一项最初的多中心、对照、双盲研究检验了七价肺炎球菌结合疫苗(与蛋白载体CRM197偶联)分4剂(2、4、6和12至15个月大)对37,868名婴儿和儿童的疗效。对于完全接种疫苗的儿童，预防疫苗中肺炎球菌血清型引起的侵袭性肺炎球菌疾病的总有效率为97.4%。

在七价肺炎球菌结合疫苗获得许可后，美国疾病控制与预防中心的监测数据显示，2岁以下儿童肺炎球菌脑膜炎的发病率下降了59%。根据全国住院服务数据，在引入七价疫苗后，肺炎球菌脑膜炎的发病率下降了33%(从每10万人0.8例降至0.55例)肺炎球菌结合疫苗，5岁以下儿童的降幅最大。疾控中心的另一项研究证实肺炎球菌的发病率较低。脑膜炎在1998年至1999年和2004年至2005年期间分别从每10万人1.13例到0.79例。其他研究也观察到肺炎球菌性脑膜炎发病率的下降，但这些研究没有显示出现肺炎球菌性脑膜炎的证据血清型替代引起的疾病。然而，其他多项研究确实观察到由七价疫苗以外的血清型引起的所有侵袭性肺炎球菌疾病的出现，强调需要继续监测和开发对这些其他血清型有效的疫苗。然而，10价和13价疫苗都不包括预防22F和35B血清型，只有13价疫苗包括19A血清型，这是肺炎球菌脑膜炎血清型替代的主要原因。这种13价疫苗最近已获得欧盟和其他国家的许可。接种7价肺炎球菌结合疫苗最初可减少耐多药肺炎球菌菌株的数量，但这种效果只是暂时的。

在发展中国家，侵袭性肺炎球菌导致的疾病（包括脑膜炎）是发病和死亡的主要原因，每年大约有70万至100万5岁以下儿童死亡。世界卫生组织建议将七价肺炎球菌结合疫苗纳入国家免疫规划，但193个世界卫生组织成员国中只有26个国家将这种疫苗纳入其国家儿童免疫规划。此外，实行疫苗接种的国家主要是儿童死亡相对较少的高收入国家。这些数据表明需要发展免疫规划，特别是在贫穷国家，以降低发病率和死亡率。

在发展中国家引起侵袭性肺炎球菌导致的疾病的血清型监测研究也表明，目前的7价肺炎球菌疫苗不会覆盖所有引起侵袭性疾病的血清型，并建议10价或13价肺炎球菌结合疫苗提供更广泛的覆盖范围。在这些脆弱人群中引入这些疫苗是控制这种严重感染的关键。

脑膜炎奈瑟氏菌

在美国，超过98%的侵袭性脑膜炎球菌病例是散发的。2008年在美国，由血清B组（32%的病例）、血清C组（32%的病例）和血清Y组（24%的病例）引起的疾病占大多数，导致脑膜炎的病例占53%。对于脑膜炎球菌性脑膜炎患者各血清组的相对贡献未明确。在世界其他国家也发现了其他主要血清群。中国在内的发展中国家报告了主要由血清A群引起的脑膜炎球菌性脑膜炎大流行，这些流行病期间的发病率可接近人口的1%。最近报告尼日尔的血清X群疾病发病率很高，占2006年1139例脑膜炎球菌性脑膜炎确诊病例的51%。

先前关于预防侵袭性脑膜炎球菌感染的建议包括在特定人群中接种针对a、C、Y和W-135血清群的四价脑膜炎球菌多糖疫苗风险增加。在美国，由于感染的总体风险较低，不能预防血清B群疾病，不能为幼儿提供长期免疫，因此不建议常规使用该疫苗。由于针对b型流感嗜血杆菌和肺炎链球菌引起的侵袭性疾病的结合疫苗的成功，开发了针对特定血清群脑膜炎奈瑟菌的结合疫苗。这些疫苗含有与蛋白质结合的脑膜炎球菌多糖，如破伤风类毒素、白喉类毒素或CRM197幼儿免疫原性和诱导性免疫记忆。英国成为世界上第一个使用单价血清C群脑膜炎球菌结合疫苗实施常规免疫的国家，其中向2、3和4个月大的儿童接种了 3 剂疫苗。在幼儿和青少年接种单剂 CRM197 脑膜炎球菌疫苗的项目中，幼儿和青少年的短期疫苗有效性分别为 92%和 97%。从 1998 年到 1999 年到 2000 年到 2001 年，血清 C 群侵袭性疾病的病例总体减少了 81%，其中存在年龄组的一些差异。在另一项评估疫苗效力的青少年病例对照研究中，疫苗的保护效力为 93%。15 至 17 岁的学生携带血清 C 组也减少了 66%。在引入疫苗后，携带量的减少持续了至少 2 年，没有证据表明存在血清组替代。

一种含有 A、C、Y 和 W-135 血清群与白喉类毒素结合的四价脑膜炎球菌结合疫苗于 2005 年 1 月获准在美国使用，最初推荐用于 11 至 12 岁开始的常规免疫接种，以及 15 岁的青少年和进入高中的人的补种疫苗；这些建议后来被修改为包括对所有 11 至 18 岁的人常规接种 1 剂疫苗，并对那些长期存在脑膜炎球菌病风险增加的人(即持续补体成分缺乏、解剖性或功能性不全、长期接触脑膜炎球菌病的人，如与脑膜炎奈菌一起工作的微生物学家或前往脑膜炎球菌病高地方性或流行国家的旅行者或居民)重新接种疫苗。青少年体内保护性抗体的存在时间可能与接种脑膜炎球菌多糖疫苗后一样长，甚至可能更长。最近的一项试验还表明，另一种新型四价脑膜炎球菌结合疫苗，结合到 CRM197 在 2 个月大的婴儿中具有良好的耐受性和免疫原性。这种疫苗在青少年中也具有良好的耐受性，并产生了强烈的免疫反应。CRM197 青少年结合物在美国的许可目前正在等待中。然而，需要进一步的监测数据来确定这些疫苗在预防脑膜炎球菌性脑膜炎方面的有效性。

李斯特菌

在美国，大约 2%的细菌性脑膜炎病例是由李斯特菌引起的。血清型 1/2b 和 4b 与高达 80%的脑膜炎病例有关。近年来，李斯特菌引起的侵袭性疾病的发病率一直在下降，这可能是由于即食食品中生物体污染的减少，并且与非围产期李斯特菌相关死亡的减少有关。

无乳链球菌

B 群链球菌是新生儿脑膜炎的常见病因。据报道，美国所有 B 组链球菌脑膜炎病例中有 66%发生在 2008 年生命的前三个月。考虑到增加早发性 B 组链球菌疾病风险的因素，一些研究表明，在定植的妇女中静脉注射或肌肉注射抗菌药物对减少新生儿 B 组链球菌定植非常有效。7 项试验的荟萃分析(包括对有危险因素和无危险因素的携带者的研究估计，产时抗菌素化学预防可使早发新生儿B组链球菌病减少30倍。尽管考虑到治疗干预措施的异质性和试验方法的缺陷，这些试验的结果组合可能并不合适。在90年代，由母婴传播引起的疾病发病率从每1000例活产中1.7例患病下降到0.6例患病，这可能是由于在20世纪90年代增加使用青霉素所致，产妇有将感染传染给新生儿的高风险。美国疾病控制与预防中心和美国妇产科医师学会已经制定了指导方针预防早发性疾病，建议在妊娠35至37周对所有孕妇进行直肠阴道定植筛查，并对携带者进行抗菌预防。如果在分娩时没有直肠阴道培养的结果，采用风险因素方法进行预防。一项研究表明，在实施这些建议后，早发性B组链球菌病的患病率从90年代的每1,000例活产婴儿中2例患病下降到2004年的每1,000例活产婴儿中0.3例患病。从20世纪90年代开始，美国的早发性B群链球菌病减少了80%。

1.3. 细菌性脑膜炎的发病机制

目前，关于细菌性脑膜炎的发生机制尚不完全明确。致病性的病原菌可以通过血液，或者经由与大脑毗邻的临近结构如鼻旁窦、内耳乳突等部位的感染进而进入蛛网膜下腔。致病性的病原菌随血液侵入被认为是其进入蛛网膜下腔的主要途径，该途径涉及病原菌的黏膜定植、入血、在血液中生殖和复制以及最终穿过血脑屏障等多个过程。

其中病原菌在血液中生存、复制并形成高滴度的菌血症有助于病原菌随着血流到达血脑屏障。然而并非所有的个体在病原菌侵入血液后都会发生血液感染。尽管其中的相关机制尚不十分明确，但已有相关研究显示可能涉及到环境因素、以及宿主和病原微生物先天因素的相互作用。如细菌血液感染多见于某些病毒如流感病毒感染之后的患者，或有不良生活习惯如吸烟、酗酒的患者，以及先天性无脾、补体缺失、接受过免疫抑制剂治疗以及抗体缺陷的患者。此外，某些遗传因素如核转录因子κB抑制因子α发生突变的个体或者是免疫相关受体分子如Toll样受体9分子发生基因突变的个体也容易发生肺炎链球菌或者脑膜炎球菌感染。

进入血液后，致病性病原菌可以在多种细菌表面成分如多糖荚膜以及表面蛋白（如外膜蛋白A、肺炎链球菌表面蛋白PspA、PspC和溶血素蛋白Ply；脑膜炎奈瑟氏菌的外膜蛋白H绑定蛋白fHbp、表面蛋白NspA、孔蛋白B以及自动转运单白Na1P等)的帮助下抵抗细胞吞噬或膜攻击复合物诱导的溶解作用从而实现生存和复制，进而促进病原菌随血液循环到达血脑屏障。到达血脑屏障后，致脑膜炎病原菌一般通过三种途径突破血脑屏障，即跨细胞途径(transcellular)、细胞旁路途经(paracellular)和木马途径(trojan-horse)。在跨细胞途径中，病原菌直接通过内化侵入和穿过脑微血管内皮细胞，不破坏细胞间的紧密连接；细胞旁路途经则是通过破坏细胞间的连接以及诱导细胞损伤来实现的；木马途径主要借助于感染的吞噬细胞实现，跨细胞途径是大多数致脑膜炎病原菌侵入血脑屏障的常见方式。当病原菌黏附到脑微血管内皮细胞时会介导其在细胞中的内化，这一过程中病原菌会被细胞膜形成的膜结合液泡包裹，形成闭合的液泡并以该方式穿过脑微血管内皮细胞单层细胞；在这一过程中病原菌既不会进入胞质，也不会在胞内增殖，同时也不会影响脑微血管内皮细胞的可塑性和完整性以及血脑屏障的渗透性。

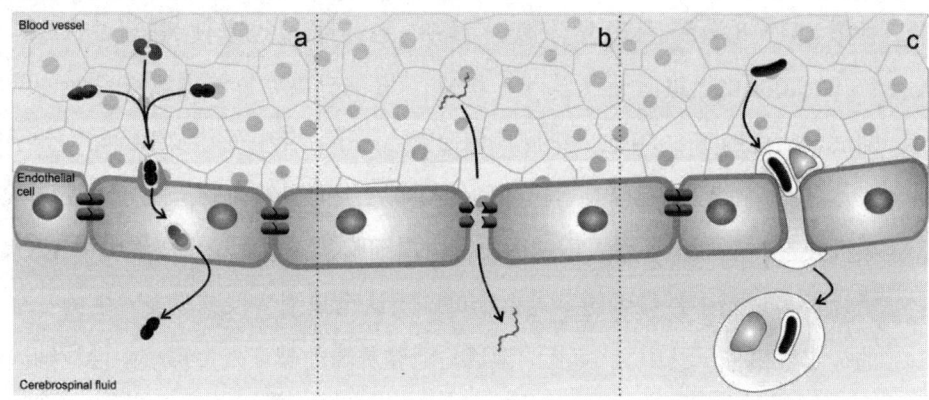

图 5.1 不同病原菌突破血脑屏障的作用机制：a 跨细胞途径(transcellular)；b 细胞旁路途经(paracellular)；c 木马途径(trojan-horse)。

炎症反应是致脑膜炎病原菌感染过程中引起血脑屏障通透性破坏的重要因素之一。在细菌性脑膜炎发生过程中，为了应对菌血症(有时也会伴随败血症性休克)和中枢神经系统感染，内皮细胞、小胶质细胞、星形胶质细胞、室管膜细胞甚至是巨噬细胞等会产生多种促炎因子如 TNF-α、IL-1β、IL-6、IL-8 的释放，启动炎症级联反应和免疫细胞招募，促进基质蛋白酶(matrix metalloproteinase, MMP)产生；基质蛋白酶的产生会降解细胞外基质，增加血脑屏障的通透性，而炎症级联反应会促进内皮细胞表面的黏附分子如 P-Selectin 和 E-Selectin、细胞间黏附分子 ICAM-1、血管细胞黏附蛋白 VCAM-1

等的表达，这些黏附分子会招募多种白细胞迁移并黏附到脑微血管内皮细胞，产生对脑微血管内皮细胞的毒性并引起脑微血管内皮细胞凋亡，导致血脑屏障通透性改变和破坏，随后多形核中性粒细胞进入颅内，最终引起颅内压升高、中枢炎症风暴、神经元损伤以及中枢神经系统机能紊乱甚至死亡。此外，在急性脑膜炎病例中，脑血管内皮细胞还会产生内皮缩血管肽，内皮细胞和小胶质细胞还会产生活性氧(ROS)以及活性氮(RNS)，这些分子均能加重脑部血管的损伤。

细菌性脑膜炎发生过程中促炎因子的释放、炎症级联反应的启动以及免疫细胞招募与多种信号通路如NF-κB信号、Toll样受体信号(TLRs)、胞嘧啶结合寡聚结构域样受体信号(NLRs)的激活有关，其中以NF-κB信号的激活尤为重要。有研究发现，当致脑膜炎病原菌黏附到脑微血管内皮细胞时，其某些毒力因子(如E. coli K1的IbeA蛋白和FimH蛋白等)与细胞膜上的受体蛋白结合后会激活IκB激酶(IKK)复合物($\alpha/\beta/\gamma$)。IKK反过来使NF-κB的抑制分子IκBα磷酸化，进而导致IκBα和NF-κB的分离并最终导致IκBα的降解。随后，活化的NF-κB进入细胞核调控炎症因子、免疫受体及细胞黏附分子等的表达和嗜中性粒细胞以及单核细胞的招募，进而引发血脑屏障通透性破坏等一系列反应；病原菌黏附入侵脑微血管内皮细胞、脑微血管内皮细胞中NF-κB激活以及多形核中性粒细胞穿过血脑屏障被认为是细菌性脑膜炎发生的三个重要的标志性事件，其中NF-κB的激活与血脑屏障的破坏及多形核中性粒细胞侵入血脑屏障引起炎症风暴直接相关。

1.4. 辅助检查

1.4.1 脑脊液检查

为了诊断细菌性脑膜炎，脑脊液检查是必需的。脑脊液培养是诊断的"金标准"，获得病原菌的体外敏感性和合理治疗是必需的。脑脊液革兰氏染色、乳胶凝集试验和PCR是可能有助于病因诊断的额外诊断工具，特别是对于脑脊液培养阴性的患者(即抗生素预处理)。然而，这些技术有时是有限的。如果不能进行腰椎穿刺，血清炎症标志物、血培养、皮肤活检和尿抗原检测可能为诊断细菌性脑膜炎提供支持性证据。在下面的章节中，使用不同的实验室诊断方法进行我们将讨论细菌性脑膜炎。

1.4.1.1 脑脊液常规及生化

细菌性脑膜炎的诊断取决于脑脊液分析和培养。细菌性脑膜炎的脑脊液特征性表现包括多形核增多、血糖降低和脑脊液蛋白水平升高。细菌性脑膜炎常见脑脊液压力升高 20-50 mmH2O。细菌性脑膜炎的脑脊液外观可表现为清亮或者浑浊。当白细胞>200、红细胞>400、细菌或蛋白升高时，脑脊液呈浑浊，需要立即检查脑脊液细胞学样本，因为脑脊液中的白细胞在 90 分钟内趋于解体。脑脊液中性粒细胞计数>10 是异常的。90%的细菌性脑膜炎患者脑脊液细胞计数>100 WBC/μl，60%-70%的患者脑脊液细胞计数>1000 WBC/μl。典型的脑脊液表现为中性粒细胞升高。然而，在病程早期，10%的患者可能出现淋巴细胞升高。60%的细菌性脑膜炎患者脑脊液葡萄糖低于 40 mg/dl。

脑脊液葡萄糖与血清葡萄糖的比值< 0.5 提示细菌性脑膜炎，70%的细菌性脑膜炎患者出现这种情况。腰穿脑脊液蛋白> 50mg /dl，脑室内脑脊液蛋白> 15mg /dl 是异常的。脑脊液革兰氏染色检查可以快速准确地识别病原体。在 70%未经治疗的细菌性脑膜炎病例中，革兰氏染色呈阳性。大多数涂片在大于 10^5 CFU/ml 的病例中呈阳性。脑脊液培养是诊断细菌性脑膜炎的金标准，在开始治疗前，80%-90%的急性社区获得性细菌性脑膜炎患者的脑脊液培养呈阳性。但是，如果患者接受了静脉注射抗生素；脑脊液培养物可以是无菌的。在 50-80%的患者中，血液培养可确定致病生物体。不要忘记在开始抗生素治疗之前发送血液培养物。如果患者接受了抗生素预处理，血液培养物的阳性率会下降 20%或更多。

基于 422 例细菌性或病毒性脑膜炎患者的脑脊液研究显示细菌性脑膜炎的个体预测因子包括葡萄糖浓度小于 0.34 g/l (1.9 mmol /l)，脑脊液葡萄糖与血糖的比值小于 0.23，蛋白质浓度大于 2.2 g/l，或白细胞计数大于 2000 个/ mm³。然而，脑脊液蛋白(＞0.5 g/l)和中性粒细胞计数(≥100)阈值也表明细菌性脑膜炎，优势比分别为 14 和 12。大多数社区获得性细菌性脑膜炎患者的脑脊液参数具有细菌性脑膜炎的特征。然而，脑脊液白细胞计数减少也会发生，特别是在脓毒性休克和全身并发症的患者中。实验性肺炎球菌性脑膜炎研究还显示，大量细菌脑脊液负荷、脑脊液白细胞缺乏反应和颅内并发症之间存在关系，这可能表明细菌过度生长和脑脊液白细胞缺乏反应在一项对258名经培养证实患有脑膜炎球菌性脑膜炎的成人进行的前瞻性队列研究中，19%的患者发现脑脊液白细胞计数低于1000个/mm³。141例患者中有5例(1.7%)脑脊液检查正常。5例患者中有3例脑脊液革兰氏染色显示细菌。

李斯特菌性脑膜炎患者通常没有特征性的脑脊液表现，脑脊液白细胞计数相对较低，脑脊液蛋白浓度较高。单个核细胞脑脊液的优势比其他类型的细菌性脑膜炎更常见。对于李斯特性脑干脑炎患者，脑脊液典型表现为白细胞轻度升高，淋巴细胞为主，蛋白水平轻微升高。只有21%的病例发现低糖血症。许多新生儿无乳双歧杆菌脑膜炎的脑脊液白细胞计数是不确定的。在一项包括276名因无乳链球菌引起脑膜炎的儿童(83%为新生儿)的研究中，6%的患者脑脊液检查正常。成人无乳链球菌脑膜炎有典型的脑脊液表现。

1.4.1.2 脑脊液培养

脑脊液培养仍然是诊断细菌性脑膜炎的金标准，需氧培养技术是社区获得性细菌性脑膜炎所必需的。厌氧培养可能是神经外科术后脑膜炎或脑脊液分流性脑膜炎的重要的检测方式。在875例脑膜炎患者的回顾性研究中，脑脊液白细胞计数超过1000个/ mm³和/或超过80%的多形核细胞，在没有抗生素治疗的情况下，脑脊液培养阳性的病例占85%。96%由流感嗜血杆菌引起的脑膜炎患者脑脊液培养阳性，87%的肺炎球菌性脑膜炎患者脑脊液培养阳性，80%的脑膜炎球菌性脑膜炎患者脑脊液培养阳性。一项对231名儿童的研究显示，82%的患者脑脊液培养呈阳性。然而，有报道称脑脊液培养的产量较低。在巴西的3973例脑膜炎病例中，67%的病例培养呈阳性，而根据脑脊液特征确定培养阴性的病例。在英国的一项研究中，103例临床诊断为脑膜炎球菌性脑膜炎的患者中，只有13%的脑脊液培养阳性。

腰椎穿刺前接受抗生素预治疗的患者脑脊液培养的阳性率较低。两个大型病例系列报告显示如果患者预先接受抗生素治疗，阳性率分别从66%降至62%，从88%降至70%。在其中一项研究中，抗生素预治疗超过24小时与脑脊液培养阳性进一步下降至59%相关。在英国的一项研究中，临床诊断为脑膜炎球菌性脑膜炎的患者经治疗后，培养阳性从19%下降到11%。另一项对21例经培养或PCR诊断为脑膜炎球菌性脑膜炎的患者的研究显示，接受抗生素预治疗的患者脑脊液培养阳性的比例为9%，未接受预治疗的患者脑脊液培养阳性的比例为50%。

1.4.1.3 脑脊液革兰氏染色

脑脊液革兰氏染色可迅速鉴别疑似细菌性脑膜炎患者的致病微生物。它是一种廉价且经过充分验证的诊断工具。一些研究表明革兰氏染色对脑脊液培养阴性患者的诊断价值。在3973例由脑脊液参数考虑为细菌性脑膜炎患者中，1314例(31%)脑脊液培养阴性，脑脊液培养阴性患者革兰氏染色阳性581例(45%)。在这个队列中，44%的患者接受了抗生素预治疗。在印度对535例疑似脑膜炎病例的研究中，脑脊液革兰氏染色鉴定出36例的致病微生物(65%)，而脑脊液培养阳性的只有5例患者(9%)。在丹麦的一项大型研究中，脑脊液革兰氏染色是875例细菌性脑膜炎患者中4%的唯一阳性实验室发现。在法国最近的一项研究中，363例脑脊液培养阴性的脑膜炎球菌性脑膜炎患儿中，有24例(6%)通过脑脊液白细胞增多和革兰氏染色阳性诊断。

与未使用抗生素的患者相比，抗生素预治疗的患者脑脊液革兰氏染色阳性率可能降低。抗生素预治疗仅略微降低了481名丹麦患者脑脊液革兰氏染色的阳性率，从56%降至52%。一项针对美国儿童的研究也显示了类似的脑脊液革兰氏染色结果。对于73名脑膜炎球菌性脑膜炎患者，报告的革兰氏染色阳性率略有下降，预处理患者的革兰氏染色率从34%下降到27%。

报道的脑脊液革兰氏染色对不同微生物的敏感性差异很大。脑脊液革兰氏染色能正确识别流感嗜血杆菌脑膜炎的比例为50%至65%的儿童患者和25%至33%的成人患者。革兰氏染色在69－93%的肺炎球菌脑膜炎患者中能正确识别病原体。报道的脑膜炎球菌性脑膜炎的发生率差异很大，荷兰未治疗的成年患者的发生率为89%，美国儿童为73%，希腊儿童为62%，西班牙儿童为49%，英国所有年龄段患者为30%。脑膜炎李斯特菌的革兰氏染色率较低，儿童和成人的革兰氏染色率为23%至36%，而对李斯特菌脑干脑炎患者的革兰氏染色率更低(14%)。

1.4.2 乳胶凝集试验

胶乳凝集也是一种诊断试验，已被用于细菌性脑膜炎的病因诊断，可在15分钟内提供结果。这些试验使用含有细菌抗体的血清或市售抗血清，直接针对脑膜病原体的荚膜多糖,并已推荐用于疑似细菌性脑膜炎,脑脊液革兰氏染色和脑脊液培养阴性未见细菌的患者。据报道,对细菌性脑膜炎患者脑脊液样本进行乳胶凝集试验的敏感性从78%到100%不等,b型流感嗜血杆菌脑膜炎,肺炎球菌脑膜炎为59 - 100%,脑膜炎球菌脑膜炎为22 - 93%。然而,在一项对176名培养阴性脑膜炎儿童进行的10年回顾性研究中腰椎穿刺前进行抗生素预治疗,无一例脑脊液胶乳凝集阳性。在另一项研究中,28例脑脊液培养阴性患者的临床表现和脑脊液参数与细菌性脑膜炎相符,脑脊液胶乳凝集检测细菌的敏感性仅为7%。第三项研究显示,在检测的478份脑脊液样本中,只有7份凝集试验呈阳性;所有7例患者脑脊液革兰氏染色显示致病微生物。一项对脑膜炎球菌性脑膜炎患者的研究表明,乳胶凝集的敏感性明显下降,从腰椎穿刺前未进行抗生素预治疗的患者的60%下降到抗生素预治疗的9%。其他几项研究也表明,乳胶凝集试验的诊断价值有限,因此它的使用受到限制。这些技术也可在尿液中检测到脑膜炎球菌抗原。然而,这种测试的诊断准确性是有限的,因为假阳性结果是常见的,除脑脊液革兰氏染色外,无其他诊断价值。

1.4.3 核酸扩增试验

核酸扩增试验(如PCR测定)在检测疑似和确诊细菌性脑膜炎患者脑脊液中是否存在细菌DNA方面的有效性已得到评估。一项包括65名患者的研究对包括流感嗜血杆菌、肺炎链球菌和脑膜炎奈瑟菌引物在内的广谱PCR诊断准确性进行评估。对流感嗜血杆菌、肺炎链球菌和脑膜炎奈瑟菌的敏感性分别为92%、100%和88%;对所有生物的特异性为100%。在另一项对139例细菌性脑膜炎患者的研究中,94例脑脊液培养阳性,12例脑脊液革兰氏染色阳性,基于31例临床怀疑培养阴性,使用多重PCR检测发现流感嗜血杆菌的概率为88%、肺炎链球菌的概率为92%)和脑膜炎奈瑟菌的概率为94%,对所有三种微生物的特异性均为100%。多重PCR对409名细菌性脑膜炎患者的CSF(通过CSF培养、乳胶凝集试验、PCR或革兰氏染色诊断)的敏感性显著较低:对流感嗜血杆菌的敏感性为72%,肺炎链球菌为61%,脑膜炎双球菌为88%,特异性分别为95%、95%和97%。在该研究中,PCR与脑脊液培养、革兰氏染色和乳胶凝集相比,阳性率较高:68例流感嗜血杆菌脑膜炎患者中有29例(43%),162例肺炎球菌脑膜炎患者中有43例(27%),179例脑膜炎球菌脑膜炎患者有66例(37%)仅用PCR

诊断。

采用聚合酶链反应进行脑膜炎球菌 DNA 检测已得到广泛应用，并在许多疑似脑膜炎球菌脑膜炎和脑脊液培养阴性的患者中常规进行。在英国，很大一部分脑膜炎球菌病病例现在是通过不经培养的聚合酶链反应诊断出来的。脑膜炎球菌 DNA 的 PCR 检测需要特殊的技术，而且价格昂贵，因此不能广泛使用。法国的一项前瞻性研究包括 363 名临床诊断为脑膜炎球菌性脑膜炎且脑脊液培养阴性的儿童，205 名儿童(57%)脑膜炎球菌 DNA 阳性，169 例(47%)儿童仅通过 PCR 检测出脑膜炎球菌。抗生素预治疗可能降低脑脊液样品的 PCR 敏感性。在一项包括 28 名临床定义的脑膜炎球菌性脑膜炎患者的前瞻性研究中，在腰椎穿刺前接受抗生素治疗的 16 名患者中，有 13 名（81%）的脑膜膜炎球菌 DNA PCR 呈阳性，而所有 21 名患者均未接受预处理。PCR 也可以成为一种有用的工具，用于在不断演变的流行病中快速分型脑膜炎球菌菌株。对细菌性脑膜炎患者中单核细胞增多性李斯特菌的 PCR 检测的初步研究表明，PCR 检测需要 CSF 中的高浓度细菌。多重 PCR 的最新研究包括李斯特菌显示出较低的检测阈值。聚合酶链式反应在单核细胞增多性李斯特菌的脑膜炎中的敏感性、特异性尚不清楚，因为每项研究都只包括一名患者。CSF 中 B 组链球菌的 PCR 检测数据有限，并且 B 组链球菌仅通过多重 PCR 检测法进行了检测。在一项队列研究中，通过 PCR 在 151 例患者中的 149 例脑脊液样本中检测到猪链球菌 DNA（灵敏度为 99%），特异性未知。通过定量 PCR 确定的高细菌负荷与肺炎球菌和脑膜炎球菌疾病的不良结局相关，但尚不清楚这一信息是否对临床预后有任何附加价值。

1.4.4 可溶性触发受体 1（sTREM-1）

在一项对 85 名细菌性脑膜炎患者、8 名病毒性脑膜炎患者和 9 名健康对照者的回顾性研究中，脑脊液中表达于髓样细胞上的可溶性触发受体 1（sTREM-1）被发现是细菌性脑膜炎的生物标志物。在平均水平为 20 pg/ml 时，脑脊液中 sTREM-1 的敏感性为 73%，特异性为 77%，阴性预测值为 0.34。高水平的 sTREM-1 与不良预后相关。另一项研究发现，12 名病毒性脑膜炎患者的 sTREM-1 水平非常低，9 名患者中有 7 名患者的 sTREM-1 水平升高。

1.4.5 血培养

如果脑脊液培养为阴性或不可用，血培养对于检测致病生物和建立易感性模式是有价值的。每种致病菌的血培养阳性程度不同:流感嗜血杆菌脑膜炎患者的检测阳性率为50%－90%,肺炎球菌脑膜炎患者的检测阳性率为75%,儿童脑膜炎球菌脑膜炎患者的检测阳性率为40%,成人脑膜炎球菌脑膜炎患者检测的阳性率为60%。在两项研究中,抗生素预治疗的患者的血培养物阳性率下降了20%。

1.4.6 皮肤活检

革兰氏染色和皮肤活检对疑似脑膜炎球菌性脑膜炎的患者具有额外的诊断价值。在对31例脑膜炎球菌病患者的前瞻性分析中,14例临床诊断为脑膜炎的患者中有5例(36%)皮肤活检革兰氏染色呈阳性。其中3例患者,腰椎穿刺存在禁忌,皮肤活检革兰氏染色提供了诊断依据。对51例脑膜炎球菌患者的回顾性分析,没有显示皮肤活检革兰氏染色存在额外的诊断价值,尽管该试验确实为不能进行腰椎穿刺的患者提供了早期诊断。在法国对1344名患有脑膜炎球菌性脑膜炎的儿童进行的一项研究中,7例患者是通过皮肤活检革兰氏染色确诊的。皮肤活检不受既往抗生素治疗的影响。

1.4.7 血清炎症标志物

在区分病毒性和细菌性脑膜炎时,血清炎症标记物可以提供重要的鉴别诊断价值。最近的一项回顾性研究显示,96名细菌性脑膜炎儿童的脑脊液与102名无菌性脑膜炎患者相比,血清降钙素原水平(≥0.5 ng/ml)和c反应蛋白(≥20 mg/liter)升高。在该研究中,细菌性脑膜炎降钙素原水平升高的比值比为434,c反应蛋白水平升高的比值比为9.9。总之,血清中c反应蛋白和降钙素原的浓度对细菌性脑膜炎的诊断具有一定的参考价值,尽管其浓度升高可能提示细菌感染,但它们不能确定细菌性脑膜炎的诊断。

1.4.8 影像学检查

颅脑CT及MRI平扫+弥散及增强扫描有助于了解颅内病变情况,发现并发症。头CT或MRI显示脑膜强化和/或脑实质炎性病灶;必要时进行鼻窦及颅底高分辨CT,脊髓MRI平扫增强扫描有助于明确是否合并其他基础疾病,如脑脊液鼻漏及耳漏、局部窦道、骨质破坏、中耳胆脂瘤、脊髓内胆脂瘤合并感染等。

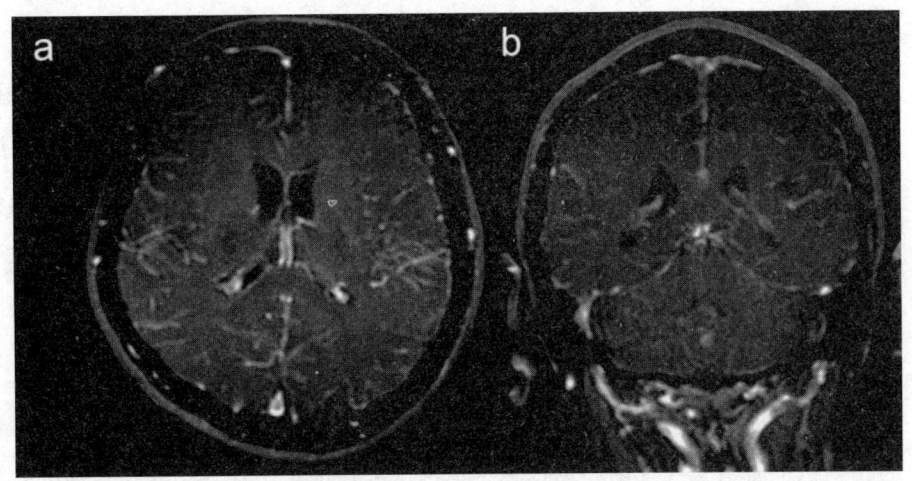

图 5.2 细菌性脑膜炎头 MRI 增强扫描，可见脑膜和硬脑膜增强。

1.5. 细菌性脑膜炎的诊断、预防及治疗

细菌性脑膜炎作为一种发病急、病情重的疾病，快速、准确的诊断和及时治疗尤为重要。临床症状可以帮助诊断细菌性脑膜炎，但是最终结果应以实验室诊断为准。不同年龄阶段的患者可表现出不同的临床症状。

1.5.1 脑膜炎临床亚组和经验抗菌治疗

细菌性脑膜炎患者存在临床亚群。这些亚组的患者可能有或没有脑膜炎的特征性体征和刺激性症状和脑实质炎症。针对这些亚群的初始抗菌治疗的选择是基于最常见的引起疾病的患者的年龄，临床环境和抗菌药物敏感性模式。在获得培养和药敏试验结果后，可以进行抗菌药物治疗修改为最佳处理。以下章节回顾了细菌性脑膜炎患者亚组的临床表现、脑脊液检查结果和最常见的致病细菌。

1.5.1.1 新生儿

新生儿细菌性脑膜炎通常表现为非特异性体征和症状。脑脊液检查不能排除这些患者脑膜炎的可能性，因此应在临床怀疑度较低的情况下开始经验性抗菌治疗，并应持续到脑脊液培养结果为阴性。然而，这种方法必须个体化，一些患者，特别是那些先前或同时接受抗微生物药物治疗的患者治疗，可能需要适当的抗菌疗程治疗，尽管阴性培养结果。美国 150 个新生儿重症监护病房的队列研究评估了 9111 个胎龄为 34 周或更大的新生儿的腰椎穿刺结果。在本研究纳入的 95 例经培养证实的脑膜炎新生儿中，10%的脑脊液中白细胞每 mm3 少

于 3 个。脑脊液白细胞计数低(6 个细胞每 mm3;范围(0 ~ 90,000)。对于经培养证实的脑膜炎，脑脊液白细胞计数超过 21 个每 mm3 的敏感性为 79%，特异性为 81%。脑脊液葡萄糖浓度变化范围为 0 ~ 11mmol /l 或 0 ~ 198mg /dl(中位数为 1.1 mmol/l 或 20mg /dl)，蛋白质浓度变化范围为 0.4 ~ 19.6 g/l(中值为 2.7 g/l)。经培养证实的脑膜炎不能通过脑积液葡萄糖或蛋白准确诊断。脑脊液革兰氏染色可以帮助诊断新生儿脑膜炎，但阴性脑脊液革兰氏染色不能排除疾病。一个回顾报道革兰氏染色显示新生儿脑脊液细菌的灵敏度为 60%。

在生命的第一周，新生儿脑膜炎的常见致病微生物是无乳链球菌、大肠杆菌和单核细胞增生乳杆菌。据报道单核增生乳杆菌是由托儿所人员传播的。迟发性新生儿脑膜炎发生在出生后第一周至 2 至 3 个月之间，可能由多种细菌引起，包括葡萄球菌、单核细胞增生杆菌和革兰氏阴性杆菌。新生儿脑膜炎的经验性治疗应包括氨苄西林、庆大霉素和头孢噻肟。使用庆大霉素治疗由革兰阴性菌引起的新生儿脑膜炎一直存在争议。关于添加庆大霉素的一般建议是基于体外研究的数据，这些数据显示在抗菌杀死方面具有协同作用。辅助地塞米松在新生儿脑膜炎中的作用尚不清楚。一项临床试验交替分配 52 名新生儿接受地塞米松治疗或不接受地塞米松治疗，结果显示这种辅助治疗对结局或后遗症没有影响。然而，该研究不是随机临床试验，没有足够的统计能力。目前，没有足够的数据来推荐使用辅助地塞米松治疗新生儿细菌性脑膜炎。

1.5.1.2 儿童

尽管儿童细菌性脑膜炎的流行病学发生了变化，但儿童细菌性脑膜炎的临床特征一直保持相似常见的致病菌。婴儿可能出现非特异性体征和症状，如发烧、进食不良、呕吐、嗜睡和易怒。年龄较大的儿童更有可能出现脑膜过敏的症状和体征，包括呕吐、畏光、头痛和颈部僵硬。腰椎穿刺结果对确定诊断至关重要。

在 231 名 1 个月至 19 岁的儿童队列中，相对较小比例的儿童表现为颈部僵硬(40%)和精神状态改变(13%)。一项回顾性队列研究中发现细菌性和无菌性脑膜炎的鉴别显示 125 例患者中 2 例脑脊液检查正常。有报道称细菌性脑膜炎伴明显败血症症状的儿童脑脊液检查正常。脑脊液革兰氏染色检测致病微生物的敏感性为 50% 到 65%。

在美国 20 个学术医疗中心的急诊科进行的一项回顾性队列研究评估了细菌性脑膜炎评分对细菌性脑膜炎诊断的敏感性和阴性预测值。如果患者缺乏以下所有标准，则该评分将其分类为细菌性脑膜炎的极低风险：脑脊液革兰氏染色阳性，脑脊液白细胞计数至少每 mm3 1,000 个细胞，脑脊液蛋白水平至少 0.8 g，外周血白细胞计数至少每 mm310,000 个细胞，就诊前或就诊时有癫痫史。3295 例脑脊液细胞数增多的患者中，121 例为细菌性脑膜炎。在 1714 例被细菌性脑膜炎评分归为极低风险的患者中，只有 2 例患有细菌性脑膜炎，且均小于 2 月龄。虽然这些数据表明，这个分数是一个准确的决策支持工具，美国传染病学会建议，这些预测规则不应用于个别患者的临床决策。对急诊医学和其他紧急门诊环境的医生特别重要的另一个方面是，所有的研究都是在住院患者中进行的。因此，在所有评估区分细菌性脑膜炎和病毒性脑膜炎潜力的研究中，每个患者都是入院观察，无论是否使用抗生素。当试图将这些决策规则应用于病毒性脑膜炎患者的诊断时，应适当谨慎，从而拒绝抗生素治疗和门诊监测。

3 个月及以上儿童社区获得性细菌性脑膜炎最常见的致病菌是肺炎链球菌和脑膜炎奈瑟菌，占 80%美国的病例数。其余病例是由 B 群链球菌、大肠杆菌、不可分型的流感嗜血杆菌、其他革兰氏阴性杆菌、单核细胞增生杆菌和 A 群链球菌引起的。基于广谱活性和在炎症条件下对脑脊液的良好渗透，推荐使用适当剂量的广谱头孢菌素(头孢噻肟或头孢曲松)治疗脑膜炎。由于肺炎链球菌多重耐药菌株在世界范围内的出现，大多数专家建议在最初的经验抗微生物方案中添加万古霉素。

一项随机试验的荟萃分析显示，在高收入国家，辅助地塞米松治疗可降低细菌性脑膜炎儿童的听力损失。建议的地塞米松治疗方案为每日 0.6 mg/kg 体重，在首次给药之前或与首次给药抗生素同时给药，持续 4 天。南美洲最近的一项试验显示，地塞米松治疗的儿童严重神经系统后遗症减少，该试验采用因子设计，并评估了每公斤每 6 小时 1.5 g (1.5 ml)的甘露醇的使用，持续 48 小时。然而，对试验中的分配、隐瞒和盲法提出了一些关切。因此，在建议甘露醇作为细菌性脑膜炎儿童的辅助治疗之前，需要进行新的精心设计的研究。

1.5.1.3 成人

成人细菌性脑膜炎通常表现为脑膜刺激和脑实质炎症的症状和体征。然而，只有少数人表现出典型的临床三联征，发热、精神状态改变和颈部僵硬。在一项包括 696 名成年细菌性脑膜炎患者的前瞻性研究中，几乎所有患者都表现出头痛、发热、颈部僵硬和精神状态改变等四种体征和症状中的至少两种。在该研究中，三分之一的患者出现局灶性神经功能障碍，14%的患者在入院时处于昏迷状态。在 696 例患者中，88%的患者发现个体脑脊液结果可预测细菌性脑膜炎（葡萄糖浓度小于 34 mg/dl [1.9 mmol/l]，脑脊液葡萄糖与血糖的比值小于 0.23，蛋白质浓度大于 2.2 g/l，或白细胞计数大于 2000 个/mm^3）。据报道，60%至 80%的成人细菌性脑膜炎患者的脑脊液革兰氏染色结果呈阳性。

成人社区获得性细菌性脑膜炎最常见的致病菌是肺炎链球菌和脑膜炎奈瑟菌，造成 75%至 90%的病例。根据当地肺炎链球菌的敏感性，推荐使用广谱头孢菌素(头孢噻肟或头孢曲松)与万古霉素联合使用。只有在青霉素耐药率极低(1%)的地区才可考虑使用青霉素单药治疗，尽管许多专家建议在体外药敏试验结果已知之前对所有患者进行联合治疗。50 岁或以上患者的经验治疗还应包括氨苄西林，以增加单核细胞增生乳杆菌的覆盖范围，这在该年龄组中更为普遍。目前还没有关于利福平加药治疗肺炎球菌性脑膜炎疗效的临床资料。然而，基于肺炎链球菌的易感性，一些专家建议联合使用利福平根据局部耐药情况，对可能对青霉素或头孢菌素高度耐药的菌株引起的肺炎球菌性脑膜炎患者使用广谱头孢菌素和万古霉素。

自 2002 年以来，进行了三个大型试验，以评估地塞米松辅助治疗对社区获得性细菌性脑膜炎成人的作用。欧洲的一项试验表明，所有疑似细菌性脑膜炎患者的死亡率明显降低，而马拉维和越南的试验则没有这样的结果。然而，越南的试验确实显示确诊的细菌性脑膜炎患者的死亡率降低了。目前，高收入国家建议对疑似细菌性脑膜炎患者使用辅助地塞米松。

活化蛋白 C 已被证明可以降低严重脓毒症患者的死亡率，但不建议用于因出血并发症增加而死亡风险较低的患者。一项对 4096 名参与活化蛋白 C 试验的患者的回顾性分析显示，128 名成人脑膜炎患者颅内出血的发生率(6%)很高。因此，不能推荐活化蛋白 C 用于细菌性脑膜炎患者。

1.5.1.4 老年人

老年细菌性脑膜炎患者比年轻患者更常表现为精神状态改变和局灶性神经

功能缺损,而颈部僵硬和头痛的发生率明显较低。脑脊液革兰氏染色鉴定细菌的比例高(85%至90%)。肺炎链球菌和单核增生乳杆菌引起的发作最多。然而,根据共存的条件和相关的免疫损害,可以发现各种各样的其他病原体。在包括257例60岁及以上患者的前瞻性病例队列中,培养肺炎链球菌176例(68%),培养脑膜炎奈瑟菌36例(14%),培养单核细胞增生乳杆菌18例(7%),培养其他细菌27例(11%)。因此,经验性治疗应包括万古霉素、一种广谱头孢菌素和氨苄西林。加入万古霉素是因为担心当地肺炎链球菌对头孢菌素的耐药率。

1.5.1.5 免疫功能缺陷的患者

酒精中毒、人类免疫缺陷病毒感染、糖尿病、使用免疫抑制药物、脾虚和癌症都可能导致免疫系统功能障碍,从而增加侵袭性感染的风险,包括脑膜炎。生理性免疫缺陷存在于尚未产生保护性抗体的幼儿和体液和细胞免疫功能减弱的老年人。一般来说,没有解剖缺陷的脑膜炎复发需要进一步调查以发现免疫缺陷。

感染艾滋病毒的个体发生侵袭性肺炎球菌感染的风险高出6-324倍。高效抗逆转录病毒疗法降低了这一风险,但使其比未感染艾滋病毒的脑膜炎患者高出35倍。艾滋病毒感染者肺炎球菌感染风险的增加对资源匮乏的国家产生了深远的影响,在这些国家,据报道高达95%的肺炎球菌脑膜炎患者为艾滋病毒阳性。HIV阳性和HIV阴性细菌性脑膜炎患者的临床表现相似,尽管一项研究报告HIV阳性患者的癫痫发作率更高。

在免疫功能低下的细菌性脑膜炎患者中,最常见的病原体是肺炎链球菌,其他病原体如单核增生乳杆菌、大肠杆菌、沙门氏菌和金黄色葡萄球菌也经常遇到。对于免疫功能低下的患者,推荐的经验性抗菌方案是万古霉素、一种广谱头孢菌素(头孢噻肟或头孢曲松)和氨苄西林联合使用。然而,在艾滋病毒高流行率和破坏性发病率的资源贫乏地区,这些通常昂贵的药物的可得性很低。

1.5.1.6 复发性细菌性脑膜炎

复发性细菌性脑膜炎占社区获得性脑膜炎病例的1%至6%。与复发性脑膜炎相关的情况与年龄有关。对于儿童,最常见的情况是先天性解剖缺陷;对于成人,最常见的情况是远端头部创伤或脑脊液渗漏。免疫缺陷也可能使患者易患复发性脑膜炎;最常见的是补体成分缺乏、脾功能失调和HIV感染。复发性细菌性脑膜炎的临床表现与首次发作的患者相似。在社区环境中，复发性细菌性脑膜炎最常见的致病细菌是肺炎链球菌。在最近的一项综述中，发现肺炎链球菌导致57%的病例，并且大多数与脑膜完整性受损有关。脑膜炎奈瑟菌引起的复发性脑膜炎与补体缺乏有关。流感嗜血杆菌，特别是非b血清型，是第三大常见病原体，见于有解剖缺陷的患者。复发性脑膜炎的经验性抗菌药物覆盖范围包括扩大范围的头孢菌素和万古霉素。社区获得性脑膜炎的复发应促使对肺炎链球菌或流感嗜血杆菌所致脑膜炎患者的解剖缺陷的检测和手术修复进行评估，并对脑膜炎奈瑟菌所致脑膜炎患者的补体系统进行分析。补体成分缺乏或脾切除术导致的复发性脑膜炎患者应接种疫苗。

1.5.1.7 院内脑膜炎

与社区获得性细菌性脑膜炎相比，成人院内脑膜炎是一个独特的患者群体，其感染是由特定的细菌病原体引起的。基础条件，特别是神经外科病史或远处病灶感染，是大多数患者存在的。院内细菌性脑膜炎的临床特征是多变的，但最常见的是发热和意识水平的改变。

据报道，20%的患者脑脊液分析正常，经培养证实为院内脑膜炎。神经外科手术后、穿透性创伤后或长期住院患者基底颅骨骨折后的脑膜炎可由葡萄球菌和需氧革兰氏阴性杆菌(包括铜绿假单胞菌)引起。因此，万古霉素联合头孢吡肟、头孢他啶或美罗培南被推荐为神经外科术后细菌性脑膜炎成年患者的经验性抗菌治疗。大多数颅底骨折后或耳鼻外科术后早期细菌性脑膜炎病例是由定植在鼻咽部的微生物(尤其是肺炎链球菌)引起的，因此应采用万古霉素加广谱头孢菌素(头孢噻肟或头孢曲松)的经验治疗。

1.5.2 不同细菌亚群易感因素、临床特征及治疗预后

由特定细菌亚群引起的脑膜炎患者可能出现特定的相关疾病、临床特征或并发症。在以下章节中，总结了危险因素，临床特征，以及微生物试验对引起脑膜炎的特定细菌的诊断价值。

1.5.2.1 流感嗜血杆菌

流感嗜血杆菌脑膜炎的易感条件包括糖尿病、酒精中毒、脾切除术或无脾状态、脑外伤导致的脑脊液渗漏、多发性骨髓瘤和免疫缺陷，如低γ-球蛋白血症。

多数患者有鼻窦炎、中耳炎、会厌炎、肺炎等感染，提示感染的直接传播和血行性传播都是中枢神经系统的重要致病途径。发热、颈部强直和精神状态改变是重要的临床特征。对于患有b型流感嗜血杆菌脑膜炎的儿童，60%的病例报告有癫痫发作。自从出现耐氯霉素和产β-内酰胺酶的流感嗜血杆菌菌株以来，广谱头孢菌素已成为治疗流感嗜血杆菌脑膜炎的标准药物。在过去的几十年里，产β-内酰胺酶的流感嗜血杆菌菌株的分离率稳步上升，自疫苗问世以来一直没有下降。产β-内酰胺酶菌株的分离率在世界范围内各不相同，俄罗斯为4%，英国为15%，美国为26%，法国31%，西班牙42%。对于不可分型的菌株，这一比例在美国要高得多，为42%。在日本，产β-内酰胺酶阴性的耐氨苄西林(BLNAR)流感嗜血杆菌脑膜炎的发病率从2000年的6%迅速上升到2004年的35%。由于这种增加，抗生素治疗已改为头孢噻肟或头孢曲松联合美罗培南治疗BLNAR流感嗜血杆菌地区的脑膜炎患者。左氧氟沙星在小鼠模型中对BLNAR流感嗜血杆菌存在有效的根除作用。

1988年，美国的两项研究共包括137名流感嗜血杆菌脑膜炎儿童，结果显示，听力损失从未治疗儿童的17%下降到地塞米松治疗儿童的3%。儿童细菌性脑膜炎的其他试验显示地塞米松对听力损失是有益处的，这些病人大多数是由流感嗜血杆菌引起的脑膜炎。随后对9项试验的荟萃分析显示，在地塞米松治疗的流感嗜血杆菌脑膜炎患者中，减少严重听力损失的综合优势比为0.31。更全面的荟萃分析证实了地塞米松对流感嗜血杆菌脑膜炎患儿听力损失的有益作用。

据报道，流感嗜血杆菌脑膜炎的死亡率为3%至42%。一项针对儿童细菌性脑膜炎患者的荟萃分析显示，1085例流感嗜血杆菌脑膜炎患者的死亡率为4%。成人死亡率从6%到14%不等。听力损失是流感嗜血杆菌脑膜炎后最常见的后遗症，在高达16%的儿童和10%至25%的成人患者中发生。

1.5.2.2 肺炎链球菌

肺炎链球菌引起的侵袭性疾病（包括脑膜炎）见于2岁以下或50岁以上的患者，患者常伴有以下疾病，如脾切除术或无脾状态、多发性骨髓瘤、低丙种球蛋白血症、酗酒、慢性肝病或肾病、恶性肿瘤、Wiskott-Aldrich综合征、严重地中海贫血、糖尿病和伴有脑脊液漏的颅底骨折；以及使用定位器植入耳蜗的儿童。20%的成人肺炎球菌性脑膜炎患者有免疫抑制药物的使用、脾切除术史、糖尿病、酒精中毒或 HIV 感染。艾滋病毒感染是影响急性脑膜炎病因的一个重要因素，特别是在低收入国家。

先天免疫缺陷已被证实与家庭内肺炎球菌感染的易感性有关。一些极端表型的研究已经确定了补体系统和细胞内信号蛋白的遗传缺陷与易感性增加有关。一项关于肺炎球菌疾病易感性遗传因素的病例对照研究的荟萃分析显示，侵袭性肺炎球菌疾病与几种遗传多态性之间存在关联。高达60%的肺炎球菌性脑膜炎患者有连续或远处病灶感染，包括肺炎、中耳炎、乳突炎、鼻窦炎和心内膜炎。因此，对于肺炎球菌脑膜炎患者，应常规寻求耳鼻喉科医生的会诊。60%的患者有发热、颈部强直和精神状态改变的典型三联征。肺炎链球菌脑膜炎是一种严重的疾病，表现为局灶性神经异常(40%)和癫痫发作(25%)的患者比例很高。五名病人中有一名在昏迷状态下入院。

耐药肺炎球菌的增加已成为世界范围内的一个新问题，据报道，在美国一些地区，耐青霉素菌株的流行率高达35%。肺炎球菌对青霉素的耐药性往往与对其他抗微生物药物的敏感性下降同时发生，据报道，多重耐药细菌导致肺炎球菌性脑膜炎患者治疗往往是失败的。虽然对青霉素低至中等敏感性的肺炎球菌可能对适当剂量的青霉素单药治疗反应良好，但脑脊液中的水平预计不足以杀死高度耐药的微生物。因此，肺炎球菌脑膜炎在病原微生物检测结果出来之前的经验性治疗应包括万古霉素和广谱头孢菌素(头孢噻肟或头孢曲松)。

实验性脑膜炎研究正在探索新型β-内酰胺类抗生素(头孢吡肟、美罗培南和厄他培南)、喹诺酮类药物(如莫西沙星)和脂肽(达托霉素)的作用，特别强调治疗高度耐药肺炎球菌菌株感染。抗生素的疗效可以通过联合协同作用的药物(如头孢菌素、万古霉素和利福平)来增强。减少抗生素诱导的免疫刺激细胞壁成分的释放也可能被证明是一种有效的新策略。利福平预处理可降低兔脑膜炎模型的炎症反应，但这一发现的临床适用性是有限的。这一策略可能会影响旨在减轻宿主对免疫刺激细菌产物的炎症反应的辅助治疗的疗效。动物实验没有进行辅助地塞米松治疗，进一步限制了这些研究的临床适用性。1997年，一项荟萃分析了10项地塞米松辅助治疗细菌性脑膜炎的试验，评估了地塞米松对197例肺炎球菌性脑膜炎患者的疗效。该研究首次显示地塞米松与肺炎球菌性脑膜炎患者神经或听力缺陷的减少存在显著的相关性。2002年,一项欧洲多中心、随机、安慰剂对照试验对301名社区获得性细菌性脑膜炎成人患者进行了比较,在随机化后6周,每6小时给药10毫克地塞米松,连续4天,与首次给药抗生素相比,对不良结果有有利影响。这种有益效果在肺炎球菌脑膜炎亚组中最为显著,死亡率从34%降至14%。2002年和2007年,马拉维报道了两项大型随机临床试验,使用地塞米松辅助治疗细菌性脑膜炎。第一项试验包括598名儿童,其中338名(40%)患有肺炎链球菌引起的脑膜炎。地塞米松对死亡率或听力损失无影响。第二项研究对465名患有细菌性脑膜炎的成年人进行了研究,272例(58%)为肺炎球菌脑膜炎病例。该项研究地塞米松对肺炎球菌性脑膜炎患者无益处。与后一项试验同时,报告了一项针对越南成年人的随机对照试验,其中535例纳入病例中有55例(13%)是由肺炎链球菌引起的,地塞米松治疗的肺炎球菌性脑膜炎患者无死亡,而安慰剂组有5例死亡。一项荟萃分析显示,在高收入国家发现了辅助地塞米松的有益效果,并表明基线特征的差异解释了所进行试验的不同结果。美国传染病学会、欧洲神经科学联合会和英国感染学会的指南推荐将辅助地塞米松作为疑似或确诊肺炎球菌脑膜炎患者的标准治疗。

肺炎球菌性脑膜炎的相关死亡率很高。儿童的总死亡率为15%。据报道,最近一系列儿童肺炎球菌脑膜炎病例的发病率为8%。一项包括资源贫乏环境下肺炎球菌脑膜炎儿童的研究报告死亡率为37%。对于患有肺炎球菌脑膜炎的成人,报告的病死率在高收入国家在20%至37%之间,在资源贫乏地区(如马拉维)高达51%。肺炎球菌脑膜炎患者最常见的死亡原因是心肺衰竭、中风、癫痫持续状态和脑疝。入院时格拉斯哥昏迷评分低、入院时脑神经麻痹、红细胞沉降率升高、脑脊液蛋白浓度高、脑脊液白细胞计数每立方毫米小于1000个白细胞已被确定为肺炎球菌脑膜炎成人患者不良结局的独立预测因素。

高达50%的肺炎球菌脑膜炎存活患者存在神经系统后遗症,包括耳聋、局灶性神经功能缺损、癫痫和认知障碍。高达27%的患者存在认知障碍,即使是那些明显恢复良好的患者,其主要表现为认知减退。细菌性脑膜炎后认知减退的速度是稳定进展的。然而,在细菌性脑膜炎后的几年里,主观身体损伤有了显著的改善。

1.5.2.3 脑膜炎奈瑟菌

脑膜炎球菌是新生儿期以后幼儿和年轻成人脑膜炎的主要病原体。脑膜炎球菌疾病与吸烟、与患者（包括学生）住在同一个家庭相关。已观察到终末补体成分(C5、C6、C7、C8，可能还有C9)缺乏的患者侵袭性脑膜炎球菌病的发病率增加，提示对复发性疾病患者应进行补体功能筛查试验。已经确定了导致这些补体成分缺乏的多种遗传缺陷。对脑膜炎球菌病易感性的其他遗传决定因素存在于白细胞介素-1受体拮抗剂、鼻咽粘附分子和表面活性剂蛋白中。

脑膜炎球菌病的临床表现差异很大，从短暂的发热和菌血症到暴发性疾病。共有四种主要的临床综合征:(i)不伴有败血症的菌血症，(ii)不伴有脑膜炎的脑膜炎球菌血症，(iii)伴有或不伴有脑膜炎球菌血症的脑膜炎，以及(iv)脑膜脑炎。这些情况的变化也有报道，患者可能在疾病过程中从一种进展到另一种。即使对于经培养证实为脑膜炎球菌性脑膜炎的患者，也只有27%的患者出现颈部僵硬、发热和意识改变的经典三联征。对于脑膜炎球菌性脑膜炎患者，60%的成人和60%至90%的儿童在就诊时可发现典型的脑膜炎球菌病皮肤病变(瘀点、紫癜和瘀斑)。

目前已证实的脑膜炎球菌性脑膜炎的治疗指南建议使用青霉素或氨苄西林。虽然对青霉素敏感性降低的脑膜炎球菌菌株已被描述，但其临床意义尚不清楚。在个别病例报告中描述了青霉素治疗失败的情况。一项关于儿童医院青霉素耐药性演变的研究表明，脑膜炎奈球菌菌株的青霉素耐药率从1986年的9.1%上升到1997年的71.4%。虽然大多数对青霉素中等易感性的脑膜炎奈瑟菌患者对青霉素治疗反应良好，但也有研究发现脑膜炎球菌性脑膜炎儿童对青霉素易感性降低与死亡或神经系统后遗症风险增加之间的关联。根据这些数据，对于疑似由菌株引起的脑膜炎球菌性脑膜炎患者，根据当地流行病学，可能对青霉素具有耐药性，在病原微生物检测结果出来之前可以经验性使用广谱头孢菌素(头孢噻肟或头孢曲松)。一项对辅助地塞米松治疗细菌性脑膜炎试验的荟萃分析显示，在总共2074例患者中，517例成人和儿童患有脑膜炎球菌性脑膜炎。脑膜炎球菌性脑膜炎患者亚组的死亡率很低。258名接受地塞米松治疗的患者中有9名死亡，而安慰剂组有13名死亡。2004年一项对成人地塞米松辅助试验的荟萃分析显示，地塞米松治疗的患者死亡率没有下降。

脑膜炎球菌感染的其他辅助疗法包括杀菌/通透性增加蛋白(BPI)，一种天然的内毒素中和蛋白，和HA-1A，一种人内毒素单克隆抗体。一项包括393名患有严重脑膜炎球菌病的儿童(其中37人确诊为脑膜炎球菌性脑膜炎)的研究评估了重组BPI的效果，结果显示对死亡率没有有益影响。在一项包括269名脑膜炎球菌感染性休克儿童的试验中评估了HA-1A的效果；研究发现了一种不显著的获益趋势。

据报道，脑膜炎球菌性脑膜炎的死亡率在儿童中为4%至8%，在成人中高达7%。大多数患者死于全身并发症，主要是败血症。败血症、高龄均与不良结果相关。细菌负荷检测定量PCR也与不良结果相关，但尚不清楚该信息是否对临床预后有任何附加价值。脑膜炎球菌性脑膜炎常并发关节炎(10%)。听力损失(10%)。关节炎是由关节的血源性细菌播种(脓毒性关节炎)或关节的免疫复合物沉积(免疫介导的关节炎)引起的。脑膜炎球菌感染期间的免疫介导性关节炎患者通常在发病第5天或感染恢复期间出现，症状主要涉及大关节。

1.5.2.4 单核细胞增多性李斯特菌

李斯特菌是在20世纪80年代发现的，通过受污染的食物传播，但在土壤、水和污水中也有发现。李斯特菌感染的危险因素包括年龄(1个月以下的婴儿和50岁以上的成年人)、酗酒、恶性肿瘤、使用皮质类固醇治疗、免疫抑制、糖尿病、肝病、慢性肾病疾病、胶原血管疾病和与铁超载有关的疾病。在使用抗肿瘤坏死因子α药物如英夫利昔单抗和依那西普后，也有李斯特菌脑膜炎的报道。然而，李斯特菌脑膜炎可在一生中发生，也可发生在没有易感条件的患者身上。一项大型综述显示，6%的成人中枢神经系统疾病病例发生在以前健康的年轻人中。然而，该研究并未在该亚组中区分脑膜炎患者和脑干脑炎患者，脑干脑炎已知发生在年轻健康患者中。

儿童李斯特菌脑膜炎主要出现在生命的第一个月，几乎所有患者的症状包括发烧、易怒和脑膜体征。成人的临床表现与肺炎球菌和脑膜炎球菌性脑膜炎患者相似，但症状出现前的持续时间较长。在30例由单核细胞增多性乳杆菌引起的脑膜炎患者的前瞻性病例系列中，63%的患者症状持续时间超过24小时；8例(27%)患者症状持续4天。30例患者中有13例(43%)出现发热、颈部强直和精神状态改变的经典三联征。脑干脑炎约占中枢神经系统感染的10%，主要见于以前健康的中年成年人(71%的病例)。李斯特脑干脑炎被描述为一种双相疾病，在82%的病例中，前驱期包括不适、头痛、恶心或呕吐、发热和神经功能损害的前兆，随后发展为神经系统综合征，包括单个或多个不对称颅神经缺损，并伴有同侧或对侧感觉-运动长传导束症状和/或小脑症状。

氨苄西林和盘尼西林对李斯特菌感染非常有效，因此应将其中一种抗生素纳入免疫功能低下患者的经验治疗中怀疑或证实患有李斯特菌脑膜炎的老年患者。广谱头孢菌素对这种微生物无效。尽管氨基糖苷已有证实的体外增强杀伤，其使用的回顾性临床数据并没有显示出益处。在118例李斯特菌感染的患者队列中，氨基糖苷治疗组肾衰竭更常见，在校正了其他死亡危险因素后，氨基糖苷治疗甚至似乎提高了死亡率。当然，这项回顾性研究的结果可能会因适应症而混淆。氯霉素和万古霉素在体外也有杀菌作用，但与患者治疗失败有关。甲氧苄啶-磺胺甲恶唑推荐作为对青霉素过敏的患者的替代药物。

大部分李斯特菌病患者会出现并发症，包括80%的患者出现低钠血症。报告的儿童死亡率从15%到17%不等。据报道，成年人的死亡率更高，从17%到27%不等。总的来说，25%的存活的李斯特菌性脑膜炎患者有神经系统后遗症。对于脑干脑炎患者，预后不良的风险甚至更高，35%的患者死亡，55%的存活患者有神经系统后遗症。

1.5.2.5 无乳链球菌

新生儿无乳链球菌脑膜炎的危险因素包括胎膜早破、产妇发热、阴道B群链球菌培养阳性、早产、新生儿临床窒息、1分钟Apgar评分低于3分。感染发生在围产期第一周内由护理人员垂直或水平传播。无乳链球菌也可引起成人脑膜炎，通常伴有严重的潜在疾病。危险因素包括年龄超过60岁、糖尿病、怀孕或产后状态、心脏病、胶原血管疾病、恶性肿瘤、酗酒、肝功能衰竭、肾衰竭、既往中风、神经源性膀胱、褥疮和皮质类固醇治疗;无基础疾病的患者也可能发病。

患有无乳链球菌脑膜炎的新生儿通常表现为非特异性症状，通常是败血症和脑膜炎的混合临床表现。症状包括易怒、张力改变(张力低和张力高)和呼吸症状。少数病人会发热。一项关于成人无乳链球菌脑膜炎的回顾性队列研究和文献综述显示，女性有轻微优势，63%的病例发生在女性中。80%的患者报告了易感因素，50%的患者发现远处病灶感染，主要包括心内膜炎、子宫内膜炎和鼻窦炎。成人的临床表现包括90%的患者发热，62%的患者颈部强直，67%的患者意识水平改变。

无乳链球菌对青霉素、氨苄西林和头孢菌素敏感。对大环内酯类抗生素和氨基糖苷类抗生素的耐药性经常发生。尽管对氨基糖苷类有耐药性，但青霉素和氨基糖苷的联合治疗已成为新生儿B组链球菌性脑膜炎的标准治疗方法。这一选择是基于动物实验，与青霉素单药治疗相比，联合治疗的效果更好。替代品是广谱头孢菌素和万古霉素。

报告的新生儿死亡率在7%至27%之间，最近对276例病例进行的一项大型研究显示，死亡率为14%。成年人的死亡率要高得多，为25%至30%。儿童的长期预后显示三分之一的幸存者有后遗症，包括痉挛性四肢瘫痪、深度智力迟钝、偏瘫、耳聋或失明。在一篇综述中，7%的成人患者出现了后遗症（主要是听力损失）。

1.5.2.7 化脓性链球菌

化脓性链球菌（A群链球菌）占所有成人和儿童细菌性脑膜炎病例的0.2%至1.2%，大多数病例是社区获得性的。78-96%的患者易患此病，包括中耳炎、鼻窦炎、肺炎、近期头部受伤、最近的神经外科手术，神经外科器械的存在，免疫状态改变，酗酒或脑脊液渗漏。对于儿童来说，最常见的诱发因素是中耳炎。临床表现与常见的微生物引起的脑膜炎相似，大部分患者出现头痛、发热和颈部强直。据报道，化脓性链球菌对大环内酯类抗生素和四环素类药物的体外耐药性。据报道，对四环素类药物的耐药性在4%至42%之间，且地域不同。据报道，头孢噻肟不能预防和治疗一例化脓性链球菌脑膜炎，尽管该分离物在体外具有易感性。目前尚无A组链球菌对内酰胺类抗生素产生耐药性的报道，因此青霉素仍是首选抗生素。鉴于报告的治疗失败，应谨慎或不使用头孢菌素治疗。病例报道和文献综述中报告的死亡率从4%到27%不等。据报道，28%的儿童出现神经系统后遗症，包括学习困难、视野缺陷和听力缺陷。对于成年人，在一个大型病例系列中，43%的患者存在神经系统后遗症。该系列中有很大一部分患者（58%）在住院期间出现低钠血症。

1.5.2.8 猪链球菌

猪链球菌是猪的一种重要病原体，可通过与猪的密切接触传播给人类。猪链球菌脑膜炎在欧洲国家和美国的成年人中偶尔发生，而在越南和中国也有大规模爆发的报道。猪链球菌脑膜炎在儿童中是不常见的，只有一例报告。感染猪链球菌脑膜炎的风险因素包括专业接触猪和猪肉，如屠夫和农民。

在151名越南猪链球菌脑膜炎患者的队列中，男性占主导地位。几乎所有患者（90%）都出现头痛、颈部僵硬和发热。6%的患者出现广泛的皮下出血。猪链球菌脑膜炎的抗生素治疗通常包括青霉素G或头孢曲松。在一个大型猪链球菌脑膜炎患者队列中，所有菌株都对青霉素、头孢曲松和万古霉素敏感，但对四环素（83%）、红霉素（20%）和氯霉素（3%）产生耐药性。对头孢菌素的耐药性也已被描述，并与细菌的遗传变异有关。在越南进行的一项辅助地塞米松随机临床试验中，观察到接受辅助地塞米松治疗的猪链球菌脑膜炎患者的严重听力损失率从33%下降到16%。在猪链球菌脑膜炎流行的地区和猪链球菌脑膜炎高危患者，需要使用地塞米松辅助治疗。报告的死亡率因地理位置而异，越南为3%，中国为18%。据报道，40%至66%的患者在出院时听力丧失。

1.5.2.9 金黄色葡萄球菌

金黄色葡萄球菌脑膜炎主要在医院获得，主要发生在神经外科手术后或脑脊液分流术后。金黄色葡萄球菌脑膜炎可在社区环境中获得，它与心内膜炎、免疫功能低下状态和注射药物使用等易感条件有关。

大多数患者都发现了合并感染，包括心内膜炎、肺炎和骨髓炎。金黄色葡萄球菌脑膜炎应使用万古霉素治疗，因为耐甲氧西林菌株引起的疾病增加。对于治疗失败，可以考虑使用利奈唑胺和达托霉素，尽管这些药物的成功仅在病例报告中有所描述。据报道，医院内金黄色葡萄球菌脑膜炎的死亡率为14%。社区获得性金黄色葡萄球菌脑膜炎与相关基础疾病导致的高死亡率（50-67%）相关。

1.5.2.10 需氧革兰阴性菌

克雷伯氏菌、鲍曼不动杆菌、大肠杆菌、铜绿假单胞菌和其他需氧革兰氏阴性菌可在头部外伤或神经外科手术后引起细菌性脑膜炎。需氧革兰氏阴性菌引起的神经外科后脑膜炎可发生在术后晚期。神经外科手术后发展为不动杆菌脑膜炎的中位时间为12天(范围为1至40天)。由需氧革兰阴性菌引起的社区获得性脑膜炎并不常见，但可以在免疫功能低下的患者中发现，例如艾滋病毒感染者，也可以在新生儿和老年人中发现。临床表现主要为发热和意识改变。在引入广谱头孢菌素后，由革兰氏阴性菌引起的细菌性脑膜炎的预后有了显著改善。然而，鲍曼不动杆菌和其他革兰氏阴性菌的多药耐药性对神经外科后患者构成了越来越大的威胁。美国的一项监测研究显示，鲍曼不动杆菌对头孢他啶的耐药性从1999年的30%增加到2008年的68%，在此期间对头孢吡肟的耐药性从20%增加到62%。在此期间，对美罗培南和亚胺培南的耐药性也急剧上升，菌株对亚胺培南（47%）的耐药性略低于美罗培南（59%）的耐药性。1999－2008年铜绿假单胞菌对头孢他啶(10%)、头孢吡肟(6%)、环丙沙星(20%)、亚胺培南(15%)、美罗培南(8%)的耐药率保持相对稳定。对头孢他啶、头孢吡肟、环丙沙星和庆大霉素耐药的克雷伯菌菌株也有6%至17%。自2003年以来克雷伯菌对亚胺培南和美罗培南的耐药性已经出现，目前有5%的菌株出现这种情况。全球数据显示抗生素耐药率也有类似趋势。神经外科手术后脑膜炎的经验性抗菌治疗包括万古霉素和头孢他啶、头孢吡肟或美罗培南，以覆盖需氧革兰阴性菌。美罗培南是碳青霉烯的首选，因为它在治疗肠杆菌科感染方面的效力是亚胺培南和比厄他培南强2倍。然而，耐美罗培南的菌株可能对亚胺培南敏感，需要对所使用的特定碳青霉烯进行药敏试验。此外，碳青霉烯类异源耐药性似乎是美罗培南比亚胺培南更大的问题，这表明亚胺培南是治疗不动杆菌脑膜炎的首选药物。碳青霉烯耐药性革兰氏阴性脑膜炎（尤其是由鲍曼不动杆菌引起的脑膜炎）患者的替代品包括粘菌素或多粘菌素B，也可能需要通过鞘内或脑室内途径给药。

1.6. 总结

疫苗的引入和对孕妇的预防性治疗对细菌性脑膜炎的流行病学和特征产生了重大影响。然而，这些成功主要局限于高收入和中等收入国家。在世界范围内，细菌性脑膜炎仍然是一种发病率极高的疾病，致病细菌的耐药性日益增强，导致治疗失败。经验性抗生素治疗应根据当地的耐药模式和临床亚组进行调整。目前，大多数细菌性脑膜炎发生在成人中，由肺炎链球菌和脑膜炎奈瑟菌引起。脑脊液检查仍然是诊断的关键，需要确定致病微生物，并允许进行抗生素敏感性测试，以帮助合理治疗。脑脊液革兰氏染色是一种重要而快速的诊断工具。PCR越来越多地被用于确定病因诊断。随着PCR技术的发展和越来越容易获得，它可能会成为一种标准方法，但需要研究来验证其诊断准确性。然而，聚合酶链反应，甚至多重聚合酶链反应，只能检测到已经怀疑的病原体，并包括在引物混合物中。在一个抗生素耐药性日益增强的世界里而新出现的病原体，培养结合敏感性测试仍然是诊断的金标准。预防、诊断方法和治疗方面的进展主要使高收入国家的患者受益，而疾病的主要负担在资源贫乏的国家。在世界范围内提供有效疫苗仍然是控制这一疾病的最佳选择。

2. 细菌性脑炎

细菌性脑炎(bacterial encephalitis)是细菌性感染侵犯脑实质的病变，约占所有脑炎病例的5%，病死率及致残率较高。最常见的细菌性脑炎包括肺炎支原体(Mycoplasma pneumoniae)神经系统感染、单核细胞增多性李斯特菌脑膜脑炎(Listeria monocytogenes meningoencephal-itis)、军团病(Legionnaires' disease)，其他如布鲁菌(Brucella)感染也可引起细菌性的脑炎。

2.1 单核细胞增多性李斯特菌脑膜脑炎（Human Listeriosis）

单核细胞增多性李斯特菌脑膜脑炎多发生于免疫抑制的个体和体质较弱的个体，以新生儿、妊娠妇女、饮酒过度、糖尿病、肿瘤、炎症性肠病和细胞免疫功能低下的个体和40岁以上的成年人易于发病，主要表现化脓性脑膜炎、脑膜脑炎和败血症等。约4%的患者为年轻（< 40 岁）无相关病史的非免疫抑制成人，典型表现为脑干症状。这些患者可能具有李斯特菌感染的遗传易感性，但缺乏数据来证实这一假设。亚临床免疫缺陷也可能增加李斯特菌感染的风险。一项长期随访研究表明，在诊断为神经李斯特菌病后，5年内死于癌症的风险比对照组高3倍。

2.1.1.病因及发病机制

单核细胞增多性李斯特菌广泛分布于环境中，可从土壤、地面以及动物和人类的粪便分离得到，是一种革兰氏阳性杆状兼性细胞内致病菌。李斯特菌是一种顽强的生物，很容易适应波动的环境，并在恶劣的条件下生存，包括低温、酸度和高盐浓度。这种细菌利用其基因组的7%进行适应性调节，以适应特定的环境条件。单核细胞增多性李斯特菌感染，也称为李斯特菌病，主要由食源性感染，通过摄入受污染的食品，如加工肉、乳制品、预包装三明治、冷熏鱼、预制蔬菜、沙拉和水果。许多李斯特菌病病例被归类为散发性病例，但经常观察到食源性疫情。

李斯特菌共有以下七个菌株：单核细胞增生李斯特氏菌（Listeria monocytogenes）、绵羊李斯特菌（Listeria iuanuii）、英诺克李斯特菌（Listeria innocua）、威尔斯李斯特菌（Listeria welshimeri）、西尔李斯特菌（Listeria seeligeri）、格雷李斯特菌（Listeria grayi）、默里李斯特菌（Listeria murrayi）。单核增多性李斯特菌是唯一的一种被认为是人类病原体的李斯特菌。根据菌体（O）抗原和鞭毛（H）抗原，将单增李斯特氏菌分成13个血清型，分别是1/2a、1/2b、1/2c、3a、3b、3c、4a、4b、4ab、4c、4d、4e和"7"13个血清型。致病菌株的血清型一般为1/2b、1/2c、3a、3b、3c、4a、1/2a和4b，后两型尤多。该菌与多种革兰阳性菌有共同抗原，故血清学诊断无意义。

李斯特菌是否感染患者，取决于患者的免疫学情况以及胃酸化能力。由于细胞免疫功能障碍以及胃酸化不足，免疫功能缺陷、老年人、孕妇和新生儿更加易感。因为对李斯特菌病的免疫力和抵抗力是由致敏淋巴细胞产生，而不是由血清特异性抗体产生的。上述机制使得艾滋病（尤其是 CD4 <100/mm³ 时）、血液恶性肿瘤或接受化疗的患者中李斯特菌感染的病例增加。李斯特菌是一种细胞内病原菌，能够利用宿主细胞的营养物质进行分裂，并可能通过在细胞间的转移而逃避免疫系统的攻击。铁是细菌代谢和生长所必需的；因此在铁超负荷状态（这也是免疫功能低下的一种形式）可以观察到感染。李斯特菌可通过血液循环累及每个器官，但最常见的是累及中枢神经系统和胎盘。

2.1.2 临床表现

单核细胞增多性李斯特菌感染的潜伏期从数日到数周不等，细菌随血液播散到全身多器官，引起局灶性感染。主要有两种临床表现。第一种是典型的亚急性细菌性脑膜炎，以发热、头痛和颈部僵硬为特征，该综合征的发作可能会持续几天，不像脑膜炎球菌或肺炎球菌脑膜炎那样突然发作。在食源性李斯特菌病流行期间，李斯特菌脑膜炎可发生在所有年龄段的健康人身上。在散发性疾病中，患者更常见的是细胞介导的免疫功能有明显缺陷，这使他们容易患李斯特菌病。成人中枢神经系统李斯特菌病的第二种形式是脑炎。早期出现发热、头痛、恶心和呕吐，脑膜刺激症状较少见。随后，患者出现多发性颅神经异常并伴有小脑功能障碍，包括共济失调，部分患者出现癫痫及不同程度的意识障碍。高达15%的患者可能不热，这使得诊断更加困难。

2.1.3 辅助检查

实验室检查外周血中白细胞总数和中性粒细胞增多，单核细胞并不增多。脑脊液常规白细胞计数增高至数百或数千，以多核细胞为主，少数为单核细胞增多，蛋白质增高，糖降低。脑脊液涂片可发现小的革兰阳性杆菌。血和脑脊液培养阳性。

影像学方面，李斯特菌容易感染背侧脑干和小脑、第四脑室，可以表现为脑膜炎、脑炎和脑脓肿。

2.1.4 诊断

单核细胞增多性李斯特菌脑膜脑炎诊断基于食用受污染的食物或接触受感染动物的排泄物的病史及患者的临床表现，目前尚无统一的诊断标准，多采用Thigpen等提出的诊断标准进行诊断。Thigpen等的LM确诊标准：（1）脑脊液白细胞≥$100×10^6$/L；（2）脑脊液蛋白浓度>1g/L；（3）脑脊液糖与血糖浓度比值<0.5；（4）脑脊液培养或血培养李斯特菌阳性。上述4个条件中满足3个可确诊。

2.1.5 治疗

单核细胞增多性李斯特菌脑膜脑炎，治疗首选抗生素是氨苄西林或青霉素G，联合庆大霉素。对于非妊娠成年患者，氨苄西林为2g IV Q4h，青霉素G为400万单位 IV Q4h，庆大霉素为5mg/kg/d IV 分3次使用。对于肾功能受损或正在使用其他肾毒性药物的患者，不含庆大霉素的治疗方案可能更好。若不能使用庆大霉素，一般使用氨苄西林+复方磺胺甲噁唑（TMP-SMX），TMP-SMX的剂量为10-20mg/kg/d，每6-12小时1次。如果含青霉素方案（即氨苄西林）或TMP-SMX均不能使用，也可以给予美罗培南2g Q8h IV，联合庆大霉素，并密切监测疗效。利奈唑胺也具有抗李斯特菌活性，但相关临床经验仅限于病例报告，该药长期使用存在血液系统毒性及其他不良反应。

如果患者在使用地塞米松，一旦识别出李斯特菌则应立即停用激素，长期使用免疫抑制剂治疗的患者，应注意调整，对免疫功能正常的患者治疗至少3-

4周，对免疫功能受损患者治疗至少4-8周；有脑炎或脑脓肿的患者，需要至少6-8周，如果初步影像学检查异常，应在该检查结果有明显改善时停止治疗。氨苄西林和青霉素治疗期间，无须全程使用庆大霉素，尤其是肾和或/前庭毒性风险较高的患者，如老年人、肾功能受损或同时使用肾毒性药物的患者，庆大霉素治疗一般持续到患者病情改善（通常为7-14日），对于疗效欠佳的患者，只要没有肾毒性或耳毒性，应持续最长3周。

2.1.6 预后

如能及时诊断和治疗，多数患者预后良好，但脑脓肿或脑炎患者常遗留神经系统功能障碍。李斯特菌局灶感染可累及内脏器官、眼、胸膜、腹膜、心包、骨、自体或假体关节。感染的严重程度与患者的健康状况及诊疗是否及时密切相关，该病的病死率约为26%-50%，65岁以上或伴癫痫发作的患者死亡率更高。

2.2 肺炎支原体性脑炎

肺炎支原体感染除引起呼吸系统炎症外，神经系统损害是肺炎支原体感染中常见的类型之一。肺炎支原体感染累及中枢神经系统约占感染患儿的0.1%，其中以肺炎支原体脑炎(Mycoplasma pneumoniae encephalitis)最为常见。肺炎支原体脑炎多为春秋季发病，发病人群主要为儿童，最常见于5～19岁学龄儿童和青少年，近年婴幼儿发病趋势有所增加。

2.2.1 病因及发病机制

肺炎支原体是一类最小的原核细胞型微生物，其大小介于细菌和病毒之间。其缺乏细胞壁、呈高度多形性、能通过滤菌器并能在无生命培养基中独立生长繁殖。肺炎支原体主要在宿主上皮细胞表面存活（胞外寄生菌），也具有进入宿主细胞并在宿主细胞内繁殖的能力，黏膜可能是肺炎支原体向外播散的起始部位。

肺炎支原体主要通过呼吸道传播。肺炎支原体脑炎可能的发病机制有：①直接侵袭；②免疫损伤；③神经毒素。目前认为发病时间和肺炎支原体的致病机制紧密相关，将其分为两类：早发型脑炎(发热后7d内出现神经系统症状)和迟发型脑炎(发热后7d以后出现神经系统症状)。早发型脑炎的发病机制主要是直接侵袭，即当肺炎支原体通过飞沫传播感染人体后，定植于呼吸道纤毛上皮，通过引起呼吸道的直接损伤，进入血液循环，到达病变部位诱导细胞因子导致直接的组织损伤；迟发型脑炎则以免疫损伤为主要发病机制，即肺炎支原体感染引起自身免疫调节失控导致组织损伤。

2.2.2 临床表现

大多数患者起病急，70%以上的患者表现为发热，在发热、上呼吸道感染症状出现后数天内出现神经系统症状，部分患者以神经系统症状为首发症状。肺炎支原体脑炎的临床表现并无特异性，包括嗜睡、意识障碍、抽搐、脑膜刺激征、精神状态改变、性格或行为异常、癫痫发作、瘫痪、共济失调等。除上述症状外，45%的患者出现胃肠道症状和上呼吸道感染症状，还有约14%的患者可出现皮疹。

2.2.3 诊断

目前尚无统一诊断标准。

1. 脑脊液（CSF）的 PCR 和肺炎支原体培养阳性为诊断肺炎支原体脑炎的金标准，但 CSF 的 PCR 阳性率只有2%，而且由于肺炎支原体脑炎可以通过免疫损伤间接引起，所以 CSF 的 PCR 阴性并不能排除诊断。血清学的特异性抗体诊断较常用，但存在假阳性和滞后性。咽拭子 PCR 检测方便，但肺炎支原体可在痊愈患者的呼吸道定植，并且即使为阳性，由于肺炎支原体在人群中感染率高，且肺炎支原体脑炎的临床症状与其他病原体感染，尤其是病毒性脑炎无明显区别，也难以确诊。因此有国外学者提出支原体脑炎的诊断标准：有脑炎的临床表现，同时有支原体感染的依据。依据支原体感染的证据不同采用三级分类标准：(1)高度怀疑：以下两条任选一条：①CSF 培养或 PCR 阳性，伴或不伴血清学检测阳性；②咽拭子培养或 PCR 阳性，伴有血清学阳性。(2)怀疑：血清学阳性，咽拭子和 CSF 的培养及 PCR 阴性，或者是咽拭子培养或 PCR 阳性，但血清学检测阴性，且无其他确切感染病原体。(3)未确定：血清学检测阳性，咽拭子及 CSF 培养及 PCR 阴性，且有确定的至少一个感染病原体。

2. CSF 检查表现多样，可正常或异常，与病毒性脑炎相似，无特征性改变。

3. 影像学表现多样，脑水肿、软脑膜增强、弥散性信号增强、占位性病变等，但是没有特异性改变。

4. 脑电图检查可见弥漫性 δ 节律、局灶或单侧大脑慢波、局灶性棘慢波发放等。

2.2.4 治疗

1.抗感染治疗：对于儿童肺炎支原体脑炎，目前推荐的抗生素有阿奇霉素、多西环素、喹诺酮类等。大环内酯类抗生素中阿奇霉素可在脑组织内达到高浓度，即使是免疫机制介导发病的（晚发型）患儿，给予抗肺炎支原体治疗也可清除呼吸道内肺炎支原体，从而减少额外肺炎支原体成分供给，可减轻宿主的免疫反应。

2.免疫调节治疗：目前尚无明确的指南推荐。有研究指出对于肺炎支原体脑炎患者，一旦确认具有免疫介导机制发病的证据（如检测到脑组织自身抗体或MRI显示脱髓鞘改变等），应尽早给予免疫调节治疗，具有改善症状和缩短病程可能。常用的免疫调节剂为糖皮质激素和静脉用丙种球蛋白。既可单独应用，也可联合应用。关于免疫调节治疗的疗效，多数报道证实有效，但均为辅助治疗，确切疗效仍有待大样本、随机对照等研究进一步明确。

2.2.5. 预后

部分患者可完全康复，不遗留后遗症，约18%-64%的患者出现长期的神经系统后遗症，包括癫痫、智力障碍、肢体运动障碍等，在感染急性期发生抽搐的病例有着更高的继发癫痫比例。支原体脑炎的病死率及致残率仅次于单纯疱疹病毒脑炎。

2.3 军团菌性脑炎

军团菌性脑炎是军团菌累及中枢神经系统的表现。1976年，美国费城召开了一次退伍军人年会。期间突然爆发流行不明原因肺炎，221名感染者中有34人死亡，死亡率高达15.4%。约6个月后，美国疾控中心首次从流行性肺炎死者肺部组织中分离到出一种新的革兰氏阴性杆菌。1978年，国际上将该病原体正式命名为"嗜肺军团菌"。军团菌感染后的严重程度与细菌量及感染宿主的免疫程度相关。免疫低下的患者更易患严重的军团菌病。军团菌感染的危险因素包括：男性、老年、吸烟者、伴有慢性心肺基础疾病、糖尿病、恶性肿瘤、免疫抑制、应用肿瘤坏死因子α拮抗的人群。

2.3.1. 病因及发病机制

军团菌是一种胞内寄生菌，共50个种、70多个血清型。引起人类患病的有嗜肺军团菌、博捷曼军团菌、米克戴德军团菌、杜莫夫军团菌、高曼军团菌、长滩军团菌、左丹军团菌和瓦茨魏斯军团菌等。

军团菌广泛生存于天然水源和人工水环境系统中。天然水源中军团菌含量较低，很少引起人的感染；而人工水系统是引发人类军团菌感染的重要因素。调查显示，在空调系统、呼吸治疗器、超声波加湿器、医院水龙头、浴室喷头等均可检出军团菌，其中空调系统冷却塔水中该菌的检出率最高，阳性率可达到50%以上。供水系统可通过水龙头、淋浴、涡流浴、泡泡浴、人工喷泉等方式形成气溶胶。人类通过吸入被污染的气溶胶或误吸入被军团菌污染的饮用水、淋浴喷头水等而被感染。军团菌呈世界性分布，许多国家有病例及暴发流行报告。该病全年均可发生，以夏秋季节为发病高峰，成人高于儿童。我国自1982年首次证实军团菌病病例以来，之后各省、市均有散发病例报告，部分地区如北京、唐山和上海等地曾有军团菌病的暴发流行。90%的病例是由嗜肺军团菌引起的，嗜肺军团菌可分为15个血清型。目前，国际卫生组织已经将军团菌病列入传染病报告范围。

军团菌进入人体后主要寄生于肺泡上皮巨噬细胞中进行增殖，通过效应蛋白调节宿主细胞的免疫反应及信号传导，并伪装成宿主细胞蛋白来逃逸杀伤作用，进而造成肺部损伤。除肺部病变之外，军团菌感染可累及全身多个系统，中枢神经系统可累及大脑、小脑、脑干和脊髓。

2.3.2 临床表现

军团菌感染主要表现为肺炎，表现为急性纤维蛋白化脓性肺炎，呈小叶性分布，进展迅速，极易发展为致命的军团菌感染。军团菌肺炎进展迅速，若治疗不及时，病死率为15%~30%，免疫力低下的患者死亡率可高达80%。40%~50%的军团菌感染患者可伴神经系统症状，包括脑炎、脑脓肿、小脑共济失调、谵语、意识模糊、昏迷、嗜睡、癫痫、神经系统麻痹等临床表现。还有少部分患者表现为心肌损伤、周身皮疹等。

2.3.3 辅助检查

部分军团菌脑炎患者外周血表现为白细胞升高。腰穿脑脊液检查一般无特异性表现，部分患者脑脊液压力升高，有核细胞数升高。头影像学检查无异常。培养分离得到军团菌菌株是实验室诊断和流行病学调查中确定军团菌感染的金标准。典型的军团菌落呈圆形,扁平突起,边缘整齐。但培养条件苛刻,细菌生长比较慢。军团菌感染后,血清中会出现2种特异性抗体,即IgM和IgG。军团菌感染1周左右可检测出IgM抗体,较早反映军团菌的感染,IgG抗体产生较晚,2周左右可检测出,1个月达高峰。国内外报告了多个利用二代测序（Next-Generation Sequencing）辅助诊断军团菌肺炎的病例报告,表明NGS测序可在早期明确了病原菌,为治疗提供佐证和依据。

2.3.4. 治疗

军团菌是一种胞内寄生菌,故能达到细胞内高浓度的抗感染药物最为有效。首选抗菌药物大环内酯类如红霉素治疗,红霉素成人每次0.5~1.0g,静脉滴注,每6小时1次,连用3周。四环素类如多西环素,氟喹诺酮类如司帕沙星等也有效。18岁以下未成年人和对氟喹诺酮类过敏者均忌用。严重肝功能不全者,严重心动过缓或急性心肌缺血者,中枢神经系统其他疾病患者均应慎用。

2.4 布鲁氏菌性脑炎

布鲁氏菌性脑炎是布鲁菌侵犯中枢神经系统的表现。布鲁氏菌病是由布鲁氏菌引起的一种人畜共患性传染病。人类布鲁氏菌病可侵及骨关节系统、泌尿生殖系统、心血管系统、呼吸系统、神经系统等多个器官组织,其临床表现差异较大,其中布鲁氏菌病侵及神经系统的发病率为5%~37.5%。

2.4.1 病因及发病机制

布氏杆菌病经常通过摄入未经巴氏消毒的奶制品或职业性接触受感染的动物(如绵羊、骆驼、牛、山羊和猪)传播给人类,主要的传播途径是消化道、皮肤、黏膜和呼吸道与体液和气溶胶的接触。全世界每年约有50万人患有布氏杆菌病,其中大多数病例来自牧区和农村地区。

布鲁杆菌自皮肤或黏膜进入人体后,中性粒细胞聚集以杀灭细菌。存活的菌体随淋巴液到达局部淋巴结。根据人体免疫力和菌体的数量及毒力的不同,可在局部被消灭或在淋巴结中繁殖生长并形成感染灶,增殖达到一定数量后,即突破淋巴结屏障而侵入血液循环,人体出现菌血症、毒血症等急性症状。进入血液循环的病菌易在肝、脾、骨髓、淋巴结等单核-吞噬细胞系统中形成新的感染灶,后者中的病菌又可多次进入血液循环导致症状加重,使发热呈波浪状。

该菌为胞内寄生菌,细菌感染细胞后,发病机制于急性期时为细菌及毒素起主要作用，慢性期则以迟发型变态反应为主，可出现由上皮样细胞、巨细胞、浆细胞、淋巴细胞等组成的肉芽肿。在肝、脾、淋巴结和骨髓中均可有类似病变，也可波及肝、脾、脑、肾等的小血管及毛细血管，导致血管内膜炎、血栓性脉管炎、脏器的浆液性炎性反应和坏死等，各个累及器官系统的变态反应导致了相应症状。

2.4.2 临床表现

布鲁氏菌病的症状可在接触布鲁氏菌后5天到若干个月开始。典型症状包括发热，可在数月乃至数年内反复出现症状可突然开始，包括寒战、盗汗、下腰部疼痛、骨和关节痛，有时也有腹泻。累及神经系统除上述症状外还表现为头痛、呕吐、视盘水肿、精神症状、表情淡漠、抽搐、记忆力减退、失眠、感觉异常甚至肢体瘫痪、尿便失禁等。头痛和精神症状的出现可能与布鲁菌的毒性作用有关。

2.4.3 辅助检查

脑脊液表现为细胞增多，蛋白质浓度升高。血液或骨髓或脑脊液培养物或适当的血清学检测呈阳性结果，例如，血液中凝集试验滴度＞1：160或脑脊液中任何阳性滴度。

影像学表现分为四种类型：正常表现、炎症、白质改变和血管损伤。脑实质感染的早期是脑炎期，在脑炎期，可在T2像看到病灶呈高信号，而在疾病晚期，中央坏死区在T2像为高信号，在FLAIR相表现出弥漫高信号。有研究报道，影像学表现反映出炎症或脱髓鞘过程或血管损伤，但不总是与临床表现相关，并且大多数患者的影像学检查常常未见异常征象。

2.4.4 诊断

脑脊液细菌培养是诊断的金标准，但是布氏杆菌生长相对较慢、耗时长、阳性率低，不能以此作为诊断的主要依据。临床诊断主要根据患者的接触史、结合患者神经系统的症状、体征和血清学及脑脊液检测结果做出诊断。

2.4.5 治疗

治疗药物主要有多西环素、利福平、环丙沙星和头孢曲松钠等。多西环素因在脑组织和中枢神经系统渗透性高、半衰期长作为首选。目前国内外多以多西环素和利福平为基础用药，联合头孢类、喹诺酮类、氨基糖甙类中的一种，疗效良好。世界卫生组织(world health organization，WHO)推荐使用多西环素和链霉素联合利福平/复方新诺明治疗，用药时间至少为6-8周。脑膜脑炎无局灶性病变的患者应该应用抗生素治疗3个月，患者病程较长或有明显神经系统功能障碍者用药时间需大于3月，患者临床症状、体征消失以及检查化验各脏器功能均恢复正常可停药(布鲁氏菌病血清学不一定转阴)。

2.4.6 预后及预防

积极的诊断及治疗，大部分患者预后良好，无明显后遗症状。预防接种和病畜管理是控制布鲁菌病的主要措施。流行区提倡对牲畜提供减毒活疫苗接种。牧民、兽医、实验室工作者以及军营接受预防接种，由于不良反应较大，仅推荐疫区人群在产羔季节前2～4个月接种。

3. 脑脓肿和颅内脓肿

3.1 概述

早在公元前460年希波克拉底时代，脑脓肿就被发现了。脑脓肿（Central Nervous System Infections）是脑实质的局部化脓性感染。一般人群的发病率估计为1.3-100,000人年，5至9岁儿童和60岁以上儿童的发病率略高。大多数文献显示男女比例在2:1至3:1之间，男性占优势，年龄分布在一定程度上取决于相关的潜在病因。虽然化脓性脑脓肿的病因和相关疾病的分布多年来基本保持不变，但艾滋病的流行导致了一大批因弓形虫病而患脑脓肿的患者。高效抗逆转录病毒治疗降低了艾滋病毒相关脑机会性感染的发病率和死亡率。

3.2 病因、病理及发病机制

脑脓肿开始表现为脑炎的局部区域(即边界不清的脑炎区域)，最初由脑实质中的细菌组成，并伴有炎症和水肿。在接下来的几天里，随着中间坏死和环形强化包膜的发展，脑炎区域变得更加局限。最终，宿主防御导致形成结构良好的纤维囊。最常见的诱发脑脓肿的条件是中耳，鼻窦，乳突和牙齿(牙脓肿)的感染。细菌通过无瓣膜的静脉传播到达大脑，这些静脉穿过颅骨进入大脑的静脉引流系统，或者通过静脉系统逆行传播。或者，直接通过鼻窦附近的骨炎或骨髓炎区域或中耳感染进入中枢神经系统。慢性中耳炎是一种常见的诱发因素，其脓肿最常形成于颞叶或小脑。脑脓肿的另一个主要机制是通过脑动脉从颅外感染灶转移。大约20%的脑脓肿源于连续病灶，25%与远处病灶的血液扩散有关，如化脓性肺脓肿或支气管扩张，25%发生在创伤后。

血源性脑脓肿通常是多个并且位于灰白质交界处，它们也倾向于遵循大脑中的血管分布。脑脓肿相关的远端病灶包括伤口感染、骨髓炎、盆腔感染、胆囊炎和其他腹内病灶。事实上，任何导致短暂菌血症的手术有时都可能与随后的脑脓肿发展有关。尽管心内膜炎具有慢性和相对较高的菌血症频率，并且在20-40%的病例中累及大脑，但它仅占脑脓肿病例的1-5%。患有发绀型先天性心脏病的患者患脑脓肿的风险增加。大量脑脓肿与穿透性创伤有关，如枪伤、保留有骨碎片的凹陷性颅骨骨折、铅笔等物体的颅骨穿透、动物咬伤，甚至是与钉部位感染相关的颈部牵引并发症。在感染艾滋病毒的患者中，弓形虫病的再激活会导致脑脓肿。在大约25%的病例中，无法确定潜在的病因。

脑脓肿的细菌病因在很大程度上取决于脓肿的位置和诱发因素。因此，需氧性、厌氧性和微需氧性链球菌是最常见的分离细菌。金黄色葡萄球菌是25%脑脓肿的根本原因，通常与创伤、心内膜炎或神经外科手术有关。除了链球菌外，与鼻窦或慢性中耳炎感染相关的脑脓肿可能由嗜血杆菌、拟杆菌、其他厌氧菌和铜绿假单胞菌引起。如果菌血症的来源是腹腔内，则可能涉及肠杆菌科、肠球菌和厌氧菌；尿路来源更可能与假单胞菌属或肠杆菌科有关，但与厌氧菌无关。由包括放线菌在内的厌氧菌引起的脑脓肿可能与肺脓肿的传播有关。尽管金黄色葡萄球菌是最常见的穿透性创伤并发症，但梭菌属和肠杆菌科也经常受到牵连。引发创伤的性质很重要：例如，如果创伤发生在水环境中，假单胞菌属和气单胞菌属必须被考虑在内。与术后感染相关的微生物包括金黄色葡萄球菌、表皮葡萄球菌、肠杆菌科和假单胞菌属。

诺卡氏菌是脑脓肿的罕见但重要的原因，尤其是在免疫功能低下的人群中。中枢神经系统诺卡氏菌感染的临床表现在正常宿主和受损宿主中是相同的，尽管在受损宿主中更常见。在一系列的11例病例和文献中120例的回顾中，34%的患者伴有肺部疾病。脑脓肿多为单一型；大约三分之一是多发性的，总体而言，38%的病例发生在因HIV或其他原因导致免疫功能低下的患者身上。结核分枝杆菌很少会产生占位性病变（结核瘤），虽然在美国不常见，但在一些欠发达国家，结核瘤是导致脑脓肿的相对常见原因。

酵母和真菌是引起脑脓肿的重要原因。白色念珠菌几乎从不引起孤立的脑脓肿，但可能引起与播散性念珠菌病相关的微脓肿。虽然中枢神经系统隐球菌感染通常发生在HIV感染患者身上，但隐球菌感染很少被观察到。褐丝酵母菌病的病原体，如枝孢菌、双极菌、曲霉菌和旺氏菌，以及成色菌病的病原体都被报道为脑脓肿的原因。

曲霉菌是公认的脑脓肿的原因，但几乎总是局限于免疫功能低下的患者群体，特别是移植患者。曲霉属真菌烟曲霉是影响人类的最常见物种；牙源性上颌窦炎或肺部是最常见的原发曲霉感染部位。感染从鼻窦经血管通道直接到达大脑，或从肺部和胃肠道经血液传播。接合菌，如毛霉根霉和在控制不良的糖尿病患者中，根瘤菌通过直接从鼻窦延伸产生脑感染。无鼻眶或全身受累的脑毛霉菌病一种极其罕见的疾病是否主要与肠外药物滥用有关。

原生动物和其他寄生虫是引起脑脓肿的重要原因。中枢神经系统原生动物和蠕虫感染的发生率不到1%，但这些感染往往遵循致命的过程，在儿童、老年人和免疫功能低下的人群中更为常见。弓形虫可能是美国脑脓肿最常见的原生动物病因，几乎完全与HIV感染有关。线虫病、内阿米巴病、棘球蚴病、并殖吸虫病、旋毛虫病、裂头蚴病和管圆线虫病都有报道，特别是在欠发达国家。在美国很少发生由纳格勒菌和棘阿米巴引起的脑脓肿。

3.3 临床表现

通常，表现为颅内肿块：亚急性发作、头痛和局灶性神经功能缺损。然而，只有不到50%的病例存在典型的局灶性神经系统症状、发热和头痛三联征；颈部僵硬在脑脓肿患者中并不突出。同样，硬膜下积脓患者似乎表现出更为局限性的头痛和局灶性神经系统症状，以及意识水平的改变。其他常见体征和症状包括发热、发冷、癫痫发作、恶心、呕吐和感觉功能改变。

根据病变的位置，可能会出现发热和颈部僵硬。不同程度的头痛是脑脓肿患者最常见的症状。头痛通常不是很好地定位，可能是轻微的，很难与普通头痛区分开来。40-50%的病例出现发热，三分之一到一半的病例可能出现局灶性神经症状和体征，如偏瘫、失语症、共济失调和感觉缺陷。视乳头水肿是颅内压升高的反映，仅在少数病例中存在。同样，大约25-45%的患者在出现癫痫发作时也会出现癫痫发作。癫痫发作通常是全身性的，并与额叶病变有关。其他常见的中枢神经系统发现包括精神状态的改变——困惑、异常行为和嗜睡。

在某种程度上，出现的体征和症状取决于脓肿的位置。例如，小脑脓肿通常表现为眼震、同侧肢体共济失调、呕吐和眼肌麻痹。额叶脓肿通常表现为头痛、嗜睡、精神状态恶化或失语症，同时伴有偏瘫和单侧运动体征。颞叶脓肿可能伴有或不伴有失语症或言语障碍，这取决于脓肿是否在优势半球。枕叶脓肿患者可表现为同向性偏视，而顶叶脓肿的典型特征包括偏瘫、同质性偏盲、偏侧忽视、失读或视空间受损。垂体脓肿表现为视野缺损和内分泌异常。脑干脓肿通常表现为面部无力、发热、头痛、偏瘫、吞咽困难和呕吐。

3.4 鉴别诊断

包括广泛的其他中枢神经系统感染，如脑膜炎、硬膜下脓肿、硬膜外脓肿、病毒性脑炎和非感染性原因，如偏头痛、脑内和蛛网膜下腔出血、静脉窦血栓形成或恶性肿瘤。

3.5 诊断

脑脓肿的诊断最好通过神经影像学来确定。MRI 比 CT 扫描更敏感，可以提供脓肿的大小、位置，以及周围水肿的程度和是否存在肿块效应，如中线移位、脑积水和脑疝。细菌性脑脓肿演变的时间线是合理可预测的，可分为早期脑炎、晚期脑炎、早期脓肿、成熟脓肿和脓肿消退。每个阶段大约在 4 天内发生，脑脓肿的发展转归是基于正常的免疫系统，而不适用于免疫功能低下的宿主。治疗的成功是通过脓肿腔的横截面直径逐渐减小来衡量的。脓肿壁的放射学变化（即厚度和对比度增强）、周围水肿或内部内容物状态不是治疗成功的可靠预测因素。脑脓肿的特征性表现是对比 CT 或 MRI 研究中的环形增强病变，低密度中心反映出脓肿的坏死中心，周围有可变的水肿区。

CT 成像研究在确定连续的头颈部病理学方面尤其有用，这可能是感染源。与 MRI 相比，高细节 CT 成像能更好地检测侵袭性鼻窦炎和中耳炎的骨溶解。CT 也更能确定与先前创伤相关的骨裂，这也可能是颅内感染的来源。MRI 和 CT 在定义咽后脓肿、慢性真菌窦和颅底感染方面具有可比性。CT 在描述脑炎和脓肿形成的分期以及排除大脑轴内坏死肿块的其他原因方面不如 MRI 敏感。MRI 尤其是具有扩散脑成像序列的 MRI 保持高度的敏感性和特异性。但部分脓肿长期处于隔离状态，难以与肿瘤鉴别;这些与其他如隐匿性梗死、血栓性巨动脉瘤和 Balo 型多发性硬化症(仅举三例)一起被归为膨胀性病变。

神经影像学研究，特别是CT影像学研究的主要困难在于其在区分脓肿和肿瘤(包括神经母细胞瘤和转移性病变)方面的敏感性。在一项研究中，26名脑脓肿患者中有8名最初被诊断为肿瘤。另一项研究指出，在100例确诊脑脓肿患者的CT扫描中，有18%的患者最初的表现不能从影像学上与典型的恶性肿瘤区分开来。

MRI扫描提供的软组织分辨率和细节优于CT扫描。此外，虽然成本要高得多，但不会受到电离辐射的影响。在t1加权MRI扫描上，脑脓肿在注射造影剂钆后表现为低信号和环形强化。在t2加权序列上，坏死的中央区域呈高信号，周围有清晰的低信号包膜，周围有明显的低密度区域，代表脑水肿。MRI成像研究的另一个主要优势是它们能够在脓肿形成之前检测到脑炎阶段，并具有完全发育的囊。最有用的MR序列是扩散技术。这种技术，最适用于中央坏死已发生，表明水在形成的纤维性脓肿囊内运动受限。其他方法，如磁共振波谱(MRS)，可以检测细菌代谢产物，如乳酸、醋酸或丙酮酸，并可能提高我们区分脑脓肿和恶性肿瘤的能力。放射性核素脑扫描使用铟111标记的白细胞不提供任何优势比传统的神经成像技术。在过去的几年里，正电子发射断层扫描(PET)与18f-氟脱氧葡萄糖(FDG)成像在疑似脑脓肿患者的诊断和治疗中发挥着更大的作用。

常规实验室检查对脑脓肿的诊断不是特别有用。40%的患者白细胞计数正常;红细胞沉降率升高而c反应蛋白水平通常升高，但并非总是升高。如果沉降率升高，随时间跟踪记录治疗反应可能是有用的。除非MRI或CT扫描显示腰穿不太可能发生脑疝，并且临床明确怀疑有脑膜炎或脑膜癌，否则绝对禁止对占位性病变患者进行腰椎穿刺。脑脓肿患者的脑脊液通常表现与其他脑膜旁感染灶相似，即嗜中性粒细胞和淋巴细胞混合，蛋白水平升高，葡萄糖水平正常，革兰氏染色阴性。脑脊液培养通常是无菌的，除非脓肿和脊髓液之间有某种解剖上的联系，如脑脓肿继发于创伤或术后并发症;10-20%的患者血培养呈阳性。虽然可以为大多数常见的脑脓肿设计合理的经验性治疗，但在严格的厌氧条件下培养材料并运输到实验室对于最佳鉴定致病微生物至关重要。此外，可以获得活检并进行病理评估，以排除恶性肿瘤，真菌侵袭，并使用特殊染色剂检测异常微生物。

3.6 治疗

脑脓肿的治疗需要内科和外科相结合的方法。立体定向引导下的针吸脓使收集的标本排出体外,并可获得革兰氏染色、培养和组织学标本。如果对抗菌药物治疗的反应较差或从培养物中分离出的生物体具有抗菌药物耐药性,则可以考虑开颅手术。对于不能手术引流的大量脓肿患者或神经功能稳定的小脓肿患者,可考虑单独使用抗菌药物治疗。抗菌药物的选择取决于已知导致脑脓肿的微生物的谱,以及单个抗菌药物穿透血脑屏障并进入脓肿腔本身的程度。对于与额窦感染相邻发展的脑脓肿,可以认为存在混合需氧菌群和厌氧菌群。在这种情况下,即使厌氧菌没有恢复,也应使用每天 10-2000 万单位的高剂量青霉素和每 6 小时静脉注射 7.5 mg/kg 的甲硝唑或每 12 小时静脉注射 15 mg/kg 的甲硝唑进行治疗。如果怀疑脓肿可能是由牙科病灶引起的,应保持厌氧培养 7-14 天,以检测放线菌的生长。然而,放线菌病应该对青霉素的标准治疗有反应。与慢性中耳炎和乳突炎相关的脑脓肿应联合使用抗菌药物治疗,包括厌氧菌、肠杆菌科和假单胞菌属。因此,头孢噻肟、头孢他啶或头孢曲松加甲硝唑的组合在这种临床情况下效果良好。尽管细菌培养物可能并不总是能产生厌氧菌的生长,特别是如果生物体很挑剔,但缺乏肠杆菌科或假单胞菌属的生长。在培养之前没有接受过静脉注射抗微生物治疗的患者的脓肿材料时,可以排除这些特定生物体是感染的原因。同样,脓肿培养物中不存在金黄色葡萄球菌也将是很好的证据,证明这种药物与脓肿的发病机制无关。一般来说,金黄色葡萄球菌更可能与心内膜炎、中枢神经系统转移性感染或创伤或术后伤口感染有关。如果脑脓肿与神经外科手术有关,应将万古霉素纳入经验治疗方案,以涵盖耐甲氧西林金黄色葡萄球菌(MRSA)和凝固酶阴性葡萄球菌。

建议进行 6 至 8 周的肠外抗菌治疗,并定期随访至少 3 个月的计算机断层扫描或 MRI,以评估治疗反应。一旦获得抗菌药敏试验结果,就可以修改抗菌方案。第三代头孢菌素用量为头孢他啶每 4 h 2 g IV,头孢曲松每 12 h 2 g IV。治疗至少需要 6 周。诺卡菌属引起的脑脓肿患者应采用高剂量的甲氧苄啶/磺胺甲恶唑(甲氧苄啶成分 15mg /kg/天)分三至五次治疗,直至感染得到控制;此后,剂量可减少至一片双强度甲氧苄氨嘧啶/磺胺甲恶唑片,非免疫功能低下患者每日口服两次,连续 3-6 个月,免疫功能低下患者最多可达一年。由于晚期艾滋病导致的严重免疫功能低下患者可能需要终身治疗诺卡菌中枢神经系统感染。手术干预的方法取决于患者的临床状况和脓肿的神经放射学特征。

4. 脊髓硬膜外脓肿

硬脊膜外间隙由脊髓后外侧硬脊膜和脊柱之间的区域界定。它从枕骨大孔延伸到骶骨；胸椎中部和腰椎的间隙最大。硬膜外腔包括淋巴管、脊神经根、疏松的脂肪组织和小动脉。硬膜外脓肿是硬脑膜和脊柱之间的脓液集合。脊髓硬膜外脓肿是一种紧急情况，因为它有脊髓压迫和发展为不可逆截瘫或四肢瘫痪的潜在风险。

脊髓硬膜外脓肿多见于老年人，发病率高峰在60岁和70岁。这种疾病在儿童中很少见，通常影响那些合并症易使他们免疫功能低下的患者。其他高危人群包括老年人、静脉药物滥用者、艾滋病病毒感染导致的免疫抑制以及脊柱外科手术。

4.1 病理生理学

脊髓硬膜外脓肿的形成可以是自发的或继发的直接接种病原体进入硬膜外腔。硬膜外腔自发性感染最常见的原因是远处病灶的血行性扩散(50%)，如皮肤和口腔感染、肺炎和其他呼吸道感染、心内膜炎、腹内和盆腔败血症、尿路感染。自发性脓肿形成的其他原因包括邻近椎体先前存在的椎间盘炎或骨髓炎的直接延伸(即连续扩散)，卧位溃疡或棘旁脓肿的延伸，钝性脊柱创伤或穿透性损伤。继发原因包括术后感染(占所有脊髓硬膜外脓肿的16%)和硬膜外麻醉导管相关的感染。外伤引起的硬膜外血肿也可继发感染并发展为硬膜外脓肿。

椎管内硬膜外脓肿的位置在很大程度上取决于硬膜外脓肿的潜在原因。大多数自发性脊髓硬膜外脓肿是由细菌的血液传播引起的，通常位于椎管后部；硬膜外脓肿继发于先前存在的椎体骨髓炎，通常局限于前椎管。椎管前部或后部脓肿的分离和隔离被认为是继发于硬膜外脂肪的分隔。这些分隔不仅将硬膜外腔划分为前后腔，而且还纵向划分硬膜外腔。纵向分隔通常将硬膜外脓肿形成的范围限制在四个椎体水平。术后脊髓硬膜外脓肿常累及多个腔室，延伸数层，以脊髓为周，继发于硬膜外间隔破裂。除了造成脊髓压迫外，硬膜外腔内的脓液和肉芽组织还可通过损害和减少动脉血流而引起脊髓缺血。硬膜外脓肿形成的神经系统后遗症可以缓慢进展或急剧加重；在后一种情况下，完全瘫痪可能在几小时内发生。神经损伤被认为是继发于神经元件的压迫、血管血栓形成和缺血。

4.2 危险因素

大多数发生脊髓硬膜外脓肿的患者有一个或多个可识别的危险因素。涉及的合并症包括骨髓炎、椎间盘炎、糖尿病、脊柱退行性关节疾病、静脉药物滥用、酒精中毒、慢性肾衰竭、免疫缺陷状态和癌症。在其他大型病例系列的报告中，风险因素的范围相当一致。某些合并症，如糖尿病和酒精中毒，导致免疫缺陷状态，使患者易患脊柱脓肿。其他危险因素在脊髓硬膜外脓肿的发展中有更直接的作用。与静脉药物滥用相关的椎间盘炎和菌血症，直接将病原体植入硬膜外腔，导致硬膜外感染。

4.3 脊髓硬膜外脓肿的病原微生物

金黄色葡萄球菌是最常从脊髓硬膜外脓肿中分离出来的微生物，其次是革兰阴性菌，特别是大肠杆菌和假单胞菌(18%)，其他革兰阳性菌，包括链球菌(10%)或厌氧菌(2%);在 5 - 10%的病例中观察到多微生物生长。结核分枝杆菌与各种病例有关，特别是在经济欠发达国家。不常引起脊髓硬膜外脓肿的病原体包括布鲁氏菌、放线菌、隐球菌和曲霉。

4.4 临床表现及诊断

脊髓硬膜外脓肿的典型临床表现是背痛和发热;椎间盘破裂导致神经根受压，常伴有神经根疼痛。进一步发展为脊髓受压可导致运动无力、肠道和膀胱功能障碍、肢体无力和瘫痪。在现实中，临床表现是可变的;其他常见的临床表现包括发热(61%)、麻痹(53%)、肠道或膀胱功能障碍(36%)、败血症(17%)、神经根病(12%)和瘫痪(14%)。由于症状和体征的普遍性和非特异性，患者在一开始往往会被误诊。大约四分之一的患者在受累椎体水平处出现点压痛，并与潜在的骨骼受累有关。脊髓硬膜外脓肿最常见的位置是在腰椎区域，但累及胸椎和颈椎并不罕见。症状出现和表现之间的时间变化很大，与术中发现不相关。大多数患者在发病时的体格检查中都有神经功能障碍。神经功能的衰退可以持续几个月，也可以在几个小时内急剧发生。

最一致的实验室异常是红细胞沉降率(ESR)升高，这几乎总是存在;ESR 和 C 反应蛋白在急诊室识别脊髓硬膜外脓肿患者时具有高度敏感性和中等特异性。

大约75%的患者有白细胞增多。脑脊液可以表现为正常或者表现为脓液。据报道，在高达60%的病例中，血液培养呈阳性。与CT脊髓造影相比，对比增强MRI扫描对软组织、脊髓和硬膜外间隙的分辨率更高，是许多机构的首选诊断方法。硬膜外脓肿在MRI t1加权扫描上表现为低信号。钆增强磁共振成像仍然是确认和确定脊髓硬膜外脓肿存在和确定其位置的最敏感、特异和准确的成像方法之一。如果没有MRI，则应进行脊髓造影。腰椎穿刺测定脑脊液蛋白浓度不需要用于诊断，可能会将细菌引入蛛网膜下腔并导致脑膜炎，因此不应进行。

4.5 治疗

手术干预去除脓液和肉芽组织是治疗的基础，随后是长期的肠外抗生素疗程。如果患者出现神经学症状，立即对脊髓进行手术减压是绝对必要的。在没有培养结果的时候，由于金黄色葡萄球菌是脊髓硬膜外脓肿的常见病原体，抗葡萄球菌青霉素、第一代头孢菌素或万古霉素应与抗革兰阴性菌的药物(如第三代头孢菌素)一起纳入治疗方案。如果怀疑或涉及MRSA，应使用万古霉素。如果感染发生在神经外科手术之后，抗葡萄球菌青霉素、第三代头孢菌素和氨基糖苷类药物联合使用。脊髓硬膜外脓肿具有高死亡率和严重的长期后遗症，包括瘫痪。死亡率估计为14%，35 - 40%的患者会有神经系统后遗症，如残余无力或永久性瘫痪。预后取决于患者在发病时的临床和神经系统状况。脓毒症或瘫痪患者有较高的死亡率和长期发病率。

脊髓硬膜外脓肿单独用药物治疗。然而，这些患者大多属于以下三种类型之一：(1)无法引流的全脊髓感染；(2)有不良病史和合并症的手术候选人，如慢性心脏或肺部疾病；或(3)完全瘫痪超过24小时。为了对患者进行非手术治疗，临床医生必须通过其他方法获得生物体，如血液培养或针抽吸，并愿意进行一系列神经学检查，并通过一系列MRI扫描监测对治疗的反应。然而，非手术治疗脊髓硬膜外脓肿需要谨慎。

5. 椎体骨髓炎

化脓性脊柱感染，包括椎体骨髓炎，约占所有骨髓炎病例的2 - 4%，在成人中排名第三，仅次于股骨和胫骨感染。在过去的二十年中，椎体骨髓炎的发病率似乎一直在增加；这种增加被认为与免疫功能低下患者数量的平行增加有关。椎体骨髓炎是最常见的血源性骨髓炎类型，在20岁以下或等于20岁的人群中发病率为每10万人0.3例，在70岁以上的人群中发病率为每10万人6.5例。这种情况更常见于男性，尤其是50岁以上的男性。与自发性急性椎体骨髓炎相关的危险因素包括糖尿病、全身性类固醇使用、生殖器或泌尿系统感染史、尿路手术、菌血症、蛋白质热量营养不良、静脉药物滥用、恶性肿瘤、各种免疫缺陷状态或高龄。

年轻人群的椎体骨髓炎通常与静脉注射药物滥用有关。事实上，在一些大系列的化脓性脊柱骨髓炎病例中，药物滥用者占一半以上。椎体骨髓炎患者中糖尿病的总发病率在18%到25%之间。然而，在一个系列中，三级医院43%的成人血液性椎体骨髓炎患者患有糖尿病。长期使用类固醇是由细菌和非典型分支性杆菌引起的椎体骨髓炎的危险因素。这些易感条件的共同点似乎是细胞或体液免疫的某些方面的缺陷。术后椎体骨髓炎约占所有脊柱骨髓炎的2.5%，更常见于营养不良患者、糖尿病患者和接受类固醇治疗的患者。随着艾滋病的流行，脊柱结核的发病率和其他真菌引起的椎体骨髓炎在这一人群中再次出现。

5.1 发病机制

自发性椎体骨髓炎通常是由于生物体通过节段性脊柱动脉向临近椎间盘间隙的椎体软骨下板区血液扩散所致。在成人中，感染病灶始于椎体末端小动脉拱廊的水平，在终板破坏后，继发性扩散到无血管的椎间盘间隙。节段性脊柱动脉通常分叉供应相邻的椎节，这种分叉被认为是椎体骨髓炎通常累及相邻的两个椎体和中间的椎间盘间隙的原因。术后椎体骨髓炎通常是由于手术时直接接种了微生物而发生的。伤口污染的主要来源是手术人员或患者自身的皮肤菌群。与自发性椎体骨髓炎不同，椎间盘间隙通常是接受过外科手术的患者的感染病灶。椎体骨髓炎的其他来源或危险因素包括通过褥疮和创伤接种或静脉注射药物滥用。

5.2 脊椎骨髓炎的病原微生物

在已知与培养阳性化脓性椎体骨髓炎相关的各种微生物中，68%的病例涉及革兰氏阳性需氧球菌，高达60%的病例分离出金黄色葡萄球菌，29%的患者分离出革兰氏阴性需氧杆菌，3%的患者分离出厌氧菌。放射成像往往无法区分分枝杆菌和细菌引起的椎体骨髓炎；因此，对脊柱骨髓炎患者的初步临床评估应将结核病纳入鉴别诊断，特别是在高风险患者或在分枝杆菌感染高流行的地区或国家,或在结核病和艾滋病毒感染流行的国家。球虫炎、皮炎芽孢菌、新型隐球菌、曲霉菌和其他不常见的真菌都与椎体骨髓炎有关。铜绿假单胞菌和金黄色葡萄球菌是静脉注射药物滥用者椎体骨髓炎中最常见的病原体,发生率大致相同。

在老年男性尿路感染或侵入性泌尿外科手术后,椎体骨髓炎最常见的原因是大肠杆菌和变形杆菌。术后脊柱感染通常由金黄色葡萄球菌引起。长期接受类固醇治疗的患者易受非典型分枝杆菌和曲霉菌引起的感染。尽管椎体骨髓炎通常由单一微生物引起,但连续的感染源,如褥疮压疮或腹腔内脓肿(如腰肌脓肿),可导致多微生物感染,包括需氧微生物和厌氧微生物。

5.3 临床表现和诊断

背部疼痛是椎体骨髓炎最常见的表现(大于90%)。疼痛是局部的、持续的,通常与运动或位置无关。由血液方式获得的椎体骨髓炎往往累及下背和腰椎。几乎所有脊柱感染都与受累水平触痛有关:椎体骨髓炎倾向于局限于腰椎和脊椎骨,分别占58%和30%。在静脉注射药物滥用者和肺结核患者中,颈椎受累(11%)已被注意到。三分之一的病例报告神经功能障碍,如感觉丧失、虚弱或神经根病。神经根病、正直腿抬高和神经功能障碍(4-16%)的存在不太可靠,通常表明存在硬膜外受累。大约一半的化脓性脊柱骨髓炎患者出现发热、不适、盗汗和厌食。

脊椎骨髓炎起病隐匿,由于症状和体征的非特异性,可能会被证明是一个诊断挑战。例如,发烧患者背痛的鉴别诊断包括各种病毒综合征、动脉炎、肾盂肾炎和胰腺炎。在没有发热的情况下,其他引起背痛的原因,如骨质疏松性骨折、脊柱炎、退行性椎间盘疾病或椎管狭窄,可能必须排除。在几个大型患者系列中,症状出现和最终诊断之间的延迟从3周到3个月不等。这些诊断延误可导致严重的神经系统疾病。椎体骨髓炎引起的其他并发症包括脊柱旁脓肿、软组织延伸和脊髓压迫。

在不到一半的椎体骨髓炎患者中发现白细胞增多。最常见的实验室异常是ESR升高。血培养在诊断为椎体骨髓炎的患者的检查中是至关重要的,如果血培养呈阳性(高达78%的血培养呈阳性),可能就不需要进行侵入性诊断程序来获取活检标本。x线平片表现包括椎间盘间隙狭窄和椎体终板改变,通常在大约80%的患者出现症状2-4周后变得明显。锝99m骨扫描联合镓扫描对椎体骨髓炎的敏感性和特异性为90%。MRI成像是椎体骨髓炎最敏感和最特异的成像方式，并且具有提供有关硬膜外或棘旁脓肿和各种其他并发症存在的详细信息的额外好处。

特征性MRI改变包括受累椎终板和椎间盘间隙T1信号降低，T2信号升高。18F氟脱氧葡萄糖正电子发射断层扫描(PET)的诊断准确性与MRI相似，如果患者有金属植入物，则可以考虑使用。

最佳的药物治疗需要确定感染微生物和确定抗菌药物敏感性。如果影像学提示椎体骨髓炎，但血培养细菌生长阴性，则必须对感染椎体进行活检。手术的选择将取决于是否存在潜在的患者内在危险因素，以及外科和介入放射学人员关于ct引导和开放式活检的意见。当血培养阴性时，ct引导下的穿刺活检可在60 - 90%的情况下做出明确的微生物诊断。当血培养和ct引导的抽吸均为阴性时，应考虑开放活检。应对所有患者进行结核菌皮肤试验，并送CT抽吸或活检材料进行常规真菌染色和培养。如果怀疑有多微生物性骨髓炎(例如，伴有腹腔内脓毒症的患者)，无论血培养细菌生长是否阳性，都应进行活检。

5.4 治疗

靶向抗菌药物治疗，脊柱固定，必要时，手术干预是治疗椎体骨髓炎的主要手段。75%的脊柱骨髓炎患者可以在没有手术干预的情况下得到治疗。根据特定的培养结果和抗生素敏感性，延长亲代抗生素疗程是规律。虽然没有对照试验的数据表明最佳治疗时间，但通常推荐4-6周的抗菌治疗。一项大型综述表明，只要满足以下标准，4周的高剂量静脉注射抗生素治疗足以治疗化脓性脊柱骨髓炎：(1)没有未排脓的脓肿，(2)患者临床稳定，(3)ESR降至原始值的一半。

对于甲氧西林敏感金黄色葡萄球菌(MSSA)，推荐使用大剂量的氧苄西林(每6小时2g或头孢唑林，每8小时1-2 g)。或者，左氧氟沙星750毫克，每日口服一次，加上利福平300毫克，每12小时口服一次。MRSA或凝固酶阴性葡萄球菌可使用静脉万古霉素(每12小时1 g)或达托霉素(大于或等于6 mg/kg体重，每天1次)治疗。

链球菌可以用静脉注射青霉素G(每6小时500万单位)或静脉注射头孢曲

松(每天2克一次)治疗。肠杆菌科可以用环丙沙星(750毫克,每12小时口服一次)或静脉注射头孢曲松(2克,每天一次)治疗。由喹诺酮耐药肠杆菌科(包括广谱β-内酰胺酶产生大肠杆菌)引起的感染可通过静脉注射亚胺培南(每6次500毫克)有效治疗。对于铜绿假单胞菌感染,每6小时服用头孢吡肟或头孢他啶,或哌拉西林/他唑巴坦,然后服用环丙沙星(每12小时口服750毫克)。厌氧菌可以用静脉注射克林霉素(每6–8小时静脉注射300-600毫克),静脉注射青霉素G(每6小时500万单位),或静脉注射头孢曲松(每天2克)和甲硝唑(每8小时口服500毫克)治疗。结核性椎体骨髓炎平均需要使用异烟肼、利福平、乙胺丁醇和吡嗪酰胺联合治疗12个月,具体取决于局部易感性。其他不常见的细菌和真菌引起的椎体骨髓炎的治疗应根据个体病原体和区域抗菌药物敏感性进行调整。如前所述,治疗以临床反应和ESR为指导。ESR的持续升高可能需要更长的治疗时间。

  脊柱骨髓炎手术干预的指征是神经功能缺损、脊柱不稳定、对药物治疗无反应或CT引导下的非诊断性活检。此外,对于硬膜外脓肿或脊柱旁脓肿,通常伴有椎体骨髓炎,建议手术引流。手术的目的是神经的减压,脊柱畸形的矫正,坏死组织的清创,以及促进长期稳定性。文献中描述了各种手术入路,每种入路都有自己的优点和缺点。手术干预的基本原则包括早期内固定和初次手术时的融合,以方便行走和避免长时间卧床休息相关的并发症。

第六章 中枢神经系统结核性感染

近年来由于结核分枝杆菌基因突变、抗结核药物研制相对滞后和AIDS病在全球发病率增加，国内外结核病发病率及病死率呈现逐渐升高趋势。约6%结核病可侵及神经系统，结核性脑膜炎最常见，神经系统结核病主要发生于婴幼儿和青少年。神经系统结核病高危人群包括经常接触结核传染源者、艾滋病患者、乙醇中毒和营养不良者、流浪者、护理所及精神病院患者、老年人、长期用糖皮质激素治疗患者、器官移植长期应用免疫抑制剂患者，已抗结核治疗的结核患者仍可发生神经系统结核病，可能因抗结核药剂量不足、患者不充分配合、结核菌产生耐药性或失去最佳治疗时机等。CNS结核菌感染通常与全身粟粒性结核细菌直接播散有关,高热、外伤、妊娠、传染病、营养缺乏和长期服用激素等可促发和加重神经系统结核病。

1. 病因及发病机制

结核分枝杆菌是一种专性需氧抗酸杆菌，其主要传播方式是通过吸入肺泡，通过菌血症和淋巴引流，可能继发扩散到肺外部位，最容易扩散到需氧量高的部位，如脑。中枢神经系统结核病始于脑实质内的小干酪结节(所谓的富集病灶)，这些结节可遍布脑、脊髓和脑膜。中枢神经系统结核病最常见的表现是结核性脑膜炎，当结核杆菌通过大脑皮质或脑膜的富集病灶破裂进入蛛网膜下腔时，就会发生结核性脑膜炎。结核分枝杆菌释放到蛛网膜下腔后，主要影响在于基底区域和基底脑膜。渗出物通常包裹着突出的蛛网膜下解剖结构，如脑动脉和颅神经，并在小脑幕裂孔水平造成脑脊液流动的瓶颈，以及导水管狭窄，导致非交通性(梗阻性)脑积水。结核性脑膜炎中最常见的脑积水是交通型脑积水，继发于基底池内炎性渗出物对局部脑脊液吸收的阻断。如果脑实质内的结节不破裂而扩大，就会形成结核瘤。

2. 临床表现

2.1 结核性脑膜炎

结核性脑膜炎通常表现为非特异性症状和实验室结果，是中枢神经系统结核最常见和最严重的表现，预后往往不良。在高流行国家，患者往往是3岁以下的儿童。在低流行国家，如北欧，大多数病例是从高流行地区移民过来的成年人。

前驱期为2-4周，伴有非特异性症状，如疲劳、不适、肌痛和发热，通常先于中枢神经系统症状出现。75%的结核性脑膜炎患者表现为头痛、发热、呕吐、畏光和颈部僵硬。与细菌性脑膜炎相比，这些症状发展较慢，通常需要一周以上的时间才能显现。25-50%的病例累及颅神经，出现颅神经麻痹，最常累及外展神经，较少累及动眼神经。脑脊液循环紊乱并继发脑积水是常见的，常常导致意识障碍。10-15%的患者出现癫痫发作。脑实质损伤主要是由血管炎引起的梗死或脑膜和脑实质的直接炎症累及引起的。偏瘫和意识改变是脑梗死后最常见的症状，也会出现其他症状，如失语或偏盲。40%-50%病例出现脑耗盐综合征或抗利尿激素分泌不当综合征而导致的低钠血症。如果结核性脑膜炎得不到治疗，它会随着时间的推移而恶化，出现局灶性神经功能缺损，颅内压升高，精神状态改变伴意识不清和昏迷，发病4-8周内死亡。

2.2 中枢神经系统结核瘤

分枝杆菌向中枢神经系统的血行传播会导致微小的肉芽肿性病灶，当感染扩散到蛛网膜下腔时，可导致结核性脑膜炎，或当感染由肉芽肿性炎症反应控制时，可引起结核瘤。结核瘤具有分枝杆菌感染的病理特征：一种由上皮样细胞、郎汉斯巨细胞、淋巴细胞组成的肉芽肿性病变，通常为中心干酪化。从宏观上看，结核瘤是圆形和包膜的占位性病变。结核瘤的临床特征取决于其位置，并与中枢神经系统的其他占位性病变相对应。结核瘤的神经影像学特征取决于其中心的病理状态，固体干酪化或具有中心液化的干酪化。此外，约10%的结核瘤表现为中心钙化（图6.1），这被描述为一种特定的靶点体征。

在Wasay等人对100名患者进行的一系列病例中，三分之一的患者患有孤立性结核瘤，三分之二的患者患有多发性结核菌瘤（图6.2），平均数为4-5，但在特殊情况下，最多可超过100个结核瘤。据报道，三分之一的患者出现局灶病变。

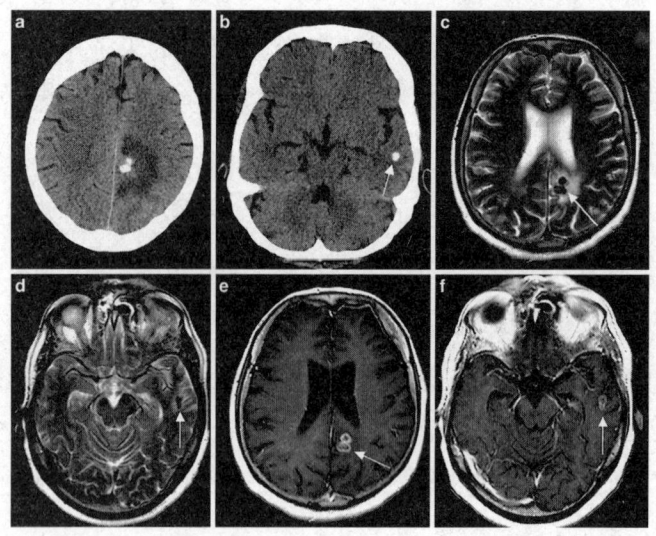

图6.1. 一位67岁女性,30年前右腿反复运动性杰克逊癫痫发作,有肺结核病史。轴位CT(a,b)显示大脑镰左侧钙化病变,伴局灶性水肿(a)和左颞叶钙化病变(b,箭头);c、d:轴位T2 WI低信号,考虑由于Ca^{2+}沉积所致(箭头);e、f:轴位钆增强T1 WI病灶边缘增强(箭头)。

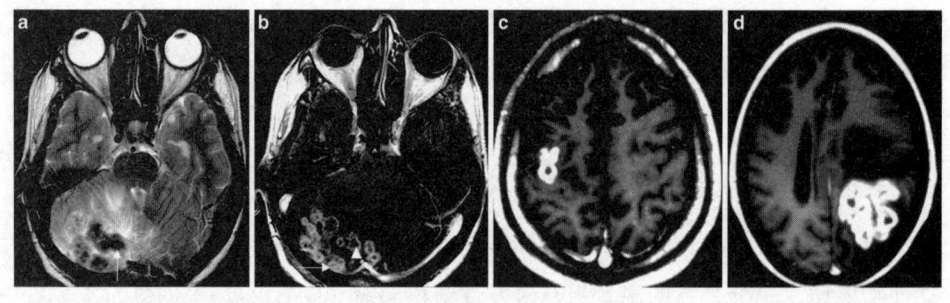

图6.2. 硬脑膜和小脑实质多发性结核瘤。T2 WI显示右侧小脑半球多发低信号(a,箭头),钆增强T1 WI显示结核瘤外周多环增强(b,箭头)。c、d:轴位钆增强T1 WI显示右侧中央前回(c)和左侧顶叶(d)边缘增强型结核瘤。

性水肿。结核瘤直径通常可达1厘米,约10%在1-3厘米之间,很少达到8厘米。它们可以发生在中枢神经系统的任何地方。中枢神经系统结核瘤的鉴别诊断应包括肿瘤、原发性中枢神经系统淋巴瘤、化脓性脓肿、真菌感染、囊虫病和弓形虫病。

2.3 结核性脑脓肿

结核性脓肿是中枢神经系统结核的一种罕见表现。它的外观更类似于化脓性脑脓肿，而不是结核瘤，通常比结核瘤大，其特征是形成带有中央脓液的空腔。在 CT 上，脓肿是低密度的，伴有局灶性水肿，并且在增强图像上常伴有边缘增强的肿块效应。MRI 上中心为 T1 低信号和 T2 高信号，T1 WI 增强上有局限性扩散和边缘增强。结构神经成像不能区分结核性脓肿和化脓性脓肿，但磁共振波谱上的脂质峰提示分枝杆菌。明确的诊断需要显微镜检查和立体抽吸后的脓液培养。总的来说，脑脓肿更可能由链球菌（34%）、葡萄球菌（18%）和其他病原体引起，分枝杆菌是罕见的。

2.4 脊柱结核

肺结核可以影响脊椎的所有结构。在解剖学上表现可分为硬膜外和硬膜内。

2.4.1 硬膜外结核性脊柱感染

硬膜外结核性脊柱感染包括结核性脊柱炎、椎管旁脓肿和硬膜外脓肿。结核性脊柱炎是骨骼结核最常见的表现之一，珀西瓦尔·波特于 1779 年首次描述。Pott 病的临床表现是在几个月内出现背痛、后凸、感觉障碍、肠和膀胱功能障碍，最终出现轻瘫。脊椎感染被认为是由原发病灶分枝杆菌的血行传播引起的。与化脓性细菌相比，分枝杆菌不产生降解椎间盘胶原环的蛋白水解酶。在儿童中，椎间盘的血管系统保留，可发生椎间盘炎，但在成人中，椎间盘的相对保留是一种典型的发现。结核性脊柱炎的典型特征是椎体水肿和骨质破坏，伴有韧带下、椎旁渗出物向邻近或远处椎体扩散。棘旁冷脓肿形成，如腰肌脓肿和钙化是常见的。结核性脊柱炎的严重并发症包括椎体塌陷导致后凸，以及由于脓肿形成或椎体骨折导致脊髓受压。结核性脊柱炎的主要鉴别诊断是化脓性脊柱炎。根据 Jung 等人的说法，MRI 检查结果的整体外观允许对两者进行高度特异性和敏感性的区分。提示结核性脊柱炎的表现有：(1)明确的棘旁异常信号，(2)薄而光滑的脓肿壁，(3)棘旁或骨内脓肿的存在，(4)韧带下扩散到三个或更多椎体，(5)胸椎受累，(6)椎间隙相对保存（图 6.3）。应寻求实验室确认。硬膜外结核性脓肿可无脊柱炎。鉴别诊断包括化脓性硬膜外脓肿和恶性浸润，尤其是淋巴瘤。

2.4.2 硬膜内结核性脊柱感染

脊髓周围炎性渗出物的蛛网膜下腔扩散是 TBM 的常见并发症。由此产生的肉芽肿性钩端脑膜炎的病理后遗症可与颅内结核性脑膜炎相比较：炎性渗出物导致神经根炎，附近血管的影响导致血管炎和脊髓梗死，蛛网膜层粘连引起的脑脊液流动紊乱可能导致脊髓空洞症（图 6.4）。由于腰骶段周围渗出物的积聚，临床症状通常类似于马尾综合征，伴有弛缓性麻痹、膀胱功能障碍和鞍区麻木。然而，也可能出现亚急性横贯性脊髓症状，直至截瘫。增强 MRI 可显示椎管旁渗出物、神经根增厚和脑膜增强，以及 CSF 腔或脊髓空洞症等并发症。结核的髓内表现除了伴随肉芽肿性钩端脑膜炎的影响外，还有硬膜内或脊柱结核瘤和结核性脊髓炎。严重的横贯性脊髓炎和长节段横贯性脊髓炎（LETM）已被描述。

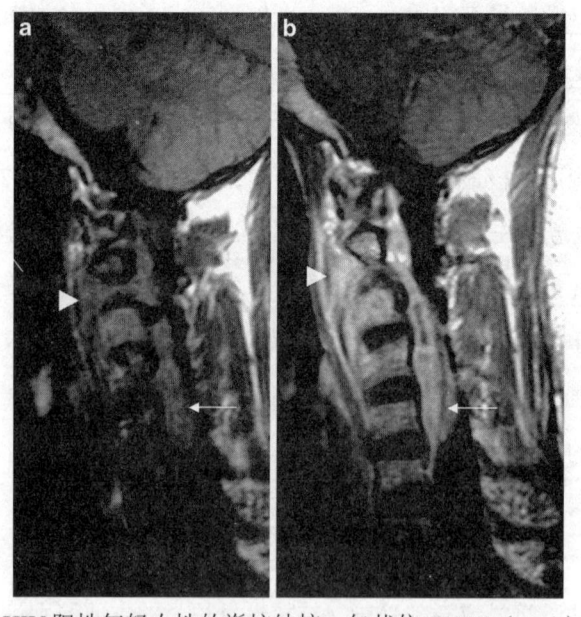

图 6.3. 一名 HIV 阳性年轻女性的脊柱结核。矢状位 T1 WI（a，b）显示椎前（a，b：箭头）和硬膜外炎性肿块，在钆增强 T1 WI 上有明显增强（a，b:箭头），硬脑膜低信号（b）和硬膜内间隙受累。

3. 诊断

结核性脑膜炎的诊断取决于临床、影像学表现、血液和脑脊液的实验室分析以及其他部位的结核如肺部、泌尿生殖器、骨骼等部位的结核。脑脊液通常表现为淋巴细胞增多，平均细胞计数约为 200 个细胞/μl (10-1000×103 细胞/ml)，中度至重度蛋白质含量升高(0.5-3.0g /l)，葡萄糖水平低于 45mg/dl 或低于 40-

50%的血清葡萄糖。值得注意的是，除了脑脊液葡萄糖降低外，脑脊液乳酸水平升高，5.0-10.0mmol /l。检测鞘内 IgG 合成可作为鉴别结核性脑膜炎与无菌性脑膜炎的辅助依据(敏感性 100%，特异性 83.3%)。

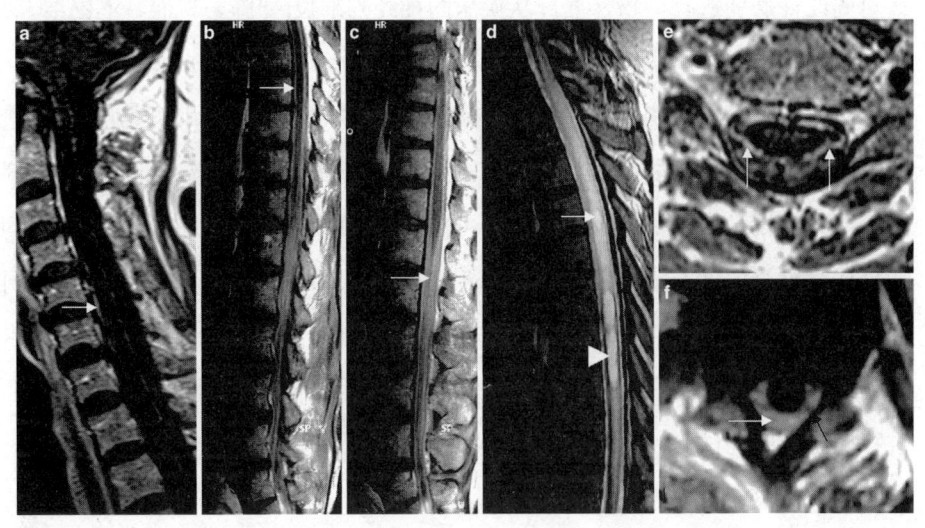

图 6.4. 矢状位钆增强 T1 WI（a-c）显示硬膜内结核性感染，脊髓表面（a，b：箭头）、根（e：ax。pc T1 WI；箭头）和马尾（c，箭头）不均匀增强。造影剂外渗，蛛网膜下腔增强（f，ax。pc T1 WI：白色箭头；黑色箭头：前根和后根）；d (sag.T2 WI)：长节段横贯性脊髓炎，伴有脊髓增大的高信号变化（箭头）和由于蛛网膜粘连和 CSF 流量受损而引起的额外空洞（箭头）。

与细菌性脑膜炎不同，结核性脑膜炎具有以下特点:症状持续时间大于 6 天，脑脊液总细胞计数<1000/μl，外周血白细胞计数< 15000 × 10-3/ml。值得注意的是，结核分枝杆菌以外的非结核分枝杆菌性脑膜炎是艾滋病患者重要的鉴别诊断，因为脑脊液的表现往往与结核性脑膜炎相似，而且大多数临床症状和进展不允许鉴别。尽管仅在 5-58%的患者中脑脊液标本呈阳性，但脑脊液标本的分枝杆菌培养是必要的。通过涂片和培养方法(如 Ziehl-Neelsen 染色技术)鉴定脑脊液中的结核分枝杆菌仍然是诊断中枢神经系统结核感染最重要和最广泛的方法，同时进行药物敏感性测试和菌株亚型分析。

传统微生物学技术费时的特点使得需要更快的诊断分子和生化分析技术来促进早期诊断。一些基于分子的技术，通常是从用于诊断呼吸道标本结核的成功技术中提取的，已经被评估为它们在结核性脑膜炎诊断中的适用性。这些技术包括核酸扩增(NAA)方法，抗体和抗原检测或化学分析，如腺苷脱氨酶和结核硬脂酸测量。应尽可能进行组织诊断(通过组织病理学和分枝杆菌培养)，要么对局灶性病变进行活检，要么从疾病的神经外部位(如肺、胃液、淋巴结、肝脏和骨髓)进行诊断性取样。

结核性脑膜炎的明确诊断取决于脑脊液中结核杆菌的检测，通过涂片检查或细菌培养。使用诸如 Ziehl-Neelsen, Kinyoun 或 auramine-rhodamine 等染色剂的标准染色技术应用于脑脊液样品，可检测约 100 AFB/ml 的脑脊液。研究表明，如果仔细检查大量的脑脊液，可以在90%以上的离心脑脊液标本中发现结核杆菌，在脑室内的脑脊液中达到最高的检出率。临床诊断病例的脑脊液培养阳性率为25%至70%。获得培养的重要性在于，结核分枝杆菌在培养物中生长可以进行药物敏感性试验，这对适当的药物选择和预后有很大影响。在任何年龄，大约10%的脑脊液总容量可用于检查。

从感染艾滋病毒的脑脊液中分离出的结核分枝杆菌比从未感染艾滋病毒的脑脊液中分离出的结核分枝杆菌要小得多。一旦开始使用抗结核药物，涂片和培养的敏感性迅速下降。沉淀物应在固体或液体培养基中染色和培养。如果需要，可以取沉淀物的等分物进行核酸扩增。液体培养基比固体培养基能从脑脊液中回收更多的细菌。在诊断结核瘤和脊柱结核时，组织活检的诊断率比脑脊液高得多。应仔细检查神经外病变，以便进行安全的活检。胃和骨髓抽吸可能有助于发现儿童神经外结核。当其他诊断手段失败时，立体定向脑活检能够证实脓肿和非典型结核瘤的诊断。

目前可用的基于分子的技术，包括商业上可用的核酸扩增(NAA)方法和其他基于聚合酶链反应(PCR)的方法，抗体检测，抗原检测或化学分析，如腺苷脱氨酶(ADA)和结核硬脂酸测量。

PCR 技术

商用核酸扩增(NAA)检测诊断结核性脑膜炎的灵敏度为56%，特异性为98%，当处理大量脑脊液时，核酸扩增的诊断率会增加。显微镜诊断结核性脑膜炎的灵敏度与核酸扩增相似。治疗开始后，脑脊液显微镜和培养的敏感性迅速下降，而分枝杆菌DNA在治疗开始后一个月仍可在脑脊液中检测到。核酸扩增(如PCR)可用于所有中枢神经系统结核的脑脊液检测。核酸扩增检测当耐药结核病的风险较高时，应要求检测利福平耐药基因型。

结核菌素皮肤试验(TST)

皮肤试验阳性对中枢神经系统结核的诊断阳性率为10-20%到50%不等。结核菌素皮肤试验诊断结核病的效果因年龄、卡介苗接种、营养状况、HIV感染和给药技术而异。TST样干扰素释放试验可提供既往结核感染的指示;这两种方法在诊断活动性疾病时都不够敏感和特异。

干扰素y释放试验(IGRAs)：

近年来的主要进展是基于t细胞的干扰素y释放测定(IGRAs)的发展。IGRAs是基于抗原(如早期分泌的抗原靶标6 [ESAT6]和培养滤液蛋白10 [CFP10])刺激T细胞后干扰素(IFN-y)释放的体外试验，这些抗原对MTB的特异性高于纯化的蛋白衍生物(PPD)。目前有两种IGRAs作为商业套件可用。系统评价报告了强有力的证据，表明IGRAs具有高特异性，不受卡介苗接种的影响。相比之下，TST在未接种卡介苗的人群中具有高特异性，但在接种过卡介苗的人群中特异性不高且不一致。IGRAs的高特异性被证明是有用的接种卡介苗的人。IGRAs可能是在这些人群中是很好的选择，它似乎至少和TST一样敏感。这两种基于免疫的测试仅仅表明对最近或远程MTB致敏的细胞免疫反应。通过抗原刺激，IFN-y很容易在外周血单核细胞或全血中诱导产生足够数量的IFN-y，使用ELISA等简单技术即可检测到IFN-y。IGRA测试依赖于检测抗原刺激后IFN-y产生的升高(ESAT-6, CFP10)。因为这些抗原在很大程度上是受限的对结核分枝杆菌复合体的成员来说，这些测试不是与卡介苗或环境分枝杆菌混淆。因为IGRAs无法区分在潜伏结核和活动性结核之间，IGRA阳性结果不一定表明活动性结核。IGRA阴性结果不能最终排除疑似结核病患者的活动性疾病(类似于TST的结果)。大约50%的经培养证实的结核分枝杆菌患者在发病时外周血中没有检测到结核分枝杆菌特异性产生干扰素的淋巴细胞。

IGRAs的使用正在稳步增加发病率低或中等的国家。尽管有大量关于IGRAs的出版物，但关于这些检测的预后价值及其在结核病诊断中的附加价值的证据仍然有限。越来越多的证据表明，结核病高发病率和低发病率国家间IGRAs的绩效有所不同。它们的作用(如果有的话)在结核病负担高的低收入国家似乎有限。

腺苷脱氨酶（ADA）

ADA 在很大程度上与淋巴细胞增殖和分化有关，被认为是细胞介导免疫的标志物。测得的 ADA 在 CSF 中的敏感性和特异性分别为 44 至 100%和 71 至 100%。在一项研究中，ADA 在区分 HIV 感染患者的结核性脑膜炎方面没有价值。用于诊断结核性脑膜炎的 ADA 值的标准截止值尚未确定，各种研究中使用的值范围为>5.0 至>15 IU/升。CSF ADA 测量已被发现可用于预测儿童结核性脑膜炎病例的不良预后。中枢神经系统结核患者脑脊液中 ADA 活性升高缺乏特异性。据报道，淋巴瘤、疟疾、布鲁氏菌病、化脓性脑膜炎、隐球菌性脑膜炎和脑淋巴瘤患者的 CSF ADA 活性较高。不建议将 CSF ADA 活性作为中枢神经系统结核的常规诊断。

结核硬脂酸

结核硬脂酸是结核分枝杆菌细胞壁的一种脂肪酸成分。尽管其估计在有限的研究中具有良好的敏感性和特异性，但对昂贵设备的要求限制了其临床应用。

影像学检查

计算机断层扫描（CT）和磁共振成像（MRI）可能显示结核性脑膜炎的特征性表现。当临床症状和病史高度怀疑结核性脑膜炎时，神经影像学是中枢神经系统结核早期诊断的基石，应包括整个神经系统。此外，由于大多数中枢神经系统结核感染是血行传播的结果，应密切注意结核共存的神经系统的表现，如通过胸部检查发现的肺部结核，至少有 30-50%的病例会有阳性结果。增强 MRI 被认为是评估和检测中枢神经系统结核的首选方式，在敏感性和特异性方面优于 CT，从而为早期诊断提供更多的信息。

基底池脑膜强化、脑积水、脑梗死和结核瘤是中枢神经系统结核病的主要影像学特征（见图 6.5 和图 6.6）。这些表现可以单独出现，也可以合并出现。在两个基于社区的大型 CT 系列中，约 75%的患者出现脑积水，38%的患者出现基底脑膜强化，15-28%的患者出现脑梗死（见图 6.7）。一项基于 MRI 的儿童结核性脑膜炎小病例研究发现，91%的病例出现脑膜强化，64%的病例出现脑

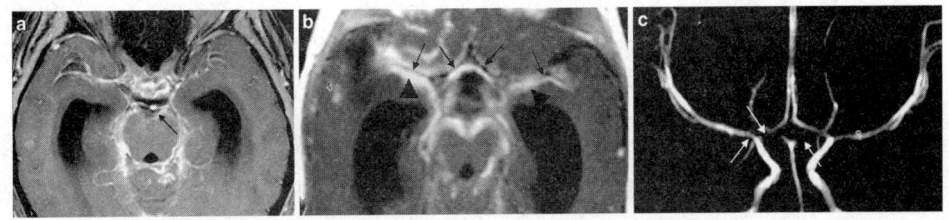

图6.5. 轴位钆增强 T1 加权图像（a，b）显示基底池和动眼神经强化（a，箭头）；b、c：蛛网膜下腔大量渗出物（b，黑三角箭头），大脑前动脉、大脑中动脉和大脑后动脉近端（b：箭头）呈阴性对比，MRA 显示多段血管狭窄（c，箭头）。

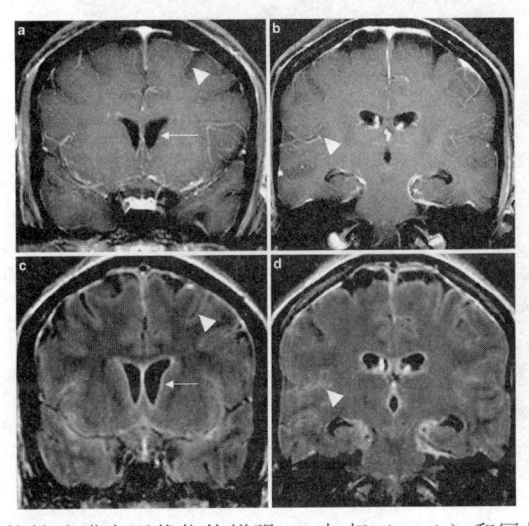

图6.6. 结核性脑膜炎冠状位钆增强 T1 加权（a，b）和冠状位液体衰减反演恢复序列（FLAIR）图像（c，d）。在 pc FLAIR 图像（c，d）显示软脑膜（白三角箭头）和室管膜（箭头）结构显著高信号。

积水，46%的病例出现脑梗死。常见结核瘤（27%）和颅神经受累（27.2%）。尽管这些成像特征的组合对结核性脑膜炎具有高度特异性（95-100%），但大多数放射学发现本身缺乏足够的灵敏度。

　　结核性脑膜炎最敏感的特征是基底池强化，89%的儿童出现基底池强化。CT 或 MRI T1 加权图像显示基底池渗出增强是软脑膜结核的常见特征。它很可能反映了微脓肿和基底脑膜的强烈炎症，并预示着预后不佳。在 HIV 感染的患者中，脑膜增强似乎更常见，因为一项研究显示，23%的 HIV 感染患者有明显的脑膜强化，但只有6%的 HIV 阴性患者有脑膜强化。在疾病晚期，脑膜增强可见于脑突起、脑侧裂和脑幕。在 MRI 中，与 T1 加权像相比，FLAIR 序列在检测软脑膜增强方面提供了更高的特异性，同时显示出较高的灵敏度。DWI 可以显示皮层和邻近皮层下结构的对称扩散受限，随后诊断为结核性脑膜脑炎。脑干周围蛛网膜下腔的炎性渗出物可影响颅神经，薄层 MRI 序列可捕获相关局灶性颅神经增强，但敏感性可能有限。

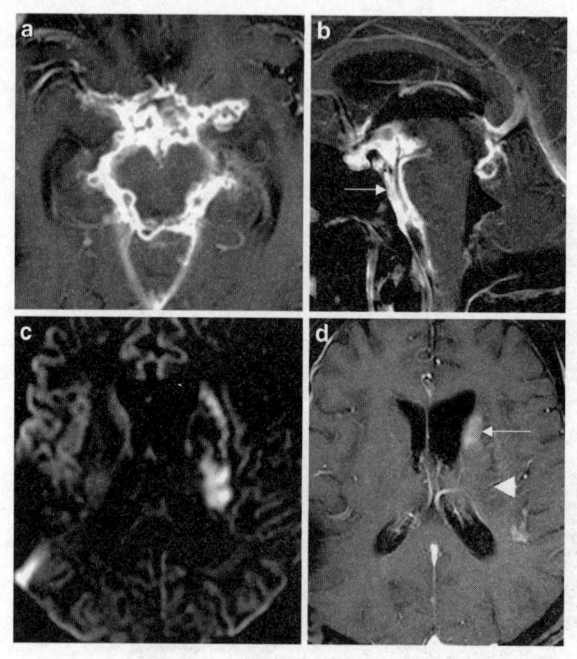

图 6.7. 轴位（a）和矢状位（b）钆增强 T1 WI 显示近端动脉段周围的基底脑膜炎，包括基底动脉（b，箭头）。c、d 轴位扩散加权图像（DWI；c:b=1000s/mm2）显示由于相关动脉炎引起的左基底节急性梗死；d：轴位钆增强 T1 WI 表现为尾状核头亚急性梗死，血脑屏障破坏（箭头）和豆纹动脉增强（白色三角箭头）。

在平扫 CT 上，基底池高密度是结核性脑膜炎的典型征象，尽管不像强化 CT 和 MRI 那么敏感。然而，应排除引起基底池高密度的其他疾病，如蛛网膜下腔出血（SAH）或表现为假性蛛网膜下腔出血的缺氧性脑损伤。

脑积水发生在大约三分之二的结核性脑膜炎患者中，并与基底渗出物、结核瘤、梗死和脑神经麻痹有关。交通型脑积水多见于结核性脑膜炎，但非交通型脑积水由导水管或侧脑室孔的渗出性阻塞导致。脑积水是颅内压升高的最常见原因。在2013年进行的一项研究中，脑积水与疾病晚期、高发病率和高死亡率相关。以前基于ct的研究也报道了类似的结果，也报道了脑积水随着年龄的增长而减少。

导致梗死的脑血管炎是结核性脑膜炎不可逆性脑损伤的主要原因，也是中枢神经系统结核最严重的后果之一。约20%的结核性脑膜炎患者出现缺血性神经功能缺损，高达57%的患者在影像学上与脑梗死相关。扩散加权成像（DWI）是急性卒中的首选成像技术，亚急性或慢性梗死在T2或FLAIR序列上最明显。结核性脑膜炎中风的确切发病机制尚不清楚，目前仍在深入研究中。

血管痉挛可能在疾病早期介导中风，而在疾病后期，会出现局部增生性内膜反应，血管管腔连续缩小，即所谓的结核性血管炎。由于蛛网膜下腔的主要基底受累，特别是源自大脑中动脉近端（M1段）、Willis动脉环和（远端）基底动脉的基底穿支的血管区域受到影响。磁共振血管造影术可能显示不规则的血管狭窄，尤其是基底动脉段，也可能显示脑积水的间接迹象，例如胼胝体周围动脉移位。TBM的大多数梗死是多发性、双侧的，位于基底节和丘脑前部；尽管如此，皮质缺血是可能的，而且不是一个罕见的发现。连续经颅多普勒超声(TCD)与血流速度(Vm)和脉搏指数(PI)的测量，可以有效地用于预测结核性脑膜炎相关血管病变的预后。在早期I期血管病变TCD中，Vm增加，PI正常至中度下降，这些患者具有可逆性缺血缺陷，而III期晚期的特征是一条或多条基底动脉几乎没有血流，因此伴有脑组织梗死和永久性严重神经功能缺损或致命结局。

4. 治疗

当怀疑结核性脑膜炎时，即使在微生物或分子诊断尚未明确的情况下，也应立即开始治疗。与肺结核不同，中枢神经系统结核的最佳治疗方法尚未确定，缺乏对照研究和国际标准。虽然异烟肼（INH）、吡嗪酰胺（PZA）和新诺酮左氧氟沙星和莫西沙星显示出足够的中枢神经系统可用性，但利福平（RMP）、链霉素（SM）和乙胺丁醇（EMB）的含量较少，因为它们的血脑屏障渗透性较差，需要更高的剂量，导致更多的不良副作用。世界卫生组织和英国感染学会建议的典型治疗方案是2个月的INH、RMP、PZA和SM或EMB疗程，然后是6个月或10个月的INH和RMP疗程，具体取决于地区指南。

地塞米松和强的松龙等皮质类固醇似乎可以降低成人结核性脑膜炎患者的死亡率，提高总体生存率，可能是通过减少脑积水和预防梗死，尽管确切的机制尚不清楚。一项Cochrane综述显示，在结核性脑膜炎治疗中使用辅助皮质类固醇可降低儿童和HIV阴性患者的死亡率和致残性残余神经功能缺陷。20世纪30年代对动物模型和现代免疫学的实验研究表明，结核性脑膜炎中造成的大部分组织损伤归因于宿主炎症反应失调，这种炎症反应是通过细胞因子和趋化因子的不稳定产生的，而不一定是由分枝杆菌本身引起的。特别是艾滋病毒感染者一旦开始抗逆转录病毒治疗，发生免疫重建炎症综合征(IRIS)的风险增加，从而使结核病症状恶化。与IRIS相关，在有效的抗结核或抗逆转录病毒治疗过程中，通常会观察到影像学表现的反常恶化。在一项来自印度的队列研究中，包括34名结核性脑膜炎患者，超过64%的患者在3个月和6个月的随访MRI扫描中表现出异常恶化。超过一半的患者在这一时期仍然没有临床症状。此外，结核瘤在结核性脑膜炎治疗过程中的发展是一种众所周知的现象，但尚未表明它会影响临床结果或死亡率。

面对TBM的并发症，如脑积水和颅内压升高，如有可能，应寻求神经外科会诊进行外部引流。耐多药（MDRTB）甚至广泛耐药（XDR）结核分枝杆菌菌株的发病率不断上升，这对治疗医生来说是一个持续的挑战，患者应尽可能在专业中心接受治疗。此外，所有肺结核患者都应接受艾滋病毒检测，因为全球约15%的肺结核患者同时感染了艾滋病毒，西方国家约3%的患者感染了艾滋病毒。艾滋病毒感染对结核分枝杆菌的临床结果和存活率的影响仍然存在争议，对结核病患者新诊断的艾滋病毒开始抗逆转录病毒治疗的最佳时机仍然不确定；然而，最近的研究以及世界卫生组织表明，早期抗逆转录病毒疗法的优势与CD4+细胞计数无关。

结核病的第一个联合治疗包括对氨基水杨酸(PAS)和异烟肼(H)以及链霉素，疗程24个月，它成为发达国家结核病治疗的基础，持续了大约10年。在中间20世纪60年代，PAS被一种耐受性更好的药物乙胺丁醇(E)取代，治疗时间从24个月缩短到18个月。在20世纪60年代末，含利福平的治疗方案包括异烟肼、乙胺丁醇和链霉素，95%以上的患者接受9至12个月的治疗，可预期治愈。在20世纪80年代早期，在强化治疗阶段添加吡嗪酰胺(Z)，将完全口服治疗的持续时间缩短至 6 至 8 个月。在东非进行的研究表明，在 6 个月的治疗方案后，添加吡嗪酰胺可将复发率从 22%降低到 8%，添加利福平可将复发率降低到 3%。

自 20 世纪 80 年代以来，6 至 8 个月的方案已被广泛接受，该方案在初始阶段使用 4 种药物组合（HRZE），然后在继续阶段使用 2 种药物联合（HR 或 HE）。2004 年，一项多中心随机临床试验的结果显示，与 8 个月的治疗（2HRZE/6HE）相比，6 个月的方案（2 个月的 HRZE 加 4 个月的 HR：2HRZE/4HR）的疗效更高。对于所有形式的中枢神经系统结核，推荐的一线治疗药物是异烟肼、利福平、吡嗪酰胺和乙胺丁醇，每天单独或联合服用。

患者应接受至少 10 个月的治疗。对于治疗无效或因任何原因中断治疗的患者，治疗应延长至至少 12 个月。异烟肼能自由穿透脑脊液，具有较强的早期杀菌活性。异烟肼在标准剂量下达到 CSF 水平，是结核分枝杆菌最低抑制浓度的 10-15 倍。INH 的主要缺点是，当作为单一疗法使用时，耐药性会很快产生，尽管当用于根除已感染但尚未出现明显症状或体征的患者的生物体时，这种情况似乎不会发生感染(化学预防)。吡哆醇在停止癫痫发作、逆转昏迷和纠正由急性过量异烟肼引起的代谢性酸中毒方面非常有效。治疗的最佳方式是相对快速的静脉输注，标准剂量为每服用 1 毫克异烟肼时服用 1 毫克吡哆醇。如果没有现成的静脉制剂，碾碎的片剂可以通过鼻胃管给药。需要及时治疗，因为 INH 剂量超过 90 mg/kg 极有可能引发复发性癫痫发作活动，这可能是致命的。利福平穿透脑脊液的能力较差(最大浓度约为血浆的 30%)，但利福平耐药 TBM 的高死亡率证实了其在治疗中枢神经系统疾病中的关键作用。在 15-20mg/kg 的标准剂量下，乙胺丁醇诱发视神经炎的发生率低于 3%，尽管这是一个值得关注的问题，特别是在治疗昏迷患者时。氟喹诺酮类药物是有效的第四种药物(如果乙胺丁醇是禁忌)，但孕妇或哺乳期妇女应避免使用，不建议儿童长期使用氟喹诺酮类药物。治疗中断是 TBM 死亡的独立危险因素。

类固醇激素的使用

所有 TBM 患者无论病情严重程度如何，均可接受皮质类固醇辅助治疗。成人(>14 岁)应开始使用 0.4 mg/kg/24 小时的地塞米松治疗，逐渐减少 6-8 周。小于 14 岁儿童应给予泼尼松 4mg/kg/24 小时(或同等剂量的地塞米松:0.6 mg/kg/24 小时)4 周，然后在 4 周内逐渐减量。对于所有无脑膜炎或脊髓结核的结核瘤患者，常规辅助皮质类固醇的作用是有争议的，尽管皮质类固醇可能对那些接受抗结核治疗的症状不受控制或正在恶化的患者有所帮助。应给予与 TBM 类似的剂量。沙利度胺可能对抗结核药物和大剂量皮质类固醇无效的结核瘤患者有帮助。

HIV 感染者中枢神经系统结核的治疗

HIV 感染患者的中枢神经系统结核应采用与未感染 HIV 的患者相同的抗结核药物方案进行治疗；只要可能，该方案应包括利福平。建议 TBM 和 HIV 感染者使用辅助皮质类固醇。开始抗逆转录病毒治疗取决于药物相互作用和免疫重建炎症综合征（IRIS）早期发病，机会性疾病延迟发病。如果 CD4>200 个细胞/μl，最好尽可能长时间推迟 HIV 治疗，理想情况下直到结核病治疗结束 35。如果在结核病治疗期间 CD4 计数降至 200 个细胞/μl 以下，则开始抗逆转录病毒治疗（ART）。如果 CD4 为 100-200 个细胞/μL，大约 2 个月后开始 ART

抗结核治疗，从而将 IRIS 的风险降至最低。如果 CD4＜100 个细胞/μL，则在抗结核治疗的前 2 周内开始 ART。利福平会诱导蛋白酶抑制剂的代谢，德拉韦定和奈韦拉平会降低这些药物的水平。在可能的情况下，用利福平和非核苷逆转录酶抑制剂（NNRTI）治疗，最好是依非韦仑，但依非韦伦的剂量应增加到 800mg。如果需要蛋白酶抑制剂（PI）治疗，则应使用利福汀，但剂量应减少（通常为 150mg，每周 3 次）。如果依非韦伦和利福布汀同时给药，建议每天给药 450 mg 利福布汀。

常见治疗并发症的管理

接受中枢神经系统结核治疗的患者出现新的或恶化的神经系统症状应立即进行影像学检查。低钠血症应被视为昏迷和癫痫发作的原因。如果患者是低容量的，建议通过钠和水替代缓慢纠正高钠，如果患者是高容量的，则建议通过限制液体纠正低钠，以防止髓鞘溶解的风险

如果发生药物性肝炎，并且血清转氨酶升高超过正常水平的五倍，建议停止使用吡嗪酰胺，继续使用异烟肼、利福平、乙胺丁醇，并每天进行肝功能测试 35。如果血清白蛋白下降，凝血酶原时间上升，或转氨酶继续上升，则应停用异烟肼和利福平。应给予链霉素和乙胺丁醇，以及莫西沙星或左氧氟沙星。一旦肝功能测试正常，应重新启动利福平和异烟肼（表 7）

在最近的一项研究中，175名诊断为抗结核药物引起的肝毒性(DIH)的患者随机接受3种不同的预先确定的重新引入方案中的一种，其中一组给予异烟肼、利福平、另一组从第1天开始以全剂量同时服用吡嗪酰胺，另一组按照美国胸科协会重新引入指南的推荐方式服用抗结核药物，第三组按照英国胸科协会指南用药71。随访期间有19例(10.9%)患者复发，三组间复发率无显著差异。预处理血清白蛋白水平是再次引入抗结核药物后DIH未来复发的唯一有统计学意义的预测因子。危及生命的结核病患者可从第1天起同时安全地重新使用所有3种潜在肝毒性药物(异烟肼、利福平和吡嗪酰胺)。

外科手术

脑积水、结核性脑脓肿（TBA）和伴有脊髓压迫的脊椎结核都是紧急神经外科转诊的适应症，尽管早期脑积水和结核性脑脓毒症可以单独通过药物成功治疗。因此，早期识别和及时治疗对于避免手术至关重要。TBA仅发生在4%至8%未感染HIV的中枢神经系统结核患者中，但发生在20%感染HIV的患者中。TBA手术治疗的目的是缩小占位性病变的大小，从而降低颅内压并根除病原体。早期手术引流和化疗被认为是TBA最合适的治疗方法，既可以治疗也可以诊断。

应根据患者的临床情况、解剖定位和病变数量仔细规划和个体化。在所有疑似TBA的病例中，甚至在手术前，都必须考虑早期抗结核治疗(ATT)，以减少术后脑膜炎的风险。开放性手术切除是导致脑疝的大的、多室小脑病变的适当治疗选择，也适用于那些对抽吸没有反应的患者，而立体定向引导下的抽吸是首选的，用于深部区域，如下丘脑、丘脑或颞叶深部，以防止严重的神经系统后遗症。后一种选择的主要缺点是需要在多达70%的患者中重复手术，并且破裂进入脑室或蛛网膜下腔的风险很高，这可能导致室管膜炎或脑膜炎以及神经功能障碍的恶化。早期手术治疗可以提高ATT的疗效，在减少细菌负荷后促进更好的临床反应，降低死亡率。脑积水，无论是交流性(更常见)还是阻塞性，都是TBM最常见的并发症之一，发生在高达85%的儿童患者中，其严重程度高于成人。TBM和脑积水患者Glascow昏迷评分(GCS)为15(伴有或不伴有局灶性神经功能缺损)，可尝试使用利尿剂和类固醇几天或一周，密切监测病情恶化或改善不足，如果医疗管理失败，应立即进行分流。如果疾病持续时间<4周，

则选择脑室-腹腔分流术，而如果持续时间>4周，可以进行内镜下第三脑室造瘘或脑室腹膜分流术。GCS >8 和<14 的患者在早期分流术中效果更好，GCS >3 和<8 的患者在脑室外引流(EDV)后48小时内改善也是如此，而 GCS >3 和<8 的患者在 EDV 试验失败后不太可能从分流术中获益，需要保守治疗。对于所有硬膜外病变引起的截瘫患者，应考虑紧急手术减压。

5. 预后和后遗症

就生存率和后遗症而言，唯一最重要的结果决定因素是结核性脑膜炎的治疗阶段，其他阶段包括极端年龄、营养不良、脑积水、局灶性神经功能缺损、粟粒病、潜在的衰弱性疾病和酗酒。如果在第一阶段开始治疗，死亡率和发病率非常低，而在第三阶段，几乎50%的患者死亡，康复者可能有某种形式的神经系统缺陷。幸存者表现出各种神经后遗症。20%至48%的结核性脑膜炎患者出现颅内钙化，通常在发病后2至3年可检测到。

6. 结论

肺外结核的诊断和治疗对治疗医生来说仍然是一个挑战。鉴别诊断领域广泛，中枢神经系统结核的症状在早期往往表现为非特异性。由于耐多药分枝杆菌的迁移和传播增加，结核病即将在西方国家再次出现，在未来几年，对放射学迹象和可能的模拟物的了解可能会被证明是有价值的。尽管MRI可能显示中枢神经系统结核的特征性神经放射学特征，但额外的临床和实验室信息，特别是 CSF 分析，对于确定诊断至关重要。

第七章 神经布鲁氏菌病

人类布鲁氏菌病（Brucellosis），也称为"感染热"、"地中海热"或"马耳他热"，是最常见的细菌性人畜共患病，是由布鲁氏菌属三种主要物种之一引起的，即 B.melitensis、B.suis 和 B.abortus。在世界范围内，大多数人类病例是由 B.melitensis 引起的。

1. 病原学

布鲁氏菌属是一组微小的球状、球杆状、短杆状细菌，共有 12 个种，包括羊种、牛种、猪种、犬种、沙林鼠种、绵羊附睾种、鲸种、鳍种、田鼠种、人源种和赤狐种。其中羊种、牛种、猪种和犬种布鲁氏菌可造成人感染。电镜下羊种布鲁氏菌为明显的球形，大小约为 0.3~0.6μm，牛种和猪种布鲁氏菌多呈短杆状或球杆状，大小约为 0.6~2.5μm。布鲁氏菌无鞭毛，不形成芽孢和荚膜，其形态易受外界环境因素影响发生改变，呈多态性，细胞壁可增厚，可变薄，或者脱落。布鲁氏菌对湿热、紫外线、常用的消毒剂等较敏感；对干燥、低温有较强抵抗力。55℃湿热 1 小时或者 60℃湿热 10~20 分钟、75%酒精、0.1%新洁尔灭和含氯消毒剂可将其灭活。

2. 流行病学

人群普遍易感。农牧民、兽医、皮毛加工及屠宰工的感染率比一般人群高。感染的羊、牛、猪是主要传染源，其次是鹿、犬、啮齿动物等。每年报告约 50 万例人类布鲁氏菌病病例，24 亿人面临潜在感染风险。在一些国家，患病率可能超过 10/10 万。但确切的发病率仍未知，可能更大，主要归因于食源性疾病。布鲁氏菌病的流行地区包括地中海盆地、中东、中亚、中国、印度次大陆、撒哈拉以南非洲以及墨西哥和中南美洲的部分地区。

布鲁氏菌病感染可通过多种方式传播，包括人与人之间的传播（主要通过皮肤黏膜直接接触带菌动物的组织，如胎盘或流产物等，血液、尿液或乳汁等感染，也可通过间接接触污染的环境及物品感染）、受污染环境的感染、通常由与受感染动物直接接触引起的职业暴露，以及食源性传播（通过食用含菌的生奶、水及未加工熟的肉制品等食物，如鲜奶、黄油和奶酪）。也可通过吸入病菌污染环境中的气溶胶感染。

关于保存食物的方法的知识对预防人类感染很重要。例如，布鲁氏菌在

88 摄氏度的牛奶中可以存活 2 天，在冷冻肉中可以存活 3 周，在山羊奶酪中可以存活三个月。它对热、电离辐射和巴氏杀菌敏感。

3. 发病机制

布鲁氏菌可通过摄入或吸入，或通过结膜或皮肤擦伤进入宿主。它通过摄入食物或接触组织或液体从受感染的动物（牛、羊、山羊、骆驼、猪或其他动物）传播给人类。

虽然布鲁氏菌病很少对人类致命，但它可能是一种致残性疾病，尤其是在中枢神经系统受到影响的情况下。通常有慢性和持续趋势，并可能影响任何器官系统。骨关节受累最常见，其次是神经系统。

布鲁氏菌侵入人体后被巨噬细胞吞噬，在局部淋巴结生长繁殖并形成感染灶，约 2-3 周后突破淋巴结屏障而进入血液循环产生菌血症，表现出发热、乏力等感染中毒症状。进入血液循环的布鲁氏菌在肝、脾、骨髓、淋巴结等单核-吞噬细胞系统中形成新的感染灶，细菌繁殖再次入血，发热等症状再现，可在全身各脏器引起迁徙性病灶，累及的脏器出现相应病变。布鲁氏菌内毒素及菌体还可导致变态反应性病变。布鲁氏菌在巨噬细胞内有特定的生存机制，通过阻断巨噬细胞凋亡、抑制 Th1 特异性免疫反应和抑制肿瘤坏死因子-α（TNF-α）的产生等免疫逃逸机制而受到保护，使病原体不易被清除。布鲁氏菌表面的脂多糖和一些细菌蛋白可能与疾病的毒力和严重程度有关后果。人类先天免疫和特异性免疫都被非内源性脂多糖阻断。此外，这些脂多糖改变了感染细胞向 MHC II 类抗原呈递系统呈递外来抗原的能力，避免了免疫系统对感染细胞的攻击和杀伤。

4. 病理

急性期主要病理改变为单核-吞噬细胞系统弥漫性增生，器官受累时出现细胞变性及坏死，慢性期主要表现肉芽组织增生。

4.1 肝、脾有不同程度的细胞浸润、实质坏死及库弗氏细胞增生等，可在肝门等部位形成肉芽肿。

4.2 淋巴结在感染早期几乎都会受累，表现为淋巴结内纤维组织增生，形成硬结；可发生坏死，出现化脓破溃。

4.3 骨、关节主要表现为关节和关节周围软组织肿胀，多侵及脊柱和大关节，引起骨质改变，甚至形成局限性骨质破坏、脓肿，也可见颅骨等少见部位骨质破坏等，继而出现广泛的骨修复，表现为软骨下和破坏灶周围弥漫性骨质硬化，关节间隙变窄甚至骨性强直以及肌腱韧带附着处骨化。

4.4 泌尿生殖系统可有睾丸炎、附睾炎、卵巢炎、子宫内膜炎等相关病理表现。

4.5 中枢神经系统主要表现为脑脊髓膜炎，由细菌直接侵犯神经细胞和机体的变态反应两方面因素所致，病理改变为神经细胞变性、坏死、肉芽组织增生和硬化，神经纤维脱髓鞘。脑脓肿偶见发生。

4.6 心血管系统心脏病变相对少见，主要侵犯主动脉瓣、二尖瓣，可发生溃疡、穿孔。主要组织学改变为纤维化、肉芽肿及钙化。还可累及心脏内膜、心肌和心包膜，血管病变主要为血管内膜炎、血管周围炎、血管炎、血栓形成等。

5. 临床表现

布鲁氏菌病潜伏期一般为1-4周，平均为2周，主要表现为寒战、发热、多汗、乏力、肌肉关节疼痛等。发热多为午后或夜间，体温下降时伴大汗。肌肉疼痛多见于双侧大腿和臀部，可呈痉挛性疼痛。关节痛多见于脊柱、骶髂、膝、肩等大关节，可为游走性刺痛。可伴肝、脾及淋巴结肿大。持续时间约为2~3周。部分病例可仅有低热。在此期间若未能得到规范有效治疗，在数天至2周无热期后可再次出现发热表现，呈现为"波状热"。病程在3个月以内为急性期，3~6个月为亚急性期，超过6个月为慢性期。

布鲁氏菌病是一种多系统疾病，可累及关节、眼睛、皮肤、心脏、泌尿生殖系统和神经系统。

5.1 骨关节：脊柱炎（多为胸椎和腰椎）最为常见，还可表现为外周关节炎（通常累及膝关节、髋关节和踝关节）和骶髂关节炎。

5.2. 泌尿生殖系统：表现为睾丸炎、附睾炎、卵巢炎、肾小球肾炎、肾脓肿等。

5.3 呼吸系统：可见肺炎、胸腔积液。

5.4 神经系统：表现为脑脊髓膜炎、颅神经病变、周围神经病、舞蹈症等，也可引起脑脓肿。

5.5 心血管系统：表现为心内膜炎、血管炎、心肌炎等。

5.6 皮肤：包括斑疹、丘疹、结节性红斑、皮肤溃疡、紫癜、肉芽肿性血管炎及局部脓肿形成。脑脊髓膜炎和心内膜炎是造成死亡的主要原因。

神经布鲁氏菌病的发生率为4%，无典型临床特征，在疾病的任何阶段都可能累及中枢和/或外周神经系统，表现为脑膜炎、脑炎、脑血管疾病、脑或脊髓脓肿、脊髓炎、周围神经病变、精神症状和脱髓鞘疾患等。

最常见的表现是脑膜炎或脑膜脑炎（50%），表现为头痛、发热、恶心和呕吐，三分之一病例出现脑膜症状，但只有13%的病例出现完整的脑膜炎三联征。19%表现为颅神经病变，其中第VIII神经最常见，其次是第VI和第VII神经。视神经炎症和血管变化引起的视乳头炎或大脑假瘤均可引起视神经盘水肿，表现为颅内压升高但无其他参数（细胞、蛋白质和葡萄糖水平）异常。癫痫发生率为3-11%。

脑血管并发症包括缺血性卒中、脑出血和蛛网膜下腔出血、硬膜下血肿和脑静脉血栓形成。血管并发症发生率为16%，其中缺血性病变最常见。病生理机制包括血管炎导致真菌性动脉瘤或心内膜炎引起血栓栓塞或脓毒性栓塞。在流行地区急性血管病变的鉴别诊断中尤其应考虑布鲁氏菌病。

神经布鲁氏菌病可能表现为脱髓鞘性疾病，类似于多发性硬化或急性播散性脑脊髓炎。常见头痛、意识模糊和长传导束症状等。病因尚不明确，可能是细菌直接入侵或自身免疫反应。通常在抗生素治疗和类固醇治疗后可改善。

神经布鲁氏菌病患者常出现精神症状和认知障碍。在一项48名患者的研究中，60%患者在临床评估前一个月出现精神行为异常。执行功能、视觉导向、注意力、语言和记忆等有不同程度受损，以及出现易激惹、冷漠、精神症状、抑郁和焦虑等。与没有中枢神经系统侵犯证据的布鲁氏菌病患者相比，MMSE和MoCA等认知评估量表以及汉密尔顿抑郁评定量表和贝克抑郁和焦虑量表在神经布氏菌病患者中显示异常评分的比例更高。在适当抗生素治疗数周后，神经心理测试得到改善。

脊髓病包括横贯性脊髓炎、蛛网膜炎、脊髓梗死、髓内脓肿或脊椎炎引起的硬膜外压迫，患病率为5%-17%，临床表现包括背部疼痛、共济失调、四肢瘫痪或截瘫、括约肌症状、感觉异常、神经根疼痛和感觉水平异常。

在60例急性布鲁氏菌病患者中，18%患者表现为临床或亚临床轴索型周围神经病变。在另一项研究中，34名患者中有12名（35.2%）有感觉运动神经病的临床和电生理证据。大多数患者存在腱反射降低或消失、远端感觉减退和轻至中度四肢无力。格林-巴利综合征已被描述为与布鲁氏菌病有关。三分之二患者存在蛋白-细胞分离现象，神经传导研究显示42.1%患者出现周围神经脱髓鞘，31.6%患者出现轴索损害。

6. 实验室检查

6.1 一般检查

血常规白细胞计数多正常或偏低，淋巴细胞相对增多，有时可出现异常淋巴细胞，少数病例可有全血细胞减少，严重者可引起噬血细胞综合征。急性期可出现血沉增快、C反应蛋白升高，降钙素原升高不明显。累及肝脏者可有肝酶升高。

6.2 病原学检查

（1）细菌培养：血液、骨髓、乳汁、脓性分泌物、关节液、脑脊液、泌尿系统受累时的尿液等标本可培养到布鲁氏菌。由于布鲁氏菌生长缓慢，应适当延长培养时间至少到1周。细菌培养是金标准，但敏感性很低，在187名患者中，28%患者血液培养阳性，而只有14%患者CSF培养阳性。（2）核酸检测：上述标本布鲁氏菌核酸检测阳性，可协助菌株鉴定。应用CSF二代测序被用于神经布氏杆菌病的诊断，可提供快速诊断，对于非典型表现或非流行性地区的疑似病例可协助诊断。

6.3 血清学检测

对结果的解释应考虑流行病学方面和慢性感染的可能。来自流行地区的个体可能由于既往接触而非当前感染而具有针对布鲁氏菌抗原的持续低滴度抗体。

初筛实验

（1）虎红平板凝集试验（RBT）阳性；（2）胶体金免疫层析试验（GICA）阳性；（3）酶联免疫吸附试验（ELISA）阳性。ELISA具有良好的敏感性和特异性，可提供快速诊断，检测总IgG和特异性免疫球蛋白（IgG、IgA和IgM），对慢性病例和神经布氏杆菌病的诊断很有价值。

确证实验

（1）血清凝集试验（SAT）滴度为 1:100++及以上，或病程持续一年以上仍有临床症状者且滴度为 1:50++及以上；SAT 在非流行区滴度超过 1:160 被认为是阳性，而在流行区滴度超过 1:320 视为阳性。在疑似病例中，初始检测呈阴性，应在 2-3 周内重复检测。血清转化或抗体滴度增加至少四倍具有诊断意义。

（2）补体结合试验（CFT）滴度为 1:10++及以上；

（3）间接抗人免疫球蛋白试验（Coomb's）滴度为 1:400++及以上。

需注意的是，不应以抗体检测滴度的变化作为疗效评价指标。

6.4 脑脊液检查

适用于脑脊髓膜炎患者，可见脑脊液细胞数（淋巴细胞为主）和蛋白增高。超过 90%的神经布氏杆菌病患者检测到 CSF 异常，常见轻度至中度淋巴细胞增多，脑脊液蛋白升高和葡萄糖水平降低，但葡萄糖明显降低少见[19&]。某些患者可能存在 CSF 寡克隆区带。

6.5 影像学检查

影像学表现多种多样，经常模仿其他神经系统疾病。结核、真菌、结节病和其他肉芽肿性疾病影像学表现相似，这使得神经布氏杆菌病的诊断具有挑战性。在 263 名神经布氏杆菌病患者中，45%患者影像学异常，表现为炎症性病变、血管、白质病变和脑积水/脑水肿。炎症性病变最常见，包括软脑膜、颅神经、脊神经根、蛛网膜炎、脑和脊髓肉芽肿和脓肿。血管炎症或脓毒性栓塞引起腔隙性梗死、小脑出血、静脉血栓形成、动脉瘤和蛛网膜下腔出血。神经布氏杆菌病脱髓鞘病变少见，可表现为弥漫性、室周性和局灶性。

骨关节影像学检查可见椎体骨质呈虫蚀状破坏，椎体边缘多发类圆形低密度影，椎间盘内低密度或等密度影，伴相应椎间隙轻度狭窄，可形成椎旁脓肿；周围骨关节炎时可见关节周围软组织肿胀、滑膜炎、骨质破坏等。

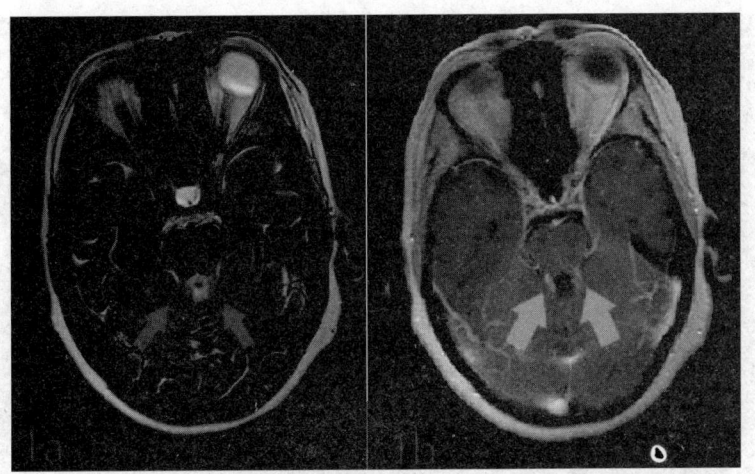

图 7.1. 61 岁女性，诊断神经布氏杆菌病。颅脑 MRI 轴位 T2 加权图像（1a）显示双侧小脑上脚 T2 高信号（红色箭头），钆增强后 T1 加权图像（1b）显示该病灶增强（绿色箭头）。技术：脑 MRI，3T，1a：轴位 T2 加权（TR=4350，TE=105，4mm 切片厚度），1b：轴位对比后 T1 加权（TR=540，TE=11，4mm 切片厚，10ml 静脉滴注 Dotarem）。

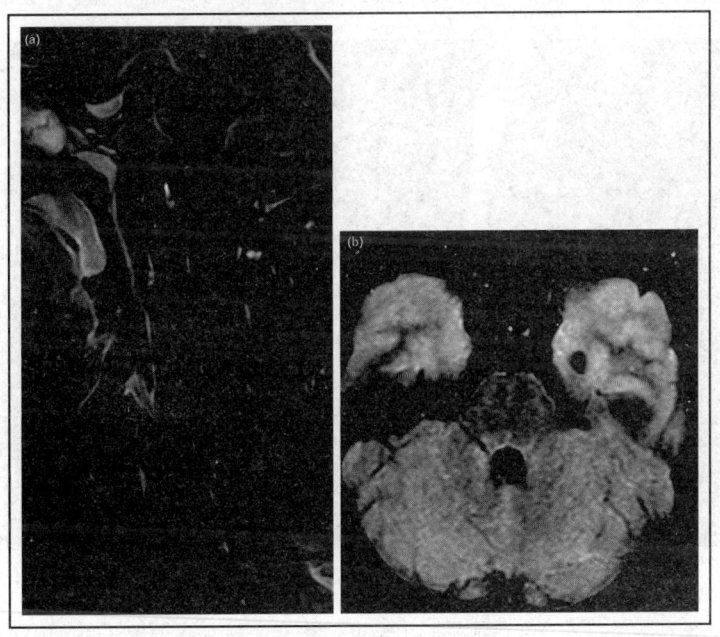

图 7.2. 一名神经布氏杆菌病患者表现为软脑膜炎，（a）脊髓和脑干表面弥漫性软脑膜增厚（T1 加权脂肪抑制），（b）沿着脑桥表面的线性高信号表明软脑膜增厚（轴位 FLAIR）。

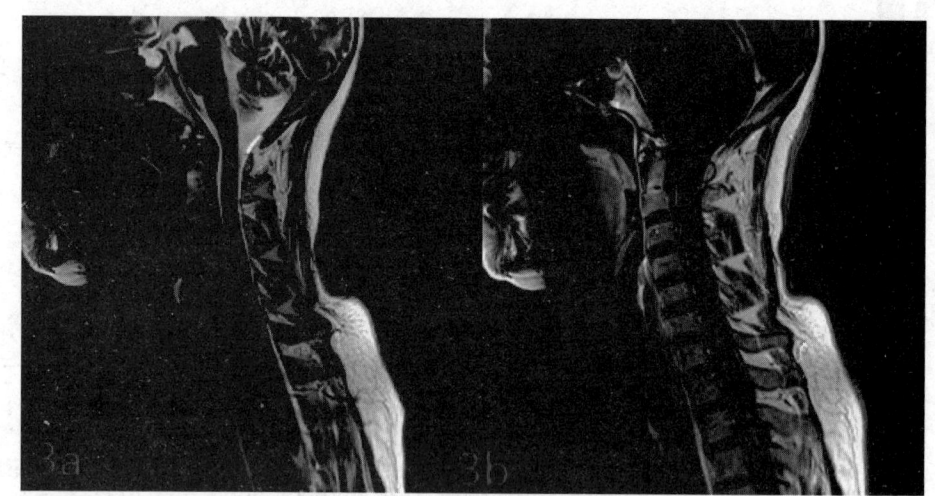

图7.3. 61岁女性，诊断神经布氏杆菌病。颅脑MRI矢状位T2加权图像（3a）显示颈髓白质内弥漫性异常信号（红色箭头），钆增强后T1加权图像（3b）显示弥漫性斑片状增强（绿色箭头）。技术：颈部MRI，3T，3a：矢状T2加权（TR=4350，TE=105，4mm切片厚度），3b：矢状对比后T1加权（TR=540，TE=11，4mm切片厚，10ml静脉滴注Dotarem）。

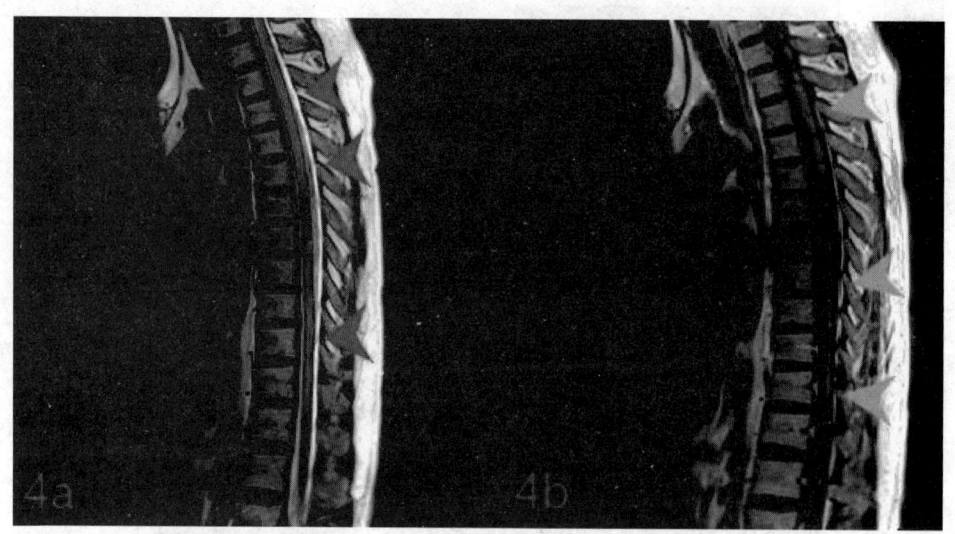

图7.4. 61岁女性，诊断神经布氏杆菌病。颅脑MRI矢状位T2加权图像（4a）显示胸髓白质内弥漫性异常信号（红色箭头），矢状钆增强后T1加权图像（4b）中弥漫性斑片状增强（绿色箭头）。技术：胸髓MRI，3T，4a：矢状T2加权（TR=4350，TE=105，4mm切片厚度），4b：矢状对比后T1加权（TR=540，TE=11，4mm切片厚，10ml静脉滴注Dotarem）。

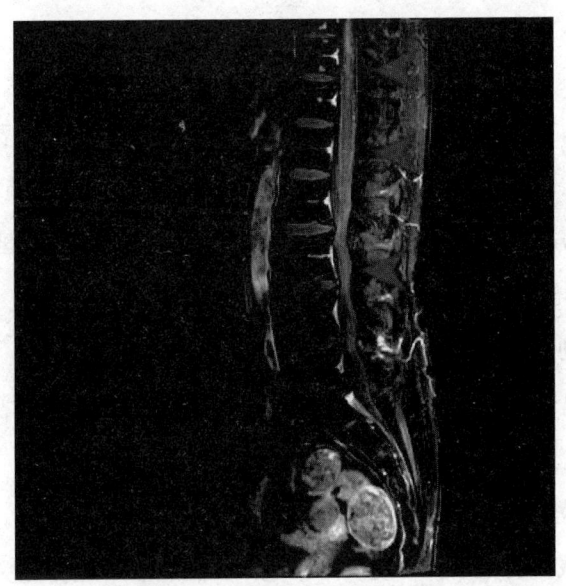

图 7.5. 61 岁女性，诊断神经布氏杆菌病。腰椎 MRI 矢状位钆增强后 T1 加权图像显示马尾神经根增强。技术：腰骶部 MRI，3T，矢状位对比后 T1 加权（TR=540，TE=11，4mm 切片厚度，10ml 静脉滴注 Dotarem）。

6.6 其他检查

脑电图改变为非特异性，20%神经布氏杆菌病患者中观察到非特异性脑电图异常，该异常可在治疗后消失。

7. 诊断与鉴别诊断

结合流行病学史、临床表现、实验室检查综合分析，做出诊断。

（一）疑似病例

符合上述临床表现，且有相关流行病学史。

（二）临床诊断病例

疑似病例，血清学初筛试验任一项阳性者。

（三）确诊病例

疑似或临床诊断病例，病原学或血清学确证试验中任一项阳性者。

（四）隐性感染

有流行病学史，符合确诊病例病原学和血清学检查标准，但无临床表现。

鉴别诊断

神经布鲁菌病临床表现多样，缺乏特异性，容易误诊、漏诊，应与以下疾病鉴别。

7.1 结核病

我国布病与结核病流行区多有重叠，临床表现类似，都可表现为长期低热、多汗、乏力、淋巴结肿大等症状。病原学以及特异性实验室检查（如结核菌素试验、γ干扰素释放试验、结核杆菌涂片、培养及核酸检测等）有助于鉴别。脑膜增厚和增强，尤其是基底部。增强性肉芽肿，神经根增强。

7.2 格林巴利综合征

脊髓圆锥和马尾神经根（尤其是前神经根）的表面增厚和钆增强，面神经（第VII对颅神经）为最常受累的颅神经。

7.3 急性播散性脑脊髓炎

T2高信号区域及周围水肿在皮质下常见，丘脑和脑干也可能受累，在病灶周边通常为点状、环状或弧形增强（开环征）。

7.4 类固醇激素反应性慢性淋巴细胞性炎症伴脑桥血管周围强化症（CLIPPERS）

多个点状、斑片状和线性对比增强区域，相对局限于脑桥。小脑脚、小脑半球和颈髓也可受累。

7.5 神经结节病

局灶性或全身性脑膜增厚和增强，特别是在基底部周围。垂体、下丘脑和颅神经（尤其是面神经和视神经）可能受累。白质病变T2高信号，但由于高细胞性，一些病变可能显示出低T2信号成分。钆增强表现为肿块或结节。

7.6 神经梅毒

局灶性或弥漫性脑膜增厚和增强，可能累及颅神经（尤其是面部和前庭耳蜗神经），增强梅毒瘤，梅毒性脑脊髓炎最常见于胸髓，多为血管受累。

7.7 莱姆病

室周/皮质下T2高信号病灶，脑膜强化，神经根增强。

7.8 中枢神经系统隐球菌病

脑膜强化，隐球菌瘤无增强或周围结节增强，扩张的血管周围间隙往往会出现"肥皂泡"外观。

8. 治疗

治疗原则为早期、联合、足量、足疗程，必要时延长疗程。根据有无并发症及并发症类型来选择药物及疗程。

8.1 一般治疗

注意休息，注意水、电解质及营养补充，给予高热量、足量B族维生素以及易于消化的饮食。高热者物理降温，必要时适当使用退热剂等。**脑膜炎、脑膜脑炎**颅压高者给予降颅压治疗。疗程根据患者的治疗反应情况而定，建议以脑脊液恢复正常为治疗终点。

8.2 病原治疗

常用四环素类、利福霉素类药物，亦可使用喹诺酮类、磺胺类、氨基糖苷类及三代头孢菌素类药物。治疗过程中注意定期监测血常规、肝肾功能等。

8.2.1. 无并发症患者（成人）的抗菌药物治疗，见表7.1。

（1）急性期和亚急性期

一线药物：多西环素联合利福平或链霉素。

二线药物：因药物过敏等原因不能使用一线药物或效果不不佳的患者，可酌情选用以下方案：多西环素合用复方磺胺甲噁唑；利福平合用喹诺酮类。

（2）慢性期和复发

慢性期和复发病例建议根据药敏结果合理选择抗菌药物。无药敏结果，根据症状缓解程度适当延长2~3个疗程。

8.2.2 有并发症患者（成人）的抗菌药物治疗，见表7.2。

合并骨关节炎者建议三联治疗；

心内膜炎者建议四联治疗；

合并脑膜炎、脑膜脑炎建议三联治疗，定期行脑脊液常规和生化检查。应选择可透过血脑屏障的抗生素。第三代头孢菌素（如头孢曲松和头孢噻肟）、利福平和甲氧苄啶/磺胺甲恶唑对血脑屏障具有良好渗透性，应联合使用。

表7.1 无并发症患者抗菌药物治疗方案（成人）

类别	一线方案	二线方案
急性期/亚急性期	1. 多西环素（100mg/次，2	1. 多西环素（100mg/次，2

	次/天，6周） +利福平（600-900mg/次，1次/天，6周） 2. 多西环素（100mg/次，2次/天，6周） +链霉素（肌注，15mg/kg，1次/天，2-3周）	次/天，6周）+复方磺胺甲唑（2片/次，2次/天，6周） 2. 利福平（600-900mg/次，1次/天，6周）+左氧氟沙星（500mg/次，1次/天，6周） 3. 多西环素（100mg/次，2次/天，6周）+妥布霉素（肌注，1-1.5mg/kg，8小时1次，1-2周）
慢性期	用法同急性期，可适当延长疗程	

一线治疗：前4-6周的头孢曲松（4 g/天），以及15 mg/kg/天的利福平（600–900 mg）和多西环素（100 mg，每天两次），至少12周。头孢菌素类药物过敏，可用喹诺酮类药物替代。

二线治疗：多西环素、利福平和甲氧苄啶/磺胺甲恶唑（TMP-SMX）的组合。治疗持续6-8周或更长时间。

布鲁氏菌病的复发率通常很高（5%~15%），患者每3个月随访一次，至少随访2年。治疗应持续到临床症状消失，脑脊液恢复正常。

根据症状缓解程度、骨关节损害恢复情况、心内膜炎缓解情况及脑脊液化验结果来决定疗程。

8.3. 特殊人群治疗

孕妇、新生儿和八岁以下儿童的治疗尚无共识。

（1）孕妇和哺乳期女性

利福平（600~900mg/次，1次/天）6周，联合头孢曲松（1~2g/次，1次/天）2-3周。

（2）儿童

2月龄至8岁儿童：复方磺胺甲噁唑（24-36mg/kg/d，分两次口服，6周）（24-36mg/kg/d，分两次口服，6周）+庆大霉素（5mg/kg，1次/天，静脉注射 7~10 天）。

表 7.2 有并发症患者抗菌药物治疗方案（成人）

类别	一线方案	二线方案
合并脊柱炎、骶髂关节炎	多西环素（100mg/次，2次/天，至少3个月）+利福平（600-900mg/次，1次/天，至少3个月）+头孢曲松（静脉滴注，2g/次，1次12小时，1个月）	环丙沙星（750mg/次，2次/天，至少3个月）至少3个月）+利福平（600-900mg/次，1次/天，至少3个月
合并脑膜炎、脑膜脑炎	多西环素（100mg/次，2次/天，4-6个月）+利福平（600-900mg/次，1次/天，4-6个月）+头孢曲松 静脉滴注，2g/次，1次12小时，1个月）	多西环素（100mg/次，2次/天，4-6个月）+利福平（600-900mg/次，1次/天，4-6个月）+复方磺胺甲唑（2片/次，2次/天，4-6个月）
合并心内膜炎	① 多西环素（100mg/次，2次/天，3-6个月）+利福平（600-900mg/次，1次/天，3-6个月）+左氧氟沙星（500mg/次，1次/天，3-6个月）或复方磺胺甲唑（2片/次，2次/天，3-6个月） ②多西环素（100mg/次，2次/天，3-6个月）+利福平（600-900mg/次，1次/天，3-6个月）+头孢曲松（静脉滴注，2g/次，1次/12小时，1个月）	

复方磺胺甲噁唑过敏者，8岁以上儿童可用多西环素（4.4mg/kg/d，每日最大量200mg，分两次口服，6周），8岁以下儿童可用头孢曲松（14天以下20~50mg/kg/d，15天~12岁20~80mg/kg/d，体重50kg及以上的儿童，同成人常规剂量，1次/天）2~3周。

8.4 其他并发症治疗

8.4.1. 脊柱炎、骶髂关节炎

若复发感染，脊椎不稳定，显著的脊椎后突，引起难以控制的疼痛，形成局灶脓肿经抗菌治疗无缓解等情况时建议外科手术。

8.4.2. 心内膜炎

出现瓣膜穿孔、破裂、脱垂或脓肿，赘生物有随时脱落危险，引发急性充血性心力衰竭等情况时，应考虑外科干预。

8.4.3 卵巢炎或睾丸炎

在抗菌药物治疗基础上，可短期加用小剂量糖皮质激素。

9.预防

主要预防措施包括牲畜布病疫苗预防接种、病畜管理及职业人群个人防护，同时要加强健康教育和行为干预，保持良好卫生习惯，防止病从口入。

暴露后预防：利福平（600mg/次，1次/天，口服）联合多西环素（100mg/次，2次/天，口服）或复方磺胺甲噁唑片（2片/次，2次/天，口服），21天。

第八章 中枢神经系统真菌感染

中枢神经系统真菌感染是由真菌侵犯脑膜及脑实质引起的神经系统炎症，属深部真菌感染，具有病情危重，诊断困难、治疗棘手、病死率高等特点，随着广谱抗生素、肾上腺皮质激素、免疫抑制剂和抗肿瘤药物的广泛应用，器官移植的广泛开展，以及人类免疫缺陷病毒（HIV）感染的流行，中枢神经系统真菌感染的患病率呈上升趋势。引起中枢神经系统感染的致病性真菌包括新生隐球菌、环祖子菌、芽生菌、念珠菌、曲霉菌及毛霉菌等。本章着重介绍隐球菌性脑膜炎、脑曲霉菌病、脑毛霉菌病。

第一节 隐球菌性脑膜炎

隐球菌性脑膜炎(Cryptococcal meningitis, CM)是一种由隐球菌侵入脑膜和/或脑实质引起的中枢神经系统（CNS）感染性疾病，临床上主要表现为发热、头痛、恶心、呕吐、视乳头水肿及脑神经损害等非特异性的症状和体征。隐球菌性脑膜炎最常见于晚期人类免疫缺陷病毒（human immunodeficiency virus, HIV）疾病（advanced HIV disease, AHD）患者，也可能发生在非HIV相关免疫抑制的个体中，或免疫功能正常者，因此，有HIV相关CM和非HIV相关CM。在美国和欧洲，80%的隐球菌病发生在AIDS人群。在AIDS患者中，隐球菌的感染率可以高达30%。在免疫抑制患者中，隐球菌感染的发病率约为5%~10%，而在免疫功能正常的人群中，隐球菌的感染率约为1/10万左右。在非HIV相关CM患者中，多数患者有免疫功能低下基础疾病，仅7%~32%患者免疫功能正常。在中国，非HIV患者和免疫正常人患CM的报道逐渐增多。我国以及新加坡华裔患者的数据显示，高达50%~77% CM患者为免疫功能正常者。在全球范围内，每年将近有25万CM新发病例，其中大约有18.1万的CM病例死亡。在中国，非HIV相关CM在CM中的比例高达71%，致残率及致死率均较高。

隐球菌是担子菌门中普遍存在的包被酵母，由几个物种组成。已知C.新生隐球菌和gattii隐球菌复合物会导致人类疾病，浅白型隐球菌偶致人感染。C.新生隐球菌通常会导致致命的脑膜脑炎，尤其是在免疫功能受损的宿主中。Gattii隐球菌更可能在明显具有免疫活性的宿主中引起脑膜炎，但东南亚的病例除外，那里的新生隐球菌物种占主导地位。疾病表型是由复杂的宿主-酵母相互作用为基础。隐球菌性脑膜炎占全球艾滋病相关死亡人数的15-20%。近三分之二的HIV相关隐球菌性脑膜炎（HIV-CM）死亡发生在非洲，10周死亡率高达常规护理环境中事件病例的50%。

1. 流行病学

隐球菌分类学的分子时代使得能够通过物种复合体、物种、血清型、分子类型或谱系以及序列类型来鉴定菌株。新生隐球菌和gattii隐球菌复合体分布于全球，尽管新生隐球菌的分离频率大约是gattii隐球菌的八到九倍。通过多基因座序列分型可以鉴定出新生隐球菌的五个主要遗传不同谱系（VNI、VNII、VNIII、VNIV和VNB）和gattii隐球菌的六个主要遗传不同谱系（VGI、VGII、VGIII、VGIV、VGIV/VGIIC和VGV）。这不包括新生隐球-gattii隐球菌杂交基因型。在11种分子类型中，VNI在全球范围内最为普遍，但在澳大利亚和巴布亚新几内亚除外，那里的gattii隐球菌更为普遍。在非洲和欧洲分离株中，gattii隐球菌的比例相对低于亚洲和美洲，并且在澳大利亚是地方病。Gattii隐球菌最初被认为仅限于热带和亚热带地区，但1999年在北美温带地区爆发的疫情推翻了这一点。Gattii隐球菌谱系的分布因地区而异；例如，VGII是美洲最常见的gattii隐球菌谱系，与1999年北美爆发的疫情有关，该疫情被认为起源于南美洲。VGI是欧洲、亚洲和澳大利亚最常见的谱系，而VGII和VGIII在美洲最为普遍。VGIV是南部非洲分离株中最常见的谱系，似乎更倾向于免疫功能低下的宿主，包括那些患有HIV相关疾病的宿主。gattii隐球菌谱系的这种分布是否主要是从流行地区输入病原体的结果尚不清楚。由于采样偏差，须谨慎解读分子流行病学数据；例如，在已发表的多基因座测序数据中，亚洲的代表性过高，全球只有一个子集（约<15%）的分离株进行了分子分型。此外，超过80%的已发表分离株是临床分离株，仅代表环境多样性的一个子集。强有力的环境基因组监测有助于确定接触隐球菌的风险，并可能部分解释疾病模式。

1.1 HIV相关隐球菌性脑膜炎

在过去十年里，由于抗逆转录病毒疗法（ART）普及率提高，CrAg筛查和先发制人的抗真菌治疗增加，全球HIV-CM发病率普遍下降，但隐球菌性脑膜炎仍占所有艾滋病相关死亡率的19%。在非洲，HIV-CM负担仍然是全球最高的，占2020年所有HIV-CM病例一半以上，其次是亚洲和太平洋地区的HIV-CM负担。

从历史上看，HIV-CM主要发生在首次接受AHD治疗而未接受ART治疗的患者中。目前，由于ART普及率提高，超过一半的患者在诊断HIV-CM时曾应用过ART疗法。一般来说，HIV-CM患者的存活率与ART状态无关，但ART不能控制感染的患者除外。一项研究显示，在隐球菌性脑膜炎诊断前不到2周开始ART时，死亡风险增加了两倍。

当CD4+T细胞计数≤100细胞/μl时，全球HIV感染者中隐球菌抗原血症的发生率为6.5%，当CD4+T细胞计数在101-200细胞/μl时，约为2.0%。如果不治疗，隐球菌抗原血症先于隐球菌脑膜炎的证据主要来自回顾性研究。一项对南非707名启动ART治疗患者的研究表明，基线隐球菌抗原血症可以预测一年内隐球菌脑膜炎的发生率，其敏感性和特异性分别为100%和96%。一项研究对乌干达诊断隐球菌性脑膜炎的患者的生物库样本检测发现，血液中检测到CrAg至脑膜炎症状出现之前的中位时间为22天（5-234天）。

隐球菌病后ART免疫系统恢复的并发症是一种矛盾的反应。在HIV中，这被称为反常免疫重建炎症综合征（immune reconstitution inflammatory syndrome, IRIS）。在过去的二十年里，隐球菌IRIS的发病率通常从2003-2008年期间的约30%下降到2014-2012年期间的3-20%，这可能是由于抗真菌治疗组合的改进和延迟ART启动的建议。ART开始和IRIS发生之间的中位持续时间为4-8周，而隐球菌IRIS后的死亡率为8-30%。

虽然全球HIV-CM发病率普遍下降，但最新研究表明，在临床试验之外，病死率可能超过50%。2020年，约有152000例新的HIV-CM诊断，约112000人死亡，其中三分之二的死亡发生在非洲。隐球菌相关死亡率在诊断后的前12周最高。在常规护理条件下，10周死亡率从低收入和中等收入国家19-50%到高收入国家不到20%不等。在过去几年中，在LMIC中进行的临床试验的预后有所改善（10周死亡率为24-36%）。

尽管进行了先驱抗真菌治疗，但隐球菌抗原血症仍然是AHD患者死亡的危险因素。在使用氟康唑预防性治疗的前瞻性研究中，临床隐球菌性脑膜炎的后续诊断罕见。然而，隐球菌抗原血症AHD患者在6个月内的死亡风险比CD4+T细胞计数同样低，但血液检测呈CrAg阴性的AHD患者高出两到三倍，且这种持续的超额死亡率在具有高CrAg滴度的个体中最为明显。尽管接受了氟康唑治疗，但血清或血浆 CrAg 滴度≥1:160 的个体死亡率是 CrAg 滴定度≤1:80 的三倍。死亡率风险的增加表明，对于血液中 CrAg 滴度高的高传播感染负担患者来说，氟康唑单药治疗是一种次优的抗真菌治疗方法。

两性霉素诱导治疗后，诊断时精神状态的改变和高真菌负担是急性隐球菌死亡率的最强预测因素。此外，脑脊液中真菌清除率与全因死亡率呈负相关。因此，在急性情况下，提高生存率的策略主要集中在用最有效和安全的抗真菌方案最大限度地清除真菌。相反，通过额外靶向 HIV-CM 中改变的精神状态来改善结果更具挑战性，因为其发病机制只有部分了解。

1.2 非人类免疫缺陷病毒相关隐球菌性脑膜炎

非 HIV-CM 的全球流行病学目前尚无完全统计结果，但高收入国家的疾病发病率普遍增加，这与免疫抑制疗法的使用增加和多发病、老龄化人群扩大有关。HIV 阴性 CM 患者风险因素包括实体器官移植、自身免疫性疾病、血液系统恶性肿瘤、糖尿病、慢性肾脏和肝脏疾病、皮质类固醇和应用免疫抑制药物以及酗酒。研究显示一些非 HIV-CM 患者粒细胞-巨噬细胞集落刺激因子（GM-CSF）特异性自身抗体和特发性 CD4+淋巴细胞减少。

在美国，约 20%的非 HIV-CM 患者没有发现潜在的免疫抑制疾病，而这一比例在亚洲更高（75-80%），这种差异是否可归因于未知的免疫缺陷、宿主遗传易感性增加或隐球菌致病性增加尚不明确。免疫功能正常个体对隐球菌性脑膜炎的易感性与一些宿主因素部分相关，包括特异性 HLA II 类等位基因（DQB1*05:02），或干扰素-γ（IFN-γ）特异性自身抗体相关的迟发性免疫缺陷综合征。在免疫功能正常的非 HIV-CM 患者中，出现不明特发性 CD4+淋巴细胞减少症的可能性很低。

gattii 梭菌感染（尤其是 VGI 或 VGII gattii 菌株）在免疫功能正常个体中更常见，而新生隐球菌是则主要见于免疫功能受损的隐球菌脑膜炎患者。与此不同，在中国和越南的免疫功能正常患者中分离出的新生隐球菌为复合序列 5 型（ST5）。越南队列体外研究表明，新生隐球菌感染免疫功能正常宿主的能力与其 ST5 的进化优势有关。此外，在免疫功能正常的隐球菌性脑膜炎患者中，存在 GM-CSF 特异性自身抗体的情况可能很罕见，并且通常与 C.gattii 有关。

有研究表明，非HIV-CM患者死亡率略高于HIV-CM。延迟诊断导致了非HIV-CM患者死亡率略高，这可能源于HIV阴性者怀疑指数较低。特定的潜在免疫损害状况是否会影响生存率尚不确定，因为患者数量太少，无法对此进行有力的研究。目前，免疫状态的任何潜在异质性都没有被纳入非HIV-CM的治疗中。总体来说，隐球菌脑膜炎的易感性、疾病严重程度和临床结果与复杂的酵母-宿主相互作用有关，对这种关系的深入了解可能会加强当前的预防和治疗策略。

2.发病机制/病理生理学

新生隐球菌是一种普遍存在的担子菌，可从禽类和非禽类中分离出来。C.gattii已从土壤、空气、水和几种树木中分离出来，尤其是桉树。相比gattii隐球菌感染，对于新生隐球菌感染的免疫发病机制的研究更深入；因此，重点介绍新生隐球菌研究中确定的疾病机制。总的来说，加氏隐球菌和新生隐球菌表达相同的主要毒力决定因素。

新生隐球菌的菌体为圆形酵母样细胞，有荚膜的新生隐球菌具有致病性和免疫原性，为条件致病菌，在自然界分布广泛，易于在土壤、鸽子和其他鸟类粪便中繁殖，也可存在于正常人的皮肤中，新生隐球菌性脑膜炎更常见于恶性肿瘤如淋巴瘤、肺癌，长期应用糖皮质激素或免疫抑制剂、免疫缺陷性疾病如AIDS、全身慢性消耗性疾病以及长期大量使用抗生素等情况，亦可单独发生。新生隐球菌主要侵犯人体肺脏和中枢神经系统（CNS），首先经呼吸道侵入肺部，当机体免疫力下降时，病原体经血行播散进入中枢神经系统，在脑膜和脑实质内进行大量繁殖，形成脑膜炎、脑膜脑炎和炎症性肉芽肿。皮肤也是隐球菌的潜在入侵途径，也有少数病例由鼻腔黏膜直接扩散至脑，个别情况可经手术植入而发生中枢神经系统感染。

隐球菌感染发生在吸入肺部之后，几种隐球菌毒力因子，包括多糖荚膜、细胞壁成分（如几丁质和黑色素）以及隐球菌漆酶、脲酶和磷脂酶，有助于免疫逃避。在肺中，隐球菌被驻留在肺中的巨噬细胞和树突状细胞（DC）吞噬，它们启动T细胞，同时也产生细胞因子，如肿瘤坏死因子（TNF）、粒细胞-巨噬细胞集落刺激因子（GM-CSF）、IL-1β、IL-6和IL-12，以促进CD4+T辅助细胞1（TH1）表型。CD4+TH1 T细胞通过分泌干扰素-γ（IFN-γ）和TNF增强巨噬细胞的杀伤能力。在健康个体中，主要免疫反应导致巨噬细胞清除真菌，或形成含有病原体的肉芽肿。免疫抑制损害肉芽肿的完整性，导致真菌通过血液传播。隐球菌通过旁胞嘧啶、胞吞作用或"特洛伊木马"机制穿过蛛网膜下腔的血脑屏障（BBB），吞噬隐球菌的单核细胞或巨噬细胞进入中枢神经系统。中枢神经系统（CNS）炎症的特征是动员先天免疫细胞，包括小胶质细胞、单核细胞和选择性活化的巨噬细胞（M2），以及启动T细胞，产生促炎细胞因子。LN，淋巴结；MHC-II，MHC II类；TCR，T细胞受体。

原发性感染：人体吸入干燥酵母细胞或感染性繁殖体进入肺部，C.新生隐球菌感染人体。同时或连续吸入多种新生隐球菌菌株可能导致混合感染，宿主的多种酵母基因型检测呈阳性。在肺部启动的主要免疫反应可以成功清除真菌。未清除的真菌被包裹形成肉芽肿，在免疫功能正常的宿主中形成潜伏感染。在某些个体中，免疫抑制导致潜伏感染重新激活，以及远处血源性传播。流行病学研究表明，隐球菌性脑膜炎可能发生在之前没有潜伏期的实体器官移植受者身上。

对原发感染的免疫反应：肺泡巨噬细胞和树突状细胞是隐球菌原发性肺部感染的第一反应者。真菌被模式识别受体识别，包括C型凝集素受体、dectin 1、甘露糖受体以及Toll样受体2（Toll-like receptor 2, TLR2）和TLR4。真菌识别诱导细胞内信号传导，最终导致病原体吞噬。抗体和补体C3b片段参与的真菌调理可增强吞噬作用。巨噬细胞吞噬真菌后，分泌细胞因子，包括肿瘤坏死因子（TNF）、IL-1β、IL-6、IL-12和GM-CSF，其促进趋化因子表达，包括CXCL1、CXCL2和趋化因子受体（如CXCR2），这些细胞因子和趋化因子将更多的免疫细胞，包括中性粒细胞和单核细胞聚集到肺部。

尽管巨噬细胞吞噬了真菌，但新生隐球菌的一些毒力机制阻断了吞噬细胞中的细胞内病原体杀伤反应。因此，需要T细胞才能有效清除被吞噬的真菌。树突状细胞吞噬真菌后，成熟并表达共刺激分子CD80和CD86以及趋化因子受体CCR7，其将树突状细胞向分泌CCL21的局部淋巴结迁移。在淋巴结内，树突状细胞向幼稚T和B淋巴细胞提呈新生隐球菌衍生抗原（图2）。此外，被感染的先天免疫细胞，包括巨噬细胞分泌IL-12从而诱导CD4+T辅助细胞极化为促炎性T辅助细胞1（TH1）。CD4+TH1细胞分泌IFN-γ增强吞噬细胞的杀伤能力。

疾病再激活的宿主因素：T细胞介导的免疫对控制新生隐球菌感染至关重要。与T细胞缺陷相关的疾病易患播散性隐球菌疾病（图2）。其中包括CD4+T细胞计数低的HIV（通常<100个细胞/μl）；实体器官移植；使用免疫抑制药物，如高剂量皮质类固醇、硫唑嘌呤和环磷酰胺；血液学和实体恶性肿瘤；特发性CD4+淋巴细胞减少症；细胞因子特异性自身抗体；以及损害免疫细胞功能的遗传多态性。不太常见的是，糖尿病、慢性肺病、肾衰竭和肝病等慢性疾病会损害T细胞功能，从而导致潜在隐球菌感染的易感性。妊娠相关的免疫调节可能会增加播散性隐球菌病的风险。

靶向IFN-γ或GM-CSF的自身抗体相关综合征与隐球菌疾病有关。IL-12-IFN-γ轴是确保巨噬细胞杀死细胞内新生隐球菌所必需的；因此，IFN-γ信号传导缺陷的患者，包括具有IFN-γ特异性自身抗体的患者，无法清除真菌。GM-CSF促进肺泡巨噬细胞的分化和功能，包括趋化性、吞噬溶酶体成熟和清除微生物活性。因此，具有GM-CSF特异性自身抗体的患者有感染隐球菌脑膜炎的风险，尤其是在感染C.gattii之后。

毒力因子与免疫逃避：隐球菌的荚膜多糖是主要毒力因子，保护真菌免受吞噬、细胞内杀伤和活性氧物质影响（图2）。荚膜大小与体外杀伤耐药性呈正相关。此外，葡萄糖醛酸木甘露聚糖（GXM）是最丰富的荚膜多糖，可抑制免疫细胞运输并促进真菌传播。几丁质是真菌细胞壁的一种成分，是影响荚膜结构、细胞外小泡运输和保护免受周围环境影响的另一个重要毒力因子。壳聚糖（一种几丁质衍生物）含量降低的真菌"泄漏黑色素"，对细胞壁抑制剂和高温更敏感。渗漏黑色素是指隐球菌细胞壁保留黑色素的能力下降。黑色素作为活性氮和活性氧的清除剂发挥作用。活性氮和活性氧是人类免疫细胞释放的效应分子，通过诱导细胞凋亡有助于杀死微生物。黑色素还使真菌细胞壁更厚，对吞噬作用和细胞内杀伤更具抵抗力。

隐球菌穿过血脑屏障有3种可能的机制：（1）特洛伊木马机制：隐球菌被单核或巨噬细胞所吞噬后，利用荚膜、黑色素和抗氧化酶抵抗吞噬溶酶体的作用，能够在这些细胞中生存和复制，逃避适应性免疫的攻击，而且通过隐藏在被感染的吞噬细胞内播散到中枢神经系统。（2）跨细胞途径：隐球菌可与血脑屏障中毛细血管腔侧结合，被内皮细胞内吞途径促进隐球菌进入中枢神经系统，其结合和侵袭依赖于宿主细胞受体（如 CD44 和模联蛋白 A2）结合，进入内皮细胞，通过改变内皮细胞渗透性进入血管周围间隙，再通过脲酶、漆酶、磷脂酶 B1 和丝氨酸蛋白酶参与促进其迁移。（3）细胞旁机制：隐球菌通过分泌尿素酶、增强宿主基质金属蛋白酶活性等方式破坏血管内皮细胞的紧密连接的完整性，导致内皮细胞间隙增大后进入中枢神经系统。隐球菌可以通过其毒力因子如荚膜多糖、黑色素、磷脂酶等发挥作用，其中荚膜多糖是隐球菌最主要的毒力因子，它具有很强的抗吞噬作用，通过多种水平逃避宿主免疫反应。

3. 病理

新生隐球菌侵犯肺部时，初期在肺部形成灰白色胶冻状结节样病灶，镜下为肺组织的非特异性炎症，病程较长时可形成肉芽肿性结节或含菌的结缔组织病灶，镜下可见肺组织正常结构破坏，广泛肺泡实变，多核巨细胞散在分布，伴有淋巴细胞浸润。晚期有纤维组织增生，其间有大量巨噬细胞、异物巨细胞和淋巴细胞，多数细胞胞质内可见隐球菌菌体。中枢神经系统新生隐球菌感染，以脑膜炎性病变为主，以大脑底部和小脑脑膜受累最明显，尸检大脑标本可见脑组织肿胀，脑膜充血并广泛增厚，蛛网膜下腔可见黏液性胶冻状渗出物，慢性期以肉芽肿性病变为主，脑膜和脑实质内可见较多结节，脑膜增厚，蛛网膜粘连，脑回变平。镜下以化脓性病变和炎性肉芽肿病变为主。化脓性病变为早期病变，在颅底软脑膜病变较明显，蛛网膜下腔可见大量炎性渗出物，其内含单核细胞、淋巴细胞和新生隐球菌等。隐球菌可沿血管周围间隙或破坏血脑屏障而侵入脑实质，常在基底节、丘脑和小脑等处形成多发脓肿或小囊肿。炎性肉芽肿性病变为晚期病变，内有脑组织细胞、巨噬细胞、淋巴细胞和成纤维细胞，中央可有胶冻样坏死，在灰质内形成肉芽肿，其内含大量隐球菌。HE 染色在组织细胞和巨噬细胞内可见新生隐球菌菌体。

4. 临床表现

4.1. 起病形式：起病隐袭、病程迁延，进展缓慢。

4.2. 全身症状：早期不规则低热，体温一般 37.5-38.0℃，头痛表现为轻度间歇性头痛，而后逐渐加重，同时伴有恶心、呕吐。

4.3. 高颅压症状：阵发性头痛、恶心，频繁呕吐、视物模糊，部分患者有不同程度意识障碍。

4.4. 脑膜刺激征：颈项强直、Kenig 征和 Brudzinski 征阳性。

4.5. 脑神经损害表现：约 1/3 患者有颅神经损害，其中以视神经损害最多见，视物模糊甚至双目失明。其他颅神经如外展神经、面神经及听神经亦可受累而出现相应临床表现。

4.6. 脑实质内形成新生隐球菌脓肿或肉芽肿时，可引起相应部位的局灶性症状，如癫痫发作精神异常、偏瘫、共济失调等。

5. 辅助检查

5.1. 血常规：在疾病初期患者血常规一般在正常范围内，可有白细胞轻度升高，个别患者白细胞明显增高，以中性粒细胞增高为主。

5.2. 脑脊液检查

（1）脑脊液常规检查：腰椎穿刺压力明显增高，脑脊液呈清或微浑，CSF 白细胞数轻、中度增高，一般为 (10-500) x106/L，以淋巴细胞为主，蛋白含量增高，糖和氯化物含量降低。隐球菌性脑膜炎的颅内压增高和脑脊液糖含量降低较其他中枢感染更加明显。

（2）脑脊液涂片：脑脊液涂片墨汁染色镜检是诊断隐球菌性脑膜炎快速而直接的诊断方法，CSF 涂片墨汁染色检测到含荚膜的新生隐球菌，是隐球菌性脑膜炎诊断的金标准(图8.1左)。墨汁染色阳性率为30%-50%，故应反复多次检测提高阳性率。对于初期及治疗后期隐球菌性脑膜炎的患者，脑脊液中隐球菌数量少，墨汁染色检出率较低，脑脊液离心沉淀迈格姬染色法（May-Grunwald) 见图8.1

（3）脑脊液真菌培养：是诊断隐球菌性脑膜炎的另外一种方法，脑脊液培养5天左右可见新生隐球菌生长，该方法特异性较高，但敏感性不高。Giemsa stain, MGG)可以检出极少量的隐球菌(图8.1右)，极大提高了检出水平，对患者的早期治疗及维持期用药提供实验室证据。

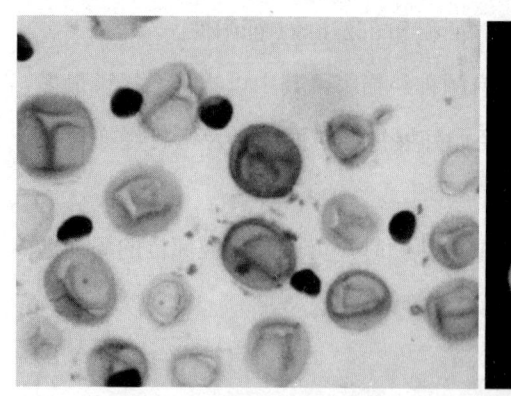 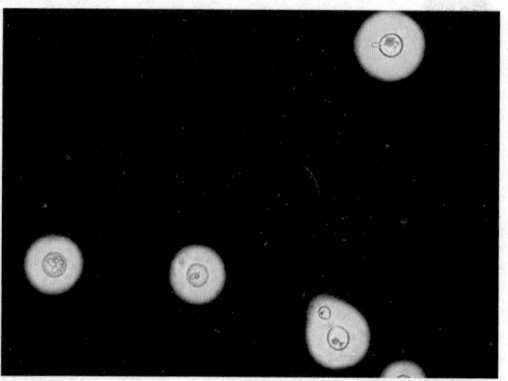

（图8.1左）细胞学呈淋巴细胞反应，可见大量的隐球菌，菌体较淋巴细胞明显增大，大小不一，形如压瘪的乒乓球，荚膜显示不明显。（右）墨汁染色发现隐球菌，可见多个隐球菌，荚膜宽厚，菌体内均可见内容物，部分可见出芽，呈"葫芦"状。

（4）脑脊液免疫学检查：使用侧流测定法（lateral flow assay, LFA）、乳胶凝集试验和酶联免疫吸附试验（ELISA）可对CSF、血清、血浆或全血进行检测隐球菌荚膜多糖抗原CrAg，具有简便、迅速、阳性率高的特点，在早期快速诊断中优于墨汁染色。研究表明，IMMY（Norman，OK）CrAg LFA是目前市面上性能最好的可作为护理点测试的检测方法。用于CSF样本时，其性能优于其他诊断方法，灵敏度和特异性超过99%。在HIV阴性样本中或隐球菌感染后很早，CSF中的CrAg滴度可能非常低，有时为阴性，患者可能会逐渐出现慢性症状，可能被误认为是其他病原体感染，如结核性脑膜炎或球虫病。可能需要重复进行脑脊液检测，我们建议在出现不明原因脑膜炎的情况下，多次在血液中检测CrAg。但存在假阳性，系统性红斑狼疮和结节病等自身免疫性疾病可出现乳胶凝集试验假阳性结果。

（5）分子生物学检查：主要针对基因组DNA或DNA片段进行分析，其中巢式PCR多重PCR以及实时荧光PCR是真菌基因诊断中常用的技术，目前尚未广泛应用于临床。

（6）组织活检病理也有助于确诊，但临床实践过程中困难较多。

5.3. 影像学检查

（1）胸部CT：合并肺部隐球菌感染者，肺内影像表现多样，其中以肿块或结节影最常见，可孤立或多发，易误诊为肺癌，亦可见斑片状浸润影像，出现类肺结核样病灶或肺炎样改变。少数病人可见胸腔积液和纵隔肺门淋巴结肿大。

(2) 影像学检查：头颅 CT 可见脑水肿、脑积水，脑实质可见散在低密度病灶，常见于基底节、丘脑或大脑皮质，有些隐球菌性脑膜炎头 CT 平扫未见异常，头颅 MRI 比 CT 敏感，脑水肿、脑积水和脑实质内的隐球菌性脓肿显示更清晰，头 MRI 增强可见明显脑膜强化（图 8.2），基底池可见线状或结节状强化，部分可见明显脑实质的肉芽肿（图 8.2），表现为 T1 像呈等信号或略低信号，T2 像可从略低信号到明显高信号。

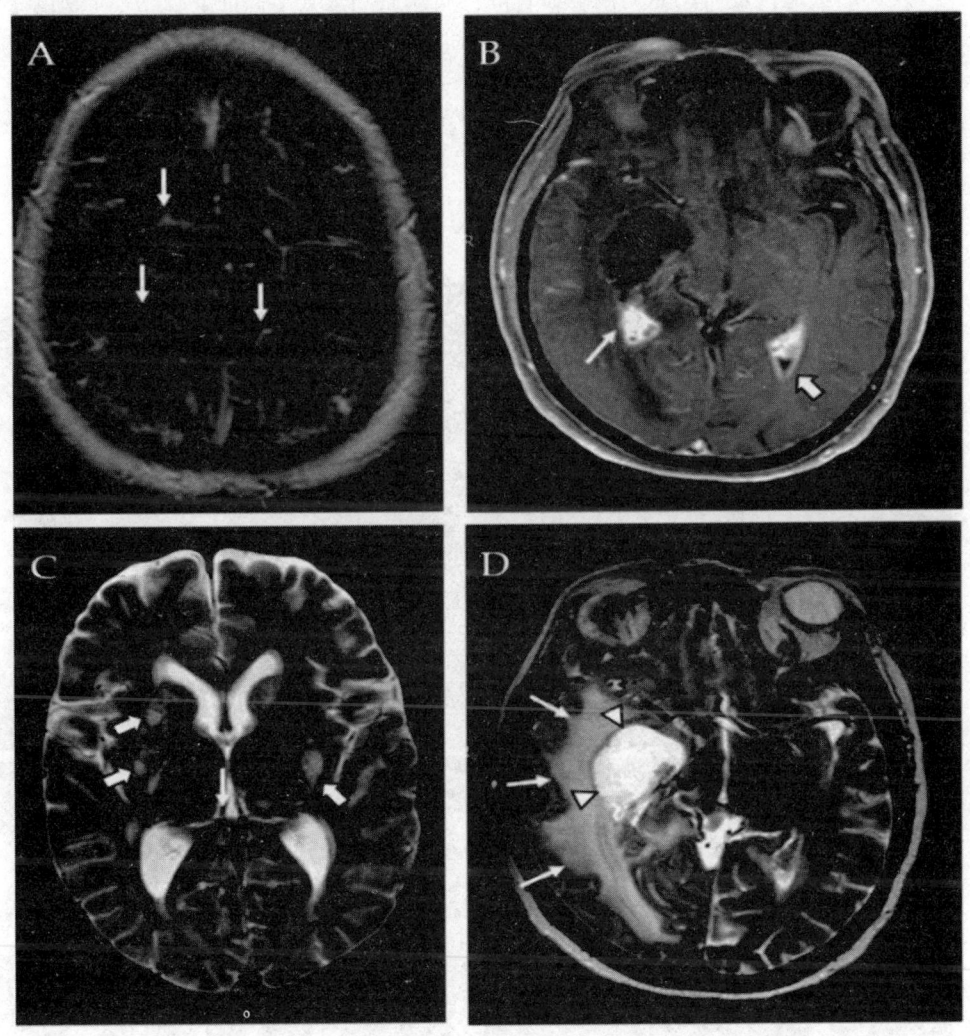

图 8.2. CM 的 MRI 表现包括颅内强化和脑积水。(A) 钆增强对比后 T1 加权图像显示脑膜广泛增强（白色细箭头）。(B) 钆增强对比后 T1 加权图像上可见脉络丛增大和异常增强（细白色箭头）和室管膜异常增强（粗白色箭头）。(C) T2 加权图像上 Virchow-Robin 空

间异常增大，提示隐球菌（假性囊肿）（箭头）。(D) 右侧颞角受压（箭头）伴室管膜脑脊液渗漏和继发性占位效应（白色细箭头）。

　　一项研究发现，最常见的是基底节有局限性扩散灶（38%），小脑、胼胝体有局限性弥散灶（11%），提示动脉梗死（图 8.3）。根据血管分布、位置以及随后成像的信号演变，7 例被判断为急性/亚急性梗死，多见于基底节区。在 11 名患者中，有 3 名患者的外周皮质局限性扩散灶与厚脑膜增强有关，这可能代表发炎的穿透性皮质动脉周围的血管周实质缺血。基底节假性囊肿见于 7 例（24%）患者。在接受造影剂检查的 18 例受试者中，4 例（22%）患者出现基底节增强病变，称为隐球菌瘤，4 例患者其他部位出现造影剂强化实质病变（22%）。脑膜强化 10 例（56%），脉络丛扩大和异常强化 2 例（11%），室管膜强化 4 例（24%）（图 8.3）。

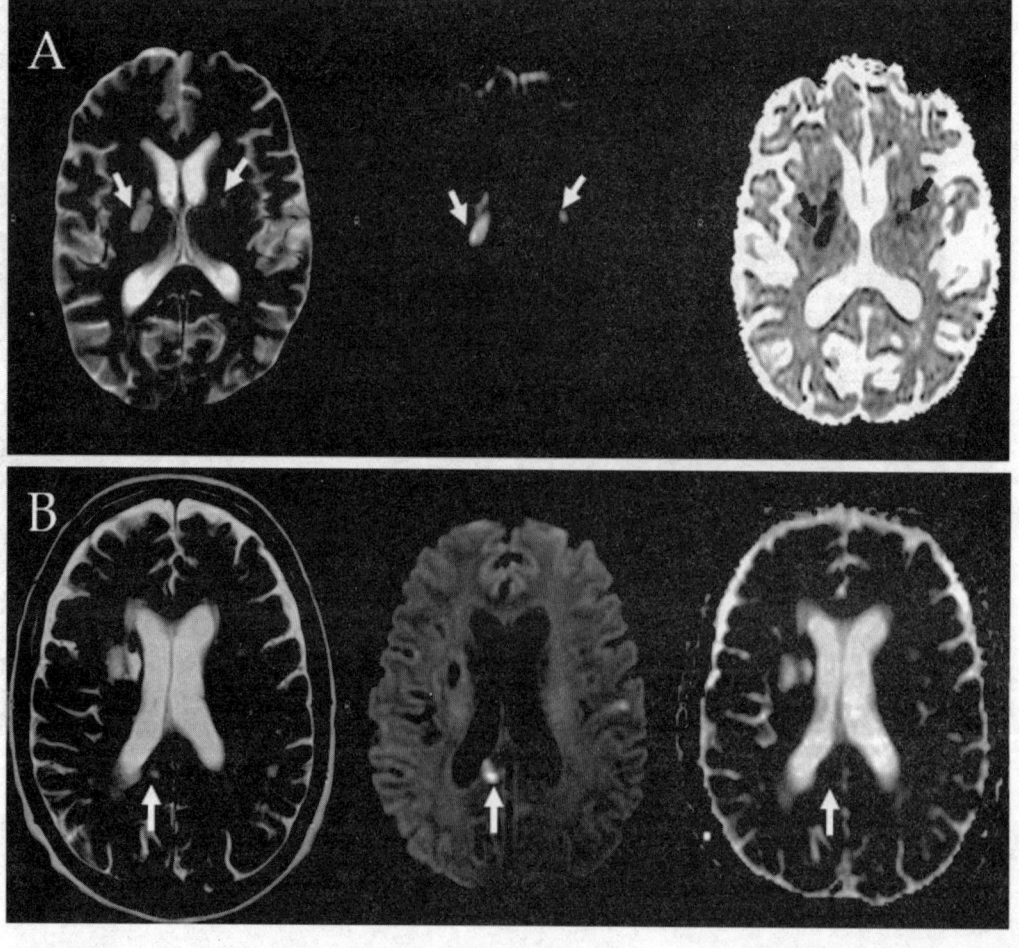

图 8.3. CM 的 MRI 表现，包括缺血性梗死（A）或隐球菌瘤病变（B）。（A） 双侧基底节急性梗死在 T2 加权图像上显示高信号（左图），DWI 高信号（中图），ADC 低信号（右图）。（B） 胼胝体压部提示隐球菌瘤（见箭头），T2 显示高信号（左图），DWI 持续性高信号（中图），ADC 低信号（右图）。虽然缺血性梗死在随访中显示出缺血性病变的预期进展，但隐球菌瘤预计在数周至数月内持续局限性扩散。

6. 诊断与鉴别诊断

6.1 诊断

亚急性或慢性起病，头痛伴有低热、恶心、呕吐和脑膜刺激征阳性表现，腰椎穿刺检查提示有颅内压增高、淋巴细胞轻到中度增高，CSF 糖及氯化物含明显降低，脑脊液涂片墨汁染色或其他检查方法发现隐球菌或隐球菌英膜多糖抗原、抗体，分子生物学检测到隐球菌基因组 DNA。影像学发现有脑膜增强反应和脑实质内的局限性肉芽肿或脓肿。合并机体免疫力低下或缺陷等基础疾病时，更支持该病的诊断。需强调的是对于疑似病例应反复腰椎穿刺进行病原学检查，以提高隐球菌检出率。

对于隐球菌脑膜炎复发的诊断：CrAg 检测无法区分隐球菌性脑膜炎复发、矛盾的 IRIS 和新的非隐球菌性中枢神经系统感染，因为在初次诊断后的数月至数年内，CSF 中 CrAg 仍呈阳性。CSF 隐球菌培养是验证复发感染的唯一明确诊断测试，但需在 5-14 天后才能获得结果，无法促进及时临床决策。在一项分析 HIV-CM 症状复发的成年人的研究中，多重 PCR 检测根据复发与矛盾的 IRIS 正确地对 11 个人中的 10 个人进行了分类，但当 CSF 定量培养产生每毫升<100 个集落形成单位且成本高昂时，目前美国食品药品监督管理局批准的 PCR 多重检测灵敏度较差。隐球菌的实时定量 PCR 检测正在开发中，有望很快提供更灵敏的工具来区分复发和 IRIS。

6.2 鉴别诊断

隐球菌性脑膜炎需与结核性脑膜炎、细菌性脑膜炎、病毒性脑膜炎、脑膜癌病等相鉴别。

6.2.1. 结核性脑膜炎

（1）病变最多见于鞍上池、侧裂池。

（2）增强扫描有明显脑膜及结核肉芽肿强化。

（3）CT 有时可发现点状或结节样钙化。

（4）如引起血管炎、血管狭窄、闭塞或血栓形成，可导致局限性脑梗死。

（5）晚期，由于蛛网膜下隙内炎症性及纤维蛋白性粘连，可导致脑积水。

6.2.2. 化脓性细菌性脑膜炎

（1）多有鼻旁窦、中耳乳突炎。

（2）大多急性起病，全身症状如畏寒、发热、头痛明显。

（3）增强扫描可见硬脑膜及软脑膜强化。

（4）部分病例可出现脑缺血和脑梗死表现。

7. 治疗

隐球菌性脑膜炎治疗包括抗真菌治疗、对症支持治疗及手术治疗三部分。

7.1. 抗真菌治疗：抗真菌治疗中强调分期治疗，联合用药和多途径给药，通常当临床症状消失和脑脊液检查正常后，还需连续 3 次检查脑脊液无隐球菌后方可考虑停药，目前治疗真菌的特效药物主要是两性霉素 B 和 5-氟胞嘧啶和氟康唑。

（1）两性霉素 B：是一种多烯类杀真菌药，具有广谱抗真菌作用，对隐球菌、念珠菌、曲霉菌、毛霉菌等敏感，是治疗隐球菌性脑膜炎急性期治疗的首选药物。用法如下：成人首次 1-2mg/d，加入 5%的葡萄糖液 500ml 中，避光缓慢滴注 6-8h。根据患者耐受程度，以后每日增加剂量 2-5mg，逐渐达到 0.7~1mg/(kg.d)的治疗量，疗程视病情而定，可长达 3-6 个月，总剂量达到 3.0-4.0g，药物在给药前可同时给予地塞米松 2-5mg，以减轻副作用。两性霉素 B 不良反应多且严重，主要不良反应有肾损害、血栓性静脉炎、寒战、发热等，为减少两性霉素 B 用量，目前建议 5-氟胞嘧啶与两性霉素联合治疗，两性霉素 B 脂质体治疗隐球菌性脑膜炎疗效与两性霉素 B 相当，不良反应少，特别是肾毒性较小，但因其价格昂贵，制约了其临床使用。

（2）5-氟胞嘧啶：可干扰真菌细胞中嘧啶的生物合成，该药容易透过血脑屏障。单独使用该药易产生耐药性，常在急性期与两性霉素 B 联合应用可提高疗效。口服和静脉给药剂量为(50-150)mg/(kg.d)，分 3-4 次口服，2-3 次静脉滴注。毒副作用比两性霉素 B 少，可出现食欲降低，白细胞或血小板减少，肝肾功能损害，精神症状和皮疹等，停药后不良反应消失。

（3）氟康唑：属于三唑类广谱抗真菌药，对隐球菌和白色念珠菌导致的中枢神经系统感染有效。本药耐受性良好，容易透过血脑屏障。氟康唑的不良反应较两性霉素B小，主要不良反应有恶心、腹痛、腹泻、胃肠胀气及皮疹等，但氟康唑主要对隐球菌为抑菌作用，杀菌作用不及两性霉素B。该药一般用于两性霉素诱导治疗2周后的序贯治疗(巩固期和慢性期)，两性霉素B在疾病初期迅速起效，后期应用氟康唑可避免长期应用两性霉素B的毒副作用。氟康唑的剂量为200-400mg/d，加入5%葡萄糖250-500 ml缓慢静滴。

2010年美国感染病协会IDSA关于中枢神经系统隐球菌感染的抗真菌治疗方案进行了更新，指南指出 HIV阴性患者推荐诱导期应用两性霉素B 0.7-1mg/(kg.d)联合5-氟胞嘧啶100mg/(kg.d)至少4周。巩固期再继续应用氟康唑200mg/d 6-12个月。而HIV阳性患者或器官移植等免疫功能低下患者，除急性期诱导治疗及巩固治疗外，需长期或终身服用氟康唑维持治疗。

（4）伊曲康唑：属于三唑类抗真菌药，抗菌谱与氟康唑相似，可用于不能耐受氟康唑的患者维持期治疗，但由于其难以透过血脑屏障，在脑脊液中浓度极低，而限制了其在中枢神经系统真菌感染的应用，仅作为中枢神经系统抗真菌治疗的二线用药。有临床研究表明该药对中枢神经系统曲霉菌感染有较好的疗效。

抗真菌类药物毒副作用较大，应用过程中需严密观察患者不良反应。一旦出现毒副反应需减少药物剂量或暂停用药，待症状好转后再继续给药。目前，两性霉素B对鞘内神经组织的副作用仍不清楚，选用鞘内注射时还应慎重。

7.2. 对症及支持治疗：控制颅内压升高，防止脑疝发生是隐球菌性脑膜炎最重要的对症治疗，必要时给予止痛药治疗头痛。因机体慢性消耗很大，应注意患者的全身营养状况及加强护理，防止感染并发症。

7.3. 外科手术治疗：如颅内压持续升高超过300mmH20，且脑室扩大者，可考虑外科脑室引流术，诊断不明的患者可行脑实质或脑膜活检，真菌性脑脓肿需在两性霉素B的基础上行外科手术切除，隐球菌性肉芽肿直径超过3cm可考虑手术切除。术后患者需延长抗真菌治疗。

8. 预后

该病常进行性加重，预后不良，死亡率较高。若能早期诊断，积极应用抗真菌药物治疗，尚能存活，未经治疗者常在数月内死亡。经过治疗的患者也常见神经系统并发症和后遗症，病情可在数年内反复缓解和加重。

第二节 中枢神经系统曲霉菌病

颅内曲霉菌病（intracranial aspergillosis，ICA），又称中枢神经系统曲霉菌病，是一种由曲霉菌侵袭感染脑实质、脑膜（硬脑膜为主）、脑血管及海绵窦等颅底结构引起的侵袭性真菌病（invasive fungal disease，IFD）。在1897年Oppe首次报道了ICA。ICA是一种罕见的中枢神经系统机会性感染，但随着激素、免疫抑制剂及广谱抗生素的广泛应用，其发病率逐年上升。ICA的临床及影像学表现缺乏特异性，核心症状异质性大，诊断及鉴别诊断困难。

1. 流行病学

ICA占颅内真菌感染的5%~10%，占侵袭性曲霉菌感染的14%~42%。在接受骨髓移植或造血干细胞移植患者中，ICA的发病率为0.76%。在接受实体器官移植的患者中，ICA的发病率为0.2%。烟曲霉是引起ICA最常见的病原体，其次为黄曲霉和土曲霉。ICA更易累及男性，男女比例为2.25∶1。

2. 真菌学特征

脑曲霉菌病它是由曲霉菌属的几种引起的，曲霉菌在环境中普遍存在，常见于土壤和腐烂的树叶中。人类的侵袭性感染最常由烟曲霉复合体成员导致，其次是黄曲霉、黑曲霉和土曲霉。烟曲霉最常见于肺部，而黄曲霉更常见于较大通道和鼻窦感染。相比之下，烧伤伤口通常由黑曲霉和黄曲霉定植。美国和西班牙人群真菌疾病的多中心研究显示，11%-15%曲霉菌分离株被鉴定为隐性物种，该物种经常对抗真菌药物产生耐药性，这提示准确鉴定的重要性。

3. 感染途径及危险因素

曲霉分生孢子在环境中普遍存在，在土壤和其他营养物质或潮湿物质上，曲霉菌类以腐生物的形式存在，消化死亡或垂死的有机物质。曲霉菌是一种机会致病菌，大多数人吸入曲霉分生孢子不会出现曲霉菌定植。对于分生孢子定植的人，可能会出现从无症状定植到侵袭性感染（即疾病）。其分生孢子具有适当的表面电荷、疏水性和大小（2至5μm），可以通过在空气中转移，可经呼吸道进入人体，肺进化出高度协调的免疫反应，以快速消灭病原体，近端气道通过粘液纤毛清除分生孢子，如果这一过程受损（例如囊性纤维化和支气管扩张），可能会发展成在肺部和鼻窦中定植。疾病的临床表现在很大程度上取决于宿主的免疫反应。当机体免疫力下降时，曲霉菌在组织、器官或血液中生长、繁殖，导致炎性反应及组织损伤，主要经过两种途径：局部浸润或血行播散侵入颅内而导致颅内曲霉菌病。据报道，18.0%~66.7% 的 ICA 患者由鼻窦、中耳及乳突的曲霉菌感染浸润引起（窦源性 ICA），部分与开放性颅脑外伤、颅脑手术有关；33.3%~82.0% 的 ICA 患者无鼻窦、中耳及乳突受累（非窦源性 ICA）。在非窦源性 ICA 中，肺部是最常见的感染原发灶，可在肺穿刺活组织检查（活检）中发现曲霉菌。

侵袭性曲霉菌感染是最具破坏性的疾病，多发生于免疫抑制的患者，如肿瘤、长期应用糖皮质激素和/或免疫抑制剂等。典型的风险因素包括严重和长期的中性粒细胞减少症、导致慢性细胞免疫反应受损的情况，如骨髓或实体器官移植和获得性免疫缺陷综合征（AIDS）。

最近报道了新的风险因素，如入住重症监护室（ICU）、流感或严重急性呼吸综合征冠状病毒 2 型（SARS-CoV-2）感染和嵌合抗原受体 T 细胞（CAR-T）治疗。在接受造血细胞移植的患者中，特别是在中性粒细胞减少症早期和移植物抗宿主病治疗期间，以及在接受全身糖皮质激素或其他免疫抑制剂治疗的实体器官移植受者中，曲霉菌病的风险显著增加。布鲁顿酪氨酸激酶（Bruton's tyrosine kinase, BTK）抑制剂，如伊布替尼，已成为侵袭性曲霉菌病的风险因素，而且对播散性或中枢神经系统疾病的发展也有影响，在一些中心伊布替尼治疗期间应用抗真菌预防性治疗。氟达拉滨是一种嘌呤类似物，可导致 T 细胞功能缺陷持续 1-2 年，与曲霉菌病有关。venetoclax 是一种 B 细胞淋巴瘤 2（B-cell lymphoma 2, BCL2）抑制剂，用于治疗某些血液系统肿瘤，也可能是侵袭性曲霉菌病和其他机会性感染的风险因素。然而，venetoclax 经常与其他化疗药物联合使用，使该药物的具体风险难以确定；需要额外的数据才能明确地做出这一决定。

此外，该病亦可累及免疫功能正常的人群，糖代谢异常可能是这类人群发生 ICA 的危险因素。我国 43.59% 的 ICA 发生在免疫功能正常的人群，高于国外研究的 23.6%。其原因可能与我国 AIDS 发病率低、糖尿病重视不足以及药物应用不当有关。非窦源性 ICA 患者多有免疫抑制，而在窦源性 ICA 中，大部分患者免疫功能正常。

通常，这种感染是侵袭性曲霉菌病的一部分，使潜在的恶性肿瘤或其他慢性免疫抑制原因复杂化。

4. 病理生理

血源性传播可导致三种常见的病理形式，即脑膜炎、脓肿形成和血管病变，在很大程度上归因于曲霉菌菌丝的血管侵袭性，侵犯中大动脉会导致继发性血栓形成和梗死，随后的脓性变化是由于菌丝从血管壁直接延伸到坏死组织，导致脑炎和随后的脓肿形成（肉芽肿性脑曲霉病）。ICA 可累及脑血管、脑实质、脑膜（硬脑膜为主）及颅底结构，导致坏死、化脓及慢性肉芽肿。曲霉菌侵及脑血管后，既可因菌丝填充或炎性反应导致脑梗死，又可因曲霉菌性动脉瘤破裂导致脑出血或蛛网膜下腔出血。进入脑实质的曲霉菌可引起脑脓肿及慢性肉芽肿，好发部位为灰白质交界处。经鼻窦浸润进入颅内的曲霉菌可引起颅底骨质破坏、眶尖-眶后-海绵窦内肉芽肿、硬脑膜肥厚、硬膜下或大脑镰脓肿等。

5. 临床表现

脑曲霉菌病通常是由肺部等器官原发感染灶的血液传播引起的，或是由感染在身体其他部位的直接扩散引起的。这些部位包括鼻窦和颅骨，这可能发生在穿透性头部创伤患者或接受神经外科手术的患者身上。副鼻窦的持续传播在免疫能力强的患者中更常见。从窦源的连续延伸发展或原发部位（肺部或皮肤）血行播散，分为窦源性 ICA 和非窦源性 ICA。神经系统症状与受累区域一致，影像学研究显示有肿块或结节。任何年龄均可发病，男性高发年龄为 41~50 岁，女性高发年龄为 21~30 岁。该病多呈急性或亚急性起病，进行性加重，临床表现多样且缺乏特异性。此外，亦有患者隐匿起病，缓慢进展，病程长达数年至数十年。

5.1 窦源性 ICA

鼻窦曲霉菌病常见于中性粒细胞减少症、糖尿病、过度饮酒、热带居住、长期免疫功能低下状态。鼻窦曲霉菌病可能很难与其他感染区分开来，包括毛霉菌病；中性粒细胞减少症患者的临床表现不典型，最常见的是鼻塞、发热和面部疼痛；杂音提示鼻腔或鼻窦组织坏死，需紧急评估。

鼻窦曲霉菌可能会从鼻窦延伸到周围的骨或软组织，导致眶尖综合征（表现为眼肌麻痹和视力丧失）、眶后综合征及海绵窦综合征，头痛和颅神经受累是核心症状，而发热少见。40.0%~66.7%患者出现头痛，约30%患者表现为眼球突出及眶周疼痛。在颅神经中，视神经最常受累（57.4%），其次为第Ⅲ、Ⅳ、Ⅵ脑神经支配眼球运动的神经（54.4%）。部分患者可表现为三叉神经（第1支、第2支）麻痹及Horner综合征。当曲霉菌病进展影响海绵窦静脉回流时可出现颅高压的症状，导致意识障碍。当曲霉菌累及颈内动脉或突破硬脑膜引起脑实质病变时，可表现为偏瘫、感觉障碍等局灶性神经功能缺损症状，但较少见。

5.2 非窦源性ICA

在非窦源性ICA中，约60%患者可出现发热，其原因可能与曲霉菌血行播散有关。此外，局灶性神经功能缺损在非窦源性ICA病程早期即可出现，运动、感觉以及小脑症状相对常见，其他症状与病灶功能定位相关。报道显示21%~41%患者表现为偏瘫，18%~35%患者出现痫性发作，35%~64%患者出现意识障碍及精神症状。当颅内压升高时，患者可出现头痛、呕吐、颅神经麻痹等症状。

6. 辅助检查

6.1. 脑脊液常规、生化及培养

ICA患者脑脊液检查可正常，也可白细胞计数升高（以淋巴细胞为主）、蛋白升高以及葡萄糖降低。在一项系统性回顾性的研究中，脑脊液中白细胞计数、蛋白以及葡萄糖中位数分别为$71×10^6$/L、0.83 g/L及3 mmol/L。曲霉菌在实验室环境易于生长，37 ℃培养2~5天可见呈锐角分支的特征性分隔菌丝，但脑脊液培养曲霉菌阳性率较低，仅为10%左右。

6.2. 1，3-β-D-葡聚糖（1，3-β-D-glucan，G）试验

G试验也是由国内外IFD指南中推荐侵袭性曲霉菌病早期诊断的筛选方法。由于1，3-β-D-葡聚糖是多种真菌的细胞壁成分，其诊断曲霉菌感染缺乏特异性。

6.3. 半乳甘露聚糖（galactomannan，GM）试验

GM是曲霉菌细胞壁的主要成分，为曲霉菌病疾病早期释放至体液中的抗原之一。国内外IFD指南均推荐GM试验为侵袭性曲霉菌病早期诊断的重要筛选方法。报道显示脑脊液GM试验诊断ICA的敏感度及特异度分别为88.2%及96.3%，

且阳性预测值及阴性预测值均超过 90%。脑脊液 GM 水平与曲霉菌感染严重程度相关，监测该指标可评价治疗效果及预后。

6.4 颅脑影像学

影像学检查在 ICA 的诊断中具有十分重要的提示意义。由于 ICA 病理特点的多样性，其影像学表现具有 3 种不同模式：其一，曲霉菌侵及脑血管引起梗死或出血。其二，曲霉菌侵及脑实质引起慢性肉芽肿及脑脓肿，在 MRI 增强上表现为多发结节样强化及不规则环形强化。环形强化内部可表现为 T1 低信号、T2 等/高信号及弥散受限，提示脓肿及真菌凝固性坏死（图 8.4c 和图 8.4d）。第三，曲霉菌经鼻窦侵入颅内可引起颅底、海绵窦及硬脑膜病变。

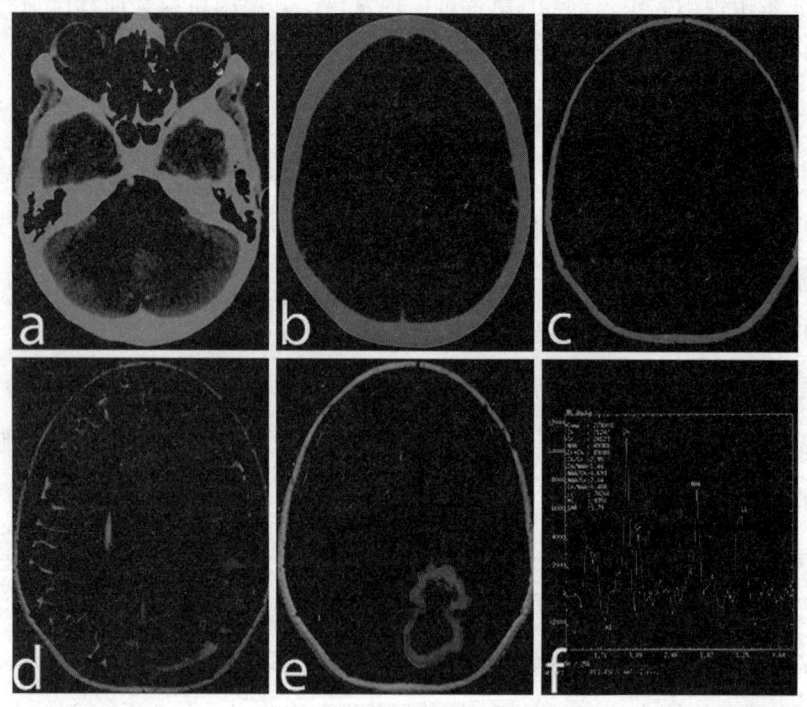

图 8.4 颅内曲霉菌病（ICA）患者的神经影像表现示例。（a）显示没有鼻窦疾病的证据。CECT（b）显示左侧顶枕区病灶的中心为等密度和病灶周围水肿，结节环样增强。病变壁在 T1 加权图像（WI）上为高信号（c），在 T2-WI 上为低信号（d），并且钆增强（e）。在 MR 波谱上胆碱升高，并且存在乳酸脂质峰。

CT 可见颅底骨质破坏，MRI 增强可见眶尖-眶后-海绵窦内蜂巢状强化、硬脑膜肥厚及强化（图 8.5）。

6.5. 标本镜检与培养

目前，确诊 ICA 仍依靠病灶活检以获得组织病理学，以及直接镜检或培养证据。当观察到呈锐角分叉（Y 形）、直径较窄（3~6 μm）、具有分隔的透明菌丝，伴有组织损害时即可诊断颅内曲霉菌病（图 7.6）。此外，可在组织病理学检查中对标本进行 Gomori-甲胺银（GMS）染色或过碘酸-雪夫（PAS）染色以提高曲霉菌的检出率（图 7.6c）。

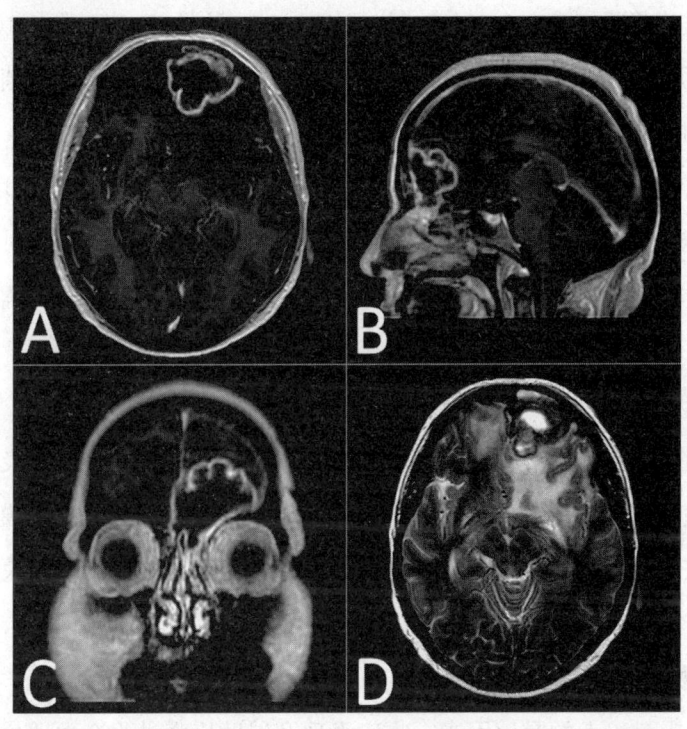

图 8.5. 颅脑核磁钆增强 T1W（A、B 和 C）和 T2W（D）显示左侧额窦炎，左侧额叶中心坏死，周围环形增强伴水肿。

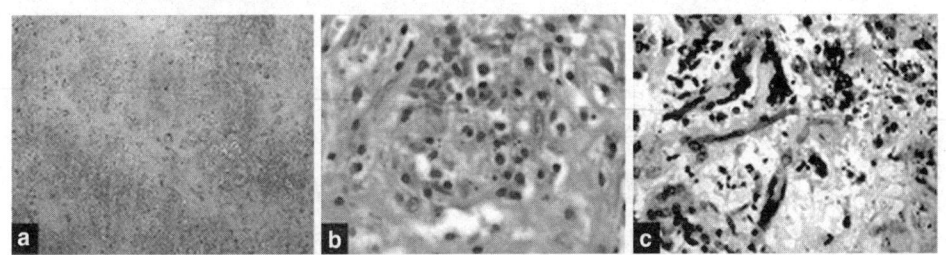

图 8.6. 颅内曲霉菌病患者组织病理学切片示例。（a）组织 HE 染色（×40），显示上皮样细胞肉芽肿，包含异物型巨细胞和大面积坏死；（b）组织 HE 染色（×600），显

示血管周围炎性细胞浸润与真菌菌丝；（c）Gomori 的高铁纳米银染色（×400），显示曲霉菌许多间隔的、锐角分枝的菌丝。

6.6. 宏基因组学二代测序（metagenomic next-generation sequencing, mNGS）

mNGS 可以非靶向地检测临床标本中病原体的核酸序列，对于感染性疾病的病原学诊断有很高应用价值，是一种不依赖于体外培养的高通量测序技术。当特异性序列数的截断值为 2 个（≥2 个为阳性）时，脑脊液 mNGS 诊断 ICA 的敏感度及特异度分别为 85.7%及 84.6%。脑脊液标本送检 mNGS 应严格无菌获取，送检量 2~5 ml，采集后冷链运输并及时检测。

当临床症状怀疑 ICA 时，应尽早行脑脊液检查（常规、生化、培养、G 试验、GM 试验及 mNGS）及颅脑 MRI 平扫+增强检查。怀疑窦源性 ICA 时，还应加做颅底 CT 检查。当临床症状符合 ICA，但上述检查结果为阴性时，需重复送检。若条件允许，及时行标本镜检和培养，获得确切证据。

7. 诊断与鉴别诊断

脑曲霉菌病症状非特异性，且可能缺乏诊断特征（如发热、脑膜炎、局灶性神经系统症状或颅内压升高症状），因此其诊断具有挑战性。蛛网膜下腔出血的典型特征可能是由于真菌性动脉瘤破裂引起。由于亚临床肺部感染，肺部疾病症状并不明显。

7.1 诊断标准

ICA 诊断需对患者的易感因素、临床表现及辅助检查进行全面评估。结合国内外的 IFD 诊断标准，将 ICA 诊断分为确诊（proven）、临床诊断（probable）和临床拟诊（possible）3 个级别，见表 8.1。

7.2 鉴别诊断

ICA 临床表现不典型，其影像学特征与中枢神经系统感染、炎症及肿瘤性病变相似。需与窦源性 ICA 鉴别的疾病有：Tolosa-Hunt 综合征、鼻咽癌脑转移、动脉瘤、眼肌麻痹型偏头痛、糖尿病性动眼神经麻痹等。需要与非窦源性 ICA 鉴别的疾病有：细菌性脑脓肿、原发性中枢神经系统血管炎、系统性血管炎中枢神经系统受累、脑血管病及中枢神经系统淋巴瘤等。其中，Tolosa-Hunt 综合征、原发性中枢神经系统血管炎、系统性血管炎中枢神经系统受累等炎症性疾病在治疗中需应用糖皮质激素，而 ICA 则可能因应用糖皮质激素而迅速恶化。因此，在诊断 ICA 时与上述疾病相鉴别尤为重要。

表 8.1 颅内曲霉菌病的诊断级别及标准

确诊(proven) ICA*：颅内病灶（不包括脑脊液）切除或活组织检查，组织病理学、直接镜检或培养提示曲霉菌存在，并伴有组织损害证据

临床诊断（probable）ICA：临床证据 1+1 项微生物证据

临床证据 2+1 项宿主因素+1 项微生物证据

临床拟诊（possible）ICA：临床证据 1

临床证据 2+1 项宿主因素

宿主因素：1. 近期发生中性粒细胞缺乏（中性粒细胞计数<$5×10^9$ 个/L，并持续 10 天以上）

2. 血液系统恶性肿瘤

3. 接受异体干细胞移植

4. 接受实体器官移植

5. 60 天内应用糖皮质激素超过 3 周（每天>0.3mg/kg）

6. 90 天内应用过 T 细胞免疫抑制剂（如环孢素 A、肿瘤坏死因子、淋巴细胞特异性单克隆抗体）或核苷类似物

7. 患有 AIDS 或遗传性免疫缺陷（如慢性肉芽肿、联合免疫缺陷病等）

临床证据：1. 颅神经麻痹+影像学提示颅底骨质破坏和/或眶尖、眶后、海绵窦病变

2. 局灶性神经功能缺损+影像学提示脑内肉芽肿样和/或血管炎样和/或化脓样病灶，伴或不伴脑膜强化

微生物证据：1. 脑脊液培养发现曲霉菌

2. 血和/或脑脊液 GM 试验阳性

3. 脑脊液 mNGS 发现曲霉菌核酸片段

注：*在确诊患者的无菌组织中可采用聚合酶链反应监测病原核酸帮助进一步明确曲霉菌菌种。ICA：颅内曲霉菌病；AIDS：获得性免疫缺陷综合征；GM：半乳甘露聚糖；mNGS：宏基因组学二代测序

7.1.1. 脑转移瘤

脑转移瘤核磁钆增强显示环更厚，坏死中心扩散通常无明显减少。鼻咽癌

浸润进展破坏骨质并累及颅底（眶尖-眶后-海绵窦），导致头痛及颅神经麻痹等症状。影像学检查可见颅底骨质破坏及颅底占位性病变。组织病理学检查是确诊鼻咽癌的"金标准"。

7.1.2. 脑梗死

脑梗死头 MRI 显示增强或无增强，梗死部位符合血管分布。

7.1.3. 细菌性脓肿

增厚环增强，坏死中心扩散减少。

7.1.4. Tolosa-Hunt 综合征

该病是海绵窦内非特异性炎症导致的头痛及眼肌麻痹综合征。常以头痛为首发症状，数日后出现疼痛侧动眼、滑车及外展神经麻痹。持续数日至数周可缓解，数月至数年后可复发。MRI 可见海绵窦扩张，窦内存在 T1 等信号、T2 等/低信号的异常组织，MRI 增强检查可见病灶明显强化。糖皮质激素治疗有效。

7.1.5. 颅内毛霉菌病

该病临床表现及影像学特征与 ICA 相近，两者鉴别依赖于组织病理学活检，当发现分支不规则、极少有分隔的宽大菌丝（5~15 μm）可诊断毛霉菌感染。两性霉素 B 及艾沙康唑可用于治疗颅内毛霉菌病，而伏立康唑对毛霉菌感染治疗无效。

7.1.6. 原发性中枢神经系统血管炎

头痛及局灶性神经功能缺损是该病常见的临床表现。脑脊液检查可表现为淋巴细胞为主的白细胞计数增多，蛋白及葡萄糖正常。颅脑 MRI 可见多支血管供血区多发梗死灶，亦可见占位性病变。脑血管检查可见中小动脉"串珠"样的节段性狭窄。糖皮质激素治疗可改善。

7.1.7. 系统性血管炎中枢神经系统受累

结节性多动脉炎、白塞综合征、抗中性粒细胞胞质抗体相关性血管炎等系统性血管炎可累及中枢神经系统，导致头痛及局灶性神经功能缺损症状，系统性血管炎相关抗体阳性可资鉴别。

7.1.8. 中枢神经系统淋巴瘤

痫性发作、局灶性神经功能缺损及意识障碍为该病常见的临床表现。颅脑 MRI 可见病灶均匀强化、弥散受限，常伴病灶周围水肿。脑脊液细胞学检查发现淋巴瘤细胞可诊断。

8.治疗

8.1 抗真菌治疗

尽早开始有效的抗真菌治疗是改善ICA预后的关键。对于确诊ICA的患者应给予目标治疗，对于临床诊断ICA的患者应给予诊断驱动治疗。上述两种治疗的药物选择相同，见表8.2。

表8.2 颅内曲霉菌病抗真菌药物治疗方案

分期	抗真菌药物		疗程
	首选	次选	
强化期	注射用伏立康唑（首日6mg/kg，每12小时一次；次日始4mg/kg，每12小时一次）	注射用艾沙康唑（首日及次日200mg，每8小时一次；第三日开始200mg，每日一次） 注射用泊沙康唑（首日300mg，每12小时一次；次日开始300mg，每天一次） 注射用两性霉素B脂质体（3-5mg/kg每日）	8-12周
维持期	伏立康唑片（200mg，每12小时一次）	艾沙康唑胶囊（200mg/天） 泊沙康唑肠溶片（300mg/天） 泊沙康唑口服混悬液（200mg，每8小时一次）	9-12月

治疗流程及评估：强化治疗期8-12周，对于临床诊断ICA的患者，应在诊断驱动治疗开始后每2-3周行疗效评估，若疾病进展，可行病灶切除或进行活检。而对于确诊ICA的患者，疗效评估可放宽至4-6周，根据疗效评估结果决定后续治疗策略，若疾病进展，继续强化治疗；若疾病稳定（治疗有效），强化期8-12周后可进入维持期。维持期9-12个月，需每3-4个月进行疗效评估，直至治疗疗程结束。

（1）伏立康唑

伏立康唑是治疗ICA的首选药物。既往研究显示伏立康唑治疗ICA的有效率为16%-51.9%。与两性霉素B-去氧胆酸复合物相比，伏立康唑在治疗侵袭性曲霉菌病中有更高有效率、更低病死率及更好的耐受性。伏立康唑主要经肝代谢，是细胞色素 P450 酶（cytochrome P450，CYP）3A4 及 CYP2C19 的底物及抑制剂。常见的不良反应有肝毒性、短暂视觉障碍（闪光）、皮疹、胃肠道反应及心律失常等。

（2）艾沙康唑

艾沙康唑具有良好的血脑屏障透过率，在 CYP2C19 快代谢基因型的患者中可作为伏立康唑的替代药物。与伏立康唑相比，其肝毒性、短暂视觉障碍（闪光）、皮疹等药物不良反应的发生率较低。

（3）泊沙康唑

关于泊沙康唑治疗 ICA 的经验及证据主要来自个案报道。鉴于该药良好的血脑屏障透过率及在侵袭性曲霉菌感染中较好的治疗效果，泊沙康唑可能是有效治疗 ICA 的潜在药物，其耐受性较好，常见的不良反应为胃肠道不适及肝毒性。

（4）两性霉素 B 脂质体

两性霉素 B 脂质体无法有效透过血脑屏障，在 ICA 治疗中，两性霉素 B 脂质体仅作为三唑类药物备选。此外，尚无证据表明抗真菌药物联合治疗优于单药治疗，亦无证据表明鞘内给药优于静脉给药。

8.2 治疗药物监测及疗效评估

伏立康唑、艾沙康唑、泊沙康唑等三唑类药物是 CYP3A4 的底物及抑制剂。利福平、卡马西平、苯妥英等 CYP3A4 诱导剂可显著降低上述药物的稳态血浆浓度，导致抗真菌治疗失败。此外，伏立康唑还是 CYP2C19 的底物及抑制剂，糖皮质激素（CYP2C19 诱导剂）及 CYP2C19 等位基因多态性亦可影响其在体内的代谢过程。因此，在条件允许的情况下应对三唑类药物（尤其是伏立康唑）进行 TDM，并根据 TDM 结果进行个体化治疗。其中，伏立康唑血浆谷浓度目标值为 2-6 mg/L，监测时间为治疗开始后 2-5 天，在 1 周后复查以确认患者血浆药物浓度仍在目标值范围内。艾沙康唑血浆谷浓度目标值为 2-3 mg/L，监测时间为治疗开始后 5 天。三唑类药物可影响华法林、咪达唑仑、钙调磷酸酶抑制剂（环孢素、他克莫司）等多种药物的体内代谢，致药物血浆浓度升高、半衰期延长。因此，在药物联用时应对进行适当剂量调整。

ICA疗效评估包括对临床症状体征、影像学及微生物学的定期评估，疗效评估标准见表8.3。目标治疗及诊断驱动治疗均需根据治疗流程在相应时间节点进行评估。其中，血清GM试验是评价侵袭性曲霉菌病疗效及预后的客观且准确的方法，脑脊液GM试验对ICA的疗效及预后亦具有监测、评估价值。

表8.3 颅内曲霉菌病（ICA）疗效评估标准

疗效	评估内容
有效	完全缓解：患者在观察期内存活，ICA相关症状和体征全部消失，影像学异常明显改善，血及脑脊液GM实验阴性；
	部分缓解：患者在观察期内存活，ICA相关症状和体征、影像学异常有所改善，血及脑脊液GM试验ODI值下降
无效	稳定：患者在观察期内存活，ICA相关症状和体征，影像学异常无改善，血及脑脊液GM实验ODI值未升高；
	疾病进展：ICA相关症状和体征加重或恶化，影像学出现新发病灶或原发感染病灶加重或扩大，血和/或脑脊液GM试验ODI值升高；
	死亡：与ICA直接或间接相关各种原因导致死亡

注释：GM：半乳甘露聚糖；ODI：光密度指数

8.3 手术治疗

抗真菌治疗过程中，若疗效评估为无效，可行病灶切除及姑息性手术（脓肿引流、脑室分流等）。针对ICA的任何手术治疗均应在充分系统性抗真菌治疗后进行。由于中枢神经系统及颅底结构的复杂性及特殊性，手术治疗可致颅神经损伤、癫痫及局灶性神经功能缺损等并发症。在术前应谨慎评估手术的必要性及可行性。

8.4 对症治疗

疼痛

疼痛可予布洛芬、双氯芬酸钠等非甾体类抗炎药。

颅神经麻痹

针对颅神经麻痹可予维生素B1、甲钴胺等营养神经药物。

颅高压

针对颅高压症状可给予20%甘露醇（125-250 ml，每6-8小时1次）、呋塞米、人血白蛋白等药物脱水降颅压，必要时行侧脑室引流或 Ommaya 囊置入。其中，侧脑室引流简单易行，可在床旁操作，但逆行感染风险较大，一般不宜超过 5-7 天；Ommaya 囊可留置 3-12 个月，可间断或持续引流，但费用较高且操作相对复杂。

9. 药物不良反应的对症处理

对于抗真菌药物所致的肝功能受损，可给予双环醇片、谷胱甘肽、多烯磷脂酰胆碱等保肝药物。伏立康唑是治疗 ICA 的首选药物，当患者因药物不良反应难以耐受时可选择艾沙康唑、泊沙康唑或两性霉素 B 脂质体替代。

<h2 style="text-align:center">第三节 中枢神经系统毛霉菌病</h2>

毛霉病（mucormycosis）是由毛霉目真菌引起的感染性疾病，是仅次于曲霉病的第二大侵袭性霉菌病，目前有些国家报告其发病率呈上升趋势。毛霉病好发于糖尿病控制不佳的患者、免疫抑制患者以及软组织遭受严重创伤的患者，一旦发生，病情进展迅速，病死率较高。毛霉菌病的临床表现取决于由宿主的免疫特征，表现各异，糖尿病患者通常发展为鼻眶脑毛霉菌病，血液肿瘤患者往往发展为窦肺疾病，创伤患者表现为坏死性皮肤和软组织感染。早期诊断和及时开展有效治疗是降低病死率的关键。

1.病原菌

根霉属是大多数毛霉菌病的菌种。其他常见的菌种是毛霉属和横梗霉属。根霉属、毛霉属和毛霉菌属共同占毛霉菌病报告病例的 70%-80%。罕见的菌种包括灰色小克银汉霉、米根霉、总状共头霉和精美尖端节肿霉（表 8.4）。

根霉属是从所有形式的中枢神经系统毛霉菌病患者中最常见的菌种，包括鼻-眶-脑毛霉菌病、播散性毛霉菌病和注射吸毒者的原发性 CNS 感染。灰色小克银汉霉更常见于对癌症和中性粒细胞减少症患者，可引起呼吸道感染，伴有早期血管浸润和血行播散。在 21 例播散性红斑梭菌感染患者中，10 例（48%）患有中枢神经系统疾病。而由精美尖端节肿霉引起的感染似乎主要发生在免疫功能正常的患者中。横梗霉属、精美尖端节肿霉与创伤后毛霉菌病密切相关，并且很少与中枢神经系统疾病有关。由秀丽隐杆线虫引起的孤立性肾毛霉菌病几乎仅见于印度和中国，但中枢神经系统播散被认为很少见。我国报道的毛霉病中，对致病真菌种类报道的比例较低，以根霉和横梗霉多见，其中皮肤毛霉病中不规则毛霉感染的病例较多。值得一提的是，目前临床医生通过宏基因二代测序（metagenomics next-generation sequencing，mNGS）检测毛霉目真菌，但不同公司 mNGS 的基因组数据库来源和更新速度存在差异，导致报告毛霉目命名亦有细微差异，给临床医师带来困惑。

表 8.4 致病性毛霉目真菌

菌属	菌种
根霉属(Rhizopus)	小包根霉(Rhizopus microsporus)、少根根霉(Rhizopus arrhizus，曾称米根霉 Rhizopus oryzae)、德氏根霉(Rhizupus delemar)、单接合包根霉(Rhizopus azygosporus)、同宗根霉(Rhizopus homothallicus)、匍枝根霉(Rhizopus stolonifer)、Rhizopus
横梗霉属(Uchtheimia)	多分枝横梗霉(Lichtheimia ramosa)、伞枝横梗霉(Lichtheimia corymbifera，曾称伞枝犁头霉 Absidia corymbifera)、Lichtheimia ornata
毛霉属(Mucor)	不规则毛霉(Mucor irregularis，曾称多变根毛霉 Rhizoimucor variabilis)、卷曲毛霉(Mucor circinelloides)、印度毛霉（Mucor indicus)、总状毛霉(Mucor racemosus)、冻土毛霉(Mucor hiemalis)
根毛霉属(Rhizomucor)	微小根毛霉(Rhizomucor pusillus)、米黑根毛霉(Rhizomucor miehei)
小克汉银霉属(Cunninghamella)	灰色小克银汉霉(Cunninghamella bertholletiae)、棘状小克银汉霉(Cunninghamella echinulata)、布拉氏小克银汉霉(Cunninghamella blakesleeana)、雅致小克银汉霉(Cunninghamella elegans)
共头霉属(Syncephalastrum)	总状共头霉(Syncephalastrum racemosum)
壶霉属(Saksenaea)	多变壶霉(Saksenea vasiformis)、Saksenea erythrospora、Saksenea oblongispora
鳞质霉属(Apophysomyces)	雅致鳞质霉(Apophysomyces elegans)、多变鳞质霉(Apophysomyces variabilis)、Apophysomyces mexicanus, Apophysomyces ossiformis
放射毛霉属(Actinomucor)	雅致放射毛霉(Actinomucor elegans)
枝柄霉属(Thamnostylum)	Thamnostylum lucknowense

科克霉 (Cokeromyces)	弯曲科克霉(Cokeromyces recurvatus)
被孢霉 (Mortierella)	Mortierella polycephala. Mortierella wolfii

2.流行病学

目前对中枢神经系统毛霉菌病发生率的估计主要基于已发表的病例报告和小系列研究，这些报告容易出现发表偏倚。目前，不同国家和地区报告毛霉菌病发病率均不同，西班牙的发病率为0.43/100万，而美国旧金山湾区的1.73/100万。法国的发病率从1997年的0.7/1百万上升到2006年的1.2/1百万。尸检检查是评估侵袭性真菌病器官受累的金标准，但在过去三十年中，尸检率逐年下降。另外，基于尸检的侵袭性真菌病器官受累研究无法提供脑部受累的信息，因为尸检通常排除脑部或需要家属单独同意才能进行脑部检查。

中枢神经系统毛霉菌病的发生率高度依赖于研究人群（表8.5）。如在糖尿病为主要危险因素的地区，例如在印度次大陆，鼻窦疾病占主导地位，中枢神经系统是仅次于鼻旁窦和眼眶的第三大常见感染部位。在以血液系统恶性肿瘤患者为主的病例系列研究中，中枢神经系统感染的发生率相对较低，但癌症仍是中枢神经系统毛霉菌病最重要的危险因素。

表8.5 不同患者群体中中枢神经系统毛霉菌病的发病模式

基础疾病	中枢神经系统受累比例	中枢神经系统受累的形式		
	总	鼻脑	血源性	孤立性中枢神经系统
糖尿病	43%	43-52%	0%	0%
恶性肿瘤	4-19%	4-15%	12%	0%
干细胞移植	11%			0%
外伤	1%>		1%>	
注射吸毒	67%	5%		62%
整体	12.8-44.1%	11.3%	7.8%	2%

3.高危因素和易感人群

毛霉病通常发生于患有严重基础疾病的患者，如控制不良的糖尿病（酮症酸中毒或高渗昏迷等）、血液系统恶性肿瘤或造血干细胞移植、糖皮质激素和/

或免疫抑制剂治疗、实体器官移植、铁过载、重症流行性感冒、获得性免疫缺陷综合征（AIDS）、烧伤或其他外伤以及重度营养不良等患者[6,7,8,9]。

3.1. 糖尿病

糖尿病患者有发生鼻-眶-脑毛霉菌病的风险，特别是在血糖失控和糖尿病酮症酸中毒的情况下。在 Roden 等研究的 337 例毛霉菌病糖尿病患者中，66%有鼻旁窦疾病，其中大多数（占总数的 43%）有脑延伸。同样，在欧洲一项纳入 230 例毛霉菌病患者登记（18 例）和法国 RetroZygo 队列（23 例患者中有 16 例，70%）中，鼻脑疾病与糖尿病的潜在诊断密切相关（21 例患者中有 11 例，52%。

在发达国家，恶性肿瘤已成为毛霉菌病的主要危险因素（见下文），与发达国家的情况不同，控制不良的糖尿病仍然是我国等发展中国家出现毛霉菌病的最重要的危险因素。

3.2. 恶性肿瘤

在发达国家，恶性肿瘤（尤其是血液系统肿瘤）已取代糖尿病成为与各种毛霉菌病相关的最常见危险因素。这种流行病学趋势可能是由于接受强化化疗的患者人数增加、未控制的糖尿病发生率下降以及可能的其他治疗因素有关。一项对 1940-1990 年代已发表报道的回顾显示，癌症患者占毛霉菌病病例的 17%（154/929）。相比之下，在更现代的法国 RetroZygo 队列（2005-2007）中，血液癌患者占 50%（50/101）。Marr 等人发现，从 1985 年到 1999 年，干细胞移植受者的毛霉菌病发病率增加了 2 倍。另外，引人注意的是，最近一项多中心分析纳入了 46 例毛霉菌病患者，其中 42 例（92%）为血液系统恶性肿瘤。与糖尿病患者相比，中枢神经系统毛霉菌病在恶性肿瘤患者和干细胞移植受者中似乎较少见。在 1994 年发表的一系列癌症患者中枢神经系统真菌病中，仅报告了散发病例。这可能是由于肿瘤患者更易出现有肺毛霉菌病，而鼻眼眶疾病的相对罕见有关。

Roden 等报道 4%的癌症患者和 11%的干细胞移植受者有中枢神经系统受累。最近数据表明，中枢神经系统毛霉菌病的发生率有所增加。在一项关于中枢神经系统真菌病的综述中，毛霉菌占中枢神经系统真菌感染的 22%，仅次于曲霉属。Pagano 等发现，在 59 例血液系统恶性肿瘤和毛霉菌病患者中，有 11 例

（19%）涉及中枢神经系统受累。在国外三级癌症中心进行的一项回顾性研究显示，35%的培养阳性脑真菌病归因于毛霉菌 Muggeo 等回顾分析了患有毛霉菌病的小儿癌症患者，发现大多数病例（14/15;93%）存在鼻眶疾病，53%（8/15）存在中枢神经系统受累。这些结果表明癌症相关毛霉菌病的病理生物学存在年龄相关差异，并暗示应保持高度怀疑脑扩散的指数，尤其是在儿童中。

3.3. 创伤

创伤后毛霉菌病通常累及肢体软组织，较少见于腹壁或胸壁、头颈部。播散到中枢神经系统是罕见的，即使在与头部外伤有关的病例中也是如此。Lelievre 等人回顾了文献报道的 122 例创伤后毛霉菌病，发现只有 1 例扩散到大脑。在 RetroZygo 队列中，16 例创伤后毛霉菌病患者中没有 CNS 感染病例。由于头部穿透性外伤或神经外科手术导致脑部直接接种的脑毛霉菌病极为罕见。在一例报道的病例中，一名糖尿病女性前额钝性损伤，引发眶窦毛霉菌病伴海绵窦浸润。

3.4. 注射吸毒

注射吸毒与一种独特形式的孤立性脑毛霉菌病有关，可能是由于受污染药物和药物注射用具中存在的孢子囊孢子的血行传播所致。总体而言，67%的毛霉菌病静脉注射吸毒者累及中枢神经系统，其中大多数（97%）为单纯性脑病。Kerezoudis 等人发现 68 例报告病例符合其对孤立性脑毛霉菌病的定义。这些患者中的大多数（82%）有静脉注射吸毒史，且 20%感染了艾滋病毒。

4.发病机制

尽管当前学者在毛霉菌的毒力因子以及介导内皮细胞侵袭和损伤的一些分子机制方面取得了重大进展，但关于毛霉菌病病理生理学的基本问题仍未解决。如为什么相同的毛霉菌物种会导致糖尿病患者的鼻眶疾病和血液系统恶性肿瘤患者的肺部疾病，以及中枢神经系统侵袭涉及哪些宿主和病原体因素。

患者主要感染途径是吸入孢子囊孢子，即毛霉属的无性孢子，导致易感个体的侵袭性鼻窦肺感染。中枢神经系统常常通过血行播散或从鼻旁窦直接穿透颅内发生。不同的宿主先天防御在遏制吸入的孢子囊孢子并阻止其萌发和繁殖方面具有特定的作用。不管是免疫功能正常还是免疫功能低下的宿主，休眠期孢子囊对其体内巨噬细胞具有抵抗力。这些孢子萌发是侵袭性疾病发病机制中的关键因子，肺泡巨噬细胞抑制孢子萌发对于宿主防御毛霉菌病至关重要。糖尿病小鼠和皮质类固醇治疗小鼠的肺泡巨噬细胞抑制孢子萌发的能力受损。在鼻内接种后2-7天内，活孢子会迅速从非糖尿病小鼠的肺部清除，而在糖尿病小鼠中检测到肺、血液和大脑的大量孢子播种。中性粒细胞会损伤毛霉菌丝，在高血糖和酮症酸中毒的情况下，这种能力也会显著削弱。

中枢神经系统受累最常见（70%）的原因是鼻旁窦和眼眶直接扩散。筛窦毛霉菌病发生海绵窦血栓形成的风险特别高，因为引流此窦的无瓣静脉横穿眶内侧壁的纸样板，促进真菌侵袭眶周组织、眶尖和海绵窦。上颌窦感染常扩散至硬腭和筛窦。蝶窦感染可延伸至海绵窦，或侵入颈动脉，经颈内动脉可栓塞至额叶和顶叶。颅脑浸润的罕见表现包括矢状窦血栓形成以及硬膜外和硬膜下脓肿。脑膜炎很少见，但累及脑膜时可能表现为脑室内膜浸润所致的梗阻性脑积水。

尸检研究表明，对于所有三种致病途径，毛霉菌都通过脑血管系统进入大脑。真菌菌丝沿内弹性层生长并延伸至动脉腔，动脉腔因血管内血栓形成和内膜增生而变窄甚至闭塞。血管闭塞可导致脑梗死和出血性坏死，此时无菌丝侵犯脑组织。这种坏死性低氧环境可能会损害宿主先天免疫细胞和抗真菌药物对毛霉菌的接触和作用。坏死性脑实质的菌丝侵犯发生在晚期中枢神经系统毛霉菌病中，通常为终末期事件。巨细胞的存在和肉芽肿的形成意味着相对保留的免疫反应，其临床结局相对较好。

由于血管浸润是毛霉菌病局部组织破坏和血行播散的标志，因此，大多数研究常聚焦在毛霉菌与内皮细胞的相互作用上。体外研究发现，根霉孢子和菌丝粘附在内皮细胞上并破坏内皮细胞。葡萄糖调节蛋白78（glucose-regulated protein 78，GRP78）被鉴定为毛霉菌的内皮细胞受体。内皮细胞表面的GRP78能够特异性与少根根霉和其他毛霉菌的胚芽结合，这是内吞作用和随后的内皮细胞损伤所必需的。值得注意的是，铁和葡萄糖都能诱导GRP78表达，并增强其对内皮细胞的侵袭。体内实验发现，GRP78在DKA小鼠的鼻窦、肺和脑组织中表达，给予抗GRP78抗体可防止致命的少根根霉感染[49]。这些发现均表明GRP78介导毛霉菌侵袭中枢神经系统。孢子壳蛋白同源物（CotH）存在于毛霉菌中，但在非致病真菌中不存在，其被鉴定为GRP78的真菌配体。

毛霉菌神经侵袭的具体机制尚不清楚。从神经侵袭性担子菌新型隐球菌可以看出真菌进入大脑所采用的微血管宿主防御和逃避机制的复杂性。新型念珠菌使用各种方式来跨过血脑屏障，其中包括一种"特洛伊木马"机制，通过真菌劫持宿主吞噬细胞和内吞信号通路，并将它们用作载体。这些机制是否在中枢神经系统毛霉菌病中起作用仍有待研究。

从环境中获取铁是毛霉菌毒力的重要因子，但缺乏其在中枢神经系统侵袭中起作用的直接证据。铁的获取是通过产生高亲和力的铁通透酶和铁载体来介导的。在人类宿主中，血清和组织中的铁与载体蛋白结合，如铁蛋白、转铁蛋白和乳铁蛋白。因此，正常人血清不支持毛核酸根菌的生长，而在酮症酸中毒患者中种血清中观察到大量生长，真菌在其血清中可以以依赖于低于生理 pH 值和高浓度的未结合铁的方式大量生长。据此，应用去铁胺（一种铁螯合剂，被毛霉菌用作异种生黄素载体）可增加血液透析治疗患者对毛霉菌病的抵抗性。

5.临床类型

中枢神经系统毛霉菌病患者既可以仅表现为神经功能缺损，无临床明显的颅外疾病，如孤立性脑毛霉菌病，又可以表现为鼻眶脑或肺部疾病进展为累及中枢神经系统。毛霉病根据感染部位不同分为肺毛霉病、鼻-眶-脑毛霉病、皮肤毛霉病、肾毛霉病、胃肠毛霉病以及播散性毛霉病等临床类型。

5.1 肺毛霉病

肺毛霉病是由于呼吸道吸入毛霉孢子所致。感染者大部分为血液系统恶性肿瘤和造血干细胞移植患者，常发生在有长期中性粒细胞缺乏或发生严重移植物抗宿主病治疗过程中，其次为糖尿病酮症酸中毒患者。我国肺毛霉病的病死率接近 40%。在播散到中枢神经系统之前，早期鉴别侵袭性肺曲霉病和肺毛霉菌病意义重大。肺毛霉病临床表现缺乏特异性，表现为持续高热、咳嗽、可伴咯血和胸痛、抗细菌治疗无效，早期呈进行性非特异性支气管炎表现，病情进展可出现坏死性肺炎表现。肺部影像学表现包括肺结节（初次就诊即发现 10 个以上结节对诊断有较强提示意义）、楔形实变、空洞、反晕轮征，后者有一定特征性，但单纯依靠影像学表现往往难以与侵袭性肺曲霉病等其他侵袭性肺霉菌感染鉴别。CT 引导下经皮活检肺结节，联合 Calcofluor 白染色，可快速区分毛霉菌病的非隔膜菌丝和曲霉属更常见的隔膜菌丝。然而，由于血液系统癌症患者经常因血小板减少症而出血的风险，该手术的使用受到限制。

5.2 鼻-眶-脑毛霉病

鼻-眶-脑毛霉病发病从副鼻窦开始，然后波及眼眶、面部、腭和/或脑，是一种急性、进展快速、病情凶险的感染。常继发于严重的糖尿病酮症酸中毒或血液病，病死率较高。其早期症状与鼻窦炎症状相似，如头痛、鼻塞等。随着病情发展，出现面部肿胀疼痛，鼻腔内可有暗红血性分泌物流出，可伴发热。感染常波及上腭，引起上颚穿孔。若感染波及眼眶，可引起眶周持续性肿胀及皮肤变色。还可出现上睑下垂、眼球突出、瞳孔扩大和固定，视力下降至失明。眶周肿胀、眼球突出和眼肌麻痹是眶内延伸的体征。视力模糊和眶下面部麻木分别提示视神经和眶下神经受侵犯。面部皮肤出现坏死及黑色焦痂。感染可扩散至脑，从而导致前叶坏死和脓肿形成，海绵窦通常是第一个受累的颅内结构，海绵窦血栓形成可能损害眼球运动神经 III.、IV 和 VI. 的功能，以及穿过它的眼神经和三叉神经分支 V1 和 V2 的功能。偏瘫、意识改变和局灶性癫痫发作是脑部浸润和梗死的信号。

5.3 皮肤毛霉病

皮肤毛霉病是毛霉病中的轻型，病死率较低。主要分为两种临床类型，一种为急性坏死性，表现为红斑、肿胀、斑块、脓疱、溃疡、坏死和焦痂等。常发生于烧伤患者、糖尿病患者胰岛素注射处、免疫抑制患者的导管插管处以及使用过污染的外科敷料或夹板的患者。另一种为亚急性或慢性皮肤毛霉病[29]，在轻微外伤或虫咬后发病。感染好发于面部和四肢暴露部位，表现为皮肤斑块、肿胀，逐渐出现破溃。鼻部皮肤感染者可累及鼻窦，但一般不侵犯脑。严重者可出现毁容性损害，积极治疗后预后较好。由不规则毛霉引起的头面部皮肤毛霉病主要见于亚洲，尤其是我国，其临床表现和感染人群有一定特殊性，患者常无明显获得性免疫缺陷或存在胱天蛋白酶募集域蛋白 9 缺陷。

5.4 肾毛霉病

原发性肾毛霉病在我国和印度报道病例较多，多为单发肾脏毛霉感染，常发生在肾移植患者或免疫抑制患者，也可发生在无明显基础疾病者。临床表现为发热、腰疼、血尿或无尿，偶尔可间断从尿中排出菌栓。CT 和超声检查可以帮助诊断。

5.5 胃肠毛霉病

胃肠毛霉病是由食入污染了真菌孢子的食物所致。原发胃肠毛霉病以婴幼儿多见，营养不良、早产是可能的高危因素。我国胃肠毛霉病主要继发于慢性消化道溃疡患者。常见症状有上腹疼痛，可伴恶心、呕吐、黑便等，严重病例可出现胃肠穿孔，并播散到周围器官。胃肠镜检查可帮助诊断。

5.6 播散性毛霉病

播散性毛霉病常见于器官移植或血液系统恶性病伴有严重中性粒细胞缺乏的患者，感染同时累及 2 个或 2 个以上不相邻的脏器。肺部是最常见的受累部位，其次是中枢神经系统、鼻窦、肝和肾。播散性毛霉病病死率最高，可达 80%。

5.7 孤立性脑毛霉菌病

该综合征的典型表现是近期出现精神状态改变、头痛、偏瘫和构音障碍，患者多有注射毒品史。50%的病例可有发热。脑部 CT 通常显示单侧基底神经节低密度。患者通常最初被诊断为药物中毒或缺血性卒中，但患者常会出现进行性神经和认知恶化。MRI 最常显示单侧基底神经节占位性病变，伴有弥散受限、不同程度的造影剂增强、出血和病灶周围水肿。感染可能迅速进展至累及对侧基底神经节，也可能出现在小脑和第四脑室。

5.8 颅内肉芽肿性毛霉菌病

颅内真菌性肉芽肿是一种独特的临床疾病，迄今为止，印度报告了绝大多数病例。约一半的患者与真菌性鼻窦炎有关，一半则表现为孤立的颅内感染，没有临床上明显的鼻窦疾病。曲霉属是最常见的致病菌，其次是毛霉属。CT 和 MRI 影像学检查显示肿瘤样肿块，伴有微弱的造影剂增强和周围实质水肿。额叶是最常见的部位。糖尿病是最常见的诱发因素，但仍有半数患者没有明显的危险因素或免疫缺陷。患者常表现为头痛、呕吐、眼球突出以及与鼻窦炎相关的症状。三分之一的患者在就诊时存在局灶性神经功能缺损。

6 影像学表现

根据毛霉侵犯的不同部位，可选取相应的影像学检查，其影像学特点见表 8.6。

血液系统恶性病患者合并肺毛霉病的 CT 表现中可见到楔形实变、晕征、反晕征、多发结节或肿块、少量胸腔积液等，其中反晕征在这类患者中特异性相对较高。此外，初次胸部CT检查即发现10个以上结节对与侵袭性肺曲霉病的鉴别有一定参考价值。胸部增强CT扫描可见肺血管破坏改变。糖尿病患者合并鼻-眶-脑毛霉病时，鼻窦CT或MRI可显示鼻窦炎症和骨质破坏。这些表现结合临床症状，如面部肿胀疼痛、鼻窦炎、突眼、视力下降等，对诊断有重要提示意义。

表 8.6 毛霉病影像学评估

病变部位	推荐影像学检查方法	影像学表现
鼻窦	鼻窦CT平扫：评价毛霉感染的骨质破坏；鼻窦MRI：评价鼻窦软组织炎性改变和坏死，鼻窦病变累及颅内	1. 骨质破坏 2. 黏膜增厚、肿胀 3. 出血、坏死
头颅	头颅MRI平扫；如果怀疑脑膜炎推荐头颅增强MRI	1. 脑实质占位伴周围水肿 2. 占位内常伴有出血 3. 增强病灶强化不显著
肺部	胸部CT平扫；了解血管破坏推荐胸部增强CT	1. 多发结节或肿块 2. 空洞 3. 楔形实变或叶段实变 4. 反晕征；晕征 5. 血管闭塞或中断
腹部实性脏器	腹部增强CT或腹部增强MRI	1. 多发或单发占位伴水肿 2. 增强强化不显著或者早期显著增强 3. 病灶内出血

颅内毛霉菌病最常见的3种影像学表现是海绵窦血栓形成、脑梗死和颈内动脉闭塞。脑成像显示主要累及实质的迹象，通常累及额叶的下部（图8.7）。T2加权系列检查显示病变可能低信号或高信号，弥散加权成像（diffusion weighted imaging，DWI）系列显示弥散明显减少。一篇有趣的病例报告概述了使用磁共振波谱法鉴别中枢神经系统毛霉菌病和细菌性脑炎;有必要对这种模式进行进一步的验证。转移性癌症和Tolosa-Hunt综合征是海绵窦综合征患者的主要鉴别点。

影像学出现提示性表现,结合临床症状,不能排除毛霉病时,建议及时进行组织活检,可以在 CT 引导下取材。

7 病原学诊断

毛霉病的病原学诊断方法包括微生物学、组织病理学及分子生物学方法。对高危患者应积极进行微生物学和组织病理学检查。活检组织或坏死组织是最有诊断价值的检测样本,对毛霉病诊断有重要意义。

7.1 微生物学诊断

7.1.1.真菌直接镜检:显微镜下观察到宽大(直径 7~15 μm)、无(少)隔、近直角分支的透明菌丝提示毛霉菌丝。可采用革兰染色、氢氧化钾(KOH)涂片、荧光染色或六胺银染色。痰或支气管肺泡灌洗液(bronchoalveolar lavage fluid,BALF)标本可直接涂片,若查到毛霉样菌丝,则高度怀疑毛霉感染。坏死组织或活检组织压片后进行荧光染色,发现毛霉样菌丝可以作为毛霉病确诊证据。

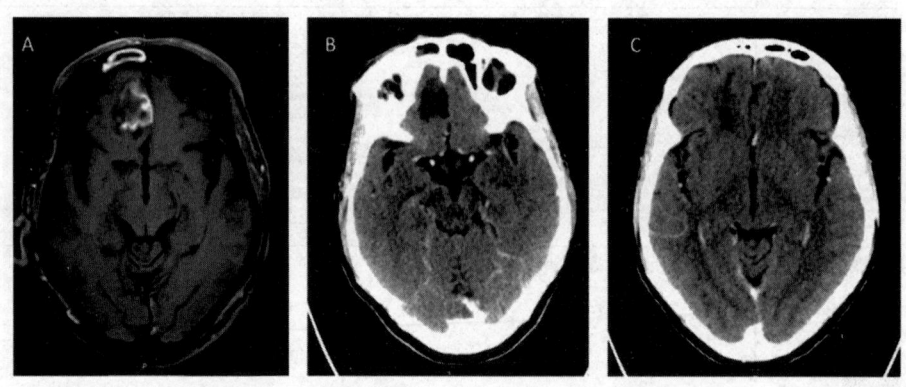

图 8.7. 脑毛霉菌病。一名 67 岁男性,患有急性 B 细胞淋巴细胞白血病、化疗引起的中性粒细胞减少和大剂量皮质类固醇治疗,出现窦肺毛霉菌病伴脑扩展累及右额叶(T1 加权磁共振(MR)图像(A)和计算机断层扫描(CT)(B))。鼻窦活检和立体定向脑活检培养出根霉。患者接受脂质体两性霉素 B(10mg/kg/d)和伊沙康唑治疗,未对脑组织进行清创术。治疗 4 个月后的随访 CT 显示接近完全消退(C)。

7.1.2.**真菌培养、鉴定及体外药敏试验**:可对合格的下呼吸道标本、坏死组织或活检新鲜组织进行真菌培养。血培养一般无法培养出毛霉目真菌(血培养阳性提示污染可能性大)。用于培养的组织切勿加入福尔马林,也不宜过度研磨。毛霉目真菌的形态差异较大,根据培养物形态特征可鉴定至属水平。进一步鉴定至种水平可以借助 DNA 测序方法或基质辅助激光解吸电离飞行时间质谱。

毛霉目真菌对大多数抗真菌药物存在天然耐药或不敏感，一般不需要对其进行常规体外药敏试验。体外药敏结果仅供临床参考。治疗失败者可对分离真菌进行体外药敏检测。体外药敏试验多采用美国临床与实验室标准化研究所（CLSI）M38 第 3 版（2017）或欧洲药敏试验委员会（EUCAST）方案的微量肉汤稀释法。商品化方法可以选择 E-test 方法。目前无毛霉目真菌体外药敏试验临床折点，需参考其最小抑菌浓度进行判断。

7.2 组织病理学诊断

对活检组织进行组织病理学检查是毛霉病确诊的重要手段。推荐对组织进行过碘酸希夫（PAS）染色或六胺银染色，可使真菌成分更为清晰。毛霉感染的组织中可见毛霉样菌丝（宽大、易折叠、壁薄菌丝）。毛霉目真菌的菌丝有时难以和曲霉菌丝区别，需要专业人员辨认，也可以进一步采用免疫组化方法或分子生物学方法对二者进行区分。

7.3 分子生物学诊断

对于疑难重症病例，怀疑感染（包括毛霉感染）且常规方法检查阴性时，可以采集非污染组织标本、血液、脑脊液、浆膜腔积液以及 BALF 等进行 mNGS 检查。mNGS 无偏性的特点，在相对罕见的毛霉感染以及混合感染诊断层面具有一定作用，尤其通过 mNGS 将病原菌鉴定至种级别，可对临床用药起到指导作用。就 mNGS 报告解读而言，毛霉目真菌中横梗霉科、毛霉科、根霉科、小克银汉霉科等多个科有导致人类疾病的报道，血液检测中发现上述菌种且序列数较多支持感染的可能。但对于 mNGS 检出的毛霉目真菌低序列（一般 <10 条），尤其是非无菌部位，不能排除试剂污染或环境来源污染，应进一步开展研究，建立此类样本的 mNGS 报告基线，临床医生更要结合患者临床表现、常规微生物学和组织病理学检查结果综合判断。

国内已建立从福尔马林固定石蜡包埋组织中快速鉴定毛霉目真菌的荧光原位杂交方法以及进一步鉴定到属及种水平的实时定量 PCR 体系，可精准检出组织中的致病性毛霉。

8. 临床诊断

对于来自无菌部位取材的组织或其他标本，采用病原学或组织病理学诊断方法发现毛霉目真菌可以确诊毛霉病。

毛霉病临床诊断依据：（1）宿主因素；（2）临床表现：肺部出现特征性影像学表现，或急性面部疼痛（可放射至眼部）、鼻部溃疡焦痂、病变从鼻窦扩散到骨及眼眶，或头颅 CT 或 MRI 有特征性表现；（3）微生物学证据：痰、BALF、支气管刷取物、鼻窦穿刺吸取物病原学诊断发现毛霉目真菌。同时具备宿主因素、临床表现和微生物学证据为临床诊断毛霉病。只具备宿主因素和临床表现为拟诊毛霉病。

9.治疗

9.1 治疗原则

毛霉病的治疗首先要积极处理基础疾病，包括控制血糖、纠正酸中毒、提高粒细胞水平、尽可能减少或停用糖皮质激素或免疫抑制剂药物、停用去铁胺等。

毛霉病治疗的重要原则是在条件允许的情况下及早进行外科治疗，包括局部清创、感染组织或脏器的切除。

毛霉病的系统性抗真菌药物治疗也是十分必要的，可选药物包括两性霉素 B 脂质制剂及脱氧胆酸盐、艾沙康唑、泊沙康唑等。

9.2 目标治疗

9.2.1 两性霉素 B 脂质制剂及脱氧胆酸盐：传统两性霉素 B 制剂是两性霉素 B 脱氧胆酸盐（amphotericin B deoxycholate，AmBD），但因其不良反应大，耐受性差，在毛霉病治疗国际指南中较少推荐。脂质制剂改善了耐受性问题，是毛霉病治疗的优先选择。两性霉素 B 脂质制剂包括脂质体（liposomal amphotericin B，L-AmB）、脂质复合物（amphotericin B lipid complex，ABLC）和胶状分散体（amphotericin B colloidal dispersion，ABCD，即胆固醇硫酸酯）3 种制剂，目前中国大陆地区已上市的有 L-AmB 和 ABCD。但不同的脂类制剂其药动学和药效学具有较大差异，两性霉素 B 不同制剂的特点比较见表 8.7。

表 8.7 两性霉素 B 不同制剂的特征比较

特征	AmBD	ABCD	ABLC	L-AmB
结构	胶束结构	盘状结构	多层带状结构	单层球形脂质体

分子大小（nm）	35	122×4	1 600-11 000	80
急性输液反应	较高	最高	较低	最
肾损害风险	高	较低	较低	最
通常目标剂量（mg·kg^{-1}·h^{-1}）	0.5-0.7	3-4	3-5	3-5
国外指南毛霉病推荐剂量（mg·kg^{-1}·h^{-1}）	无	无	5-10	5-10
输注速度	>6h	起始 1 mg·kg^{-1}·h^{-1}，最少 2 h	2.5 mg·kg^{-1}·h^{-1}	0.5~1 h，剂量>5 mg/kg 体
用前试验剂量	可选	建议	无需	无需

注：AmBD 为两性霉素 B 脱氧胆酸盐；ABCD 为两性霉素 B 胶状分散体；ABLC 为两性毒素 B 脂质复合物；L-AmB 为两性霉素 B 脂质体。

国外指南针对国外两性霉素 B 脂质制剂推荐剂量为 L-AmB 3~5 mg·kg^{-1}·d^{-1}；ABCD 3~4 mg·kg^{-1}·d^{-1}，治疗无效时可增加至 6 mg·kg^{-1}·d^{-1}。我国国产两性霉素 B 脂质制剂与国外制剂存在一定差异，用药剂量以说明书为准，用药早期可选用较低剂量，同时密切监测不良反应。对于重症毛霉病患者，剂量递增给药方案可能增加预后不良的风险，2019 年国际毛霉病指南建议在使用 L-AmB 或 ABLC 时直接使用目标剂量以使患者尽快获益。

AmBD 对毛霉病治疗疗效肯定[44]，但由于其不良反应限制了其应用。免疫功能正常或没有严重基础疾病、肾功能正常的毛霉病患者，尤其是皮肤毛霉病患者可以选用。推荐剂量为 0.5~0.7 mg·kg^{-1}·d^{-1}，成人一日剂量不超过 1 mg·kg^{-1}·d^{-1}。

AmBD 不良反应主要有：急性输液反应（寒战、发热等）、低血钾、肾损害、心律失常和白细胞减少等。两性霉素 B 脂质制剂同样存在类似不良反应，其发生率低于 AmBD。ABCD 应用的前 3 天应特别关注输液反应。两性霉素 B 治疗出现的以上不良反应多为可逆性，及时停药后可以恢复，治疗时注意监测。

9.2.2.艾沙康唑：艾沙康唑有静脉制剂和口服制剂。临床上使用前体药物硫酸艾沙康唑，进入人体后可在酯酶的作用下转化为艾沙康唑。口服药物的生物利用度高，不受进食的影响。艾沙康唑通常不需进行血药浓度监测。

艾沙康唑静脉制剂或口服制剂治疗毛霉病，其治疗疗效与两性霉素 B 类似。我国已经批准艾沙康唑口服制剂用于治疗毛霉病。患者已经存在肾功能不全时更推荐艾沙康唑作为首选药物。艾沙康唑剂量为第 1~2 天，200 mg，每日 3 次；第 3 天及以后，200 mg，每日 1 次。尽管存在肝损伤报道，但发生率不高于其他唑类药物。临床使用时注意其使用禁忌证和药物之间的相互作用。对艾沙康唑过敏者禁用。艾沙康唑可缩短 Q-T 间期，家族性 Q-T 间期缩短者应禁用。艾沙康唑通过肝脏细胞色素 P450 酶的同工酶 CYP3A4 代谢，与 CYP3A4 抑制剂或诱导剂联合应用时会影响艾沙康唑血药浓度，需要注意相互作用风险。

9.2.3.泊沙康唑：泊沙康唑有静脉制剂和口服制剂。口服制剂包括口服混悬液和肠溶片。口服混悬液的生物利用度个体差异较大，受食物、胃内 pH 值和胃肠动力情况等影响。肠溶片则有更高和更加稳定的生物利用度，在治疗毛霉病时优于口服混悬液。口服泊沙康唑治疗时应进行泊沙康唑血药谷浓度监测，口服混悬液建议首次血药谷浓度监测的采血时间为用药后第 7 天。

泊沙康唑静脉制剂或肠溶片也可以用于已经存在肾功能不全的毛霉病患者。泊沙康唑静脉制剂和肠溶片剂量为第 1 天，300 mg，每日 2 次；第 2 天及以后，300 mg，每日 1 次。也可选用泊沙康唑口服混悬液，200 mg，每日 4 次或 400 mg，每日 2 次，需与餐同服。临床使用时注意其使用禁忌证和药物之间的相互作用。泊沙康唑可有过敏、肝损伤、心律失常和 Q-T 间期延长的不良反应，但相对少见。已知对泊沙康唑过敏者禁用，既往有心律失常尤其是 QT 间期延长或心功能衰竭者慎用。泊沙康唑是肝脏细胞色素 P450 酶的同工酶 CYP3A4 的强效抑制剂，可增加通过 CYP3A4 酶代谢药物的血药浓度，需要注意相互作用风险。

9.2.4.联合治疗：毛霉病的联合治疗可以选择两性霉素 B（脱氧胆酸盐或脂质制剂）与唑类药物（艾沙康唑或泊沙康唑）。

首选治疗时，一般选择单药治疗。但近期小样本临床研究中显示对于造血干细胞移植者，两性霉素 B 脂质制剂联合艾沙康唑或泊沙康唑比单用两性霉素 B 脂质制剂治疗失败率更低。

9.3 挽救治疗

首选药物疗效不佳或不能耐受时需要更换药物，开展挽救治疗。

若首选治疗为两性霉素 B 脂质制剂或 AmBD，疗效不佳或出现肾损害等严重或无法逆转副作用时，换用艾沙康唑静脉制剂、泊沙康唑静脉制剂或肠溶片或口服混悬液。若首选治疗为艾沙康唑或泊沙康唑，疗效不佳或出现严重或无法逆转副作用时，可换用两性霉素 B 脂质制剂或 AmBD。若首选治疗为 AmBD，出现严重或无法逆转副作用时，可换用两性霉素 B 脂质制剂、艾沙康唑或泊沙康唑。

9.4 序贯治疗（降阶梯治疗）

毛霉病初始治疗有效，患者病情稳定后可采用序贯治疗（降阶梯治疗），序贯治疗可将静脉制剂转换为口服制剂，口服制剂选择艾沙康唑[50]或泊沙康唑肠溶片，也可以选择泊沙康唑口服混悬液。

9.5 手术治疗

手术清创被认为是毛霉菌病治疗的主要手段，临床研究显示，手术清创术可提高生存率。在鼻-眶-脑毛霉病患者中，鼻窦手术被认为是必不可少的，但手术清创的程度从局限性切除到根治性切除不等。早期局限性浸润性真菌性鼻窦炎提倡采用内镜手术，而开放手术则仅用于眼眶和颅内伸展患者。广泛的手术，如眼眶切除术和颅面切除术与严重的并发症和毁容有关。重要的是，最近的研究发现，没有证据表明这种根治性外科手术能提高生存率。因此，考虑到患者的潜在合并症和预期寿命，手术的范围值得仔细考虑。

感染脑组织清创术与严重并发症有关。意大利血液病感染流行病学监测组（Italian Epidemiological Surveillance of Infections in Hematological Diseases，SEIFEM）的一份报告显示，血液系统恶性肿瘤合并中枢神经系统侵袭性真菌病患者手术切除的频率（10%）低于其他部位侵袭性真菌病患者（33%），其可能是由于中枢神经系统患者的手术风险较高有关。此外，手术适应症应严格把握，因为并未发现手术能够提高患者生存率。相比之下，即使在血小板减少患者中，立体定向脑部手术似乎也是安全的，这可能是未来手术的发展方向。另外，术式、切除范围需要神经外科医生、传染病专家、放射科医生、患者及其家属共同讨论。目前，神经外科手术的公认指征包括降低颅内压、引流梗阻性脑积水和切除压迫脊髓的病变。应避免根治性切除真菌性脑脓肿或肉芽肿。对于颅内压升高和即将发生脑疝的半球脑卒中病例，可进行减压性半颅切除术。

9.6 不同部位感染的特殊治疗

9.6.1. 中枢神经系统毛霉菌病：鼻-眶-脑毛霉菌病累及中枢神经系统，或血行播散性毛霉菌病累及中枢神经系统时,两性霉素B脂质制剂为首选药物,较高剂量疗效更好。艾沙康唑和AmBD也可用于中枢神经系统毛霉菌病。对于危重的病例,可联合用药,两性霉素B脂质制剂联合艾沙康唑。

9.6.2.肺毛霉菌病:在充分的系统性抗真菌药物治疗的基础上,对于系统性抗真菌疗效差、治疗失败或不能耐受的患者,有报道经支气管镜肺空洞腔内注射L-AmB治疗成功的案例可通过支气管镜清除。肺毛霉病支气管病灶,联合局部应用AmBD。毛霉菌易破坏血管,局部治疗要慎重,谨防大出血。

9.6.3.肾脏毛霉菌病:原发性肾脏毛霉病建议应用AmBD联合手术治疗。艾沙康唑在肾脏浓度高,也可应用。

9.6.4.皮肤毛霉菌病:系统性抗真菌治疗的同时,辅助局部AmBD皮损处湿敷或局部注射。

10. 预防及未来治疗方向

积极控制易感人群的基础疾病。有高危因素的患者避免接触被毛霉菌污染的食物、生活用品及医疗护理物品,积极改善居住环境,避免潮湿、通风不良,做好防霉菌措施。对曾经患有毛霉病的患者,治疗完全缓解或部分缓解后,再次接受化疗或造血干细胞移植治疗时,可给予前次治疗有效的药物。在中枢神经系统毛霉菌病的治疗方面,尽管改进了诊断方法并引入了新型抗真菌药物,但脑毛霉菌病仍然是一种高度致死和致残的疾病。由于早期诊断至关重要,因此开发和临床验证毛霉菌病的循环生物标志物是当务之急。构建与病生理学相关的脑毛霉菌病动物模型是评估当前和新出现的治疗方案的重要先决条件。最后,开展毛霉菌病的临床试验极具挑战性,迄今为止仅进行了一项前瞻性对照试验。这种疾病总体罕见,其进展和严重程度通常很快,阻碍了患者招募,而临床表现、潜在合并症和治疗的异质性使数据解释更加复杂。多中心患者登记可作为此类试验的合理替代方法,可以收集"真实世界"数据,以解决重要临床问题,例如与不同抗真菌治疗策略相关的结局以及手术的作用、时机和范围。

第九章 神经梅毒

神经梅毒（neurosyphilis）是梅毒螺旋体侵袭中枢神经系统所致的慢性感染性疾病。它包括一系列临床综合征，脑膜、脑、脊髓、脑脊髓血管、周围神经（如马尾神经）等均可受累，临床表现多变，主要与受累的责任病灶相关。此外，眼梅毒和耳梅毒被认为是神经梅毒的一个子集，眼/耳梅毒可以与上述任何部位的神经梅毒共存。既往研究认为神经梅毒为梅毒晚期的表现，而现研究表明神经梅毒可在初次感染后的任何时间出现。近年来随着梅毒感染率的升高，神经梅毒发病率逐渐增加，不典型表现增多，诊断主要依靠血清学检查、脑脊液分析、症状和体征，漏诊及误诊率高。目前尚无神经梅毒诊断的统一标准。

1. 流行病学

近年来全球梅毒发病率呈持续升高趋势，例如美国在 2011—2021 年间，女性和男性的一期和二期梅毒发病率分别增长了 711%（从 0.9／10 万增长到 7.3／10 万）和 174%（从 9.2／10 万增长到 25.2／10 万）。1990—2017 年间，我国梅毒发病率从 0.9／100 万上升至 34.49／100 万。这种增长趋势与神经梅毒的发病趋势一致。男性、男男性行为者、高龄（≥45 岁）、未联合抗逆转录病毒治疗的艾滋病毒感染者、未接受抗梅毒治疗、既往梅毒感染后再感染以及处于血清固定状态的患者是神经梅毒的危险因素。有关神经梅毒发病率的研究较少，在我国广东省，神经梅毒的发病率从 2009 年的 0.21／10 万上升到 2014 年的 0.31／10 万。神经梅毒在我国曾一度销声匿迹，但随着人口流动性的增大、性观念的改变、高危性行为的出现（如男男性行为）以及 HIV 病毒的传播，神经梅毒再度出现并呈逐年增多趋势。

目前关于神经梅毒的报道多为病例个案或系列病例报道，尚无基于人群的大规模研究。研究表明，神经梅毒与人种及性别相关，中年男性为神经梅毒的高危人群，男性患者为女性患者的 4-7 倍，平均发病年龄为 48.1 岁。关于梅毒螺旋体的分子流行病学研究显示梅毒螺旋体存在亲神经菌株，1998 年建立起梅毒螺旋体 tpr 和 arp 基因分子分型系统，14a、14d/f、19d/c 与神经梅毒相关，14d/f 在我国具有流行优势。约 20% 未经治疗的梅毒患者可发展为无症状神经梅毒，后者中 10% 可进展为有症状神经梅毒，并随时间延长其比例呈增长趋势。研究表明，近年神经梅毒的潜伏期较既往明显缩短，经不规范治疗的梅毒患者，麻痹性痴呆的发病时间较未经治疗的患者缩短 4 年，考虑同抗生素的不规范使用有关。

2. 临床表现

神经梅毒依据病理改变可分为间质型神经梅毒和实质型神经梅毒。在临床工作中，神经梅毒的表现因感染时期和感染部位而异。典型的神经梅毒主要分为以下 5 类：无症状神经梅毒、梅毒性脑膜炎、血管型梅毒、脊髓痨、麻痹性痴呆。其他表现如梅毒性树胶肿、Erb 氏梅毒性痉挛截瘫等少见。眼梅毒及耳梅毒同时也包括在神经梅毒范围内。早期神经梅毒包括梅毒性脑膜炎和血管型梅毒，晚期神经梅毒包括麻痹性痴呆、脊髓痨等。早晚期神经梅毒并无明确时间划分点，不同神经梅毒分型为疾病不同时间段的表现，常有部分重叠。

2.1. 无症状神经梅毒 患者无明显症状或体征，但存在脑脊液异常改变（如，脑脊液 VDRL 试验、蛋白浓度升高和/或细胞增多）不归因于其他病因，则认为无症状性神经梅毒。未经治疗的梅毒患者在感染后 12-18 个月脑脊液异常率达高峰，若脑脊液异常持续 5 年以上者其发展为有症状神经梅毒的概率高达 87%。

2.2. 梅毒性脑膜炎 潜伏期多为 2 个月至 2 年。急性梅毒性脑膜炎多于二期梅毒疹时出现，表现为发热、头痛、精神行为异常等，严重者可出现癫痫发作、意识障碍，查体脑膜刺激征阳性；慢性及亚急性者主要累及颅底脑膜，可出现第 II、III、IV、V、VI、VIII 对脑神经损害，尤以第 VIII 对脑神经常见。

2.3. 血管型梅毒 潜伏期多为 5-12 年。脑血管型梅毒发病前数周或数个月可出现前驱症状如人格改变、情绪不稳、头晕、失眠、癫痫发作等，多为缺血性卒中，主要累及大脑中动脉供血区，出现偏瘫、失语、偏身感觉障碍等表现。脊髓血管型梅毒表现为横贯性脊髓病变，出现神经根痛、运动及感觉障碍、尿便障碍，需同脊髓痨相鉴别。

2.4. 脊髓痨 潜伏期多为 15-25 年。脊髓痨主要累及脊髓后根、后索，但也可累及脊膜、脑膜、脑神经、前角细胞、前根、自主神经系统等。

临床表现可出现闪电痛、感觉异常、共济失调、膀胱直肠功能障碍、内脏危象等，典型的三联征包括闪电样痛、感觉障碍、尿潴留。查体可出现阿罗瞳孔（特征性病变）、腱反射减弱、Romberg征阳性、深感觉减退、Charcot关节等，前三者为最常见和最早出现的体征。

2.5. 麻痹性痴呆　　潜伏期为10-15年。麻痹性痴呆主要表现为精神智能减退，如记忆力下降、行为异常、性格改变等，同时也可出现共济失调、面-唇-舌-手指震颤等。麻痹性痴呆中有一型为Lissaner型，其特点以癫痫或卒中样发病，继发偏瘫或失语。

在抗生素未使用前，约1/3为无症状性神经梅毒，实质型神经梅毒（特别是脊髓痨）是神经梅毒最常见的类型。随着青霉素的使用，神经梅毒的临床类型发生改变，以其早期形式如脑膜炎、血管型梅毒为主；但也有文献报道以麻痹性痴呆为主要表现形式，部分患者以实质损害起病。在临床表现方面，梅毒的特征性表现如阿罗瞳孔、Charcot关节、闪电痛逐渐少见，而癫痫发作、慢性头痛、周围神经麻痹、听力障碍、孤立性眼萎缩、轻度眼睑下垂等表现变得多见。尽管目前关于神经梅毒主要类型的研究结果各不相同，但普遍认为实质型神经梅毒所占比例较以前明显减少，混合型或不典型更为多见。

3. 辅助检查

神经梅毒的临床表现多样，且随着抗生素的广泛使用，不典型表现逐渐增多，已不能单纯凭借临床特征来作为诊断依据，而梅毒血清学检查及脑脊液检查的作用越来越高。兔感染实验（rabbit infectivity testing, RIT）可证实活的梅毒螺旋体存在，但目前仅用于科学实验研究。梅毒的实验室检查可分为梅毒螺旋体直接检查、核酸检测、血清学试验，其中梅毒螺旋体直接检查及核酸检测主要应用于早期梅毒，且不适用于大规模筛查。梅毒螺旋体血清学试验是目前临床上诊断梅毒的最主要方法。而脑脊液检查是诊断神经梅毒的必要条件。

3.1. 血清学试验

梅毒螺旋体血清学试验包括两大类：一类为非梅毒螺旋体血清学试验（又称梅毒非特异性抗体试验）及梅毒螺旋体血清学试验（又称梅毒特异性抗体

试验）。前者可检测针对脂质抗原（例如心磷脂和卵磷脂）释放的总抗体（IgM 和 IgG）以及梅毒螺旋体感染宿主细胞后由梅毒螺旋体表面脂质产生的非特异性抗体，包括性病研究实验室实验（venereal disease research laboratory test，VDRL）、快速血浆反应素试验（rapid plasma reagin test，RPR）、甲苯胺红不加热血清试验（toluidine red unheated rerum test，TRUST）；后者使用梅毒螺旋体提取物或重组梅毒螺旋体蛋白作为特异性抗原来检测血清抗梅毒螺旋体 IgG 或 IgM 抗体。包括用荧光梅毒螺旋体抗体吸附试验（fluorescence treponemal antibody absorption test，FTA-ABS）、梅毒螺旋体颗粒凝集试验（treponemalpal-lidum particle agglutination，TPPA）、梅毒螺旋体血凝试验（treponemal pallidum haemagglutination assay，TPHA）、梅毒螺旋体微血凝试验（microhemagglutination assay for antibodies to treponema palldum，MHA-TP）、各种酶联免疫试验（enzyme immunoassay，EIA）、化学发光免疫分析（chemiluminescence immunoassay，CIA）等。非梅毒螺旋体血清学试验主要诊断现症感染患者，其滴度随治疗会逐渐下降，可作为疗效及是否再感染的监测指标；梅毒特异性抗体在多数患者体内终身存在，可作为梅毒确诊的标准。

非梅毒螺旋体血清学试验可检测到抗心磷脂抗体的存在，但抗心磷脂抗体同样可存在于患有感染性疾病、自身免疫性疾病或恶性肿瘤患者体内，存在假阳性情况。一般假阳性时其抗体滴度低，很少超过 1∶8；感染极早期或前带现象可出现假阴性，晚期梅毒因反应素水平过低也可导致假阴性存在。非梅毒螺旋体血清学试验的敏感性及特异性较低。梅毒螺旋体血清学试验敏感性及特异性均较高，但在肿瘤及免疫异常患者中亦存在阳性反应情况。综上所述，梅毒的诊断需结合两种血清学试验结果。

3.2. 脑脊液检查

脑脊液中白细胞增多、蛋白含量升高（白细胞计数≥$5×10^6$/L，蛋白含量＞500mg/L）提示血-脑屏障破坏，颅内存在炎性反应，对神经梅毒的确诊有辅助作用，对疗效的判断及疾病的转归亦有重要作用。在欧洲、美国及我国梅毒相关指南中，均表明脑脊液白细胞及蛋白异常为重要诊断指标。实质型神经梅毒患者具有较高的脑脊液蛋白异常比例及RPR阳性率。但部分患者脑脊液细胞数及蛋白含量可处于正常范围内，多见于未经规范治疗、存在不典型症状或复发患者。

可对脑脊液行梅毒螺旋体直接检查及核酸检测，但其操作复杂、阳性率低，不适用于临床。暗视野检查、直接免疫荧光和银染三种方法常用于检测梅毒软下疳病变或肿大区域淋巴结中的梅毒螺旋体。由于病变中含有大量密螺旋体，阳性率和特异性较高。然而临床实践中可用于检测的脑脊液量小，脑脊液中梅毒螺旋体的数量低，导致上述方法的灵敏度较低。以往的经验中，直接检测梅毒螺旋体的参考方法是兔感染试验（RIT），CSF-RIT可提供梅毒螺旋体侵袭神经系统的直接证据，然而，由于CSF-RIT的耗时、昂贵和繁琐的性质，在临床实践中很难进行。随着抗生素的滥用，CSF-RIT的敏感性进一步降低，该方法仅用于实验室研究。随着科学技术的发展，通过核酸扩增试验（NAATs）检测病原体核酸在传染病病原体的检测中变得越来越重要。使用梅毒螺旋体DNA的NAAT进行分子检测用于直接检测以提高诊断灵敏度。各种梅毒螺旋体基因已用于NAAT，包括编码密螺旋体表面或亚表面脂蛋白的基因（例如DNA聚合酶I基因[即polA]、梅毒螺旋体47 kDa脂蛋白[Tp47]、亚表面脂蛋白4D[4D]、密螺旋体膜蛋白A[tmpA]和碱性膜蛋白[bmp]）。在这些靶标中，最常描述和评估的靶基因是Tp47和polA。NAAT的方法包括PCR、巢式PCR、定量PCR和逆转录酶PCR，脑脊液PCR在神经梅毒的诊断中可能具有重要的临床价值。NAATs直接检测脑脊液中梅毒螺旋体DNA已被评估为诊断神经梅毒的潜在附加工具。

非梅毒螺旋体血清学试验中，VDRL被认为是检测脑脊液标准的梅毒血清学试验，长期以来，CSF-VDRL检测一直被认为是神经梅毒诊断的金标准，是国内外指南中神经梅毒的主要诊断检测。一般认为CSF-VDRL检测对神经梅毒的诊断特异性高，敏感性低。在感染HIV的神经梅毒患者中，CSF-VDRL检测呈阳性的比例更高。假阳性仅出现在被血污染的脑脊液标本中，但其敏感度低（30%-70%），阴性结果不能排除神经梅毒。VDRL操作复杂，制剂难以保存，临床上难以推广，而RPR为VDRL的改良方法，操作简便，结果直观。有研究表明，VDRL与RPR检测脑脊液有着相似的敏感度，且RPR特异性较高，RPR同样适用于诊断神经梅毒。在无条件进行脑脊液VDRL检测的情况下，可用RPR替代。此外，TRUST与RPR有较好的一致性，RPR特异性高于VDRL。2018年中华人民共和国卫生行业标准公布的梅毒诊断表明脑脊液VDRL/RPR/TRUST阳性可作为神经梅毒实验室确诊的条件。脑脊液非螺旋体试验结果是目前诊断神经梅毒最重要的指标。但该测试难以实现自动化，肉眼观察到的结果相对主观，灵敏度不高。交叉反应引起的生物学假阳性可能与各种传染性和非传染性疾病有关，前带现象可能导致假阴性结果。因此，有必要确定更敏感的实验室指标作为CSF非螺旋体试验的补充试验。

脑脊液密螺旋体试验在神经梅毒的诊断中具有重要作用，其特点是敏感性高，但特异性相对较低。由于抗密螺旋体IgG抗体可以穿过血脑屏障进入脑脊液，从而在密螺旋体试验中引起假阳性，因此它被认为是神经梅毒诊断中一个有争议的指标。阳性结果需结合脑脊液VDRL检测结果、脑脊液白细胞计数和蛋白等进行评估，以更好地诊断神经梅毒。脑脊液梅毒螺旋体血清学试验敏感性高而特异性低，其阴性可排除神经梅毒。但这一观点也存在争议，2012年一项荟萃分析表明脑脊液梅毒螺旋体血清学试验敏感性在各个研究间差异较大，取决于人群梅毒患病率及神经梅毒诊断标准，其结论表明当临床高度怀疑神经梅毒时，脑脊液梅毒螺旋体血清学试验阴性不能排除神经梅毒的诊断。有研究结果显示脑脊液TPHA指数＞100%或TPHA滴度＞1：320对诊断神经梅毒有帮助。与其他梅毒螺旋体血清学试验相似，脑脊液FTA-ABS的灵敏度较高，但特异度较低，无反应性脑脊液FTA-ABS试验可能排除神经梅毒。

脑脊液中趋化因子水平的增加与中枢神经系统炎症性疾病的严重程度或进展有关。神经梅毒患者脑脊液中CXCL13、CXCL10和CXCL8浓度升高，与脑脊液蛋白浓度和脑脊液-VDRL滴度有关。CXCL13、CXCL10和CXCL8诊断神经梅毒的敏感性/特异性分别为85.4/89.1%、79/90.1%和79.6/91.1%。趋化因子是研究最多的细胞因子，作为神经梅毒患者潜在的脑脊液指标，其中CXCL13得到了广泛而深入的研究。血清CXCL13和CSF浓度之间没有相关性，这意味着CSF-CXCL13水平升高是神经系统细胞合成增强的结果。目前，脑脊液CXCL13被认为是抗生素治疗反应的潜在指标，用于评估神经梅毒治疗的有效性。

3.3 影像学检查

神经梅毒患者在出现临床症状之前可能会出现脑部 MRI 异常，识别 MRI 表现对神经梅毒的早期诊断和治疗具有重大意义。神经梅毒的病理表现多样，因此存在多种影像学改变，头部 MRI 检查可出现脑膜增厚及强化、脑萎缩（前部脑叶为主）、脑室扩大、脑白质病变、皮层及皮层下缺血性改变、水肿、肉芽肿、脊髓肿胀、脊髓后索异常信号、视神经萎缩等，影像学表现缺乏特异性。

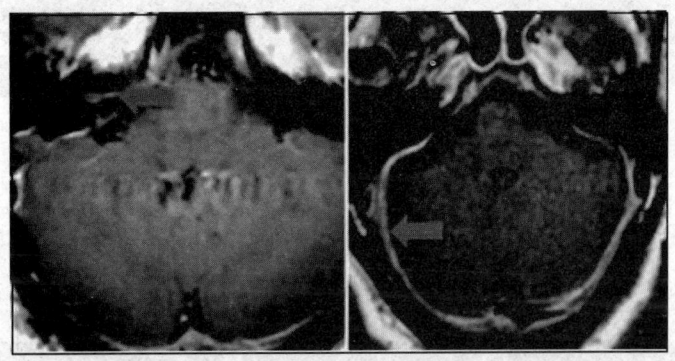

图 9.1.A.右侧第 7、8 神经复合体及耳蜗周围强化；B.后颅窝凸面脑膜增厚强化

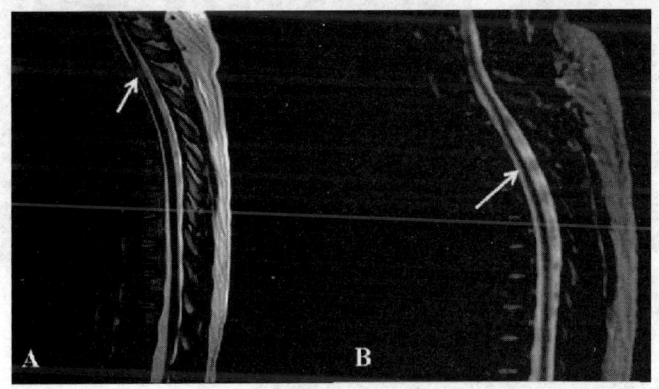

图 9.2.A.脊髓炎急性期 T2 加权像显示 T1-T3 高信号；B.随访 6 年后胸髓萎缩

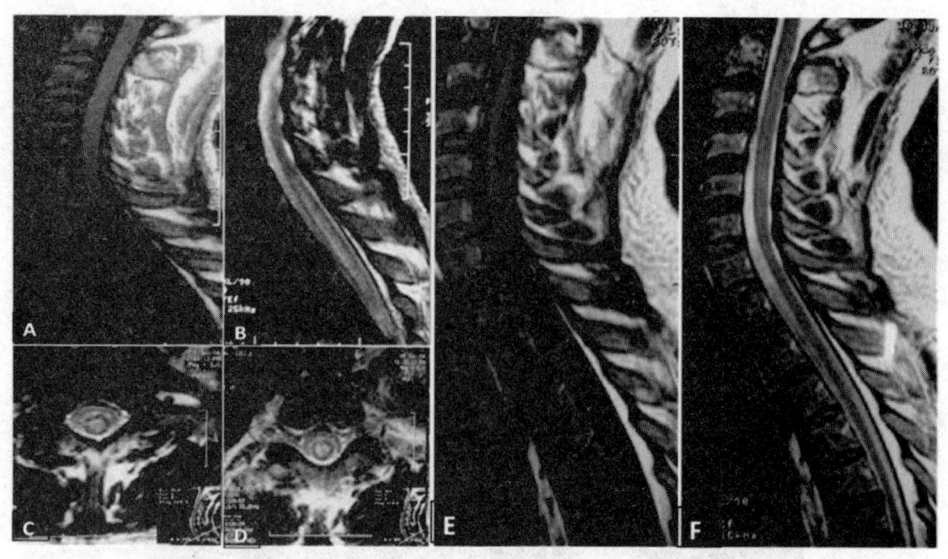

图9.3. A.胸段脊髓矢状位T1序列呈低信号;B.脊髓T2高信号从C7延伸至T4,与脊髓空洞相符。C、D.轴位T3水平显示T2高信号,对应于一个充满液体的中央腔。E、F.随访30个月颈胸段MRI显示脊髓髓内T2加权像高信号消失,脊髓广泛萎缩。

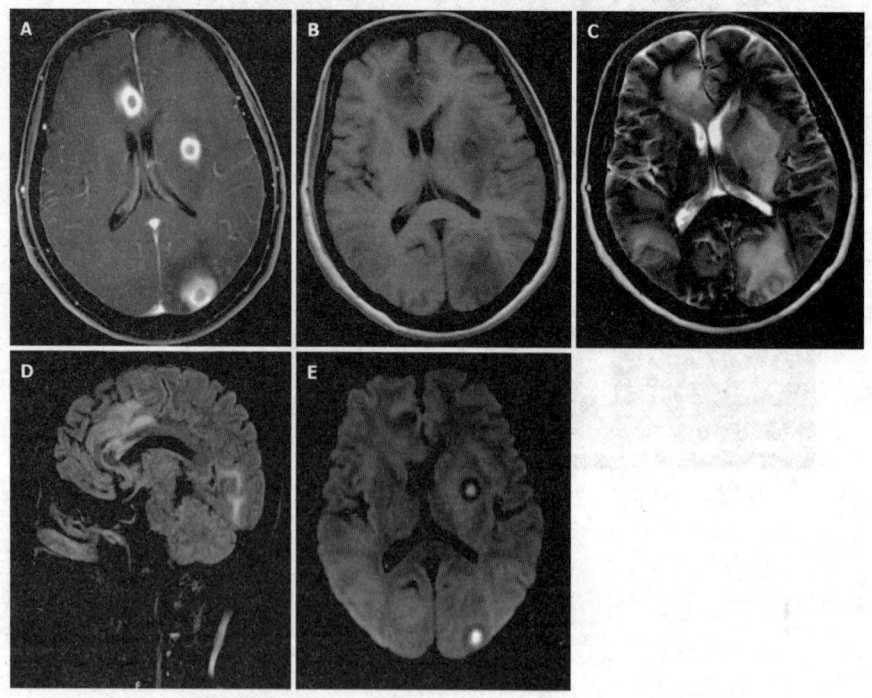

图9.4. 脑梅毒性胶瘤

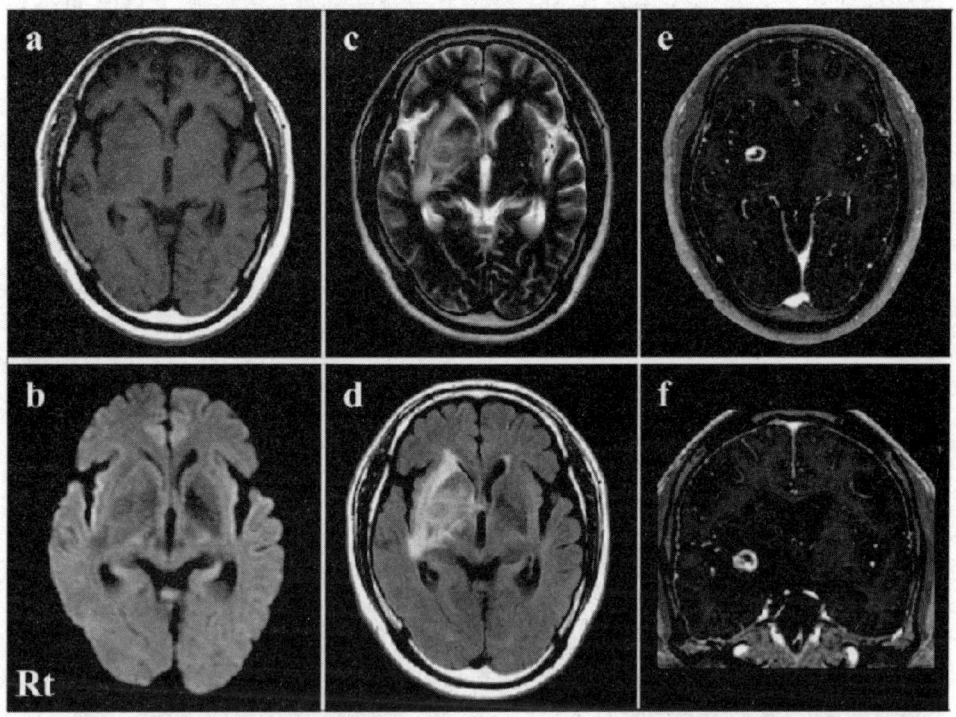

图9.5.脑梅毒性胶瘤。(a) T1WI 稍低信号,(b) DWI 稍高信号。(c) T2WI 和(d) FLAIR 图像显示轻度高信号周围白质水肿。(e)轴位和(f)冠状位钆增强 T1WI 显示病灶呈环形强化。

4. 诊断标准

神经梅毒尚无统一的诊断金标准,在所有可能的临床表现下,没有一项实验室检查能够保证或否定神经梅毒的诊断。其诊断依赖于对血清学试验、脑脊液试验、神经症状和体征甚至影像学检查进行综合分析。目前国内外指南对于神经梅毒的诊断存在较大差异,但几乎所有指南都强调了脑脊液检查对诊断神经梅毒的必要性,脑脊液异常在早期梅毒患者中很常见,即使是没有神经系统表现的患者。

首先,患有梅毒和神经系统体征和症状的人应必须接受脑脊液检查。不建议单纯出现眼部或耳部体征和症状的患者进行脑脊液检查,因为约30%的眼梅毒患者和至少约30%的耳梅毒患者的脑脊液参数正常。

对于同时有眼部(或耳部)和神经系统表现的患者,也应接受脑脊液检查。没有神经系统症状但被诊断患有牙龈性梅毒或心血管梅毒的人也应接受脑脊液检查，这些人中多达30%合并无症状的神经梅毒。鉴于缺乏明确数据，在与患者共同决策的特定情况下，可能需要对无症状的艾滋病病毒携带者进行脑脊液检查。

2015年美国疾病控制中心（CDC）性传播疾病（梅毒）治疗指南指出，梅毒患者有神经症状或体征，脑脊液只要满足以下一项即可诊断神经梅毒：（1）VDRL/RPR阳性；（2）蛋白升高（>0.45g/L）；（3）细胞数升高（>5×10^6/L）；若TPPA/FTB-ABS阴性则排除神经梅毒。2002年至2015年美国CDC神经梅毒的诊断标准未见改变，脑脊液存在炎性反应或脑脊液血清学试验阳性即可诊断，提高了诊断神经梅毒的敏感性，降低漏诊概率，有利于早期治疗。

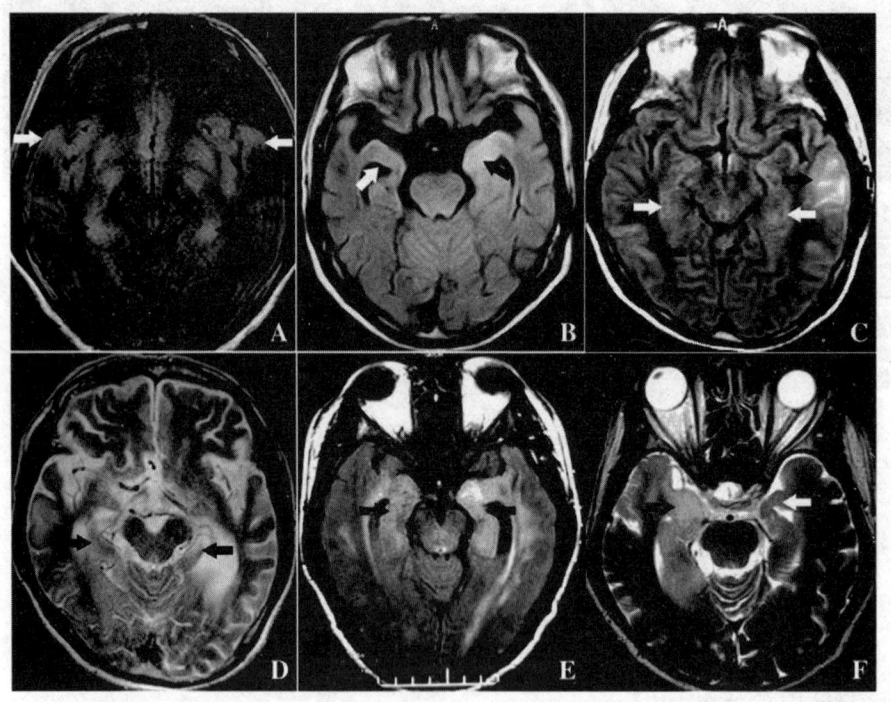

图9.6. 颞叶病变。(A)患者1的轴位FLAIR图像显示双侧中颞叶（白色箭头）高信号，包括海马（黑色箭头）。(B)患者2的轴位FLAIR图像显示左侧海马（黑色箭头）高信号，右侧海马（白色箭头）萎缩。(C)患者3的轴位FLAIR图像显示双侧海马（白色箭头）和颞叶（黑色箭头）高信号。(D)患者4的轴位T2加权图像显示双侧海马高信号、脑萎缩和双侧海马萎缩（黑色箭头）。(E)患者5的轴位FLAIR图像显示双侧海马高信号（黑色箭头）。(F)患者6的轴位T2加权图像显示右侧海马（黑色箭头）高信号，左侧海马（白色

箭头)萎缩。

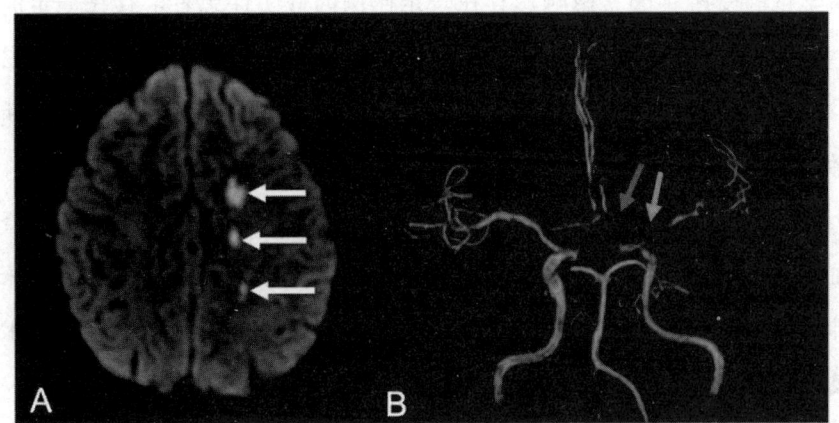

图 9.7. A. 急性梗死，弥散受限。B. 左侧大脑中动脉 M1 段(绿色箭头)、左侧大脑前动脉 A1 段(蓝色箭头)狭窄不规则

2008 年欧洲梅毒管理指南对神经梅毒的诊断中指出，具有神经系统表现的梅毒患者，其脑脊液的要求为：在 TPHA/TPPA/MHA-P 和/或 FTA-ABS 阳性的基础上满足以下一项即可做出诊断：（1）单核细胞升高（>5-10/mm3）；（2）VDRL/RPR 阳性；若 FTA-ABS 阴性可基本排除神经梅毒。但 2014 年欧洲梅毒管理指南表明脑脊液 VDRL/RPR 阳性可诊断神经梅毒，TPHA/MHA-TP/TPPA 阴性则排除神经梅毒，其中 FTA-ABS 因为耗时、昂贵和结果难以判断而基本被淘汰。考虑神经梅毒脑脊液的细胞数、蛋白总量可表现为正常，因此欧洲梅毒管理指南对脑脊液炎性证据的要求进行降低处理，提高了 VDRL/RPR 阳性的诊断价值。

2018 年中国卫生行业标准梅毒诊断及 2014 年中国疾病预防控制中心发布的梅毒诊疗指南中神经梅毒的脑脊液结果需符合以下两条：（1）白细胞计数≥$10×10^6$/L，蛋白量>500mg/L，且排除其他原因引起的异常（为 2014 年指南的疑似神经梅毒诊断标准）；（2）VDRL/RPR/TRUST 或 FTA-ABS/TPPA/TPHA 阳性。我国指南更关注梅毒入侵中枢神经系统的证据，确诊需有脑脊液炎性证据及血清学试验阳性，避免误诊。

美国指南体现个体化，更重视早期治疗，但扩大了神经梅毒的诊断范围，诊断标准宽松，对于合并其余神经系统疾病的梅毒患者，容易造成误诊；欧洲指南曾主要依靠脑脊液梅毒螺旋体血清学试验的结果，最新的指南对脑脊液细胞及蛋白数不做严格要求，提高了非梅毒螺旋体血清学试验的诊断价值，但血清学试验受多种因素影响，存在一定比例的假阴性患者，存在一定的漏诊率；我国指南的神经梅毒确诊标准最为严格，重视脑脊液细胞数及蛋白量结果，需在脑脊液炎性改变的前提下血清学试验阳性才能确诊，因而诊断神经梅毒的患者误诊的可能性最小，但漏诊的可能性较美国和欧洲标准为高。

  神经梅毒的诊断主要基于患者的临床表现及梅毒螺旋体的血清学检查，目前血清学检查的灵敏度和特异度存在差异，且无大规模神经梅毒的临床研究，神经梅毒的诊断仍存在极大挑战。因此，梅毒螺旋体血清学检验技术的发展及临床研究的开展对神经梅毒的诊断及管理具有重大意义。

第十章 神经外科中枢神经系统感染

1. 概述

神经外科中枢神经系统感染(neurosurgical central nervous system infections, NCNSIs)是继发于神经外科疾病或需要由神经外科处理的颅内和椎管内的感染，包括神经外科术后硬膜外脓肿、硬膜下积脓、脑膜炎、脑室炎及脑脓肿，颅脑创伤引起的颅内感染，脑室和腰大池外引流术、分流及植入物相关的脑膜炎或脑室炎等。

NCNSIs的早期确诊有一定的困难。首先，对于近期接受过神经外科手术或头部外伤的患者，识别感染性脑膜炎或脑室炎可能很困难，因为患者可能无法提供任何病史，脑膜炎的常见症状和体征也可能是由于最近的颅内出血或其他手术（如神经外科手术）所致。另外，由于病原学标本，如脑脊液的获取有赖于有创的腰椎穿刺、EVD等操作，且脑脊液的细菌学培养阳性率不高；其次，昏迷、发热、颈项强直、白细胞增高等表现均为非特异性，发热和外周白细胞增多虽然是脑膜炎的典型表现，但在住院患者中，这些表现可能还有许多其他原因。脑膜刺激的体征，包括颈项强直，仅见于20%-30%的患者。

此外，影像学检查依赖于CT或MRI，甚至需要增强扫描，这些检查不易捕捉到早期炎性改变的影像学特征，且不便于进行连续的影像学评价。因此，亟需对CNSIs的诊断方法确定规范的临床路径和标准，以期提高早期的确诊率。

NCNSIs的治疗也是临床的难题。目前，能够透过血脑屏障或在脑脊液中达到较高浓度的抗菌药不多，在无病原学证据支持的情况下，如何经验性应用抗菌药也是困扰临床医生的问题。近年在神经系统重症感染的患者中，耐药菌较为常见，这使得临床医生在使用抗菌药时面临选择困难。

2. 流行病学和常见病原菌

神经外科术后的中枢神经系统感染感染率为4.6%～25%，占中枢神经系统感染的0.8%～7%，但不同医院、不同疾病、不同手术方式及不同诊断标准的术后中枢神经系统感染发生率不尽相同。依据不同的手术类型，术后脑膜炎的发生率为1.5%～8.6%，EVD相关感染的发生率达8%～22%，颅脑创伤、腰大池外引流术引发中枢神经系统感染的发生率分别为1.4%、5%。神经外科术后脑膜炎和(或)脑室炎的病死率为3%～33%，即使CNSIs得以治愈，患者一般会遗留不同程度的神经功能障碍。

中枢神经系统感染常见的病原菌包括革兰阴性菌、革兰阳性菌及真菌,以前两者为主。厌氧菌是脑脓肿常见的致病菌。根据2019年中国细菌耐药监测网的数据(http://www.chinets.com/Data/AntibioticDrug-Fast),常见革兰阴性菌为不动杆菌、肺炎克雷伯菌、大肠埃希菌及铜绿假单胞菌等,常见革兰阳性菌为表皮葡萄球菌、人葡萄球菌、头状葡萄球菌、溶血葡萄球菌、肠球菌、金黄色葡萄球菌及肺炎链球菌等;革兰阳性菌的感染率为55%,阴性菌为45%。近年革兰阴性菌所致的中枢神经系统感染呈现上升趋势。

3. 临床分类和临床表现

3.1. 临床分类:

中枢神经系统感染疾病分类繁多,NCNSIs根据以下情况进行分类:(1)根据解剖部位分为脑炎、脊髓炎、脑脊髓炎(主要侵犯脑和脊髓实质)、脑膜炎、脊膜炎和脑脊膜炎(主要侵犯脑和脊髓软膜)、脑膜脑炎(脑实质和脑膜合并受累)、脑内脓肿、硬膜外脓肿、硬膜下脓肿及脑室炎。(2)根据病原体分为细菌、真菌、寄生虫感染等。(3)根据发病进程分为急性、亚急性及慢性中枢神经系统感染,其中感染病程<2周为急性,2~4周为亚急性,>4周为慢性;慢性脑膜炎是指脑膜炎症状和脑脊液中白细胞数增多>4周。(4)根据感染的严重程度分类,①轻度中枢神经系统感染:体温>38 ℃、头痛、意识清楚、格拉斯哥昏迷评分(GCS)为13~15分或无明显的意识变化、颈项强直、脑脊液混浊、脑脊液白细胞计数为$(50\sim500)\times10^6$/L。②中度中枢神经系统感染:体温>39 ℃、意识障碍、GCS为9~12分或较前下降2分、明显颈项强直、脑脊液混浊、脑脊液白细胞计数为$(500\sim1\ 000)\times10^6$/L,伴全身炎性反应。③重度中枢神经系统感染:体温>39 ℃或<36.0 ℃、昏迷、GCS≤8分或较前下降2分及有明显的颈项强直;脑脊液为脓性、白细胞计数>$1\ 000\times10^6$/L及脑脊液葡萄糖<1 mmol/L;头颅CT或MRI显示脑室积脓和(或)分隔。

3.2. 临床症状和体征

临床症状:①全身感染症状:患者表现为体温升高,多呈持续高热,常用的降温方法效果欠佳,常伴有心率和呼吸加快,以及其他全身炎症反应。出现血压降低或乳酸增高提示患者的预后不良。②颅内压增高症状:患者出现头痛、恶心呕吐及视盘水肿等典型的颅内压升高症状。③意识和精神状态改变：多数患者出现新发的烦躁、谵妄、嗜睡、昏睡甚至昏迷等进行性意识状态下降。老年患者更容易出现意识障碍加重。④伴发症状：颅内感染可以造成患者局部神经功能损伤，出现相对应的症状。部分患者出现癫痫及下丘脑垂体功能降低症状。

典型体征包括：①脑膜刺激征：感染患者会出现颈强直、克氏征和布氏征阳性，但轻症患者可不出现上述体征。克氏征和布氏征阳性诊断中枢神经系统感染的灵敏度及特异度均较低，故不能以没有典型的神经症状及体征排除中枢神经系统感染的诊断。②分流术后感染体征：分流术后感染患者常出现不明原因的发热，脑室-心房分流术患者可出现导管相关性血流感染的症状及体征；脑室或腰大池-腹腔分流术后发生分流管腹腔端感染者可伴随腹部压痛、反跳痛等腹膜炎体征，沿分流管皮下潜行部位出现红、肿、局部压痛等，提示分流管周围组织感染。

结核性脑膜炎常以非特异症状起病，包括头痛、发热、畏寒、乏力、精神萎靡、恶心、呕吐、食欲减退、体质量下降等，起病急缓不一，以慢性及亚急性起病者居多。脑膜刺激征、颅内压增高征象、癫痫、脑神经受累、肢体运动障碍等局灶性神经系统症状和体征均可出现。脑和脊髓实质结核的神经系统症状取决于病灶的位置，多数患者无神经系统症状和体征。局灶性神经系统症状较少见，可出现运动和小脑功能异常、脑垂体功能低下和脑干综合征等。

因此，对于神经外科术后患者，出现发热、意识水平下降以及全身感染表现，并排除神经系统之外的感染灶要考虑中枢神经系统感染。此外，脑室或腰大池-腹腔分流术后患者出现分流管皮下潜行部分红、肿、压痛，以及不明原因腹膜炎症状和体征均要高度怀疑分流管术后相关感染。

3.3 影像学表现

依据感染部位和分期，中枢神经系统感染可以有不同的影像学表现，高度怀疑颅内感染的患者，推荐行CT或MRI检查以协助诊断和治疗。另外，在整个治疗过程中，需多次进行影像学检查，评估治疗的有效性。

脑膜炎患者常规CT表现不明显，部分患者强化后可见脑膜和脑皮质增强信号，但无增强表现也不能排除诊断；脑炎患者MRI早期变化比CT更加敏感，故应首先考虑行 MRI 检查协助诊断。

脑脓肿患者增强 MRI 仍然是寻找和定位脑脓肿最敏感的检查，增强 CT 可以显示脓肿典型的环形增强病灶和低密度脓腔。另外，MRI 弥散加权成像（DWI）与表观扩散系数（ADC）对鉴别包膜期脑脓肿与颅内肿瘤坏死囊变的意义较大：脑脓肿在 DWI 上表现为高信号，ADC 呈低信号；而颅内肿瘤坏死囊变区 DWI 表现为低信号，ADC 呈高信号。完全成熟的脑脓肿可表现为水肿肿块伴环形强化，但与脑肿瘤，有时与梗死鉴别时存在困难；这时需要进行 CT 引导下穿刺、培养或手术切除。

中枢神经系统感染患者常需要行腰椎穿刺，有引发脑疝的风险，故最好在腰椎穿刺前先行头颅 CT 检查，以明确颅内情况，评估发生脑疝的风险。如出现新发的神经功能缺损症状（除外脑神经麻痹）、新发癫痫及意识障碍加重者需先行头颅 CT 检查，再行腰椎穿刺。

对于脑室-腹腔分流术后若患者出现不明原因的腹膜炎症状，可行腹部超声和 CT 检查协助诊断分流管腹腔端情况。

基底池脑膜强化、脑积水、脑梗死和结核瘤是中枢神经系统结核病的主要影像学特征，可单独或联合发生。颅底脑膜强化伴或不伴结核瘤是结核性脑膜炎最常见的征象，其诊断特异性高。约 20% 的患者因闭塞性血管炎出现脑梗死，最常累及基底节、内侧豆纹动脉和丘脑动脉的供血区域。MRI 增强检查对软脑膜病灶的显示优于 CT 检查，弥散加权成像（diffusion weighted imaging, DWI）有助于发现新近的梗死，特别是基底节区的新近梗死提示结核性脑膜炎。液体衰减反转恢复（fluid attenuated inversion recovery, FLAIR）虽然对缺血灶显示更清楚，但是非急性期的梗死对结核性脑膜炎的早期诊断无明显帮助。中枢神经系统结核病的影像学表现受年龄和患者的免疫状态影响，儿童比成人更易出现脑积水，HIV 感染者颅底强化少见。脊膜炎和脊髓蛛网膜炎的表现与结核性脑膜炎几乎完全相同，MRI 检查是诊断脊髓蛛网膜炎的首选检查，特征包括脑脊液增多、脊髓蛛网膜下腔闭塞和硬脑膜粘连，以 T2 加权序列显示最佳，在矢状位表现为不规则的波浪状。脊髓受累时表现为脊髓梗死和脊髓空洞。脑实质结核的表现包括结核瘤、脑脓肿、结核性脑病和结核性脑炎，其中结核瘤受累区域多为皮质、髓质交界区和脑室周围区域，常合并结核性脑膜炎，儿童结核瘤好发于幕下，而成人则多发于幕上大脑半球和基底节区，影像学表现取决于结核瘤的分期。结核性脊髓炎的影像学表现与脑炎相似。治疗1周后，T2W图像上的脊髓炎病灶高信号范围缩小，增强后T1W显示病灶边缘强化，周围水肿比强化区域更广泛，这些征象提示髓内结核瘤开始形成。T2W上的异常信号可在几周内消退，但增强后病灶的异常强化仍会持续数月。

4. 危险因素

神经重症患者往往病情危重，在住院期间经历多次神经外科手术或检查操作，增加了中枢神经系统感染的发生率。因此，应系统地总结患者的易感因素，有针对性地进行技术改进和预防中枢神经系统感染的发生。常见易感因素如下：

4.1. 患者自身因素

年龄>70岁、合并糖尿病或血糖水平控制不佳、免疫功能低下，GCS<9分，以及原发性损伤严重，特别是开放性颅脑损伤。

4.2. 手术相关因素

污染伤口、小脑幕下手术、手术时间>4 h、接受≥2次开颅手术及术中出现大量失血或有植入物均明显增加颅内感染的发生率。

4.3. 术后因素

(1)脑室或腰大池引流管放置时间>5 d、留置引流管过程中频繁留取脑脊液标本、引流管口出现脑脊液漏、穿刺道出血及双侧同时行EVD等与引流管相关的因素。(2)术后发生伤口或引流管脑脊液漏是发生颅内感染的独立危险因素。(3)手术切口出现皮下积液可增加颅内感染的发生率。

4.4. 其他因素

近期接受化疗和免疫抑制剂治疗、术后长期使用呼吸机及合并全身多器官感染、术后长时间接受全肠外营养及合并严重低蛋白血症、术后长时间使用大剂量糖皮质激素、在监护室接受神经外科操作、伤口护理不当等均明显增加中枢神经系统感染的发生率。

5. 实验室检查

5.1. 血常规检查

白细胞计数>10.0×10^9/L，中性粒细胞比例>0.8，部分患者白细胞计数减少或正常。

5.2. 脑脊液检查

正常情况下，脑脊液葡萄糖：血糖比约为0.6，除严重低血糖外，脑脊液葡萄糖通常＞50毫克/分升（＞2.78毫摩尔/升）。脑脊液蛋白的升高（>50 mg/dL）对于疾病的诊断比较敏感，但对于具体病种的诊断特异性不高。当脑脊液蛋白＞500 mg/dL时需考虑化脓性脑膜炎、严重结核性脑膜炎、脊髓肿瘤引起的椎管阻塞或血性脑脊液。

多数中枢神经系统感染患者腰椎穿刺开放压>200 mmH2O；急性期脑脊液外观呈混浊、黄色或典型脓性表现。颅内感染脑脊液的典型表现为白细胞计数>1 000个/mm3，多核细胞比例>0.7。正常脑脊液葡萄糖浓度为2.5~4.5 mmol/L，因其受血清葡萄糖的影响，是血清葡萄糖水平的2/3(66%)，所以需同时检测血清葡萄糖含量；脑脊液葡萄糖含量低于同期血清葡萄糖含量的0.4被认为异常。

高于每500~800个红细胞中有1个白细胞的比例提示为穿刺引起的出血或蛛网膜下腔出血。脑脊液细胞数低于1 000个/mm3也不能完全排除颅内细菌性感染，需结合危险因素、临床症状和体征以及脑脊液中多核细胞比例和葡萄糖等指标综合考虑。

结核性脑膜炎脑脊液检查通常出现以下变化：①压力增高，外观澄清或呈毛玻璃样；②白细胞计数为(100~500)×106/L，以淋巴细胞占多数，但疾病早期部分患者可以中性粒细胞为主；③蛋白质升高至1~2 g/L；④糖<2.2 mmol/L，95%的患者其脑脊液糖/同步血糖<0.5。

5.3. 脑脊液涂片和微生物培养

若疑似颅内感染时，需要在开始应用或更改抗菌药之前、抗菌药处于谷浓度时收集血清和脑脊液样本行涂片和微生物培养；在行脑脊液培养的同时，也应该行2~4次血培养检查；若疑似中枢神经系统感染时，对切口分泌物、引流管头端和取出的分流管等植入物要及时行涂片并送检微生物培养。

采集脑脊液标本时，因第1管脑脊液被皮肤菌群污染的可能性很大，故脑脊液收集要≥2管，可以采用3管法。第1管脑脊液行生化检查，第2管或第3管脑脊液行常规检查、微生物培养或分子生物学检测。对于普通细菌培养，可以留取2 ml脑脊液，怀疑为真菌或结核分枝杆菌感染者应留取5~10 ml。在送检血和脑脊液微生物培养的同时要及时送检脑脊液涂片，因涂片结果回报速度快，以指导治疗用药。

采用传统的脑脊液培养方法阳性率较低，多低于40%，脑脊液培养的阳性依赖于细菌浓度和是否应用过抗菌药及培养方法等。若疑似中枢神经系统感染患者的首次脑脊液培养阴性，建议连续取2~3次脑脊液进行培养，同时建议培养≥10 d，以除外痤疮丙酸杆菌等。将脑脊液放置于儿童专用血培养瓶有可能提高培养的阳性率。

较多的脑脊液(10 mL)能增加病原学检查（包括染色和培养）的阳性率，尤其是抗酸杆菌和某些真菌。早期的脑膜炎球菌性脑膜炎或白细胞减少症患者，由于脑脊液蛋白较低，格兰氏染色时细菌无法黏附在载玻片上会出现假阴性的结果。在脑脊液沉淀物中加入一滴无菌的血清即可避免这个问题。对怀疑有出血性脑膜脑炎的病人，需进行湿性封片以检测有无阿米巴原虫。当染色和培养结果均为阴性时（如部分治疗性脑炎），乳胶凝集试验和协同凝集试验可能会快速地明确致病原。脑脊液应做需氧菌、厌氧菌、抗酸杆菌和真菌的培养。除肠道病毒外，脑脊液中很少分离出其他病毒。可用病毒抗体面板。通常例行性病筛查和隐球菌抗原检测。聚合酶链反应（PCR）测试单纯疱疹病毒和其他中枢神经系统（CNS）病原体越来越多。

对于怀疑中枢神经系统结核病的患者，推荐进行脑脊液结核分枝杆菌快速核酸检测、抗酸染色涂片及分枝杆菌培养。改良抗酸染色可提高抗酸杆菌的检出率。对于不能明确诊断的患者，可行多次检查以提高阳性率。

脑脊液革兰氏染色阴性并不能排除感染的存在，特别是对于既往接受过抗菌治疗的患者。在一项针对245名细菌性脑膜炎患儿的研究中，使用任何抗菌治疗后，脑脊液培养的敏感性从88%下降到70%（P＜.001）。如果在腰椎穿刺前>24小时给予抗菌治疗，敏感性进一步降至59%，但脑脊液分流患者被明确排除在这项研究之外。目前缺乏针对医疗保健相关脑室炎和脑膜炎患者的类似研究。然而，一项纳入86例疑似院内脑膜炎的研究表明，使用PCR可在约50%的培养阴性病例中检测到细菌。大多数PCR阳性和培养阴性的患者既往接受过抗菌治疗。

对于没有感染临床证据且可能发现培养阳性的患者，有时可利用脑脊液分流器来评估功能。在这种情况下，污染可能是导致阳性培养的原因，但必须强烈考虑真正的感染。分流器应重新接合相同微生物的阳性培养通常表明真性感染。

对于脑室分流术患者，应进行血培养，因为菌血症总是存在于感染性脑室分流术的患者中（>90% 的病例血培养阳性）。这与其他类型的脑脊液分流术感染形成鲜明对比，后者的血培养阴性发生率接近80%。对于这些患者，可以考虑进行血培养，但对于无血管脑脊液分流的患者，应谨慎解释阳性结果，并且可能代表污染物或其他感染源。

5.4. 分子生物学检测方法

目前，已在临床开展的检测方法主要为病原体宏基因组学检测技术，又称宏基因组二代测序技术(metagenomic next generation sequence, mNGS)，其是将待测样本的所有 DNA 或 RNA 混合测序，并通过将测序数据与病原体数据库进行比对，从而获得病原体的信息。该技术直接检测临床标本，对一些病因不明或已使用抗感染药物治疗后的感染，仍有一定的检测阳性率。如果2~3次脑脊液培养阴性，且治疗效果欠佳，建议行脑脊液 mNGS 检测；但因 mNGS 的背景菌常与某些菌具有高度相似性，易出现假阳性结果，需注意鉴别。

5.5. 感染标志物的检查：

脑脊液乳酸升高或脑脊液降钙素原升高，或两者兼用，可能有助于诊断神经外科中枢神经系统感染

降钙素原：脑脊液 PCT 在脑膜炎发作后 4 h 开始升高，6 h 达高峰，并持续 24 h 以上，是感染早期诊断的有价值的标志物，但其截断值目前仍有争议。血清降钙素原升高可能有助于区分手术或颅内出血引起的脑脊液异常与细菌感染引起的脑脊液异常。

乳酸：因脑脊液乳酸含量不受血清浓度的影响，其对中枢神经系统感染的诊断可能比葡萄糖更有优势。脑脊液乳酸浓度升高超过 3.5-4.2 mmol/L 在细菌性脑膜炎中比在无菌性脑膜炎中更常见。两项大型 meta 分析得出结论，在鉴别细菌性脑膜炎和无菌性脑膜炎方面，脑脊液乳酸浓度升高优于脑脊液白细胞计数、葡萄糖或蛋白质（敏感性分别为93%和97%，特异性分别为96%和94%）。然而，这些荟萃分析中的研究大多将无菌性脑膜炎等同于病毒性脑膜炎，很少纳入术后或创伤后患者。在医疗相关脑室炎和脑膜炎患者中，脑脊液乳酸浓度

（临界值为 4mmol/L）在神经外科手术后诊断细菌性脑膜炎时既敏感（88%），又具有高度特异性（98%），阳性预测值为 96%，阴性预测值为 94%。一项前瞻性临床研究评估了乳酸脑脊液作为神经外科手术后细菌性脑膜炎标志物的诊断准确性，脑脊液乳酸升高（≥4mmol/L）比脑脊液低血糖多出或脑脊液细胞增多具有更好的预测价值，敏感性为 97%，特异性为 78%，阴性预测值为 97%。然而，一项回顾性研究纳入了脑脊液分流术相关细菌性脑膜炎病例，结果显示，如果乳酸脑脊液的临界值为 4mmol/L，则几乎一半的感染会被漏诊。在已经接受脑脊液分流治疗脑积水的患者中，20%的分流感染患者脑脊液乳酸浓度正常。因此，对其参考值目前仍有争议。

脑脊液中β-D-葡聚糖和半乳甘露聚糖的检测可能有助于诊断真菌性脑室炎和脑膜炎。

6. 诊断

中枢神经系统感染的诊断分为临床诊断和病原学确诊。符合下列 1~4 条为临床诊断，符合 1~5 条为病原学确诊。

6.1. 临床表现

全身炎性反应：出现发热（体温>38 ℃）或低体温（<36℃），心率（>90 次/min）和呼吸频率（>20 次/min）增快等全身感染表现。

意识和精神状态的改变：出现嗜睡、昏睡，甚至昏迷等意识状态进行性下降，以及疲乏、精神萎靡不振、谵妄等。

颅内压增高的症状和体征：出现头痛头晕、恶心呕吐、视盘水肿等典型颅内压增高的表现。

脑膜刺激征：脑膜炎患者会出现颈部抵抗、克氏征和布氏征阳性。

伴发症状或体征：因感染的机制不同，患者可出现不同的伴发症状或体征，在不同的功能区会出现不同的局灶性功能缺损体征，同时可能会发生电解质紊乱、脑积水及垂体功能紊乱等。行脑室-腹腔分流术者常伴随腹部压痛、反跳痛等腹膜炎体征。如行脑室-胸腔分流术，可出现胸膜炎体征。

6.2. 血液相关检查

血常规白细胞>10.0×10^9/L，中性粒细胞比例>0.8。

6.3. 颅内压和脑脊液相关检查

颅内压：多数颅内感染患者腰椎穿刺开放压>200 mmH2O。

脑脊液性状：急性期脑脊液多为浑浊、黄色或呈脓性。

脑脊液白细胞数及比例：白细胞总数>100×10⁶/L, 中性粒细胞比例>0.7。

脑脊液生化：脑脊液中葡萄糖含量降低(<2.2 mmol/L)，脑脊液葡萄糖含量/血清葡萄糖含量<0.4。

6.4. 影像学表现

脑膜炎的头颅 CT 或 MRI 不具有特异性，常提示脑弥漫性水肿、硬膜增厚强化；脑室炎可显示脑室系统扩张，或脑室内有液平面；典型脑脓肿的 CT 和 MRI 增强可显示脑内出现典型的环形强化。

6.5. 脑脊液、切口分泌物、引流管、植入物及手术标本的涂片和培养

标本涂片、引流管头、植入物及脑脊液微生物培养阳性，是诊断的金标准，但需除外污染和定植。mNGS 技术、脑脊液 PCT 和乳酸的检测能协助诊断。

临床上，如果患者出现发热，颅高压症状，脑脊液浑浊或脓性、白细胞增多、葡萄糖<2.2 mmol/L 及脑脊液葡萄糖含量/血清葡萄糖含量≤0.4，中枢神经系统感染临床诊断成立，在临床诊断的基础上，出现标本涂片、引流管头、植入物及脑脊液微生物培养阳性(排除污染和定植)，中枢神经系统感染病原学诊断成立。

2015 年，美国疾病控制与预防中心的国家医疗保健安全网络（CDC/NHSN）对医疗保健相关脑室炎或脑膜炎的定义包括以下至少 1 项标准（CDC/NHSN 监测定义;2015 年 1 月）：

从脑脊液培养的生物体

在 >1 岁患者中，至少有 2 种症状且没有其他公认原因：发热 >38°C 或头痛、脑膜体征或颅神经体征，或 ≤1 岁患者中至少有 2 种无其他公认病因的症状：发热 >38°C 或体温过低 <36°C，呼吸暂停、心动过缓或易激惹以及以下至少 1 种：脑脊液白细胞增多、蛋白升高、葡萄糖降低；脑脊液革兰染色所见微生物；从血液中培养的生物体；脑脊液、血液或尿液的非培养诊断性实验室检测结果呈阳性。

诊断性单抗体滴度（免疫球蛋白 M）或生物体配对血清（免疫球蛋白 G）增加 4 倍。

7. 治疗

神经外科中枢神经系统感染的治疗包括针对病原菌的药物治疗、感染病灶的外科处理、并发症的处理及系统性支持治疗。

7.1 抗菌药物治疗

抗菌药的应用是治疗神经系统细菌性感染的重要措施之一。涉及对病原菌敏感的抗菌药选择、最佳给药途径及准确的剂量和给药方式。

7.1.1 用药原则：

(1)怀疑中枢神经系统细菌性感染时，应在抗菌药使用前留取脑脊液、手术切口分泌物及血标本，行常规、生化、涂片、细菌培养及药敏试验；尽早进行经验性抗菌治疗。(2)抗菌药首选易透过血脑屏障的杀菌剂，如头孢曲松、头孢噻肟、美罗培南及万古霉素等。抗菌药根据血脑屏障的穿透性分类，AUC脑脊液/ AUC血清>50%为穿透性高、5%～50%为穿透性中等、<5%为穿透性低、微量或检测不到为不能穿透(表10.1)。(3)按药效动力学/药代动力学理论用药，剂量建议按说明书允许的最大剂量或按超说明书用药。(4)在经验性治疗48～72 h后对治疗的反应性进行评估。疗效不佳者，需重新考虑诊断；仍怀疑中枢神经系统感染时，则需考虑调整治疗方案，如增加剂量、更换药物、联合用药或考虑脑室内注射或腰椎穿刺鞘内注射药物。(5)药物要应用足够的疗程，具体治疗时间取决于致病菌、感染程度及治疗效果。

7.2.对疑似患者的经验性抗菌药治疗：

中枢神经系统感染的经验性治疗应考虑患者的年龄、易感因素、可能的致病菌及当地致病微生物的体外药敏数据选择药物。2017年，美国感染病学会指南推荐万古霉素联合抗假单胞菌的头孢菌素(如头孢吡肟、头孢他啶)或碳青霉

表10.1 常用抗菌药的血脑屏障穿透性分类

穿透性高（>50%）	穿透性中等（5-50%）	穿透性低（<5%）	不能穿透
氯霉素、磺胺嘧啶、甲硝唑、氟康唑、伏立康唑、氟	磺胺甲噁唑/甲氧苄啶、氨苄西林钠、哌拉西林、青霉素、头孢吡肟、头孢唑肟、头孢他啶、头孢噻肟、头孢曲松、头孢呋辛、氨曲南、头孢哌酮、	苯唑西林、头孢唑林、头孢西丁、多黏菌素、替加环素	替考拉宁、克林霉素、克拉霉素、红霉素、阿

胞嘧啶、利奈唑胺、环丙沙星、莫西沙星	亚胺培南、美罗培南、氧氟沙星、左氧氟沙星、万古霉素、去甲万古霉素、利福平、乙胺丁醇、氨基糖苷类、舒巴坦、阿维巴坦、磷霉素	素、达托霉素、两性霉素B	奇霉素、罗红霉素、伊曲康唑、棘白菌素

烯类(美罗培南)作为脑室炎和脑膜炎的经验性治疗药物。万古霉素抗菌谱覆盖革兰阳性菌,如葡萄球菌、痤疮丙酸杆菌等;而头孢菌素或碳青霉烯类覆盖需氧的革兰阴性菌,故这两类药物联合应用能覆盖常见的革兰阳性和阴性菌。头孢菌素或碳青霉烯的选择应依赖于当地产超广谱β-内酰胺酶细菌的流行病学。对β-内酰胺类抗菌药过敏和有美罗培南禁忌证的脑室炎和脑膜炎患者,建议使用氨曲南或环丙沙星以覆盖革兰阴性菌。使用万古霉素,肾功能正常者,建议首次给药48 h后(肾功能不全者,建议首次给药72 h后)监测血清药物谷浓度,使谷浓度维持在15~20 μg/ml。头孢菌素类药物对非炎性或轻度炎性脑膜的透过性很低,在严重炎性脑膜炎时可达15%穿透性。美罗培南在非炎性或轻度炎性及严重脑膜炎的透过率分别为4.7%~25%和39%。经验性抗菌治疗抗菌药的选择见表10.2,推荐剂量见表10.3。

7.2.3 目标性抗菌药治疗:

一旦病原学检查明确诊断,应该根据不同病原菌和体外药敏结果选择相应的抗菌药。目标性抗菌治疗抗菌药的推荐方案见表10.4。

(1)革兰阳性菌感染:对甲氧西林敏感的金黄色葡萄球菌引起的感染,可以使用氨苄西林/舒巴坦治疗。万古霉素尽管具有不利的药代动力学和药效学特征,目前仍推荐为耐甲氧西林金黄色葡萄球菌感染的一线用药。根据实际体重计算万古霉素的剂量,对于肥胖、肾功能亢进(肌酐清除率>130 ml/min)者采用20~35 mg/kg的负荷剂量,随后每次以15~20 mg/kg的维持剂量每8小时或

表10.22 中枢神经系统细菌性感染的经验性抗菌药治疗建议

易感因素	常见致病菌	起始治疗药物
神经外科术后感染	革兰阴性杆菌、金黄色葡萄球菌、凝固酶阴性葡萄球菌	万古霉素+头孢吡肟、头孢他啶或美罗培南
脑室或腰大池外引流术	凝固酶阴性葡萄球菌、金黄色葡萄球菌、革兰阴性杆菌、痤疮丙酸杆菌	万古霉素+头孢吡肟、头孢他啶或美罗培南

穿透伤	金黄色葡萄球菌、凝固酶阴性葡萄球菌、革兰阴性杆菌		万古霉素+头孢吡肟、头孢他啶或美罗培南
颅底骨折	肺炎链球菌、流感嗜血杆菌、Aβ群溶血链球菌		万古霉素+三代头孢菌素
脑脓肿或硬膜下积液	链球菌、葡萄球菌属		头孢噻肟或头孢曲松+甲硝唑

表 10.3 肝肾功能正常患者抗菌药治疗的推荐剂量

抗菌药	成人日剂量（间隔时间,h）	抗菌药	成人日剂量（间隔时间,h）
青霉素	2400万U（4）	妥布霉素	5mg/kg（8）
氨苄西林钠/舒巴坦	12g/6g（4）	万古霉素	间歇给药方案：负荷剂量 20-30mg/kg，维持剂量 30-60mg/kg（8-12）；持续给药方案：负荷剂量 15-20mg/kg，维持剂量 30-60mg/kg（24h持续静脉滴注），作为间歇给药方案无法达到治疗目标的替代方案
头孢曲松	4g（12-24）	利奈唑胺	1200mg（12）
头孢噻肟	8-12g（4-6）	达托霉素	6-10mg/kg（24）
头孢他啶	6g（8）	磷霉素	6-24g（6-8）
头孢吡肟	6g（8）	利福平	600mg（24）
头孢哌酮舒巴坦（2:1）	8g/4g（6）	甲氧苄啶-磺胺甲噁唑	10-20mg/kg（6-12）
舒巴坦	6-8g（6-8）	替加环素	负荷剂量 200mg，维持剂量 200mg（12）
美罗培南	6g（8）	多黏菌素B	负荷剂量 2.0-2.5mg/kg，静脉滴注 2h；维持剂量 1.5mg/kg（12），静脉滴注剂量 1h
环丙沙星	800-1200mg（8-12）	两性霉素B脂质体	5mg/kg（24）

莫西沙星	400mg（24）	氟康唑	400-800（24）
阿米卡星	15mg/kg（8）	伏立康唑	400mg（12）

表10.4 中枢神经系统感染目标性治疗的推荐方案

病原菌	推荐方案	备选方案
金黄色葡萄球菌		
甲氧西林敏感	苯唑西林或氨苄西林	万古霉素、利奈唑胺、达托霉素
耐甲氧西林	万古霉素	利奈唑胺、达托霉素
凝固酶阴性葡萄球菌	万古霉素	利奈唑胺、达托霉素
脑膜炎奈瑟菌	头孢噻肟或头孢曲松	头孢吡肟、氟喹诺酮、美罗培南
肺炎链球菌		
0.12ug/ml≤青霉素 MIC≤0.06 ug/ml	青霉素G	头孢曲松、头孢噻肟
头孢噻肟或头孢曲松 MIC<1 ug/ml	头孢噻肟或头孢曲松	头孢吡肟、美罗培南
头孢噻肟或头孢曲松 MIC≥1 ug/ml	万古霉素加头孢噻肟或头孢曲松	万古霉素加莫西沙星、利福平
痤疮丙酸杆菌	青霉素G	头孢曲松、头孢噻肟、万古霉素、利奈唑胺、达托霉素
肠球菌属		
耐药低风险	氨苄西林钠/舒巴坦	利奈唑胺+利福平
耐药高风险	万古霉素	同上
铜绿假单胞菌	头孢他啶或头孢吡肟	环丙沙星、美罗培南
鲍曼不动杆菌	美罗培南	替加环素、多黏菌素B、硫酸粘菌素
肠杆菌科	头孢噻肟或头孢曲松	氨曲南、喹诺酮类、美罗培南
嗜麦芽窄食单胞菌	喹诺酮类	头孢哌酮舒巴坦、替加环

		素、多黏菌素、磺胺类药物
产超广谱β内酰胺酶革兰阴性菌	美罗培南	头孢吡肟、氟喹诺酮
念珠菌	两性霉素B脂质体	氟康唑、伏立康唑
曲霉菌	伏立康唑	两性霉素B脂质体、泊沙康唑

12小时给药1次，使血清谷浓度达到15～20 mg/L。利奈唑胺属于恶唑烷酮类抑菌剂，容易穿过血脑屏障进入脑脊液，AUC脑脊液/AUC血清均接近于，且因其抗菌谱与万古霉素相似，故已成为万古霉素的替代药物。替考拉宁与万古霉素相比，其脑脊液渗透性较差，因此很少用于治疗脑膜炎。在脑膜炎时去甲万古霉素的AUC脑脊液/AUC血清为0.18～0.43，也可用于革兰阳性中枢神经系统感染的治疗。葡萄球菌引起的脑室炎和脑膜炎患者不能使用β-内酰胺类或万古霉素治疗时，可采用利奈唑胺、达托霉素或甲氧苄啶磺胺甲恶唑治疗。治疗痤疮丙酸杆菌感染，建议选用青霉素G。如果分离的葡萄球菌对利福平敏感，可以考虑利福平联合其他抗菌药治疗葡萄球菌性脑室炎和脑膜炎；推荐利福平作为联合治疗的一部分用于有颅内或脊柱植入人工材料的患者，如脑脊液分流或引流术后。

(2)革兰阴性菌感染：治疗第三代头孢菌素敏感的革兰阴性杆菌感染，建议使用头孢曲松或头孢噻肟；治疗假单胞菌属菌种感染，建议使用头孢吡肟、头孢他啶或美罗培南，替代药物建议使用氨曲南或具有体外活性的氟喹诺酮类；治疗产广谱β-内酰胺酶的革兰阴性杆菌感染，若对碳青霉烯类敏感，建议使用美罗培南；治疗不动杆菌属菌感染，建议使用美罗培南；对于耐碳青霉烯类菌株，推荐硫酸黏菌素或多黏菌素B(通过静脉和脑室内给药)；美罗培南为时间依赖性抗菌药，延长输注时间(每次≥3 h)可以提高治愈率；亚胺培南因其可降低癫痫发作的阈值而增加癫痫的发作风险，应避免应用；替加环素是首个甘氨酰环类抗菌药，对革兰阳性及阴性菌、厌氧菌等均具有抗菌活性，尤其对多重耐药菌包括产超广谱β-内酰胺酶的肠杆菌科细菌和耐碳青霉烯类的鲍曼不动杆菌均具有良好的抗菌活性。Sipahi等报道单用或联合应用替加环素治疗耐碳青霉烯的鲍曼不动杆菌引起的脑膜炎，治疗成功率为70%。多黏菌素B静脉应用后可导致色素沉着，多见于面部和颈部，发生率为8%～15%，但色素沉着不影响治疗效果，大部分患者在停药后肤色可恢复。对于全身用药48～72 h仍未取得预期效果的耐碳青霉烯类的革兰阴性杆菌(特别是不动杆菌属、铜绿假单胞菌及肠杆菌)所致的脑膜炎或脑室炎，可每日脑室内或鞘内注射5 mg(5万U)多黏菌素B或12.5万U多黏菌素甲磺酸盐(约含4.1 mg多黏菌素E)。

头孢哌酮不易透过血脑屏障，舒巴坦常规剂量在脑脊液中也无法达到有效治疗浓度，但由于舒巴坦对鲍曼不动杆菌有较好的体外抗菌活性，并且随着舒巴坦剂量的增加脑脊液中的浓度也明显增加。因此，由碳青霉烯耐药鲍曼不动杆菌引起的中枢神经系统感染可使用高剂量舒巴坦(8 g/d或更高剂量)。阿维巴坦较其他β-内酰胺酶有较高的血脑屏障穿透率，在兔AUC脑脊液为AUC血清的38%。头孢他啶/阿维巴坦在中枢神经系统感染中的应用仍待进一步临床实践。

磷霉素是一种低分子量抗菌素，有较好的血脑屏障穿透率，对多种革兰阴性和阳性细菌都有杀菌活性，包括多重耐药和泛耐药致病菌。对泛耐药、全耐药革兰阴性菌引起的感染，需联合2种或3种药物进行治疗，见表11.5。

综上，第三、四代头孢菌素、氨曲南、美罗培南、磺胺类、喹诺酮类、万古霉素及利福平等药物脑脊液中浓度较高，可根据致病菌的敏感性选择上述药物。对泛耐药、全耐药革兰阴性杆菌引起的感染，建议联合2种或3种药物进行治疗。替加环素、多黏菌素等脑脊液穿透能力低的抗菌药建议静脉联合鞘内或脑室内注射给药。

表10.5 泛耐药和全耐药革兰阴性杆菌感染的联合用药方案

细菌类型	2种药物联合	3种药物联合
肠杆菌科	替加环素或多黏菌素+阿米卡星、美罗培南或磷霉素；替加环素+多黏菌素	替加环素+多黏菌素+美罗培南
鲍曼不动杆菌	替加环素+舒巴坦、美罗培南或多黏菌素；多黏菌素+美罗培南	舒巴坦+替加环素+美罗培南
铜绿假单胞菌	多黏菌素+抗假单胞菌β-内酰胺类、环丙沙星或利福平；抗假单胞菌β-内酰胺类+	多黏菌素+抗假单胞菌β-内酰胺类+环丙沙星；多黏菌素+

	阿米卡星、环丙沙星或磷霉素	抗假单胞菌β-内酰胺类+磷霉素

抗假单胞菌β-内酰胺包括美罗培南、头孢他啶、头孢吡肟、氨曲南、头孢哌酮舒巴坦

(3) 真菌：中枢神经系统念珠菌病有多种治疗方案，目前推荐两性霉素 B 脂质体单用或联合氟胞嘧啶治疗。氟康唑每日 400～800 mg(6～12 mg/kg)单用或联合氟胞嘧啶作为次选方案，适用于两性霉素 B 不能耐受或病情相对较轻的患者。由于伏立康唑在脑脊液中有较高浓度，对于光滑念珠菌或克柔念珠菌所致中枢神经系统感染的患者，可考虑初始治疗应用两性霉素 B 联合氟胞嘧啶，病情稳定后改用伏立康唑维持治疗。中枢神经系统曲霉菌感染时推荐伏立康唑作为主要治疗用药，当患者对伏立康唑不耐受或治疗无反应时，考虑应用两性霉素 B 脂质体或泊沙康唑。

(4) 脑室内或鞘内注射药物：治疗中枢神经系统感染的难点之一是由于血脑屏障的存在，抗菌药在中枢神经系统内难以达到有效的治疗浓度，尤其是使用免疫抑制和抗炎药物治疗(如糖皮质激素)，进一步减少抗菌药进入中枢神经系统。

脑室内或鞘内给药，药物直接进入脑池及蛛网膜下腔，缓慢向脑表面弥散，能够达到有效的药物治疗浓度，从而提高抗菌药的疗效。当静脉用药 48～72 h 效果不明显，而颅内感染非常严重时可以考虑脑室内或鞘内注射抗菌药。对脑室引流相关的感染建议脑室内注射抗菌药。脑室内或鞘内注射，应选用不含防腐成分的抗菌药，所用的剂量及浓度应根据影像学所估测的脑室大小和脑脊液引流量进行调整(表6)，且需缓慢注射；如需要持续引流，注射后应将引流管夹闭 15～120 min，以使药物在整个脑脊液中均匀分布。脑脊液中抗菌药有效治疗浓度应是致病菌最低抑菌浓度值的 10～20 倍。

青霉素和头孢菌素会引起显著的神经毒性反应，尤其是癫痫发作，不应通过鞘内途径给药。有研究发现，脑室内和(或)鞘内给予多黏菌素可有效治疗鲍曼不动杆菌脑室炎。

患者脑脊液培养出一种多重耐药致病微生物或两种致病微生物时，而静脉采用一种药物脑室内或鞘内注射仍未控制颅内感染时，可考虑联合应用二种或三种药物。2016 年，Shofty 等报道 23 例神经外科术后耐碳青霉烯革兰阴性杆

菌感染的脑膜炎患者除给予全身用药外，还给予脑室内注射万古霉素和阿米卡星，30 d病死率较对照组明显降低(8.7%对比33.3%；OR＝0.19，95%CI：0.04～0.99)，且未发现严重的不良反应。

7.3 外科干预治疗

神经系统感染诊断明确后，必须考虑对感染原发病灶进行外科处理，如颅骨固定或修补材料、EVD和腰大池外引流管、Ommaya囊引起的感染，要及时去除人工材料，拔除引流管，并对去除物进行细菌培养；如为切口引起的感染，要及时进行彻底的外科清创并进行引流。如为脑室-腹腔分流管引起的感染，需先行抗感染治疗；若抗感染治疗无效，则拔除分流管，进行临时性外引流，待感染控制，脑脊液培养阴性后7～10天再行分流术。

7.3.1. 充分引流炎性脑脊液：

EVD和腰大池外引流可引流出蛛网膜下腔脑脊液中含大量病原菌的渗出物及炎性因子，可降低脑脊液中的细菌浓度，能加速脑脊液循环，防止室管膜和蛛网膜下腔粘连，减少脑积水的发生；降低颅内压，减少切口局部脑脊液漏的概率。当出现明显的颅内占位性病变，如脑脓肿或严重的颅内压增高时，禁忌使用腰椎穿刺和腰大池外引流术。出现脑室积脓时，可予脑室灌洗或采用脑室镜治疗。经皮下隧道EVD和经皮下隧道腰大池外引流能减少穿刺部位脑脊液漏、引流管移位脱出及颅内感染的概率，延长引流管引流时间可达2～3周。EVD使用长程皮下隧道经胸或腹部皮肤穿出时引流管引流时间可更长。

7.3.2. 脑脓肿的治疗：

出现下列情况时，则需考虑脓肿穿刺引流或开颅脓肿切除术：(1)脓肿直径>2 cm，有占位效应甚至脑疝。(2)有破入脑室风险。(3)药物治疗无效。(4)真菌感染。(5)神经功能缺损。(6)多房脓肿时。对有骨窗患者可在超声引导下行脓肿穿刺治疗。

7.4 中枢神经系统感染并发症的处理和全身支持治疗

中枢神经系统感染的并发症包括癫痫发作(17%)、缺血性卒中(14%～25%)、脑积水(3%～5%)、硬膜下积脓(3%)、脑脓肿(5%)及静脉窦血栓形成(1%)等。治疗方案如下。

7.4.1. 控制颅内压：

主要以引流以及渗透性脱水为主要方法。出现脑积水时,可行侧脑室、腰大池外引流术,出现脓肿时可行脓肿穿刺引流术。

7.4.2. 癫痫防治:

中枢神经系统感染极易引起癫痫发作,要进行癫痫预防等治疗。

7.4.3. 水、电解质酸碱平衡紊乱:

注意监测电解质及进行血气分析,若出现异常应及时纠正。

7.4.4. 激素水平低下:

注意监测下丘脑-垂体及靶腺激素水平,出现低下及时补充纠正。

7.4.5. 全身支持治疗:

中枢神经系统感染需要关注全身情况,需对患者加强全身营养支持,给予充分能量和蛋白质,避免低蛋白血症和营养不良;适当地给予免疫调节辅助治疗,避免免疫功能低下和抑制,维护脏器功能稳定。

8. 疗效评判标准和治疗时程

8.1. 疗效判断标准

排除身体其他部位感染后,1～2周内下列指标连续3次正常为临床治愈:(1)体温正常。(2)临床感染体征消失。(3)脑脊液生化显示糖含量正常,脑脊液葡萄糖含量/血清葡萄糖含量≥0.66。(4)脑脊液常规白细胞数量符合正常标准。(5)脑脊液细菌培养阴性。(5)血液白细胞和中性粒细胞正常。

8.2. 治疗时程

对轻、中度中枢神经系统感染革兰阴性杆菌建议治疗21天,对金黄色葡萄球菌建议治疗10～14天;对重度中枢神经系统感染推荐长程治疗,治疗时程为4～8周,符合临床治愈标准后继续应用抗菌药治疗10～14天,以防止复发。脑脓肿治疗通常4～6周或治疗至CT或MRI显示病灶吸收。

2017年美国感染病学会指南推荐由凝固酶阴性葡萄球菌或痤疮丙酸杆菌引起的感染,无脑脊液细胞增多或极少,脑脊液葡萄糖正常,临床症状或全身特征很少,应治疗10天。由凝固酶阴性葡萄球菌或痤疮丙酸杆菌引起的感染,伴有明显的脑脊液细胞增多、脑脊液低血糖多,或临床症状或全身特征,应治疗10-14天。金黄色葡萄球菌或革兰阴性杆菌引起的感染,伴或不伴有明显的脑脊液细胞增多、脑脊液低血糖多,或临床症状或全身特征,应治疗10-14天;一些专家建议对革兰氏阴性杆菌引起的感染进行 21 天治疗。在接受适当抗菌治疗后脑脊液培养反复呈阳性的患者，在最后一次阳性培养后应继续治疗10-14。

9.特殊中枢神经系统感染的治疗

中枢神经系统结合感染的治疗遵循肺结核的化学治疗模式，分为强化期和巩固期，但又与肺结核不同，最佳的药物治疗方案和各阶段的最佳持续时间尚无定论。异烟肼的血脑屏障通透性好且具备很强的早期杀菌活性，推荐作为联合化学治疗方案的基础用药，但大剂量异烟肼的临床获益尚不确切；利福平的血脑屏障通透性较差，但对利福平耐药的中枢神经系统结核病患者的预后明显更差，同时使用含高剂量利福平方案结核性脑膜炎患儿的病死率低于同期系统综述中报道的平均病死率，提示利福平在中枢神经系统结核病治疗中应居重要地位，适合作为强化期的基础用药。一项随机对照研究显示，静脉使用利福平剂量增加到 600 mg/d 时能提升脑脊液中的药物浓度，且不良反应未见明显增加；随后更大样本量的研究采用口服高剂量利福平(15 mg/kg)，但未能进一步证实其获益；故临床可考虑适当增加静脉用药剂量(一般不超过 600 mg/d)以增强早期抗结核治疗效果。吡嗪酰胺的口服吸收率高，易透过血脑屏障，对结核分枝杆菌持留菌有杀灭作用，在多项结核性脑膜炎的随机对照研究中均作为治疗方案的组合药物。研究提示，在结核性脑膜炎患者早期脑膜炎症明显时联合使用喹诺酮类药物能获益。回顾性研究提示，在重症结核性脑膜炎及儿童结核性脑膜炎中加用利奈唑胺可获益。乙胺丁醇可能诱发视神经炎，剂量为15～20 mg/kg 时的发生率近 3%，可能加重或混淆中枢神经系统结核病的疾病表现，尤其在昏迷患者中需谨慎使用。乙硫/丙硫异烟胺的血脑屏障通透性较好。两项随机对照研究提示，结核性脑膜炎患儿采用乙硫异烟胺强化抗结核治疗可降低病死率。环丝氨酸与其他结核药物不易发生交叉耐药，血脑屏障通透性较好，但要注意该药可引起部分神经、精神相关不良反应，包括头痛、眩晕、抑郁、异常精神行为等，严重者可能产生自杀冲动，既往有精神疾病或心理障碍患者慎用。二线注射类药物卡那霉素、阿米卡星、卷曲霉素的血脑屏障通透性较差，在早期脑膜炎症较明显时可作为替代药物选择。少数病例报道的药代动力学数据显示，氯法齐明及贝达喹啉几乎无法通过血脑屏障，目前亦缺乏中枢神经系统结核病中的获益依据。具体推荐的药物剂量和抗结核药物的血脑屏障通透性见表 11.4 和表 11.5。

结核性脑膜炎患者常伴有明显的脑脊液炎症反应。糖皮质激素作为抗结核治疗的辅助药物，可以缓解蛛网膜下腔的炎症，减轻脑和脊髓水肿，降低颅内压力，减轻小血管炎症，从而减少血流减慢对脑组织的损伤。但糖皮质激素同时也会抑制免疫，导致结核分枝杆菌负荷增加，脑膜炎症减轻后会造成部分抗结核药物渗入蛛网膜下腔的能力减弱，并引起胃肠道出血、电解质失衡、高血糖和真菌或细菌感染。随机双盲对照研究临床试验及系统综述表明，糖皮质激素能降低 HIV 阴性结核性脑膜炎患者的短期病死率。抗结核治疗启动后，脑脊液炎症反应继续加重或颅内结核球扩大继发的症状加重，被称为矛盾现象。矛盾现象或脊髓结核继发的急性脊髓压迫症患者亦可能通过糖皮质激素治疗获益。既往有病例报道显示，抗结核药物和大剂量糖皮质激素无效的结核瘤和视交叉结核患者使用沙利度胺会获益，但目前支持其作为常规治疗手段的依据尚不充分。

10. 预防措施

10.1. 术前预防性抗菌药的使用

神经外科术前抗菌药预防性使用主要针对手术中最有可能引发感染的细菌，而不是将组织中的细菌全部杀灭。Ⅰ类切口手术(清洁手术)：包括无植入物神经外科手术、脑脊液分流术、脊髓手术，有或无植入物、内固定物的脊柱手术预防性用药使用头孢唑啉或头孢呋辛，头孢菌素过敏者可选用克林霉素。Ⅱ类切口手术(清洁-污染手术)：包括经鼻蝶窦神经外科手术，预防性用药可使用头孢唑啉或头孢呋辛＋甲硝唑，头孢菌素过敏者使用克林霉素＋庆大霉素或氨曲南预防。在手术切开皮肤前 30 min 给药，30 min 内静脉滴注完毕，如手术延长至 3 h 以上，或失血量>1 500 ml，可术中增加 1 次给药。常规持续预防性使用抗菌素不能减少颅内感染的发生反而增加耐药菌株出现的风险。

10.2. 术后引流管的管理和拔除

神经外科术中应根据病情放置脑室、瘤腔内、皮下等引流管。术后引流管的管理需注意：(1)引流管固定于床边，不可抬高引流管袋，以防引流液逆向流入颅内引起感染。(2)保持引流管通畅，防止受压、扭曲、折角或脱出。(3)一般脑内、硬膜下、硬膜外或皮瓣下引流管应在 24~48 h 内尽早拔除。

10.3. EVD 及腰大池外引流管的管理:

行 EVD 及腰大池外引流术应尽可能在手术室或者换药室进行。引流管拔除后,进行无菌缝合。EVD 和腰大池外引流要采用走皮下隧道技术,能减少引流管移位、脱管、脑脊液漏及感染的发生率。应减少脑脊液标本采集的频率,每日评估引流量及引流液性质,并注意引流管出皮肤处的情况,及时清除局部痂皮,若发现渗液应立即处置,必要时重新缝合或拔除引流管。若病情允许尽早拔除引流管,留置时间不宜超过 2~3 周,必要时更换新的引流管。带涂层的 EVD 引流管能减少感染的概率。

10.4. 发生脑室炎和脑膜炎的脑脊液分流器患者,何时可以重新植入新的分流器

2017 年美国感染病学会指南指出对于由凝固酶阴性葡萄球菌或痤疮丙酸杆菌引起的感染,没有相关的脑脊液异常且外化后 48 小时脑脊液培养呈阴性的患者,应在移除后第三天重新植入新的分流器。对于由凝固酶阴性葡萄球菌或痤疮丙酸杆菌引起的感染,伴有脑脊液异常但脑脊液重复培养阴性的患者,应在抗菌治疗 7 天后重新植入新的分流器(强,低);如果重复培养呈阳性,建议进行抗菌治疗,直到脑脊液培养连续 7-10 天保持阴性,然后再放置新的分流器。在金黄色葡萄球菌或革兰氏阴性杆菌引起的感染患者中,应在脑脊液培养阴性 10 天后重新植入新的分流器。不建议在分流再植前停止抗菌治疗以验证感染是否清除。

参考文献

1. Schuchat A, Robinson K, Wenger JD, et al. Bacterial meningitis in the United States in 1995. Active Surveillance Team. N Engl J Med. 1997;337:970–6.

2. Kim KS. Acute bacterial meningitis in infants and children. Lancet Infect Dis. 2010;10:32–42.

3. Prevention CfDCa. Prevention and control of meningococcal disease. Recommendations of the Advisory Committee on Immunization Practices (ACIP). MMWR Recomm Rep. 2005;54:1–21.

4. Hsu HE, Shutt KA, Moore MR, et al. Effect of pneumococcal conjugate vaccine on pneumococcal meningitis. N Engl J Med. 2009;360:244–56.

5. Fothergill LD, Wright J. Influenzal meningitis: relation of age incidence to bacterial power of blood against causal organism. J Immunol. 1933;24:273–84.

6. Thigpen MC, Whitney CG, Messonnier NE, et al. Bacterial meningitis in the United States, 1998–2007. N Engl J Med. 2011; 364:2016–25.

7. 7.Sarff LD, McCracken GH, Schiffer MS, et al. Epidemiology of Escherichia coli K1 in healthy and diseased newborns. Lancet. 1975;1:1099–104.

8. Schiffer MS, Oliveira E, Glode MP, McCracken Jr GH, Sarff LM, Robbins JB. A review: relation between invasiveness and the K1 capsular polysaccharide of Escherichia coli. Pediatr Res. 1976;10:82–7.

9. Nigrovic LE, Kuppermann N, Macias CG, et al. Clinical prediction rule for identifying children with cerebrospinal fluid pleocytosis at very low risk of bacterial meningitis. JAMA. 2007;297:52–60.

10. May M, Daley AJ, Donath S, Isaacs D. Early onset neonatal meningitis in Australia and New Zealand, 1992–2002. Arch Dis Child Fetal Neonatal Ed. 2005;90:F324–7.

11. Weisfelt M, van de Beek D, Spanjaard L, de Gans J. Nosocomial bacterial meningitis in adults: a prospective series of 50 cases. J Hosp Infect. 2007;66:71–8.

12. Helbok R, Broessner G, Pfausler B, Schmutzhard E. Chronic meningitis. J Neurol. 2009;256:168–75.

13. Kallstrom H, Blackmer Gill D, Albiger B, Liszewski MK, Atkinson JP, Jonsson AB.

Attachment of Neisseria gonorrhoeae to the cellular pilus receptor CD46: identifi cation of domains important for bacterial adherence. Cell Microbiol. 2001;3:133–43.

14 . Kallstrom H, Liszewski MK, Atkinson JP, Jonsson AB. Membrane cofactor protein (MCP or CD46) is a cellular pilus receptor for pathogenic Neisseria. Mol Microbiol. 1997;25:639–47.

15 . Mulks MH, Plaut AG. IgA protease production as a characteristic distinguishing pathogenic from harmless neisseriaceae. N Engl J Med. 1978;299:973–6.

16 . Hill DJ, Griffi ths NJ, Borodina E, Virji M. Cellular and molecular biology of Neisseria meningitidis colonization and invasive disease. Clin Sci (Lond). 2010;118:547–64.

17 . Rouphael NG, Stephens DS. Neisseria meningitidis: biology, microbiology, and epidemiology. Methods Mol Biol. 2012;799: 1–20

18 . Tunkel AR, Scheld WM. Pathogenesis and pathophysiology of bacterial meningitis. Clin Microbiol Rev. 1993;6:118–36. 33. Carpenter RR, Petersdorf RG. The clinical spectrum of bacterial meningitis. Am J Med. 1962;33:262–75.

19 . Durand ML, Calderwood SB, Weber DJ, et al. Acute bacterial meningitis in adults. A review of 493 episodes. N Engl J Med. 1993;328:21–8.

20 . Gorse GJ, Thrupp LD, Nudleman KL, Wyle FA, Hawkins B, Cesario TC. Bacterial meningitis in the elderly. Arch Intern Med. 1984;144:1603–7.

21 . Verghese A, Gallemore G. Kernig's and Brudzinski's signs revisited. Rev Infect Dis. 1987;9:1187–92.

22 . Ward MA, Greenwood TM, Kumar DR, Mazza JJ, Yale SH. Josef Brudzinski and Vladimir Mikhailovich Kernig: signs for diagnosing meningitis. Clin Med Res. 2010;8:13–7.

23 . Joffe AR. Lumbar puncture and brain herniation in acute bacterial meningitis: a review. J Intensive Care Med. 2007;22:194–207.

24 . Oliver WJ, Shope TC, Kuhns LR. Fatal lumbar puncture: fact versus fi ction – an approach to a clinical dilemma. Pediatrics. 2003;112:e174–6.

25 . Tattevin P, Bruneel F, Regnier B. Cranial CT before lumbar puncture in suspected meningitis. N Engl J Med. 2002;346:1248–51; author reply 51.

26 . van Crevel H, Hijdra A, de Gans J. Lumbar puncture and the risk of herniation: when

should we fi rst perform CT? J Neurol. 2002;249:129–37.

27. Fishman RA. Cerebrospinal fl uid in diseases of the nervous system. Philadelphia: WB Saunders Co; 1992.

28. Skipper BJ, Davis LE. Ascertaining hypoglycorrhachia in an acute patient. Am J Emerg Med. 1997;15:378–80.

29. Deghmane AE, Alonso JM, Taha MK. Emerging drugs for acute bacterial meningitis. Expert Opin Emerg Drugs. 2009;14: 381–93.

30. Ohga S, Okada K, Ueda K, et al. Cerebrospinal fl uid cytokine levels and dexamethasone therapy in bacterial meningitis. J Infect. 1999;39:55–60.

31. Rappole JH, Hubalek Z. Migratory birds and West Nile virus. J Appl Microbiol. 2003;94(Suppl):47S–58.

32. CDC. Human rabies prevention – United States, 2008: recommendations of the Advisory Committee on Immunization Practices. MMWR Recomm Rep. 2008;57:1–28.

33. Murphy RF, Caliendo AM. Relative quantity of cerebrospinal fl uid herpes simplex virus DNA in adult cases of encephalitis and meningitis. Am J Clin Pathol. 2009;132:687–90.

34. van de Beek D, Farrar JJ, de Gans J, et al. Adjunctive dexamethasone in bacterial meningitis: a meta-analysis of individual patient data. Lancet Neurol. 2010;9:254–63.

35. Roos KL, Scheld WM. The management of fulminant meningitis in the intensive care unit. Infect Dis Clin North Am. 1989;3: 137–54.

36. Roos KL, van de Beek D. Bacterial meningitis. In: Vinken PJ, Bruyn GW, editors. Handbook of clinical neurology. Elsevier: vol. 96. 2010. p. 51–63.

37. Gwer S, Gatakaa H, Mwai L, Idro R, Newton CR. The role for osmotic agents in children with acute encephalopathies: a systematic review. BMC Pediatr. 2010;10:23.

38. Hinson HE, Stein D, Sheth KN. Hypertonic saline and mannitol therapy in critical care neurology. J Intensive Care Med. 2013;28(1):3–11. Ahmed A, Jafri H, Lutsar I, et al. Pharmacodynamics of vancomycin for the treatment of experimental penicillin- and cephalosporinresistant pneumococcal meningitis. Antimicrob Agents Chemother. 1999;43:876–81.

39. Lutsar I, Friedland IR, Jafri HS, et al. Factors infl uencing the antiinfl ammatory effect of dexamethasone therapy in experimental pneumococcal meningitis. J Antimicrob Chemother.

2003;52: 651–5.

40.McIntyre PB, Berkey CS, King SM, et al. Dexamethasone as adjunctive therapy in bacterial meningitis. A meta-analysis of randomized clinical trials since 1988. JAMA. 1997;278:925–31.

41.Liu S, Li L, Luo Z, et al. Superior effect of hypertonic saline over mannitol to attenuate cerebral edema in a rabbit bacterial meningitis model. Crit Care Med. 2011;39:1467–73.

42.Murthy JM. Management of intracranial pressure in tuberculous meningitis. Neurocrit Care. 2005;2:306–12.

43.Qureshi AI, Suarez JI. Use of hypertonic saline solutions in treatment of cerebral edema and intracranial hypertension. Crit Care Med. 2000;28:3301–13.

44.Iwasaka T, Kidera Y, Tsugitomi H, Sugimori H. The cellular changes in primary and recurrent infection with herpes simplex virus type 2 in an in vitro model. Acta Cytol. 1987;31:935–40.

45.Esiri MM. Herpes simplex encephalitis. An immunohistological study of the distribution of viral antigen within the brain. J Neurol Sci. 1982;54:209–26.

46.Blanton JD, Palmer D, Dyer J, Rupprecht CE. Rabies surveillance in the United States during 2010. J Am Vet Med Assoc. 2011;239:773–83.

47.Sharpe AH, Fields BN. Pathogenesis of viral infections. Basic concepts derived from the reovirus model. N Engl J Med. 1985;312:486–97.

48.Pleasure SJ, Fischbein NJ. Correlation of clinical and neuroimaging fi ndings in a case of rabies encephalitis. Arch Neurol. 2000;57:1765–9.

49.Peters CJ. Arenaviruses. In: Richman DD, Whitley RJ, Hayden FG, editors. Clinical virology. Washington, D.C.: American Society of Microbiology Press; 2009. p. 1009–29.

50.Jolles S, Sewell WA, Leighton C. Drug-induced aseptic meningitis: diagnosis and management. Drug Saf. 2000;22:215–26.

51.Dupuis M, Hull R, Wang H, et al. Molecular detection of viral causes of encephalitis and meningitis in New York State. J Med Virol. 2011;83:2172–81.

52.Espy MJ, Uhl JR, Mitchell PS, et al. Diagnosis of herpes simplex virus infections in the clinical laboratory by LightCycler PCR. J Clin Microbiol. 2000;38:795–9.

53. Singhi S, Singhi P, Baranwal AK. Bacterial meningitis in children: critical care needs. Indian J Pediatr. 2001;68:737–47.

54. Czosnyka M, Pickard JD. Monitoring and interpretation of intracranial pressure. J Neurol Neurosurg Psychiatry. 2004;75:813–21.

55. Kumar G, Kalita J, Misra UK. Raised intracranial pressure in acute viral encephalitis. Clin Neurol Neurosurg. 2009;111:399–406.

56. Sala F, Abbruzzese C, Galli D, et al. Intracranial pressure monitoring in pediatric bacterial meningitis: a fancy or useful tool? A case report. Minerva Anestesiol. 2009;75:746–9

57. Rappole JH, Derrickson SR, Hubalek Z. Migratory birds and spread of West Nile virus in the Western Hemisphere. Emerg Infect Dis. 2000;6:319–28.

58. Cinque P, Cleator GM, Weber T, Monteyne P, Sindic CJ, van Loon AM. The role of laboratory investigation in the diagnosis and management of patients with suspected herpes simplex encephalitis: a consensus report. The EU Concerted Action on Virus Meningitis and Encephalitis. J Neurol Neurosurg Psychiatry. 1996;61:339–45.

59. Whitley RJ, Alford CA, Hirsch MS, et al. Vidarabine versus acyclovir therapy in herpes simplex encephalitis. N Engl J Med. 1986;314:144–9.

60. Houff SA, Burton RC, Wilson RW, et al. Human-to-human transmission of rabies virus by corneal transplant. N Engl J Med. 1979;300:603–4.

61. Jackson AC. Rabies in the critical care unit: diagnostic and therapeutic approaches. Can J Neurol Sci. 2011;38.689–95. 101. Cohen JI, Davenport DS, Stewart JA, Deitchman S, Hilliard JK, Chapman LE. Recommendations for prevention of and therapy for exposure to B virus (cercopithecine herpesvirus 1). Clin Infect Dis. 2002;35:1191–203.

62. Nielsen H, Harmsen A, Gyldensted C. Cerebral abscess. A longterm follow-up. Acta Neurol Scand. 1983;67:330–7.

63. Nielsen H, Gyldensted C, Harmsen A. Cerebral abscess. Aetiology and pathogenesis, symptoms, diagnosis and treatment. A review of 200 cases from 1935–1976. Acta Neurol Scand. 1982;65: 609–22.

64. Honda H, Warren DK. Central nervous system infections: meningitis and brain abscess. Infect Dis Clin North Am. 2009;23:609–23.

65. Metellus P, Laghmari M, Fuentes S, et al. Successful treatment of a giant isolated cerebral mucormycotic (zygomycotic) abscess using endoscopic debridement: case report and therapeutic considerations. Surg Neurol. 2008;69:510–5; discussion 5.

66. Chun CH, Johnson JD, Hofstetter M, Raff MJ. Brain abscess. A study of 45 consecutive cases. Medicine. 1986;65:415–31.

67. Garg RK, Sinha MK. Multiple ring-enhancing lesions of the brain. J Postgrad Med. 2010;56:307–16.

68. Harris PS, Cobbs CG. Cardiac, cerebral, and vascular complications of infective endocarditis. Cardiol Clin. 1996;14:437–50.

69. Muzumdar D, Jhawar S, Goel A. Brain abscess: an overview. Int J Surg. 2011;9:136–44.

70. Canale DJ. William Macewen and the treatment of brain abscesses: revisited after one hundred years. J Neurosurg. 1996;84: 133–42.

71. Carpenter J, Stapleton S, Holliman R. Retrospective analysis of 49 cases of brain abscess and review of the literature. Eur J Clin Microbiol Infect Dis. 2007;26:1–11.

72. Cunha BA. Central nervous system infections in the compromised host: a diagnostic approach. Infect Dis Clin North Am. 2001;15:567–90.

73. Mathisen GE, Johnson JP. Brain abscess. Clin Infect Dis. 1997;25:763–79; quiz 80–1.

74. Nicolosi A, Hauser WA, Musicco M, Kurland LT. Incidence and prognosis of brain abscess in a defi ned population: Olmsted County, Minnesota, 1935–1981. Neuroepidemiology. 1991;10: 122–31.

75. Le Moal G, Landron C, Grollier G, et al. Characteristics of brain abscess with isolation of anaerobic bacteria. Scand J Infect Dis. 2003;35:318–21.

76. Mamelak AN, Obana WG, Flaherty JF, Rosenblum ML. Nocardial brain abscess: treatment strategies and factors infl uencing outcome. Neurosurgery. 1994;35:622–31.

77. Bartzatt R. Tuberculosis infections of the central nervous system. Cent Nerv Syst Agents Med Chem. 2011;11:321–7.

78. Bathla G, Khandelwal G, Maller VG, Gupta A. Manifestations of cerebral tuberculosis. Singapore Med J. 2011;52:124–30; quiz 31.

79. Jung A, Korsukewitz C, Kuhlmann T, et al. Intracerebral mass lesion diagnosed as

cryptococcoma in a patient with sarcoidosis, a rare opportunistic manifestation induced by immunosuppression with corticosteroids. J Neurol. 2012;259(10):2147–50.

80. Nadkarni T, Goel A. Aspergilloma of the brain: an overview. J Postgrad Med. 2005;51 Suppl 1:S37–41.

81. Holtas S, Tornquist C, Cronqvist S. Diagnostic diffi culties in computed tomography of brain abscesses. J Comput Assist Tomogr. 1982;6:683–8.

82. Miller ES, Dias PS, Uttley D. CT scanning in the management of intracranial abscess: a review of 100 cases. Br J Neurosurg. 1988;2:439–46.

83. Nguyen JB, Black BR, Leimkuehler MM, Halder V, Nguyen JV, Ahktar N. Intracranial pyogenic abscess: imaging diagnosis utilizing recent advances in computed tomography and magnetic resonance imaging. Crit Rev Comput Tomogr. 2004;45:181–224.

84. Omuro AM, Leite CC, Mokhtari K, Delattre JY. Pitfalls in the diagnosis of brain tumours. Lancet Neurol. 2006;5:937–48.

85. Kang K, Lim I, Roh JK. Positron emission tomographic fi ndings in a tuberculous brain abscess. Ann Nucl Med. 2007;21:303–6.

86. Kosterink JG. Positron emission tomography in the diagnosis and treatment management of tuberculosis. Curr Pharm Des. 2011;17:2875–80.

87. Kumar R, Basu S, Torigian D, Anand V, Zhuang H, Alavi A. Role of modern imaging techniques for diagnosis of infection in the era of 18F-fl uorodeoxyglucose positron emission tomography. Clin Microbiol Rev. 2008;21:209–24.

88. Lu CH, Chang WN, Lui CC. Strategies for the management of bacterial brain abscess. J Clin Neurosci. 2006;13:979–85.

89. Mackenzie AR, Laing RB, Smith CC, Kaar GF, Smith FW. Spinal epidural abscess: the importance of early diagnosis and treatment. J Neurol Neurosurg Psychiatry. 1998;65:209–12. Lai PH, Hsu SS, Ding SW, et al. Proton magnetic resonance spectroscopy and diffusion-weighted imaging in intracranial cystic mass lesions. Surg Neurol. 2007;68 Suppl 1:S25–36.

90. Lai PH, Hsu SS, Lo YK, Ding SW. Role of diffusion-weighted imaging and proton MR spectroscopy in distinguishing between pyogenic brain abscess and necrotic brain tumor. Acta Neurol Taiwan. 2004;13:107–13.

91. Arseni C, Ciurea AV. Cerebellar abscesses. A report on 119 cases. Zentralbl Neurochir. 1982;43:359–70.

92. Turner RC, Dodson SC, Rosen CL. Medical management of cerebellar abscess: a case report and review of the literature. W V Med J. 2011;107:21–3

93. Kastrup O, Wanke I, Maschke M. Neuroimaging of infections of the central nervous system. Semin Neurol. 2008;28:511–22.

94. Nathoo N, Nadvi SS, Narotam PK, van Dellen JR. Brain abscess: management and outcome analysis of a computed tomography era experience with 973 patients. World Neurosurg. 2011;75:716–26; discussion 612–7.

95. Desprechins B, Stadnik T, Koerts G, Shabana W, Breucq C, Osteaux M. Use of diffusion-weighted MR imaging in differential diagnosis between intracerebral necrotic tumors and cerebral abscesses. AJNR Am J Neuroradiol. 1999;20:1252–7.

96. Abraham, E., P. F. Laterre, R. Garg, H. Levy, D. Talwar, B. L. Trzaskoma, B. Francois, J. S. Guy, M. Bruckmann, A. Rea-Neto, R. Rossaint, D. Perrotin, A. Sablotzki, N. Arkins, B. G. Utterback, and W. L. Macias. 2005. Drotrecogin alfa (activated) for adults with severe sepsis and a low risk of death. N. Engl. J. Med. 353:1332–1341.

97. Adams, W. G., K. A. Deaver, S. L. Cochi, B. D. Plikaytis, E. R. Zell, C. V. Broome, and J. D. Wenger. 1993. Decline of childhood Haemophilus influenzae type b (Hib) disease in the Hib vaccine era. JAMA 269:221–226.

98. Adegbola, R. A., O. Secka, G. Lahai, N. Lloyd-Evans, A. Njie, S. Usen, C. Oluwalana, S. Obaro, M. Weber, T. Corrah, K. Mulholland, K. McAdam, B. Greenwood, and P. J. Milligan. 2005. Elimination of Haemophilus influenzae type b (Hib) disease from the Gambia after the introduction of routine immunisation with a Hib conjugate vaccine: a prospective study. Lancet 366:144–150.

99. Adriani, K. S., D. van de Beek, M. C. Brouwer, L. Spanjaard, and J. deGans. 2007. Community-acquired recurrent bacterial meningitis in adults. Clin. Infect. Dis. 45:e46–e51.

100. Allen, U. D., L. Navas, and S. M. King. 1993. Effectiveness of intrapartum penicillin prophylaxis in preventing early-onset group B streptococcal infection: results of a meta-analysis. CMAJ 149:1659–1665.

101. Andersen, J., R. Christensen, and J. Hertel. 2004. Clinical features and epidemiology of septicaemia and meningitis in neonates due to Streptococcus agalactiae in Copenhagen County, Denmark: a 10 year survey from 1992 to 2001. Acta Paediatr. 93:1334–1339.

102. Anh, D. D., P. E. Kilgore, W. A. Kennedy, B. Nyambat, H. T. Long, L. Jodar, J. D. Clemens, and J. I. Ward. 2006. Haemophilus influenzae type B meningitis among children in Hanoi, Vietnam: epidemiologic patterns and estimates of H. influenzae type B disease burden. Am. J. Trop. Med. Hyg.74:509–515.

103. Aouaj, Y., L. Spanjaard, N. van Leeuwen, and J. Dankert. 2002. Listeria monocytogenes meningitis: serotype distribution and patient characteristics in the Netherlands, 1976–95. Epidemiol. Infect. 128:405–409.

104. Arda, B., O. R. Sipahi, S. Atalay, and S. Ulusoy. 2008. Pooled analysis of 2,408 cases of acute adult purulent meningitis from Turkey. Med. Princ. Pract. 17:76–79.

105. Ardanuy, C., F. Tubau, R. Pallares, L. Calatayud, M. A. Dominguez, D. Rolo, I. Grau, R. Martin, and J. Linares. 2009. Epidemiology of invasive pneumococcal disease among adult patients in Barcelona before and after pediatric 7-valent pneumococcal conjugate vaccine introduction, 1997–2007. Clin. Infect. Dis. 48:57–64.

106. Arditi, M., E. O. Mason, Jr., J. S. Bradley, T. Q. Tan, W. J. Barson, G. E. Schutze, E. R. Wald, L. B. Givner, K. S. Kim, R. Yogev, and S. L. Kaplan.1998. Three-year multicenter surveillance of pneumococcal meningitis in children: clinical characteristics, and outcome related to penicillin susceptibility and dexamethasone use. Pediatrics 102:1087–1097.

107. Arend, S. M., A. P. Lavrijsen, I. Kuijken, R. N. van der Plas, and E. J. Kuijper. 2006. Prospective controlled study of the diagnostic value of skin biopsy in patients with presumed meningococcal disease. Eur. J. Clin. Microbiol. Infect. Dis. 25:643–649.

108. Arifeen, S. E., S. K. Saha, S. Rahman, K. M. Rahman, S. M. Rahman, S. Bari, A. Naheed, I. Mannan, M. H. Seraji, N. U. Ahmed, M. S. Hassan, N. Huda, A. U. Siddik, I. Quasem, M. Islam, K. Fatima, H. Al-Emran, W. A. Brooks, A. H. Baqui, R. F. Breiman, D. Sack, and S. P. Luby. 2009. Invasive pneumococcal disease among children in rural Bangladesh: results from a population-based surveillance. Clin. Infect. Dis. 48(Suppl. 2):S103–S113.

109. Arnoni, M. V., E. N. Berezin, M. A. Safadi, F. J. Almeida, and C. R. Lopes. 2007.

Streptococcus pyogenes meningitis in children: report of two cases and literature review. Braz. J. Infect. Dis. 11:375–377.

110.Auburtin, M., R. Porcher, F. Bruneel, A. Scanvic, J. L. Trouillet, J. P. Bedos, B. Regnier, and M. Wolff. 2002. Pneumococcal meningitis in the intensive care unit: prognostic factors of clinical outcome in a series of 80 cases. Am. J. Respir. Crit. Care Med. 165:713–717.

111.Backman, A., P. Lantz, P. Radstrom, and P. Olcen. 1999. Evaluation of an extended diagnostic PCR assay for detection and verification of the common causes of bacterial meningitis in CSF and other biological samples. Mol. Cell. Probes 13:49–60.

112.Baggett, H. C., L. F. Peruski, S. J. Olsen, S. Thamthitiwat, J. Rhodes, S. Dejsirilert, W. Wongjindanon, S. F. Dowell, J. E. Fischer, P. Areerat, D. Sornkij, P. Jorakate, A. Kaewpan, P. Prapasiri, S. Naorat, L. Sangsuk, B. Eampokalap, M. R. Moore, G. Carvalho, B. Beall, K. Ungchusak, and S. A. Maloney. 2009. Incidence of pneumococcal bacteremia requiring hospitalization in rural Thailand. Clin. Infect. Dis. 48(Suppl. 2):S65–S74.

113.Baltas, I., S. Tsoulfa, P. Sakellariou, V. Vogas, M. Fylaktakis, and A. Kondodimou. 1994. Posttraumatic meningitis: bacteriology, hydrocephalus, and outcome. Neurosurgery 35:422–426.

114. Baraff, L. J., S. I. Lee, and D. L. Schriger. 1993. Outcomes of bacterial meningitis in children: a meta-analysis. Pediatr. Infect. Dis. J. 12:389–394.

115.Baraldes, M. A., P. Domingo, A. Mauri, J. Monmany, M. Castellanos, R. Pericas, and G. Vazquez. 1999. Group A streptococcal meningitis in the antibiotic era. Eur. J. Clin. Microbiol. Infect. Dis. 18:572–578.

116.Bartt, R. 2000. Listeria and atypical presentations of Listeria in the central nervous system. Semin. Neurol. 20:361–373.

117. Batuwanthudawe, R., K. Karunarathne, M. Dassanayake, S. de Silva, M. K. Lalitha, K. Thomas, M. Steinhoff, and N. Abeysinghe. 2009. Surveillance of invasive pneumococcal disease in Colombo, Sri Lanka. Clin. Infect. Dis.48(Suppl. 2):S136–S140.

118.Beer, R., P. Lackner, B. Pfausler, and E. Schmutzhard. 2008. Nosocomial ventriculitis and meningitis in neurocritical care patients. J. Neurol. 255: 1617–1624.

119.Behrman, R. E., B. R. Meyers, M. H. Mendelson, H. S. Sacks, and S. Z. Hirschman. 1989. Central nervous system infections in the elderly. Arch. Intern. Med. 149:1596–1599.

120. Bennion, J. R., F. Sorvillo, M. E. Wise, S. Krishna, and L. Mascola. 2008 Decreasing listeriosis mortality in the United States, 1990–2005. Clin. Infect. Dis. 47:867–874.

121. Berg, S., B. Trollfors, B. A. Claesson, K. Alestig, L. Gothefors, S. Hugosson, L. Lindquist, P. Olcen, V. Romanus, and K. Strangert. 1996. Incidence and prognosis of meningitis due to Haemophilus influenzae, Streptococcus pneumoniae and Neisseria meningitidis in Sweden. Scand. J. Infect. Dis.28:247–252.

122. Bernard, G. R., J. L. Vincent, P. F. Laterre, S. P. LaRosa, J. F. Dhainaut, A. Lopez-Rodriguez, J. S. Steingrub, G. E. Garber, J. D. Helterbrand, E. W. Ely, and C. J. Fisher, Jr. 2001. Efficacy and safety of recombinant human activated protein C for severe sepsis. N. Engl. J. Med. 344:699–709.

123. Biernath, K. R., J. Reefhuis, C. G. Whitney, E. A. Mann, P. Costa, J. Eichwald, and C. Boyle. 2006. Bacterial meningitis among children with cochlear implants beyond 24 months after implantation. Pediatrics 117:284–289.

124. Bilukha, O. O., and N. Rosenstein. 2005. Prevention and control of meningococcal disease. Recommendations of the Advisory Committee on Immunization Practices (ACIP). MMWR Recomm. Rep. 54(RR7):1–21.

125. Bingen, E., N. Lambert-Zechovsky, E. Guihaire, C. Mancy, Y. Aujard, and H. Mathieu. 1986. Optimum choice of antibiotic treatment in neonatal infections due to group B streptococci. 67Pathol. Biol. (Paris) 34:530–533. (In French.)

126. Bingen, E., C. Levy, F. de la Rocque, M. Boucherat, E. Varon, J. M. Alonso, H. Dabernat, P. Reinert, Y. Aujard, and R. Cohen. 2005. Bacterial meningitis in children: a French prospective study. Clin. Infect. Dis. 41:1059–1063.

127. Bishara, J., N. Hadari, M. Shalita-Chesner, Z. Samra, O. Ofir, M. Paul, N. Peled, S. Pitlik, and Y. Molad. 2007. Soluble triggering receptor expressed on myeloid cells-1 for distinguishing bacterial from aseptic meningitis in adults. Eur. J. Clin. Microbiol. Infect. Dis. 26:647–650.

128. Black, S., H. Shinefield, B. Fireman, E. Lewis, P. Ray, J. R. Hansen, L. Elvin, K. M. Ensor, J. Hackell, G. Siber, F. Malinoski, D. Madore, I. Chang, R. Kohberger, W. Watson, R. Austrian, and K. Edwards. 2000. Efficacy, safety and immunogenicity of heptavalent pneumococcal conjugate vaccine in children. Northern California Kaiser Permanente Vaccine

Study Center Group. Pediatr. Infect. Dis. J. 19:187–195.

129. Bliss, S. J., K. L. O'Brien, E. N. Janoff, M. F. Cotton, P. Musoke, H. Coovadia, and O. S. Levine. 2008. The evidence for using conjugate vaccines to protect HIV-infected children against pneumococcal disease. Lancet Infect. Dis. 8:67–80.

130. Bohr, V., N. Rasmussen, B. Hansen, H. Kjersem, O. Jessen, N. Johnsen, and H. S. Kristensen. 1983. 875 cases of bacterial meningitis: diagnostic procedures and the impact of preadmission antibiotic therapy. Part III of a three-part series. J. Infect. 7:193–202.

131. Boisier, P., P. Nicolas, S. Djibo, M. K. Taha, I. Jeanne, H. B. Mainassara, B. Tenebray, K. K. Kairo, D. Giorgini, and S. Chanteau. 2007. Meningococcal meningitis: unprecedented incidence of serogroup X-related cases in 2006 in Niger. Clin. Infect. Dis. 44:657–663.

132. Bolan, G., C. V. Broome, R. R. Facklam, B. D. Plikaytis, D. W. Fraser, and W. F. Schlech III. 1986. Pneumococcal vaccine efficacy in selected populations in the United States. Ann. Intern. Med. 104:1–6.

133. Bonsu, B. K., and M. B. Harper. 2004. Differentiating acute bacterial meningitis from acute viral meningitis among children with cerebrospinal fluid pleocytosis: a multivariable regression model. Pediatr. Infect. Dis. J. 23:511–517.

134. Bonsu, B. K., H. W. Ortega, M. J. Marcon, and M. B. Harper. 2008. A decision rule for predicting bacterial meningitis in children with cerebrospinal fluid pleocytosis when Gram stain is negative or unavailable. Acad. Emerg. Med. 15:437–444.

135. Bose, A., P. Coen, J. Tully, R. Viner, and R. Booy. 2003. Effectiveness of meningococcal C conjugate vaccine in teenagers in England. Lancet 361:675–676.

136. Boving, M. K., L. N. Pedersen, and J. K. Moller. 2009. Eight-plex PCR and liquid-array detection of bacterial and viral pathogens in cerebrospinal fluid from patients with suspected meningitis. J. Clin. Microbiol. 47:908–913.

137. Boyer, D., R. C. Gordon, and T. Baker. 1993. Lack of clinical usefulness of a positive latex agglutination test for Neisseria meningitidis/Escherichia coli antigens in the urine. Pediatr. Infect. Dis. J. 12:779–780.

138. Bronska, E., J. Kalmusova, O. Dzupova, V. Maresova, P. Kriz, and J. Benes. 2006. Dynamics of PCR-based diagnosis in patients with invasive meningococcal disease. Clin.

Microbiol. Infect. 12:137–141

139. Brouwer, M. C., J. de Gans, S. G. Heckenberg, A. H. Zwinderman, T. van der Poll, and D. van de Beek. 2009. Host genetic susceptibility to pneumococcal and meningococcal disease: a systematic review and meta-analysis. Lancet Infect. Dis. 9:31–44.

140. Brouwer, M. C., G. D. Keizerweerd, J. de Gans, L. Spanjaard, and D. van de Beek. 2009. Community acquired Staphylococcus aureus meningitis in adults. Scand. J. Infect. Dis. 41:375–377.

141. Weisfelt, M., D. van de Beek, L. Spanjaard, J. B. Reitsma, and J. de Gans. 2006. Community-acquired bacterial meningitis in older people. J. Am. Geriatr. Soc. 54:1500–1507.

142. Weiss, D. P., P. Coplan, and H. Guess. 2001. Epidemiology of bacterial meningitis among children in Brazil, 1997-1998. Rev. Saude Publica 35: 249–255. (In Portugese.)

143. Welinder-Olsson, C., L. Dotevall, H. Hogevik, R. Jungnelius, B. Trollfors, M. Wahl, and P. Larsson. 2007. Comparison of broad-range bacterial PCR and culture of cerebrospinal fluid for diagnosis of community-acquired bacterial meningitis. Clin. Microbiol. Infect. 13:879–886.

144. Wenger, J. D., A. W. Hightower, R. R. Facklam, S. Gaventa, and C. V. Broome. 1990. Bacterial meningitis in the United States, 1986: report of a multistate surveillance study. The Bacterial Meningitis Study Group. J. Infect. Dis. 162:1316–1323.

145. Werno, A. M., and D. R. Murdoch. 2008. Medical microbiology: laboratory diagnosis of invasive pneumococcal disease. Clin. Infect. Dis.46:926–932.

146. Wertheim, H. F., H. D. Nghia, W. Taylor, and C. Schultsz. 2009. Streptococcus suis: an emerging human pathogen. Clin. Infect. Dis. 48:617–625.

147. Wertheim, H. F., H. N. Nguyen, W. Taylor, T. T. Lien, H. T. Ngo, T. Q.Nguyen, B. N. Nguyen, H. H. Nguyen, H. M. Nguyen, C. T. Nguyen, T. T.Dao, T. V. Nguyen, A. Fox, J. Farrar, C. Schultsz, H. D. Nguyen, K. V.Nguyen, and P. Horby. 2009. Streptococcus suis, an important cause of adult bacterial meningitis in northern Vietnam. PLoS One 4:e5973.

148. Whitney, C. G., M. M. Farley, J. Hadler, L. H. Harrison, N. M. Bennett, R. Lynfield, A. Reingold, P. R. Cieslak, T. Pilishvili, D. Jackson, R. R. Facklam, J. H. Jorgensen, and A. Schuchat. 2003. Decline in invasive pneumococcal disease after the introduction of protein-polysaccharide conjugate vaccine. N. Engl. J. Med. 348:1737–1746.

149.Whitney, C. G., M. M. Farley, J. Hadler, L. H. Harrison, C. Lexau, A. Reingold, L. Lefkowitz, P. R. Cieslak, M. Cetron, E. R. Zell, J. H. Jorgensen, and A. Schuchat. 2000. Increasing prevalence of multidrug-resistant Streptococcus pneumoniae in the United States. N. Engl. J. Med. 343:1917–1924.

150.Wilder-Smith, A., K. T. Goh, T. Barkham, and N. I. Paton. 2003. Hajjassociated outbreak strain of Neisseria meningitidis serogroup W135: estimates of the attack rate in a defined population and the risk of invasive disease developing in carriers. Clin. Infect. Dis. 36:679–683.

151.Williams, E. J., S. Thorson, M. Maskey, S. Mahat, M. Hamaluba, S. Dongol, A. M. Werno, B. K. Yadav, A. S. Shah, D. F. Kelly, N. Adhikari, A. J. Pollard, and D. R. Murdoch. 2009. Hospital-based surveillance of invasive pneumococcal disease among young children in urban Nepal. Clin. Infect. Dis. 48(Suppl. 2):S114–S122.

152.Wolf, R. E., and C. A. Birbara. 1968. Meningococcal infections at an army training center. Am. J. Med. 44:243–255.

153.Yu, H., H. Jing, Z. Chen, H. Zheng, X. Zhu, H. Wang, S. Wang, L. Liu, R. Zu, L. Luo, N. Xiang, H. Liu, X. Liu, Y. Shu, S. S. Lee, S. K. Chuang, Y. Wang, J. Xu, and W. Yang. 2006. Human Streptococcus suis outbreak, Sichuan, China. Emerg. Infect. Dis. 12:914–920.

154.Zaidi, A. K., H. Khan, R. Lasi, and W. Mahesar. 2009. Surveillance of pneumococcal meningitis among children in Sindh, southern Pakistan. Clin. Infect. Dis. 48(Suppl. 2):S129–S135.

155. Zoons, E., M. Weisfelt, J. de Gans, L. Spanjaard, J. H. Koelman, J. B. Reitsma, and D. van de Beek. 2008. Seizures in adults with bacterial meningitis. Neurology 70:2109–2115.

156.Zoppi, M., M. Weiss, U. E. Nydegger, T. Hess, and P. J. Spath. 1990. Recurrent meningitis in a patient with congenital deficiency of the C9 component of complement. First case of C9 deficiency in Europe. Arch. Intern. Med. 150:2395–2399.

157.Tatiana, B., Jaqueline, S.G., Graziele, M., Samuel, G. E., Antônio, L.T. Pathophysiology of bacterial infection of the central nervous system and its putative role in the pathogenesis of behavioral changes. Braz J Psychiatry. 2013 Mar;35(1):81-7.

158.彭忠，李春辉，陈焕春，王湘如. 细菌性脑膜炎概述. 中国感染控制杂志. 2022. 21(1), 97-103.

159.Goto, R., et al., Cerebrospinal fluid analysis is associated with enhancement on MRI in bacterial and tuberculous meningitis: A retrospective observational study. Clin Neurol Neurosurg, 2022. 212: p. 107036.

160..孙雨,王华.儿童肺炎支原体脑炎的诊断和治疗进展.医学综述,2015,21(9):1633-1635.

161.杨加尉.儿童肺炎支原体脑炎研究进展.国际儿科学杂志,2015,42(1):87-89,93.

162.王莉,宋春兰.儿童支原体脑炎联合治疗效果观察.中国实用神经疾病杂志,2010,(9):49-50,51.

163.Daxboeck F, et al. Diagnosis, treatment, and prognosis of Mycoplasma pneumoniae childhood encephalitis: systematic review of 58 cases. J Child Neurol. 2004 Nov;19(11):865-71.

164.Diederen BM. Legionella spp. and Legionnaires' disease. J Infect. 2008 Jan;56(1):1-12.

165.Cunha CB, Cunha BA. Antimicrobial Therapy for Legionnaire's Disease: Antibiotic Stewardship Implications. Infect Dis Clin North Am. 2017 Mar;31(1):179-191.

166.Cunha BA, Burillo A. Bouza E. Legionnaires' disease. Lancet, 2016, 387(10016): 376-385.

167.Yi H, Fang J, Huang J, Liu B, Qu J, Zhou M. Legionella pneumophila as Cause of Severe Community-Acquired Pneumonia, China. Emerg Infect Dis. 2020 Jan;26(1):160-162.

168.Herwaldt LA, Marra AR. Legionella: a reemerging pathogen. Curr Opin Infect Dis. 2018 Aug;31(4):325-333.

169.Burillo A, Pedro-Botet ML, Bouza E. Microbiology and Epidemiology of Legionnaire's Disease. Infect Dis Clin North Am. 2017 Mar;31(1):7-27.

170.Chambers ST, Slow S, Scott-Thomas A, Murdoch DR. Legionellosis Caused by Non-Legionella pneumophila Species, with a Focus on Legionella longbeachae. Microorganisms. 2021 Jan 31;9(2):291.

171.Wang JY, Li X, Chen JY, Tong B. Epileptic Seizure after Use of Moxifloxacin in Man with Legionella longbeachae Pneumonia. Emerg Infect Dis. 2020 Nov;26(11):2725-2727.

172.梁思聪,陈愉.军团菌感染所致肺损伤的调控机制研究进展.国际呼吸杂志.2021,41(03):229-235.

173.杨闯,李云峰,张琳.公共场所水源中军团菌的研究进展.口岸卫生控制.2019(4):34-37.

174.孔德川,肖文佳,陈明亮等.2011—2018年上海市公共场所人工水环境中军团菌污染情况调查及其病原型别鉴定. 中华预防医学杂志. 2021. 55(01):72-77.

175.王佳鑫,于墨池,陈愉.军团菌感染致肺外表现及调控机制研究进展.华西医学, 2021, 36(01):8-13.

176. Canale DJ. William Macewen and the treatment of brain abscesses: revisited after one hundred years. J Neurosurg. 1996;84: 133–42.

177. Carpenter J, Stapleton S, Holliman R. Retrospective analysis of 49 cases of brain abscess and review of the literature. Eur J Clin Microbiol Infect Dis. 2007;26:1–11.

178. Nicolosi A, Hauser WA, Musicco M, Kurland LT. Incidence and prognosis of brain abscess in a defined population: Olmsted County, Minnesota, 1935–1981. Neuroepidemiology. 1991;10:122–31.

179. Nielsen H, Harmsen A, Gyldensted C. Cerebral abscess. A longterm follow-up. Acta Neurol Scand. 1983;67:330–7.

180. Nielsen H, Gyldensted C, Harmsen A. Cerebral abscess. Aetiology and pathogenesis, symptoms, diagnosis and treatment. A review of 200 cases from 1935–1976. Acta Neurol Scand. 1982;65: 609–22.

181. Honda H, Warren DK. Central nervous system infections: meningitis and brain abscess. Infect Dis Clin North Am. 2009;23:609–23.

182. Harris PS, Cobbs CG. Cardiac, cerebral, and vascular complications of infective endocarditis. Cardiol Clin. 1996;14:437–50.

183. Muzumdar D, Jhawar S, Goel A. Brain abscess: an overview. Int J Surg. 2011;9:136–44.

184. Le Moal G, Landron C, Grollier G, et al. Characteristics of brain abscess with isolation of anaerobic bacteria. Scand J Infect Dis. 2003;35:318–21.

185. Cunha BA. Central nervous system infections in the compromised host: a diagnostic approach. Infect Dis Clin North Am. 2001;15:567–90.

186. Mathisen GE, Johnson JP. Brain abscess. Clin Infect Dis. 1997;25:763–79; quiz 80–1.

187. Mamelak AN, Obana WG, Flaherty JF, Rosenblum ML. Nocardial brain abscess: treatment strategies and factors influencing outcome. Neurosurgery. 1994;35:622–31.

188. Bartzatt R. Tuberculosis infections of the central nervous system. Cent Nerv Syst Agents Med Chem. 2011;11:321–7.

189. Bathla G, Khandelwal G, Maller VG, Gupta A. Manifestations of cerebral tuberculosis. Singapore Med J. 2011;52:124–30; quiz 31.

190. Jung A, Korsukewitz C, Kuhlmann T, et al. Intracerebral mass lesion diagnosed as cryptococcoma in a patient with sarcoidosis, a rare opportunistic manifestation induced by immunosuppression with corticosteroids. J Neurol. 2012;259(10):2147–50.

191. Nadkarni T, Goel A. Aspergilloma of the brain: an overview. J Postgrad Med. 2005;51 Suppl 1:S37–41.

192. Metellus P, Laghmari M, Fuentes S, et al. Successful treatment of a giant isolated cerebral mucormycotic (zygomycotic) abscess using endoscopic debridement: case report and therapeutic considerations. Surg Neurol. 2008;69:510–5; discussion 5.

193. Chun CH, Johnson JD, Hofstetter M, Raff MJ. Brain abscess. A study of 45 consecutive cases. Medicine. 1986;65:415–31.

194 Arseni C, Ciurea AV. Cerebellar abscesses. A report on 119 cases. Zentralbl Neurochir. 1982;43:359–70.

195. Turner RC, Dodson SC, Rosen CL. Medical management of cerebellar abscess: a case report and review of the literature. W V Med J. 2011;107:21–3.

196. Kastrup O, Wanke I, Maschke M. Neuroimaging of infections of the central nervous system. Semin Neurol. 2008;28:511–22.

197. Nathoo N, Nadvi SS, Narotam PK, van Dellen JR. Brain abscess: management and outcome analysis of a computed tomography era experience with 973 patients. World Neurosurg. 2011;75:716–26; discussion 612–7.

198. Garg RK, Sinha MK. Multiple ring-enhancing lesions of the brain. J Postgrad Med. 2010;56:307–16.

199. Holtas S, Tornquist C, Cronqvist S. Diagnostic difficulties in computed tomography of brain abscesses. J Comput Assist Tomogr. 1982;6:683–8.

200. Miller ES, Dias PS, Uttley D. CT scanning in the management of intracranial abscess: a review of 100 cases. Br J Neurosurg. 1988;2:439–46.

201. Nguyen JB, Black BR, Leimkuehler MM, Halder V, Nguyen JV, Ahktar N. Intracranial pyogenic abscess: imaging diagnosis utilizing recent advances in computed tomography and

magnetic resonance imaging. Crit Rev Comput Tomogr. 2004;45:181–224.

202. Lai PH, Hsu SS, Ding SW, et al. Proton magnetic resonance spectroscopy and diffusion-weighted imaging in intracranial cystic mass lesions. Surg Neurol. 2007;68 Suppl 1:S25–36.

203. Lai PH, Hsu SS, Lo YK, Ding SW. Role of diffusion-weighted imaging and proton MR spectroscopy in distinguishing between pyogenic brain abscess and necrotic brain tumor. Acta Neurol Taiwan. 2004;13:107–13.

204. Desprechins B, Stadnik T, Koerts G, Shabana W, Breucq C, Osteaux M. Use of diffusion-weighted MR imaging in differential diagnosis between intracerebral necrotic tumors and cerebral
abscesses. AJNR Am J Neuroradiol. 1999;20:1252–7.

205. Omuro AM, Leite CC, Mokhtari K, Delattre JY. Pitfalls in the diagnosis of brain tumours. Lancet Neurol. 2006;5:937–48.

206. Kang K, Lim I, Roh JK. Positron emission tomographic findings in a tuberculous brain abscess. Ann Nucl Med. 2007;21:303–6.

207. Kosterink JG. Positron emission tomography in the diagnosis and treatment management of tuberculosis. Curr Pharm Des. 2011;17:2875–80.

208. Kumar R, Basu S, Torigian D, Anand V, Zhuang H, Alavi A. Role of modern imaging techniques for diagnosis of infection in the era of 18F-fluorodeoxyglucose positron emission tomography. Clin Microbiol Rev. 2008;21:209–24.

209. Lu CH, Chang WN, Lui CC. Strategies for the management of bacterial brain abscess. J Clin Neurosci. 2006;13:979–85.

210. Mackenzie AR, Laing RB, Smith CC, Kaar GF, Smith FW. Spinal epidural abscess: the importance of early diagnosis and treatment. J Neurol Neurosurg Psychiatry. 1998;65:209–12.

211. Bluman EM, Palumbo MA, Lucas PR. Spinal epidural abscess in adults. J Am Acad Orthop Surg. 2004;12:155–63.

212. Tompkins M, Panuncialman I, Lucas P, Palumbo M. Spinal epidural abscess. J Emerg Med. 2010;39:384–90.

213. Sendi P, Bregenzer T, Zimmerli W. Spinal epidural abscess in clinical practice. QJM. 2008;101:1–12.

214. Martin RJ, Yuan HA. Neurosurgical care of spinal epidural, subdural, and intramedullary abscesses and arachnoiditis. Orthop Clin North Am. 1996;27:125–36.

215. Pradilla G, Ardila GP, Hsu W, Rigamonti D. Epidural abscesses of the CNS. Lancet Neurol. 2009;8:292–300.

216. Soehle M, Wallenfang T. Spinal epidural abscesses: clinical manifestations, prognostic factors, and outcomes. Neurosurgery. 2002;51:79–85; discussion 6–7.

217. Curry Jr WT, Hoh BL, Amin-Hanjani S, Eskandar EN. Spinal epidural abscess: clinical presentation, management, and outcome. Surg Neurol. 2005;63:364–71; discussion 71.

218. Hlavin ML, Kaminski HJ, Ross JS, Ganz E. Spinal epidural abscess: a ten-year perspective. Neurosurgery. 1990;27:177–84.

219. Nussbaum ES, Rigamonti D, Standiford H, Numaguchi Y, Wolf AL, Robinson WL. Spinal epidural abscess: a report of 40 cases and review. Surg Neurol. 1992;38:225–31.

220. Huang PY, Chen SF, Chang WN, et al. Spinal epidural abscess in adults caused by Staphylococcus aureus: clinical characteristics and prognostic factors. Clin Neurol Neurosurg. 2012;114(6): 572–6.

221. Wheeler D, Keiser P, Rigamonti D, Keay S. Medical management of spinal epidural abscesses: case report and review. Clin Infect Dis. 1992;15:22–7.

222. Maslen DR, Jones SR, Crislip MA, Bracis R, Dworkin RJ, Flemming JE. Spinal epidural abscess. Optimizing patient care. Arch Intern Med. 1993;153:1713–21.

223. Khanna RK, Malik GM, Rock JP, Rosenblum ML. Spinal epidural abscess: evaluation of factors influencing outcome. Neurosurgery. 1996;39:958–64.

224. Tang HJ, Lin HJ, Liu YC, Li CM. Spinal epidural abscess–experience with 46 patients and evaluation of prognostic factors. J Infect. 2002;45:76–81.

225. Del Curling Jr O, Gower DJ, McWhorter JM. Changing concepts in spinal epidural abscess: a report of 29 cases. Neurosurgery. 1990;27:185–92.

226. Davis DP, Salazar A, Chan TC, Vilke GM. Prospective evaluation of a clinical decision guideline to diagnose spinal epidural abscess in patients who present to the emergency department with spine pain. J Neurosurg Spine. 2011;14:765–70.

227. Davis DP, Wold RM, Patel RJ, et al. The clinical presentation and impact of diagnostic

delays on emergency department patients with spinal epidural abscess. J Emerg Med. 2004;26:285-91.

228. Reihsaus E, Waldbaur H, Seeling W. Spinal epidural abscess: a meta-analysis of 915 patients. Neurosurg Rev. 2000;23:175-204; discussion 5.

229. Obrador GT, Levenson DJ. Spinal epidural abscess in hemodialysis patients: report of three cases and review of the literature. Am J Kidney Dis. 1996;27:75-83.

230. Khan IA, Vaccaro AR, Zlotolow DA. Management of vertebral diskitis and osteomyelitis. Orthopedics. 1999;22:758-65.

231. Strausbaugh LJ. Vertebral osteomyelitis. How to differentiate it from other causes of back and neck pain. Postgrad Med. 1995;97(147-8):51-4.

232. Bhavan KP, Marschall J, Olsen MA, Fraser VJ, Wright NM, Warren DK. The epidemiology of hematogenous vertebral osteomyelitis: a cohort study in a tertiary care hospital. BMC Infect Dis. 2010;10:158.

233. Grammatico L, Baron S, Rusch E, et al. Epidemiology of vertebral osteomyelitis (VO) in France: analysis of hospital-discharge data 2002-2003. Epidemiol Infect. 2008;136:653-60.

234. Digby JM, Kersley JB. Pyogenic non-tuberculous spinal infection: an analysis of thirty cases. J Bone Joint Surg Br. 1979;61:47-55.

235. Zimmerli W. Clinical practice. Vertebral osteomyelitis. N Engl J Med. 2010;362:1022-9.

236. Rezai AR, Woo HH, Errico TJ, Cooper PR. Contemporary management of spinal osteomyelitis. Neurosurgery. 1999;44:1018-25; discussion 25-6.

237. Nussbaum ES, Rockswold GL, Bergman TA, Erickson DL, Seljeskog EL. Spinal tuberculosis: a diagnostic and management challenge. J Neurosurg. 1995;83:243-7.

238. Priest DH, Peacock Jr JE. Hematogenous vertebral osteomyelitis due to Staphylococcus aureus in the adult: clinical features and therapeutic outcomes. South Med J. 2005;98:854-62.

239. 144. Sapico FL. Microbiology and antimicrobial therapy of spinal infections. Orthop Clin North Am. 1996;27:9-13.

240. Broner FA, Garland DE, Zigler JE. Spinal infections in the immunocompromised host. Orthop Clin North Am. 1996;27:37-46.

241.Schaller MA, Wicke F, Foerch C, Weidauer S. Central Nervous System Tuberculosis :

Etiology, Clinical Manifestations and Neuroradiological Features. Clin Neuroradiol. 2019 Mar;29(1):3-18.

242. World Health Organization. Global tuberculosis report 2016. Geneva: WHO; 2016.

243. Raviglione MC, Snider DE Jr, Kochi A. Global epidemiology of tuberculosis. Morbidity and mortality of a worldwide epidemic. JAMA. 1995;273:220–6.

244. Bernaerts A, Vanhoenacker FM, Parizel PM, Van Goethem JW, Van Altena R, Laridon A, De Roeck J, Coeman V, De Schepper AM. Tuberculosis of the central nervous system: overview of neuroradiological findings. Eur Radiol. 2003;13:1876–90.

245. World Health Organization. Global tuberculosis control: surveillance, planning, financing. Geneva: WHO; 2004.

246. Verdon R, Chevret S, Laissy JP, Wolff M. Tuberculous meningitis in adults: review of 48 cases. Clin Infect Dis. 1996;22:982–8.

247. Wilkinson RJ, Rohlwink U, Misra UK, van Crevel R, Mai NTH, Dooley KE, CawsM, Figaji A, Savic R, Solomons R, Thwaites GE; Tuberculous Meningitis International Research Consortium. Tuberculous meningitis. Nat Rev Neurol. 2017;13:581–98.

248. Rock RB, Olin M, Baker CA, Molitor TW, Peterson PK. Central nervous system tuberculosis: pathogenesis and clinical aspects. Clin Microbiol Rev. 2008;21:243–61. table of contents.

249. Peto HM, Pratt RH, Harrington TA, LoBue PA, Armstrong LR. Epidemiology of extrapulmonary tuberculosis in the United States, 1993–2006. Clin Infect Dis. 2009;49:1350–7.

250. El Sahly HM, Teeter LD, Pan X, Musser JM, Graviss EA. Mortality associated with central nervous system tuberculosis. J Infect. 2007;55:502–9.

251. Kennedy DH, Fallon RJ. Tuberculous meningitis. JAMA. 1979;241: 264–8.

252. Thwaites GE, Schoeman JF. Update on tuberculosis of the central nervous system: pathogenesis, diagnosis, and treatment. Clin Chest Med. 2009;30:745–54.

253. Department of Health. Reported tuberculosis in the United States, 2013. 2014.

254. Phypers M, Harris T, Power C. CNS tuberculosis: a longitudinal analysis of epidemiological and clinical features. Int J Tuberc Lung Dis. 2006;10:99–103.

255. Ho͈so͈glu S, GeyikMF, Balik I,Aygen B, Erol S, Aygencel SG, Mert A, Salto͈glu N,

Dökmeta,s I, Felek S, Sünbül M, Irmak H, Aydin K,

256.Ayaz C, Köko˘glu OF, Uçmak H, Satilmi,s S. Tuberculous meningitis in adults in Turkey: epidemiology, diagnosis, clinic and laboratory Eur J Epidemiol. 2003;18:337-43.

257.Arvanitakis Z, Long RL, Hershfield ES,Manfreda J, Kabani A, Kunimoto D, Power C.M. tuberculosis molecular variation in CNS infection: evidence for strain-dependent neurovirulence. Neurology. 1998;50:1827–32.

258.Bishburg E, Sunderam G, Reichman LB, Kapila R. Central nervous system tuberculosis with the acquired immunodeficiency syndrome and its related complex. Ann Intern Med. 1986;105:210–3.

259.Thwaites GE, Tran TH. Tuberculous meningitis: many questions, too few answers. Lancet Neurol. 2005;4:160–70.

260.Lesprit P, Zagdanski AM, de La Blanchardière A, Rouveau M, Decazes JM, Frija J, Lagrange P, Modaï J, Molina JM. Cerebral tuberculosis in patients with the acquired immunodeficiency syndrome (AIDS). Report of 6 cases and review. Medicine (Baltimore). 1997;76:423–31.

261.Askling J, Fored CM, Brandt L, Baecklund E, Bertilsson L, Cöster L, Geborek P, Jacobsson LT, Lindblad S, Lysholm J, Rantapää-Dahlqvist S, Saxne T, Romanus V, Klareskog L, Feltelius N. Risk and case characteristics of tuberculosis in rheumatoid arthritis associated with tumor necrosis factor antagonists in Sweden. Arthritis Rheum. 2005;52:1986–92.

262.Mackert BM, Conradi J, Loddenkemper C, van Landeghem FK, Loddenkemper R, Ignatius R, Schneider T. Neurotuberculosis: a continuing clinical challenge. Nervenarzt. 2008;79:153–66.

263.Berenguer J, Moreno S, Laguna F, Vicente T, Adrados M, Ortega A, González-LaHoz J, Bouza E. Tuberculous meningitis in patients infected with the human Immunodeficiency virus. N Engl J Med. 1992;326:668–72.

264.Ducomble T, Tolksdorf K, Karagiannis I, Hauer B, Brodhun B, HaasW, Fiebig L. The burden of extrapulmonary and meningitis tuberculosis: an investigation of national surveillance data, Germany, 2002 to 2009. Euro Surveill. 2013;18(12):20436.

265.Keane J. TNF-blocking agents and tuberculosis: new drugs illuminate an old topic.

Rheumatology. 2005;44:714–20.

266. Chin JH. Tuberculous meningitis: diagnostic and therapeutic challenges. Neurol Clin Pract. 2014;4:199–205.

267. Dastur DK, Manghani DK, Udani PM. Pathology and pathogenetic mechanisms in neurotuberculosis. Radiol Clin North Am. 1995;33:733–52.

268. Rom WN, Garay SM. Tuberculosis. 2nd ed. Philadelphia: Lippincott Williams & Wilkins; 2004.

269. Rich A, McCordock H. The pathogenesis of tuberculous meningitis. Bull Johns Hopkins Hosp. 1933;52:5–37.

270. Ropper AH, Samuels MA, Klein JP. Adams and Victor's Principles of Neurology. 10th ed. New York: McGraw-Hill; 2014.

271. Kumar R, Pandey CK, Bose N, Sahay S. Tuberculous brain abscess: clinical presentation, pathophysiology and treatment (in children). Childs Nerv Syst. 2002;18:118–23.

272. Garcia-Monco JC. Tuberculosis. In: Biller J, Ferro J, editors. Handb Clin Neurol. Neurol Asp Syst Dis Part III. 3rd Series, Vol. 121. Amsterdam: Elsevier; 2014.

273. Bidstrup C, Andersen PH, Skinhøj P, Andersen AB. Tuberculous meningitis in a country with a low incidence of tuberculosis: still a serious disease and a diagnostic challenge. Scand J Infect Dis. 2002;34:811–4.

274. Andronikou S, Smith B, Hatherhill M, Douis H, Wilmshurst J. Definitive neuroradiological diagnostic features of tuberculous meningitis in children. Pediatr Radiol. 2004;34:876–85.

275. Thwaites G, Fisher M, Hemingway C, Scott G, Solomon T, Innes J; British Infection Society. British Infection Society guidelines for the diagnosis and treatment of tuberculosis of the central nervous system in adults and children. J Infect. 2009;59:167–87.

276. Sütla͈s PN, Unal A, Forta H, Senol S, Kirba͈s D. Tuberculous meningitis in adults: review of 61 cases. Infection. 2003;31:387–91.

277. Hopewell PC. A clinical view of tuberculosis. Radiol Clin North Am. 1995;33:641–53.

278. al-Deeb SM, Yaqub BA, Sharif HS, Motaery KR. Neurotuberculosis: a review. Clin Neurol Neurosurg. 1992;94(Suppl):S30–S3.

279. Thwaites GE, van Toorn R, Schoeman J. Tuberculous meningitis: more questions, still too few answers. Lancet Neurol. 2013;12: 999–1010.

280. Dalal PM. Observations on the involvement of cerebral vessels in tuberculous meningitis in adults. Adv Neurol. 1979;25:149–59.

281. Udani PM, Parekh UC, Dastur DK. Neurological and related syndromes in CNS tuberculosis. Clinical features and pathogenesis. J Neurol Sci. 1971;14:341–57.

282. SmithHV. Tuberculous meningitis. Int J Neurol. 1964;4(V):134–57.

283. Lammie GA, Hewlett RH, Schoeman JF, Donald PR. Tuberculous cerebrovascular disease: a review. J Infect. 2009;59:156–66.

284. Misra UK, Kalita J, Bhoi SK, Singh RK. A study of hyponatremia in tuberculous meningitis. J Neurol Sci. 2016;367:152–7.

285. bJeren T, Beus I. Characteristics of cerebrospinal fluid in tuberculous meningitis. Acta Cytol. 1982;26:678–80.

286. Cho TY, Park SC, Cho SN, Lee HR, Kim SK, Kim SK, Lee BI. Intrathecal synthesis of immunoglobulin G and Mycobacterium tuberculosis-specific humoral immune response in tuberculous meningitis. Clin Diagn Lab Immunol. 1995;2:361–4.

287. Thwaites GE, Chau TT, Stepniewska K, Phu NH, Chuong LV, Sinh DX, White NJ, Parry CM, Farrar JJ. Diagnosis of adult tuberculous meningitis by use of clinical and laboratory features. Lancet. 2002;360:1287–92.

288. Moghtaderi A, Alavi-Naini R, Izadi S, Cuevas LE. Diagnostic risk factors to differentiate tuberculous and acute bacterial meningitis. Scand J Infect Dis. 2009;41:188–94.

289. Kumar R, Jain R, Kaur A, Chhabra DK. Brain stem tuberculosis in children. Br J Neurosurg. 2000;14:356–61.

290. Thwaites GE, Duc Bang N, Huy Dung N, et al. The influence of HIV infection on clinical presentation, response to treatment, and outcome in adults with Tuberculous meningitis. J Infect Dis. 2005;192:2134–41.

291. Yarami,s A, Gurkan F, Elevli M, et al. Central nervous system tuberculosis in children: a review of 214 cases. Pediatrics. 1998;102:E49.

292. Offenbacher H, Fazekas F, Schmidt R, et al. MRI in tuberculous meningoencephalitis:

report of four cases and review of the neuroimaging literature. J Neurol. 1991;238:340–4.

293.Tartaglione T, Di Lella GM, Cerase A, et al. Diagnostic imaging of neurotuberculosis. Rays. 1998;23:164–80.

294. Schoeman J, Hewlett R, Donald P. MR of childhood tuberculous meningitis. Neuroradiology. 1988;30:473–7.

295.Kioumehr F, Dadsetan MR, Rooholamini SA, Au A. Central nervous system tuberculosis: MRI. Neuroradiology. 1994;36:93–6.

296.Jinkins JR, Gupta R, Chang KH, Rodriguez-Carbajal J. MR imaging of central nervous system tuberculosis. Radiol Clin North Am. 1995;33:771–86.

297.McGuinness FE. Tuberculous radiculomyelopathy and myelitic tuberculomas. In: Clin Imaging Non-Pulmonary Tuberc. Berlin Heidelberg New York: Springer; 2000. pp. 27–42.

298.Garg R, Malhotra H, Jain A. Neuroimaging in tuberculous meningitis. Neurol India. 2016;64:219.

299.Bhargava S, Gupta AK, Tandon PN. Tuberculous meningitis—a CT study. Br J Radiol. 1982;55:189–96.

300.Ozateş M, Kemaloglu S, Gürkan F, et al. CT of the brain in tuberculous meningitis. A review of 289 patients. Acta Radiol. 2000;41:13–7.

301.Uysal G, Köse G, Güven A, Diren B. Magnetic resonance imaging in diagnosis of childhood central nervous system tuberculosis. Infection. 2001;29:148–53.

302.Botha H, Ackerman C, Candy S, et al. Reliability and diagnostic performance of CT imaging criteria in the diagnosis of tuberculous meningitis. PLoS ONE. 2012;7:e38982.

303.Bullock MR, Welchman JM. Diagnostic and prognostic features of tuberculous meningitis on CT scanning. J Neurol Neurosurg Psychiatr.1982;45:1098–101.

304.Parmar H, Sitoh Y-Y, Anand P, Chua V, Hui F. Contrast-enhanced flair imaging in the evaluation of infectious leptomeningeal diseases. Eur J Radiol. 2006;58:89–95.

305.Given CA 2nd, Burdette JH, Elster AD, Williams DW 3rd. Pseudo-subarachnoid hemorrhage: a potential imaging pitfall associated with diffuse cerebral edema. AJNR Am J Neuroradiol. 2003;24:254–6.

306.Raut T, Garg RK, Jain A, et al. Hydrocephalus in tuberculous meningitis: Incidence, its predictive factors and impact on the prognosis. J Infect. 2013;66:330–7.

307. Donald PR, Schoeman JF. Tuberculous meningitis. N Engl J Med. 2004;351:1719–20.

308. Shukla R, Abbas A, Kumar P, Gupta RK, Jha S, Prasad KN. Evaluation of cerebral infarction in tuberculous meningitis by diffusion weighted imaging. J Infect. 2008;57:298–306.

309. Misra UK, Kalita J, Maurya PK. Stroke in tuberculous meningitis. J Neurol Sci. 2011;303:22–30.

310. Mathew NT, Abraham J, Chandy J. Cerebral angiographic features in tuberculous meningitis. Neurology. 1970;20:1015–23.

311. Kalita J, Misra UK, Nair PP. Predictors of stroke and its significance in the outcome of tuberculous meningitis. J Stroke Cerebrovasc Dis. 2009;18:251–8.

312. Schaberg T, Bauer T, Castell S, et al. Empfehlungen zur Therapie, Chemoprävention und Chemoprophylaxe der Tuberkulose im Erwachsenen- und Kindesalter. Pneumologie. 2012;66:133–71.

313. Donald PR. Cerebrospinal fluid concentrations of antituberculosis agents in adults and children. Tuberculosis. 2010;90:279–92.

314. World Health Organization. Treatment of tuberculosis: guidelines. Treat. Tuberc. Guidel. Geneva: World Health Organization; 2010.

315. Thwaites GE, Nguyen DB, Nguyen HD, et al. Dexamethasone for the treatment of tuberculous meningitis in adolescents and adults. N Engl J Med. 2004;351:1741–51.

316. Thwaites GE, Macmullen-Price J, Tran TH, et al. Serial MRI to determine the effect of dexamethasone on the cerebral pathology of tuberculous meningitis: an observational study. Lancet Neurol. 2007;6:230–6.

317. Prasad K, Singh MB, Ryan H. Corticosteroids for managing tuberculous meningitis. Cochrane Database Syst Rev. 2008;

318. Peterson PK, Gekker G, Hu S, et al. CD14 receptor-mediated uptake of nonopsonized Mycobacterium tuberculosis by human microglia. Infect Immun. 1995;63:1598–602.

319. Burn CG, Finley KH. The role of hypersensitivity in the production of experimental meningitis: I. Experimental meningitis in tuberculous animals. J Exp Med. 1932;56:203–21.

320. Pepper DJ, Marais S, Maartens G, et al. Neurologic manifestations of paradoxical

tuberculosis-associated immune reconstitution inflammatory syndrome: a case series. Clin Infect Dis. 2009;48:e96–107.

321.Marais S, Pepper DJ, Marais BJ, Török ME. HIV-associated tuberculous meningitis—diagnostic and therapeutic challenges. Tuberculosis (Edinb). 2010;90:367–74.

322.Kalita J, Prasad S, Misra UK. Predictors of paradoxical tuberculoma in tuberculous meningitis. Int J Tuberc Lung Dis. 2014;18:486–91.

323.Török ME. Tuberculous meningitis: advances in diagnosis and treatment. Br Med Bull. 2015;113:117–31.

324.Schaberg T, Forssbohm M, Hauer B, et al. Guidelines for drug treatment of tuberculosis in adults and childhood. Pneumologie. 2001;55:494–511.

325.Abdool Karim SS, Naidoo K, Grobler A, et al. Timing of initiation of antiretroviral drugs during tuberculosis therapy. N Engl J Med. 2010;362:697–706.

326.World Health Organization. Department of HIV/AIDS. Antiretroviral therapy for HIV infection in adults and adolescents: recommendations for a public health approach: 2010 revision. Geneva: World Health Organization; 2010.

327.DeLance AR, Safaee M, Oh MC, et al. Tuberculoma of the central nervous system. J Clin Neurosci. 2013;20:1333–41.

328.Kim TK, Chang KH, Kim CJ, Goo JM, Kook MC, Han MH. Intracranial tuberculoma: comparison of MR with pathologic findings. AJNR Am J Neuroradiol. 1995;16:1903–8.

329.Wasay M, Kheleani BA, Moolani MK, et al. Brain CT and MRI findings in 100 consecutive patients with intracranial tuberculoma. J Neuroimaging. 2003;13:240–7.

330.Bargalló J, Berenguer J, García-Barrionuevo J, et al. The "target sign": is it a specific sign of CNS tuberculoma? Neuroradiology. 1996;38:547–50.

331.Chakraborti S, Mahadevan A, Govindan A, et al. Clinicopathological study of tuberculous brain abscess. Pathol Res Pract. 2009;205:815–22.

332.Luthra G, Parihar A, Nath K, et al. Comparative evaluation of fungal, tubercular, and pyogenic brain abscesses with conventional and diffusion MR imaging and proton MR spectroscopy. AJNR Am J Neuroradiol. 2007;28:1332–8.

333.Brouwer MC, Coutinho JM, van de Beek D. Clinical characteristics and outcome of brain abscess: systematic review and meta-analysis. Neurology. 2014;82:806–13.

334. Jevtic V. Vertebral infection. Eur Radiol. 2004;14(Suppl):43–52.

335. Ansari S, Amanullah M, Ahmad K, Rauniyar RK. Pott's spine: Diagnostic imaging modalities and technology advancements. N Am J Med Sci. 2013;5:404–11.

336. Garcia-Monco JC. Tuberculosis. Handb Clin Neurol. 2014;121:1485–99.

337. Jung NY, Jee WH, Ha KY, Park CK, Byun JY. Discrimination of tuberculosis spondylitis from pyogenic spondylitis on MRI. Am J Roentgenol. 2004;182:1405–10.

338. Li T, Liu T, Jiang Z, Cui X, Sun J. Diagnosing pyogenic, brucella and tuberculous spondylitis using histopathology and MRI: a retrospective study. Exp Ther Med. 2016;12:2069–77.

339. Garg RK, Malhotra HS, Gupta R. Spinal cord involvement in tuberculous meningitis. Spinal Cord. 2015;53:649–57.

340. Tali ET, Gultekin S. Spinal infections. Eur Radiol. 2005;15:599–607.

341. Trebst C, Raab P, Voss EV, et al. Longitudinal extensive transverse myelitis—it's not all neuromyelitis optica. Nat Rev Neurol. 2011;7:688–98.

342. Weidauer S, Wagner M, Nichtweiß M. Magnetic resonance imaging and clinical features in acute and subacute myelopathies. Clin Neuroradiol. 2017;27:417–33.

343. Baldwin KJ, Zunt JR. Evaluation and treatment of chronic meningitis. Neurohospitalist. 2014;4:185–95.

344. Chamie G, Marquez C, Luetkemeyer A. HIV-associated central nervous system tuberculosis. Semin Neurol. 2014;34:103–15.

345. Hughes DC, Raghavan A, Mordekar SR, et al. Role of imaging in the diagnosis of acute bacterial meningitis and its complications. Postgrad Med J. 2010;86:478–85.

346. McGill F, Heyderman RS, Panagiotou S, et al. Acute bacterial meningitis in adults. Lancet. 2016;388:3036–47.

347. Cegielski JP, Wallace RJ. Central nervous system infections with nontuberculous mycobacteria. Clin Infect Dis. 1997;25:1496–7.

348. Cai R, Qi T, Lu H. Central nervous system infection with non-tuberculous mycobacteria: a report of that infection in two patients with AIDS. Drug Discov Ther. 2014;8:276–9.

349. Flor A, Capdevila JA, Martin N, et al. Nontuberculous mycobacterial meningitis: report

of two cases and review. Clin Infect Dis. 1996;23:1266–73.

350. Guven T, Ugurlu K, Ergonul O, et al. Neurobrucellosis: clinical and diagnostic features. Clin Infect Dis. 2013;56:1407–12.

351. Kesav P, Vishnu VY, Khurana D. Is neurobrucellosis the Pandora's Box of modern medicine? Clin Infect Dis. 2013;57:1056–7.

352. Al-Sous MW, Bohlega S, Al-Kawi MZ, et al. Neurobrucellosis: clinical and neuroimaging correlation. AJNR Am J Neuroradiol. 2004;25:395–401.

353. Kastrup O, Wanke I, Maschke M. Neuroimaging of infections of the central nervous system. Semin Neurol. 2008;28:511–22.

354. Soares CN, da Silva MTT, Lima MA. Neurobrucellosis. Curr Opin Infect Dis. 2023;36(3):192-197.

355. Pappas G, Akritidis N, Bosilkovski M, Tsianos E. Brucellosis. N Engl J Med 2005; 352:2325–2336.

356. Lapaque N, Moriyon I, Moreno E, Gorvel JP. Brucella lipopolysaccharide acts as a virulence factor. Curr Opin Microbiol 2005; 8:60–66.

357. Greenfield RA, Drevets DA, Machado LJ, et al. Bacterial pathogens as biological weapons and agents of bioterrorism. Am J Med Sci 2002; 323:299–315.

358. Bosilkovski M, Dimzova M, Grozdanovski K. Natural history of brucellosis in an endemic region in different time periods. Acta Clin Croat 2009; 48:4.

359. Jennings GJ, Hajjeh RA, Girgis FY, et al. Brucellosis as a cause of acute febrile illness in Egypt. Trans R Soc Trop Med Hyg 2007; 101:707–713.

360. Pappas G, Papadimitriou P, Akritidis N, et al. The new global map of human brucellosis. Lancet Infect Dis 2006; 6:91–99.

361. Centers for Disease Control (CDC). Brucellosis Reference Guide: exposures, testing, and prevention. In: Brucellosis Reference Guide. First Edition. Edited by: CDC. Atlanta: 2017. 1–32.

362. Eales KM, Norton RE, Ketheesan N. Brucellosis in northern Australia. Am J Trop Med Hyg 2010; 83:876–878.

363. Zheng N, Wang W, Zhang JT, et al. Neurobrucellosis. Int J Neurosci 2018;128:55–62.

364. Corbel MJ. Brucellosis in humans and animals. WHO: Geneva; 2006; 89.

365. Franco MP, MulderM, Gilman RH, Smits HL. Human brucellosis. Lancet Infect Dis 2007; 7:775–786.

366. Forestier C, Moreno E, Pizarro-Cerda J, Gorvel JP. Lysosomal accumulation and recycling of lipopolysaccharide to the cell surface of murine macrophages, an in vitro and in vivo study. J Immunol 1999; 162:6784–6791.

367. Dean AS, Crump L, Greter H, et al. Clinical manifestations of human brucellosis: a systematic review and meta-analysis. PLoS Negl Trop Dis 2012; 6:e1929.

368. Esmael A, Elsherif M, Elegezy M, Egilla H. Cognitive impairment and neuropsychiatric manifestations of neurobrucellosis. Neurol Res janeiro de 2021; 43:1–8.

369. Abraha͂o A, de Aquino CCH, Pedroso JL, et al. Teaching NeuroImages: brucellosis mimicking demyelinating disease. Neurology 2011; 76:e51.

370. Gul HC, Erdem H, Bek S. Overview of neurobrucellosis: a pooled analysis of 187 cases. Int J Infect Dis 2009; 13:e339–e343.

371. Shehata GA, Abdel-Baky L, Rashed H, Elamin H. Neuropsychiatric evaluation of patients with brucellosis. J Neurovirol 2010; 16:48–55.

372. Kizilkilic O, Calli C. Neurobrucellosis. Neuroimaging Clin N Am 2011; 21:927–937.

373. Naderi H, Sheybani F, Parsa A, et al. Neurobrucellosis: report of 54 cases. Trop Med Health 2022; 50:77. A 10-year cross-sectional study of hospitalized adults with neurobrucellosis.

374. Sharma PP, Murali MV, Hamdi T. Neurobrucellosis presenting as Pseudotumor Cerebri: first report from Oman. Oman Med J 2017; 32:507–509.

375. Eren S, Bayam G, Ergo¨n€ul O, et al. Cognitive and emotional changes in neurobrucellosis. J Infect 2006; 53:184–189.

376. Guan Y, Xu N, Yao Y, et al. Subarachnoid hemorrhage secondary to Brucella-induced cerebral aneurysm: a case report. BMC Infect Dis 2021; 21:720.

377. Erdem H, Senbayrak S, Meric¸ K, et al. Cranial imaging findings in neurobrucellosis: results of Istanbul-3 study. Infection 2016; 44:623–631.

378. Hadjinikolaou L, Triposkiadis F, Zairis M, et al. Successful management of Brucella mellitensis endocarditis with combined medical and surgical approach. Eur J Cardiothorac Surg 2001; 19:806–810.

379. Altekin RE, Karakas MS, Yanikoglu A, et al. Aortic valve endocarditis and cerebral mycotic aneurysm due to brucellosis. J Cardiol Cases 2011; 4: e179–e182.

380. Al-Sous MW, Bohlega S, Al-Kawi MZ, et al. Neurobrucellosis: clinical and neuroimaging correlation. AJNR Am J Neuroradiol 2004; 25:395–401.

381. Ata F, Yousaf Z, Sharif MK, Abdallah A. Demyelinating steroid-responsive neurobrucellosis. BMJ Case Rep 2020; 13:e233798.

382. Karaoglan I, Akcali A, Ozkur A, Namy´durua M. Neurobrucellosis mimicking demyelinizating disorders. Ann Saudi Med 2008; 28:148–149.

383. Guven T, Ugurlu K, Ergonul O, et al. Neurobrucellosis: clinical and diagnostic features. Clin Infect Dis 2013; 56:1407–1412.

384. Bahemuka M, Shemena AR, Panayiotopoulos CP, et al. Neurological syndromes of brucellosis. J Neurol Neurosurg Psychiatry 1988; 51:1017–1021.

385. Turgut M, Turgut AT, Kos¸ar U. Spinal brucellosis: Turkish experience based on 452 cases published during the last century. Acta Neurochir (Wien) 2006; 148:1033–1044.

386. G€und€uz T, Tekt€urk PT, Yap˘ic˘i Z, et al. Characteristics of isolated spinal cord involvement in neurobrucellosis with no corresponding MRI activity: a case report and review of the literature. J Neurol Sci 2017; 372:305–306.

387. Sanivar H, Ozlece HK, Huseyinoglu N, et al. Frequency of subclinical peripheral neuropathy in cases of untreated brucellosis. J Infect Dev Ctries 2017; 11:753–758.

388. Kutlu G, Ertem GT, Coskun O, et al. Brucella: a cause of peripheral neuropathy. Eur Neurol 2009; 61:33–38.

389. Alanazi A, Al Najjar S, Madkhali J, et al. Acute brucellosis with a Guillain-Barre syndrome-like presentation: a case report and literature review. Infect Dis Rep 2021; 13:1–10.

390. Soares CN, Angelim AIM, Brandão CO, et al. Neurobrucellosis: the great mimicker. Rev Soc Bras Med Trop 2022; 55:e05672021.

391. A recent review about the main neurobrucellosis topics. Erdem H, Kilic S, Sener B, et al. Diagnosis of chronic brucella meningitis and meningoencephalitis: the results of the Istanbul-2 study. Clin Microbiol Infect 2013; 19:E80–E86.

392. Pascual J, Combarros O, Polo JM, Berciano J. Localized CNS brucellosis: report of 7

cases. Acta Neurol Scand 1988; 78:282–289.

393.Araj GF. Update on laboratory diagnosis of human brucellosis. Int J Antimicrob Agents 2010; 36(Suppl 1):S12–S17.

394.Yagupsky P, Morata P, Colmenero JD. Laboratory diagnosis of human brucellosis. Clin Microbiol Rev 2019; 33:e00073–e19.

395.Colmenero J, Queipo-Ortuno M, Reguera J, et al. Real time polymerase chain reaction: a new powerful tool for the diagnosis of neurobrucellosis. J Neurol Neurosurg Psychiatry 2005; 76:1025–1027.

396.Jiang CQ, Shen LF, Feng Q, Wei F, Jiang RS, Zhang WW, et al. MRI features and categories of neurobrucellosis: A pooled review. Radiol Infect Dis 2018;5(1):1-6.

397.Fan S, Ren H, Wei Y, et al. Next-generation sequencing of the cerebrospinal fluid in the diagnosis of neurobrucellosis. Int J Infect Dis 2018; 67:20–24.

398.Skalsky K, Yahav D, Bishara J, et al. Treatment of human brucellosis: systematic review and metaanalysis of randomised controlled trials. BMJ 2008; 336:701–704.

399.Patra S, Eshwara VK, Pai AR, et al. Evaluation of clinical, diagnostic features and therapeutic outcome of neurobrucellosis: a case series and review of literature. Int J Neurosci 2022; 132:1080–1090.

400.Yazdi NA, Moosavi NS, Alesaeidi S, Salahshour F, Ghaemi O. Diffuse Neurobrucellosis of Cerebellum, Brainstem, Spinal Cord, and Cauda Equina: A case report and Literature review. J Radiol Case Rep. 2022;16(5):1-9.

401.Zhao S, Liao YCY, Zhang Z, et al. Treatment efficacy and risk factors of neurobrucellosis. Med Sci Monit 2016; 22:1005–1012.

402.Dreshaj S, Shala N, Dreshaj G, et al. Clinical manifestations in 82 neurobrucellosis patients from Kosovo. Mater Sociomed 2016; 28:408–411.

402.Iyer KR, Revie NM, Fu C, Robbins N, Cowen LE. Treatment strategies for cryptococcal infection: challenges, advances and future outlook. Nat Rev Microbiol. 2021;19(7):454-466.

403.隐球菌性脑膜炎诊治专家共识. 中华内科杂志2018年5月第57卷第5期.

404.Tugume L, Ssebambulidde K, Kasibante J, Ellis J, Wake RM, Gakuru J, Lawrence DS, Abassi M, Rajasingham R, Meya DB, Boulware DR. Cryptococcal meningitis. Nat Rev Dis

Primers. 2023;9(1):62.

405.中华医学会神经病学分会神经感染性疾病与脑脊液细胞学学组. 非人类免疫缺陷病毒相关隐球菌性脑膜炎诊断的中国专家共识. 中华神经科杂志, 2023,56(10)：1093-1102.

406.Brizendine, K. D., Baddley, J. W. & Pappas, P. G. Predictors of mortality and differences in clinical features among patients with Cryptococcosis according to immune status. PLoS ONE 8, e60431 (2013).

407.Chau, T. T. et al. A prospective descriptive study of cryptococcal meningitis in HIV uninfected patients in Vietnam – high prevalence of Cryptococcus neoformans var grubii in the absence of underlying disease. BMC Infect. Dis. 10, 199 (2010).

408.Chen, J. et al. Cryptococcus neoformans strains and infection in apparently immunocompetent patients, China. Emerg. Infect. Dis. 14, 755–762 (2008).

409.Freij, J. B. et al. Conservation of intracellular pathogenic strategy among distantly related cryptococcal species. Infect. Immun. 86, e00946-17 (2018).

410.Casadevall, A. & Pirofski, L. A. The damage-response framework of microbial pathogenesis. Nat. Rev. Microbiol. 1, 17–24 (2003).

411.Baddley, J. W. et al. MSG07: an international cohort study comparing epidemiology and outcomes of patients with Cryptococcus neoformans or Cryptococcus gattii infections. Clin. Infect. Dis. 73, 1133–1141 (2021).

412.Rajasingham, R. et al. The global burden of HIV-associated cryptococcal infection in adults in 2020: a modelling analysis. Lancet Infect. Dis. 22, 1748–1755 (2022).

413.Patel, R. K. K. et al. High mortality in HIV-associated cryptococcal meningitis patients treated with amphotericin B-based therapy under routine care conditions in Africa. Open Forum Infect. Dis. 5, ofy267 (2018).

414.Finkelstein, A. & Holz, R. Aqueous pores created in thin lipid membranes by the polyene antibiotics nystatin and amphotericin B. Membranes 2, 377–408 (1973).

415.Vermes, A., Guchelaar, H. J. & Dankert, J. Flucytosine: a review of its pharmacology, clinical indications, pharmacokinetics, toxicity and drug interactions. J. Antimicrob. Chemother. 46, 171–179 (2000).

416.Lee, W. & Lee, D. G. A novel mechanism of fluconazole: fungicidal activity through dose-dependent apoptotic responses in Candida albicans. Microbiology 164, 194–204 (2018).

417. Molloy, S. F. et al. Antifungal combinations for treatment of cryptococcal meningitis in Africa. N. Engl. J. Med. 378, 1004–1017 (2018).

418. Jarvis, J. N. et al. Single-dose liposomal amphotericin b treatment for cryptococcal meningitis. N. Engl. J. Med. 386, 1109–1120 (2022).

419. Jarvis, J. N. et al. Cost effectiveness of cryptococcal antigen screening as a strategy to prevent HIV-associated cryptococcal meningitis in South Africa. PLoS ONE 8, e69288 (2013).

420. Cogliati, M. Global molecular epidemiology of Cryptococcus neoformans and Cryptococcus gattii: an atlas of the molecular types. Scientifica 2013, 675213 (2013).

421. Montoya, M. C., Magwene, P. M. & Perfect, J. R. Associations between Cryptococcus genotypes, phenotypes, and clinical parameters of human disease: a review. J. Fungi. 7, 260 (2021).

422. Chen, S. C., Meyer, W. & Sorrell, T. C. Cryptococcus gattii infections. Clin. Microbiol. Rev. 27, 980–1024 (2014).

423. Kidd, S. E. et al. A rare genotype of Cryptococcus gattii caused the cryptococcosis outbreak on Vancouver Island (British Columbia, Canada). Proc. Natl Acad. Sci. USA 101, 17258–17263 (2004).

424. Fraser, J. A. et al. Same-sex mating and the origin of the Vancouver Island Cryptococcus gattii outbreak. Nature 437, 1360–1364 (2005).

425. Rajasingham, R. et al. Global burden of disease of HIV-associated cryptococcal meningitis: an updated analysis. Lancet Infect. Dis. 17, 873–881 (2017).

426. Ellis, J. et al. The changing epidemiology of HIV-associated adult meningitis, Uganda 2015-2017. Open Forum Infect. Dis. 6, ofz419 (2019).

427. Flynn, A. G. et al. Evolving failures in the delivery of human immunodeficiency virus care: lessons from a Ugandan meningitis cohort 2006-2016. Open Forum Infect. Dis. 4, ofx077 (2017).

428. Okwir, M. et al. High burden of cryptococcal meningitis among antiretroviral therapy-experienced human immunodeficiency virus-infected patients in Northern Uganda in the era of "test and treat": implications for cryptococcal screening programs. Open Forum Infect. Dis. 9,

ofac004 (2022).

429. Chang, B. et al. Timing of antiretroviral therapy prior to diagnosis of cryptococcal meningitis [abstract 2361]. Open Forum Infect. Dis. 9 (Suppl. 2), ofac492.168 (2022).

430. Kalata, N. et al. Short-term mortality outcomes of HIV-associated cryptococcal meningitis in antiretroviral therapy-naive and -experienced patients in sub-Saharan Africa. Open Forum Infect. Dis. 8, ofab397 (2021).

431. Rhein, J. et al. Detrimental outcomes of unmasking cryptococcal meningitis with recent art initiation. Open Forum Infect. Dis. 5, ofy122 (2018).

432. Ford, N. et al. CD4 cell count threshold for cryptococcal antigen screening of HIV-infected individuals: a systematic review and meta-analysis. Clin. Infect. Dis. 66, S152–S159 (2018).

433. Jarvis, J. N. et al. Screening for cryptococcal antigenemia in patients accessing an antiretroviral treatment program in South Africa. Clin. Infect. Dis. 48, 856–862 (2009).

434. French, N. et al. Cryptococcal infection in a cohort of HIV-1-infected Ugandan adults. AIDS 16, 1031–1038 (2002).

435. Sungkanuparph, S. et al. Cryptococcal immune reconstitution inflammatory syndrome after antiretroviral therapy in AIDS patients with cryptococcal meningitis: a prospective multicenter study. Clin. Infect. Dis. 49, 931–934 (2009).

436. Shelburne, S. A. 3rd et al. The role of immune reconstitution inflammatory syndrome in AIDS-related Cryptococcus neoformans disease in the era of highly active antiretroviral therapy. Clin. Infect. Dis. 40, 1049–1052 (2005).

437. Kambugu, A. et al. Outcomes of cryptococcal meningitis in Uganda before and after the availability of highly active antiretroviral therapy. Clin. Infect. Dis. 46, 1694–1701 (2008).

438. Lortholary, O. et al. Incidence and risk factors of immune reconstitution inflammatory syndrome complicating HIV-associated cryptococcosis in France. AIDS 19, 1043–1049 (2005).

439. Boulware, D. R. et al. Timing of antiretroviral therapy after diagnosis of cryptococcal meningitis. N. Engl. J. Med. 370, 2487–2498 (2014).

440. Zhao, T. et al. The effect of early vs. deferred antiretroviral therapy initiation in HIV-infected patients with cryptococcal meningitis: a multicenter prospective randomized controlled

analysis in China. Front. Med. 8, 779181 (2021).

441. Sereti, I. et al. Prospective international study of incidence and predictors of immune reconstitution inflammatory syndrome and death in people with HIV and severe lymphopenia. Clin. Infect. Dis. 27, 652–660 (2020).

442. Han, X. et al. A nomogram for predicting paradoxical immune reconstitution inflammatory syndrome associated with cryptococcal meningitis among HIV-infected individuals in China. AIDS Res. Ther. 19, 20 (2022).

443. Brienze, V. M. S., André, J. C., Liso, E. & Vlasova-St Louis, I. Cryptococcal immune reconstitution inflammatory syndrome: from blood and cerebrospinal fluid biomarkers to treatment approaches. Life 11, 95 (2020).

444. Jarvis, J. N. et al. Determinants of mortality in a combined cohort of 501 patients with HIV-associated cryptococcal meningitis: implications for improving outcomes. Clin. Infect. Dis. 58, 736–745 (2014).

445. Pasquier, E. et al. Long-term mortality and disability in cryptococcal meningitis: a systematic literature review. Clin. Infect. Dis. 66, 1122–1132 (2018).

446. Boulware, D. R. et al. Clinical features and serum biomarkers in HIV immune reconstitution inflammatory syndrome after cryptococcal meningitis: a prospective cohort study. PLoS Med. 7, e1000384 (2010).

447. Chaiwarith, R., Vongsanim, S. & Supparatpinyo, K. Cryptococcal meningitis in HIV-infected patients at Chiang Mai University Hospital: a retrospective study. Southeast. Asian J. Trop. Med. Public Health 45, 636–646 (2014).

448. Day, J. N. et al. Combination antifungal therapy for cryptococcal meningitis. N. Engl. J. Med. 368, 1291–1302 (2013).

449. Lortholary, O. et al. Long-term outcome of AIDS-associated cryptococcosis in the era of combination antiretroviral therapy. AIDS 20, 2183–2191 (2006).

450. Vidal, J. E. et al. HIV-associated cryptococcal meningitis patients treated with amphotericin B deoxycholate plus flucytosine under routine care conditions in a referral center in São Paulo, Brazil. Mycopathologia 186, 93–102 (2021).

451. Longley, N. et al. Cryptococcal antigen screening in patients initiating ART in South

Africa: a prospective cohort study. Clin. Infect. Dis. 62, 581–587 (2016).

452. Mfinanga, S. et al. Cryptococcal meningitis screening and community-based early adherence support in people with advanced HIV infection starting antiretroviral therapy in Tanzania and Zambia: an open-label, randomised controlled trial. Lancet 385, 2173–2182 (2015).

453. Wake, R. M. et al. Cryptococcal-related mortality despite fluconazole preemptive treatment in a cryptococcal antigen screen-and-treat program. Clin. Infect. Dis. 70, 1683–1690 (2020).

454. Rajasingham, R. et al. Cryptococcal meningitis diagnostics and screening in the era of point-of-care laboratory testing. J. Clin. Microbiol. 57, e01238-18 (2019).

455. Bahr, N. C. et al. Standardized electrolyte supplementation and fluid management improves survival during amphotericin therapy for cryptococcal meningitis in resource-limited settings. Open Forum Infect. Dis. 1, ofu070 (2014).

456. Schutz, C. et al. Acute kidney injury and urinary biomarkers in human immunodeficiency virus-associated cryptococcal meningitis. Open Forum Infect. Dis. 4, ofx127 (2017).

457. Muzoora, C. K. et al. Short course amphotericin B with high dose fluconazole for HIV-associated cryptococcal meningitis. J. Infect. 64, 76–81 (2012).

458. Rajasingham, R., Rolfes, M. A., Birkenkamp, K. E., Meya, D. B. & Boulware, D. R. Cryptococcal meningitis treatment strategies in resource-limited settings: a cost-effectiveness analysis. PLoS Med. 9, e1001316 (2012).

459. World Health Organization. Guidelines for the diagnosis, prevention, and management of cryptococcal disease in HIV-infected adults, adolescents and children. World Health Organization https://apps.who.int/iris/bitstream/handle/10665/260399/9789241550277-eng.pdf (2018).

500. Stone, N. R., Bicanic, T., Salim, R. & Hope, W. Liposomal amphotericin B (AmBisome((R))): a review of the pharmacokinetics, pharmacodynamics, clinical experience and future directions. Drugs 76, 485–500 (2016).

501. Challa S, Uppin SG, Purohit AK. Isolated cerebral Aspergillus granuloma with no obvious source of infection. Neurol India 2007;55:289–91.

502. Siddiqui AA, Shah AA, Bashir SH. Craniocerebral aspergillosis of sinonasal origin in immunocompetent patients: clinical spectrum and outcome in 25 cases. Neurosurgery 2004;55:602–11.

503. Montazeri A, Zandi H, Teymouri F, Soltanianzadeh Z, Jambarsang S, Mokhtari M. Microbiological analysis of bacterial and fungal bioaerosols from burn hospital of Yazd (Iran) in 2019. J Environ Health Sci Eng 2020; 18: 1121-30.

504. Balajee SA, Kano R, Baddley JW, et al. Molecular identification of Aspergillus species collected for the Transplant-Associated Infection Surveillance Network. J Clin Microbiol 2009; 47: 3138-41.

505. Alastruey-Izquierdo A, Mellado E, Peláez T, et al. Population-based survey of filamentous fungi and antifungal resistance in Spain (FILPOP study). Antimicrob Agents Chemother 2013; 57: 3380-7.

506. Casadevall A, Pirofski LA. The damage response framework of microbial pathogenesis. Nat Rev Microbiol 2003; 1: 17-24.

507. Latgé JP, Chamilos G. Aspergillus fumigatus and Aspergillosis in 2019. Clin Microbiol Rev 2019; 33: 33.

508. van Burik JA, Colven R, Spach DH. Cutaneous aspergillosis. J Clin Microbiol 1998; 36: 3115-21.

509. Siddiqui AA, Shah AA, Bashir SH. Craniocerebral aspergillosis of sinonasal origin in immunocompetent patients: clinical spectrum and outcome in 25 cases. Neurosurgery 2004;55:602–11.

510. Koehler P, Bassetti M, Chakrabarti A, et al. Defining and managing COVID-19-associated pulmonary aspergillosis: the 2020 ECMM/ISHAM consensus criteria for research and clinical guidance. Lancet Infect Dis 2021; 21(6): e149-e162.

511. Schauwvlieghe AFAD, Rijnders BJA, Philips N, et al. Invasive aspergillosis in patients admitted to the intensive care unit with severe influenza: a retrospective cohort study. Lancet Respir Med 2018; 6:782-92.

512. Vanderbeke L, Spriet I, Breynaert C, Rijnders BJA, Verweij PE, Wauters J. Invasive pulmonary aspergillosis complicating severe influenza: epidemiology, diagnosis and treatment.

Curr Opin Infect Dis 2018; 31: 471-80.

513. van Burik JA, Carter SL, Freifeld AG, et al. Higher risk of cytomegalovirus and aspergillus infections in recipients of T cell depleted unrelated bone marrow: analysis of infectious complications in patients treated with T cell depletion versus immunosuppressive therapy to prevent graft versus-host disease. Biol Blood Marrow Transplant 2007; 13: 1487-98.

514. Wald A, Leisenring W, van Burik JA, Bowden RA. Epidemiology of Aspergillus infections in a large cohort of patients undergoing bone marrow transplantation. J Infect Dis 1997; 175: 1459-66.

515. Ghez D, Calleja A, Protin C, et al. Early-onset invasive aspergillosis and other fungal infections in patients treated with ibrutinib. Blood 2018; 131: 1955-9.

516. Seymour JF, Kipps TJ, Eichhorst B, et al. Venetoclax-rituximab in relapsed or refractory chronic lymphocytic leukemia. N Engl J Med 2018; 378: 1107-20.

517. Shankar SK, Mahadevan A, Sundaram C, et al. Pathobiology of fungal infections of the central nervous system with special reference to the Indian scenario. Neurol India 2007;55:198–215.

518. Sundaram C, Umabala P, Laxmi V, et al. Pathology of fungal infections of the central nervous system: 17 years' experience from Southern India. Histopathology 2006;49:396–405.

519. Panda PK, Mavidi SK, Wig N, Garg A, Nalwa A, Sharma MC. Intracranial Aspergillosis in an Immunocompetent Young Woman. Mycopathologia. 2017;182(5-6):527-538.

520. Marzolf G, Sabou M, Lannes B, et al. Magnetic Resonance Imaging of Cerebral Aspergillosis: Imaging and Pathological Correlations. PLoS One. 2016 Apr 20;11(4):e0152475.

521. 中华医学会神经病学分会感染性疾病与脑脊液细胞学学组. 颅内曲霉菌病诊治中国专家共识. 中华神经科杂志, 2023, 56(7): 729-737.

522. Neofytos D., Horn D., Anaissie E., Steinbach W., Olyaei A., Fishman J., Pfaller M., Chang C., Webster K., Marr K. Epidemiology and outcome of invasive fungal infection in adult hematopoietic stem cell transplant recipients: Analysis of Multicenter Prospective Antifungal Therapy (PATH) Alliance registry. Clin. Infect. Dis. 2009;48:265–273.

523. Kume H., Yamazaki T., Abe M., Tanuma H., Okudaira M., Okayasu I. Increase in aspergillosis and severe mycotic infection in patients with leukemia and MDS: Comparison of the

data from the Annual of the Pathological Autopsy Cases in Japan in 1989, 1993 and 1997. Pathol. Int. 2003;53:744–750.

524. Kontoyiannis D.P., Marr K.A., Park B.J., Alexander B.D., Anaissie E.J., Walsh T.J., Ito J., Andes D.R., Baddley J.W., Brown J.M., et al. Prospective surveillance for invasive fungal infections in hematopoietic stem cell transplant recipients, 2001–2006: Overview of the Transplant-Associated Infection Surveillance Network (TRANSNET) Database. Clin. Infect. Dis. 2010;50:1091–1100.

525. Bitar D., Van Cauteren D., Lanternier F., Dannaoui E., Che D., Dromer F., Desenclos J.C., Lortholary O. Increasing incidence of zygomycosis (mucormycosis), France, 1997–2006. Emerg. Infect. Dis. 2009;15:1395–1401.

526. Chamilos G., Luna M., Lewis R.E., Bodey G.P., Chemaly R., Tarrand J.J., Safdar A., Raad II., Kontoyiannis D.P. Invasive fungal infections in patients with hematologic malignancies in a tertiary care cancer center: An autopsy study over a 15-year period (1989–2003) Haematologica. 2006;91:986–989.

527. Lewis R.E., Cahyame-Zuniga L., Leventakos K., Chamilos G., Ben-Ami R., Tamboli P., Tarrand J., Bodey G.P., Luna M., Kontoyiannis D.P. Epidemiology and sites of involvement of invasive fungal infections in patients with haematological malignancies: A 20-year autopsy study. Mycoses. 2013;56:638–645.

528. Guinea J., Escribano P., Vena A., Munoz P., Martinez-Jimenez M.D.C., Padilla B., Bouza E. Increasing incidence of mucormycosis in a large Spanish hospital from 2007 to 2015: Epidemiology and microbiological characterization of the isolates. PLoS ONE. 2017;12:e0179136.

529. Roden M.M., Zaoutis T.E., Buchanan W.L., Knudsen T.A., Sarkisova T.A., Schaufele R.L., Sein M., Sein T., Chiou C.C., Chu J.H., et al. Epidemiology and outcome of zygomycosis: A review of 929 reported cases. Clin. Infect. Dis. 2005;41:634–653.

530. Lanternier F., Dannaoui E., Morizot G., Elie C., Garcia-Hermoso D., Huerre M., Bitar D., Dromer F., Lortholary O., French Mycosis Study Group A global analysis of mucormycosis in France: The RetroZygo Study (2005–2007) Clin. Infect. Dis. 2012;54:S35–S43.

531. Ben-Ami R., Luna M., Lewis R.E., Walsh T.J., Kontoyiannis D.P. A clinicopathological study of pulmonary mucormycosis in cancer patients: Extensive angioinvasion but limited

inflammatory response. J. Infect. 2009;59:134–138.

532. Bannykh S.I., Hunt B., Moser F. Intra-arterial spread of Mucormycetes mediates early ischemic necrosis of brain and suggests new venues for prophylactic therapy. Neuropathology. 2018;38:539–541.

533. Economides M.P., Ballester L.Y., Kumar V.A., Jiang Y., Tarrand J., Prieto V., Torres H.A., Kontoyiannis D.P. Invasive mold infections of the central nervous system in patients with hematologic cancer or stem cell transplantation (2000–2016): Uncommon, with improved survival but still deadly often. J. Infect. 2017;75:572–580.

534. Higo T., Kobayashi T., Yamazaki S., Ando S., Gonoi W., Ishida M., Okuma H., Nakamura F., Ushiku T., Ohtomo K., et al. Cerebral embolism through hematogenous dissemination of pulmonary mucormycosis complicating relapsed leukemia. Int. J. Clin. Exp. Pathol. 2015;8:13639–13642.

535. Manesh A., Rupali P., Sullivan M.O., Mohanraj P., Rupa V., George B., Michael J.S. Mucormycosis—A clinicoepidemiological review of cases over 10 years. Mycoses. 2019;62:391–398.

536. Torres-Narbona M., Guinea J., Martinez-Alarcon J., Munoz P., Gadea I., Bouza E., Group M.Z.S. Impact of zygomycosis on microbiology workload: A survey study in Spain. J. Clin. Microbiol. 2007;45:2051–2053.

537. Rees J.R., Pinner R.W., Hajjeh R.A., Brandt M.E., Reingold A.L. The epidemiological features of invasive mycotic infections in the San Francisco Bay area, 1992–1993: Results of population-based laboratory active surveillance. Clin. Infect. Dis. 1998;27:1138–1147.

538. Shimodaira K., Okubo Y., Nakayama H., Wakayama M., Shinozaki M., Ishiwatari T., Sasai D., Nemoto T., Takahashi K., Ishii T., et al. Trends in the prevalence of invasive fungal infections from an analysis of annual records of autopsy cases of Toho University. Mycoses. 2012;55:435–443.

539. Skiada A., Pagano L., Groll A., Zimmerli S., Dupont B., Lagrou K., Lass-Florl C., Bouza E., Klimko N., Gaustad P., et al. Zygomycosis in Europe: Analysis of 230 cases accrued by the registry of the European Confederation of Medical Mycology (ECMM) Working Group on Zygomycosis between 2005 and 2007. Clin. Microbiol. Infect. 2011;17:1859–1867.

540. Pagano L., Offidani M., Fianchi L., Nosari A., Candoni A., Picardi M., Corvatta L., D' Antonio D., Girmenia C., Martino P., et al. Mucormycosis in hematologic patients. Haematologica. 2004;89:207–214.

541. Lelievre L., Garcia-Hermoso D., Abdoul H., Hivelin M., Chouaki T., Toubas D., Mamez A.C., Lantieri L., Lortholary O., Lanternier F., et al. Posttraumatic mucormycosis: A nationwide study in France and review of the literature. Medicine (Baltimore) 2014;93:395–404.

542. Hagensee M.E., Bauwens J.E., Kjos B., Bowden R.A. Brain abscess following marrow transplantation: Experience at the Fred Hutchinson Cancer Research Center, 1984–1992. Clin. Infect. Dis. 1994;19:402–408.

543. Heimann S.M., Vehreschild M., Cornely O.A., Heinz W.J., Gruner B., Silling G., Kessel J., Seidel D., Vehreschild J.J. Healthcare burden of probable and proven invasive mucormycosis: A multi-centre cost-of-illness analysis of patients treated in tertiary care hospitals between 2003 and 2016. J. Hosp. Infect. 2019;101:339–346.

544. Ruping M.J., Heinz W.J., Kindo A.J., Rickerts V., Lass-Florl C., Beisel C., Herbrecht R., Roth Y., Silling G., Ullmann A.J., et al. Forty-one recent cases of invasive zygomycosis from a global clinical registry. J. Antimicrob. Chemother. 2010;65:296–302.

545. Prakash H., Ghosh A.K., Rudramurthy S.M., Singh P., Xess I., Savio J., Pamidimukkala U., Jillwin J., Varma S., Das A., et al. A prospective multicenter study on mucormycosis in India: Epidemiology, diagnosis, and treatment. Med. Mycol. 2018;57:395–402.

546. Chakrabarti A., Chatterjee S.S., Das A., Panda N., Shivaprakash M.R., Kaur A., Varma S.C., Singhi S., Bhansali A., Sakhuja V. Invasive zygomycosis in India: Experience in a tertiary care hospital. Postgrad. Med. J. 2009;85:573–581.

547. Bhatkar S., Goyal M.K., Takkar A., Mukherjee K.K., Singh P., Singh R., Lal V. Cavernous sinus syndrome: A prospective study of 73 cases at a tertiary care centre in Northern India. Clin. Neurol. Neurosurg. 2017;155:63–69.

548. Kontoyiannis D.P., Lionakis M.S., Lewis R.E., Chamilos G., Healy M., Perego C., Safdar A., Kantarjian H., Champlin R., Walsh T.J., et al. Zygomycosis in a tertiary-care cancer center in the era of Aspergillus-active antifungal therapy: A case-control observational study of 27 recent cases. J. Infect. Dis. 2005;191:1350–1360.

549. Chayakulkeeree M., Ghannoum M.A., Perfect J.R. Zygomycosis: The re-emerging fungal infection. Eur. J. Clin. Microbiol. Infect. Dis. 2006;25:215–229.

550. Kontoyiannis D.P., Lewis R.E. How I treat mucormycosis. Blood. 2011;118:1216–1224.

551. Marr K.A., Carter R.A., Crippa F., Wald A., Corey L. Epidemiology and outcome of mould infections in hematopoietic stem cell transplant recipients. Clin. Infect. Dis. 2002;34:909–917.

552. Kontoyiannis D.P. Decrease in the number of reported cases of zygomycosis among patients with diabetes mellitus: A hypothesis. Clin. Infect. Dis. 2007;44:1089–1090.

553. Candoni A., Klimko N., Busca A., Di Blasi R., Shadrivova O., Cesaro S., Zannier M.E., Verga L., Forghieri F., Calore E., et al. Fungal infections of the central nervous system and paranasal sinuses in onco-haematologic patients. Epidemiological study reporting the diagnostic-therapeutic approach and outcome in 89 cases. Mycoses. 2019;62:252–260.

554. Muggeo P., Calore E., Decembrino N., Frenos S., De Leonardis F., Colombini A., Petruzziello F., Perruccio K., Berger M., Burnelli R., et al. Invasive mucormycosis in children with cancer: A retrospective study from the Infection Working Group of Italian Pediatric Hematology Oncology Association. Mycoses. 2019;62:165–170.

555. Lionakis M.S., Dunleavy K., Roschewski M., Widemann B.C., Butman J.A., Schmitz R., Yang Y., Cole D.E., Melani C., Higham C.S., et al. Inhibition of B Cell Receptor Signaling by Ibrutinib in Primary CNS Lymphoma. Cancer Cell. 2017;31:833–843.

556. Teh B.W., Chui W., Handunnetti S., Tam C., Worth L.J., Thursky K.A., Slavin M.A. High rates of proven invasive fungal disease with the use of ibrutinib monotherapy for relapsed or refractory chronic lymphocytic leukemia. Leuk. Lymphoma. 2019;60:1–4.

557. Chamilos G., Lionakis M.S., Kontoyiannis D.P. Call for Action: Invasive Fungal Infections Associated With Ibrutinib and Other Small Molecule Kinase Inhibitors Targeting Immune Signaling Pathways. Clin. Infect. Dis. 2018;66:140–148.

558. Ghez D., Calleja A., Protin C., Baron M., Ledoux M.P., Damaj G., Dupont M., Dreyfus B., Ferrant E., Herbaux C., et al. Early-onset invasive aspergillosis and other fungal infections in patients treated with ibrutinib. Blood. 2018;131:1955–1959.

559. Arthurs B., Wunderle K., Hsu M., Kim S. Invasive aspergillosis related to ibrutinib

therapy for chronic lymphocytic leukemia. Respir. Med. Case Rep. 2017;21:27–29.

560. Ruchlemer R., Ben Ami R., Lachish T. Ibrutinib for Chronic Lymphocytic Leukemia. N. Engl. J. Med. 2016;374:1593–1594. 561. Grossi O., Pineau S., Sadot-Lebouvier S., Hay B., Delaunay J., Miailhe A.F., Bretonniere C., Jeddi F., Lavergne R.A., Le Pape P. Disseminated mucormycosis due to Lichtheimia corymbifera during ibrutinib treatment for relapsed chronic lymphocytic leukaemia: A case report. Clin. Microbiol. Infect. 2019;25:261–263.

561. Kreiniz N., Bejar J., Polliack A., Tadmor T. Severe pneumonia associated with ibrutinib monotherapy for CLL and lymphoma. Hematol. Oncol. 2018;36:349–354.

562. Pouvaret A., Guery R., Montillet M., Molina T.J., Dureault A., Bougnoux M.E., Galliot R., Lanternier F., Delarue R., Lortholary O. Concurrent cerebral aspergillosis and abdominal mucormycosis during ibrutinib therapy for chronic lymphocytic leukaemia. Clin. Microbiol. Infect. 2019;25:771–773.

563. Varughese T., Taur Y., Cohen N., Palomba M.L., Seo S.K., Hohl T.M., Redelman-Sidi G. Serious Infections in Patients Receiving Ibrutinib for Treatment of Lymphoid Malignancies. Clin. Infect. Dis. 2018;67:687–692.

564. Chamdine O., Gaur A.H., Broniscer A. Effective treatment of cerebral mucormycosis associated with brain surgery. Pediatr. Infect. Dis. J. 2015;34:542–543.

565. Hussain F.S., Hussain N.S. A Unique Case of Intracranial Mucormycosis Following an Assault. Cureus. 2016;8:e696.

566. Melsom S.M., Khangure M.S. Craniofacial mucormycosis following assault: An unusual presentation of an unusual disease. Australas. Radiol. 2000;44:104–106.

567. Kerezoudis P., Watts C.R., Bydon M., Dababneh A.S., Deyo C.N., Frye J.M., Kelley P.C., Kemp A.M., Palraj B.V., Pupillo G.T. Diagnosis and Treatment of Isolated Cerebral Mucormycosis: Patient-Level Data Meta-Analysis and Mayo Clinic Experience. World Neurosurg. 2019;123:425–434.

568. Gebremariam T., Liu M., Luo G., Bruno V., Phan Q.T., Waring A.J., Edwards J.E., Filler S.G., Yeaman M.R., Ibrahim A.S. CotH3 mediates fungal invasion of host cells during mucormycosis. J. Clin. Investig. 2014;124:237–250.

569. Liu M., Spellberg B., Phan Q.T., Fu Y., Fu Y., Lee A.S., Edwards J.E., Jr., Filler S.G.,

Ibrahim A.S. The endothelial cell receptor GRP78 is required for mucormycosis pathogenesis in diabetic mice. J. Clin. Investig. 2010;120:1914–1924.

570. Ibrahim A.S., Spellberg B., Avanessian V., Fu Y., Edwards J.E., Jr. Rhizopus oryzae adheres to, is phagocytosed by, and damages endothelial cells in vitro. Infect. Immun. 2005;73:778–783.

571. Ibrahim A.S., Gebremariam T., Lin L., Luo G., Husseiny M.I., Skory C.D., Fu Y., French S.W., Edwards J.E., Jr., Spellberg B. The high affinity iron permease is a key virulence factor required for Rhizopus oryzae pathogenesis. Mol. Microbiol. 2010;77:587–604.

572. Levitz S.M., Selsted M.E., Ganz T., Lehrer R.I., Diamond R.D. In vitro killing of spores and hyphae of Aspergillus fumigatus and Rhizopus oryzae by rabbit neutrophil cationic peptides and bronchoalveolar macrophages. J. Infect. Dis. 1986;154:483–489.

573. Waldorf A.R., Ruderman N., Diamond R.D. Specific susceptibility to mucormycosis in murine diabetes and bronchoalveolar macrophage defense against Rhizopus. J. Clin. Investig. 1984;74:150–160.

574. Chinn R.Y., Diamond R.D. Generation of chemotactic factors by Rhizopus oryzae in the presence and absence of serum: Relationship to hyphal damage mediated by human neutrophils and effects of hyperglycemia and ketoacidosis. Infect. Immun. 1982;38:1123–1129.

575. Sheldon W.H. The Development of the Acute Inflammatory Response to Experimental Cutaneous Mucormycosis in Normal and Diabetic Rabbits. J. Exp. Med. 1959;110:845–852.

576. McCarthy M., Rosengart A., Schuetz A.N., Kontoyiannis D.P., Walsh T.J. Mold infections of the central nervous system. N. Engl. J. Med. 2014;371:150–160.

577. Ochiai H., Iseda T., Miyahara S., Goya T., Wakisaka S. Rhinocerebral mucormycosis—Case report. Neurol. Med. Chir. 1993;33:373–376.

578. Mantadakis E., Samonis G. Clinical presentation of zygomycosis. Clin. Microbiol. Infect. 2009;15(Suppl. 5):15–20.

579. Terry A.R., Kahle K.T., Larvie M., Vyas J.M., Stemmer-Rachamimov A. Case Records of the Massachusetts General Hospital. Case 5-2016. A 43-Year-Old Man with Altered Mental Status and a History of Alcohol Use. N. Engl. J. Med. 2016;374:671–680.

580. Dusart A., Duprez T., Van Snick S., Godfraind C., Sindic C. Fatal rhinocerebral

mucormycosis with intracavernous carotid aneurysm and thrombosis: A late complication of transsphenoidal surgery? Acta Neurol. Belg. 2013;113:179–184.

581. Malik A.N., Bi W.L., McCray B., Abedalthagafi M., Vaitkevicius H., Dunn I.F. Isolated cerebral mucormycosis of the basal ganglia. Clin. Neurol. Neurosurg. 2014;124:102–105.

582. Tseng H.K., Huang T.Y., Wu A.Y., Chen H.H., Liu C.P., Jong A. How Cryptococcus interacts with the blood-brain barrier. Future Microbiol. 2015;10:1669–1682.

583. Artis W.M., Fountain J.A., Delcher H.K., Jones H.E. A mechanism of susceptibility to mucormycosis in diabetic ketoacidosis: Transferrin and iron availability. Diabetes. 1982;31:1109–1114.

584. de Locht M., Boelaert J.R., Schneider Y.J. Iron uptake from ferrioxamine and from ferrirhizoferrin by germinating spores of Rhizopus microsporus. Biochem. Pharmacol. 1994;47:1843–1850.

585. Alvarez E., Sutton D.A., Cano J., Fothergill A.W., Stchigel A., Rinaldi M.G., Guarro J. Spectrum of zygomycete species identified in clinically significant specimens in the United States. J. Clin. Microbiol. 2009;47:1650–1656.

586. Gomes M.Z., Lewis R.E., Kontoyiannis D.P. Mucormycosis caused by unusual mucormycetes, non-Rhizopus, -Mucor, and -Lichtheimia species. Clin. Microbiol. Rev. 2011;24:411–445.

587. Warkentien T., Rodriguez C., Lloyd B., Wells J., Weintrob A., Dunne J.R., Ganesan A., Li P., Bradley W., Gaskins L.J., et al. Invasive mold infections following combat-related injuries. Clin. Infect. Dis. 2012;55:1441–1449.

588. Neblett Fanfair R., Benedict K., Bos J., Bennett S.D., Lo Y.C., Adebanjo T., Etienne K., Deak E., Derado G., Shieh W.J., et al. Necrotizing cutaneous mucormycosis after a tornado in Joplin, Missouri, in 2011. N. Engl. J. Med. 2012;367:2214–2225.

589. Chakrabarti A., Shivaprakash M.R., Curfs-Breuker I., Baghela A., Klaassen C.H., Meis J.F. Apophysomyces elegans: Epidemiology, amplified fragment length polymorphism typing, and in vitro antifungal susceptibility pattern. J. Clin. Microbiol. 2010;48:4580–4585.

590. Yohai R.A., Bullock J.D., Aziz A.A., Markert R.J. Survival factors in rhino-orbital-cerebral mucormycosis. Surv. Ophthalmol. 1994;39:3–22.

591. Walsh T.J., Skiada A., Cornely O.A., Roilides E., Ibrahim A., Zaoutis T., Groll A., Lortholary O., Kontoyiannis D.P., Petrikkos G. Development of new strategies for early diagnosis of mucormycosis from bench to bedside. Mycoses. 2014;57:2–7.

592. Raab P., Sedlacek L., Buchholz S., Stolle S., Lanfermann H. Imaging Patterns of Rhino-Orbital-Cerebral Mucormycosis in Immunocompromised Patients: When to Suspect Complicated Mucormycosis. Clin. Neuroradiol. 2017;27:469–475.

593. Safder S., Carpenter J.S., Roberts T.D., Bailey N. The "Black Turbinate" sign: An early MR imaging finding of nasal mucormycosis. AJNR Am. J. Neuroradiol. 2010;31:771–774.

594. Kim J.H., Kang B.C., Lee J.H., Jang Y.J., Lee B.J., Chung Y.S. The prognostic value of gadolinium-enhanced magnetic resonance imaging in acute invasive fungal rhinosinusitis. J. Infect. 2015;70:88–95.

595. Son J.H., Lim H.B., Lee S.H., Yang J.W., Lee S.B. Early Differential Diagnosis of Rhino-Orbito-Cerebral Mucormycosis and Bacterial Orbital Cellulitis: Based on Computed Tomography Findings. PLoS ONE. 2016;11:e0160897.

596. Cunnane M.B., Curtin H.D. Imaging of orbital disorders. Handb. Clin. Neurol. 2016;135:659–672.

597. Kursun E., Turunc T., Demiroglu Y.Z., Aliskan H.E., Arslan A.H. Evaluation of 28 cases of mucormycosis. Mycoses. 2015;58:82–87.

598. Horger M., Hebart H., Schimmel H., Vogel M., Brodoefel H., Oechsle K., Hahn U., Mittelbronn M., Bethge W., Claussen C.D. Disseminated mucormycosis in haematological patients: CT and MRI findings with pathological correlation. Br. J. Radiol. 2006;79:e88–e95.

599. Siegal J.A., Cacayorinb E.D., Nassif A.S., Rizk D., Galambos C., Levy B., Kennedy D., Visconti J., Perman W. Cerebral mucormycosis: Proton MR spectroscopy and MR imaging. Magn. Reson. Imaging. 2000;18:915–920.

600. Lin E., Moua T., Limper A.H. Pulmonary mucormycosis: Clinical features and outcomes. Infection. 2017;45:443–448.

601. Skiada A., Vrana L., Polychronopoulou H., Prodromou P., Chantzis A., Tofas P., Daikos G.L. Disseminated zygomycosis with involvement of the central nervous system. Clin. Microbiol. Infect. 2009;15:46–49.

602. Albrecht P., Stettner M., Husseini L., Macht S., Jander S., Mackenzie C., Oesterlee U., Slotty P., Methner A., Hartung H.P., et al. An emboligenic pulmonary abscess leading to ischemic stroke and secondary brain abscess. BMC Neurol. 2012;12:133.

603. Chamilos G., Marom E.M., Lewis R.E., Lionakis M.S., Kontoyiannis D.P. Predictors of pulmonary zygomycosis versus invasive pulmonary aspergillosis in patients with cancer. Clin. Infect. Dis. 2005;41:60–66.

604. Legouge C., Caillot D., Chretien M.L., Lafon I., Ferrant E., Audia S., Pages P.B., Roques M., Estivalet L., Martin L., et al. The reversed halo sign: Pathognomonic pattern of pulmonary mucormycosis in leukemic patients with neutropenia? Clin. Infect. Dis. 2014;58:672–678.

605. Bourcier J., Heudes P.M., Morio F., Gastinne T., Chevallier P., Rialland-Battisti F., Garandeau C., Danner-Boucher I., Le Pape P., Frampas E., et al. Prevalence of the reversed halo sign in neutropenic patients compared with non-neutropenic patients: Data from a single-centre study involving 27 patients with pulmonary mucormycosis (2003–2016) Mycoses. 2017;60:526–533.

606. Wahba H., Truong M.T., Lei X., Kontoyiannis D.P., Marom E.M. Reversed halo sign in invasive pulmonary fungal infections. Clin. Infect. Dis. 2008;46:1733–1737.

607. Lass-Florl C., Resch G., Nachbaur D., Mayr A., Gastl G., Auberger J., Bialek R., Freund M.C. The value of computed tomography-guided percutaneous lung biopsy for diagnosis of invasive fungal infection in immunocompromised patients. Clin. Infect. Dis. 2007;45:e101–e104.

608. Hazama A., Galgano M., Fullmer J., Hall W., Chin L. Affinity of Mucormycosis for Basal Ganglia in Intravenous Drug Users: Case Illustration and Review of Literature. World Neurosurg. 2017;98:872.e1–872.e3.

609. Dubey A., Patwardhan R.V., Sampth S., Santosh V., Kolluri S., Nanda A. Intracranial fungal granuloma: Analysis of 40 patients and review of the literature. Surg. Neurol. 2005;63:254–260.

610. Sharma B.S., Khosla V.K., Kak V.K., Banerjee A.K., Vasishtha R.K., Prasad K.S., Sharma S.C., Mathuriya S.N., Tewari M.K., Pathak A. Intracranial fungal granuloma. Surg. Neurol. 1997;47:489–497.

611. Dadwal S.S., Kontoyiannis D.P. Recent advances in the molecular diagnosis of mucormycosis. Expert Rev. Mol. Diagn. 2018;18:845–854.

612. Schelenz S., Barnes R.A., Barton R.C., Cleverley J.R., Lucas S.B., Kibbler C.C., Denning D.W. British Society for Medical Mycology best practice recommendations for the diagnosis of serious fungal diseases. Lancet Infect. Dis. 2015;15:461–474.

613. Burnham-Marusich A.R., Hubbard B., Kvam A.J., Gates-Hollingsworth M., Green H.R., Soukup E., Limper A.H., Kozel T.R. Conservation of Mannan Synthesis in Fungi of the Zygomycota and Ascomycota Reveals a Broad Diagnostic Target. mSphere. 2018;3:e00094-18.

614. Bernal-Martinez L., Buitrago M.J., Castelli M.V., Rodriguez-Tudela J.L., Cuenca-Estrella M. Development of a single tube multiplex real-time PCR to detect the most clinically relevant Mucormycetes species. Clin. Microbiol. Infect. 2013;19:E1–E7.

615. Baldin C., Soliman S.S.M., Jeon H.H., Alkhazraji S., Gebremariam T., Gu Y., Bruno V.M., Cornely O.A., Leather H.L., Sugrue M.W., et al. PCR-Based Approach Targeting Mucorales-Specific Gene Family for Diagnosis of Mucormycosis. J. Clin. Microbiol. 2018;56:e00746-18.

616. Jung J., Park Y.S., Sung H., Song J.S., Lee S.O., Choi S.H., Kim Y.S., Woo J.H., Kim S.H. Using immunohistochemistry to assess the accuracy of histomorphologic diagnosis of aspergillosis and mucormycosis. Clin. Infect. Dis. 2015;61:1664–1670.

617. Kasapoglu F., Coskun H., Ozmen O.A., Akalin H., Ener B. Acute invasive fungal rhinosinusitis: Evaluation of 26 patients treated with endonasal or open surgical procedures. Otolaryngol. Head Neck Surg. 2010;143:614–620.

618. Gillespie M.B., O'Malley B.W., Jr., Francis H.W. An approach to fulminant invasive fungal rhinosinusitis in the immunocompromised host. Arch. Otolaryngol. Head Neck Surg. 1998;124:520–526.

619. Davoudi S., Kumar V.A., Jiang Y., Kupferman M., Kontoyiannis D.P. Invasive mould sinusitis in patients with haematological malignancies: A 10 year single-centre study. J. Antimicrob. Chemother. 2015;70:2899–2905.

620. Turner J.H., Soudry E., Nayak J.V., Hwang P.H. Survival outcomes in acute invasive fungal sinusitis: A systematic review and quantitative synthesis of published evidence.

Laryngoscope. 2013;123:1112–1118.

621. Zuniga M.G., Turner J.H. Treatment outcomes in acute invasive fungal rhinosinusitis. Curr. Opin. Otolaryngol. Head Neck Surg. 2014;22:242–248.

622. Middelhof C.A., Loudon W.G., Muhonen M.D., Xavier C., Greene C.S., Jr. Improved survival in central nervous system aspergillosis: A series of immunocompromised children with leukemia undergoing stereotactic resection of aspergillomas. Report of four cases. J. Neurosurg. 2005;103:374–378.

623. Ben-Ami R., Halaburda K., Klyasova G., Metan G., Torosian T., Akova M. A multidisciplinary team approach to the management of patients with suspected or diagnosed invasive fungal disease. J. Antimicrob. Chemother. 2013;68:iii25–iii33.

624. Kyvernitakis A., Torres H.A., Jiang Y., Chamilos G., Lewis R.E., Kontoyiannis D.P. Initial use of combination treatment does not impact survival of 106 patients with haematologic malignancies and mucormycosis: A propensity score analysis. Clin. Microbiol. Infect. 2016;22:811.e1–811.e8.

625. Pagano L., Cornely O.A., Busca A., Caira M., Cesaro S., Gasbarrino C., Girmenia C., Heinz W.J., Herbrecht R., Lass-Florl C., et al. Combined antifungal approach for the treatment of invasive mucormycosis in patients with hematologic diseases: A report from the SEIFEM and FUNGISCOPE registries. Haematologica. 2013;98:e127–e130.

626. Cornely O.A., Arikan-Akdagli S., Dannaoui E., Groll A.H., Lagrou K., Chakrabarti A., Lanternier F., Pagano L., Skiada A., Akova M., et al. ESCMID and ECMM joint clinical guidelines for the diagnosis and management of mucormycosis 2013. Clin. Microbiol. Infect. 2014;20:5–26.

627. Ibrahim A.S., Avanessian V., Spellberg B., Edwards J.E., Jr. Liposomal amphotericin B, and not amphotericin B deoxycholate, improves survival of diabetic mice infected with Rhizopus oryzae. Antimicrob. Agents Chemother. 2003;47:3343–3344.

628. Lewis R.E., Albert N.D., Liao G., Hou J., Prince R.A., Kontoyiannis D.P. Comparative Pharmacodynamics of Amphotericin B Lipid Complex and Liposomal Amphotericin B in a Murine Model of Pulmonary Mucormycosis. Antimicrob. Agents Chemother. 2009;54:1298–1304.

629. Reed C., Bryant R., Ibrahim A.S., Edwards J., Jr., Filler S.G., Goldberg R., Spellberg B.

Combination polyene-caspofungin treatment of rhino-orbital-cerebral mucormycosis. Clin. Infect. Dis. 2008;47:364–371.

630. Chamilos G., Lewis R.E., Kontoyiannis D.P. Delaying amphotericin B-based frontline therapy significantly increases mortality among patients with hematologic malignancy who have zygomycosis. Clin. Infect. Dis. 2008;47:503–509.

631. Lanternier F., Poiree S., Elie C., Garcia-Hermoso D., Bakouboula P., Sitbon K., Herbrecht R., Wolff M., Ribaud P., Lortholary O., et al. Prospective pilot study of high-dose (10 mg/kg/day) liposomal amphotericin B (L-AMB) for the initial treatment of mucormycosis. J. Antimicrob. Chemother. 2015;70:3116–3123.

632. Spellberg B., Ibrahim A.S., Chin-Hong P.V., Kontoyiannis D.P., Morris M.I., Perfect J.R., Fredricks D., Brass E.P. The Deferasirox-AmBisome Therapy for Mucormycosis (DEFEAT Mucor) study: A randomized, double-blinded, placebo-controlled trial. J. Antimicrob. Chemother. 2012;67:715–722.

633. Collette N., van der Auwera P., Lopez A.P., Heymans C., Meunier F. Tissue concentrations and bioactivity of amphotericin B in cancer patients treated with amphotericin B-deoxycholate. Antimicrob. Agents Chemother. 1989;33:362–368.

634. Collette N., Van der Auwera P., Meunier F., Lambert C., Sculier J.P., Coune A. Tissue distribution and bioactivity of amphotericin B administered in liposomes to cancer patients. J. Antimicrob. Chemother. 1991;27:535–548.

635. Groll A.H., Giri N., Petraitis V., Petraitiene R., Candelario M., Bacher J.S., Piscitelli S.C., Walsh T.J. Comparative efficacy and distribution of lipid formulations of amphotericin B in experimental Candida albicans infection of the central nervous system. J. Infect. Dis. 2000;182:274–282.

636. Day J.N., Chau T.T.H., Wolbers M., Mai P.P., Dung N.T., Mai N.H., Phu N.H., Nghia H.D., Phong N.D., Thai C.Q., et al. Combination Antifungal Therapy for Cryptococcal Meningitis. N. Engl. J. Med. 2013;368:1291–1302.

637. Einstein H.E., Holeman C.W., Jr., Sandidge L.L., Holden D.H. Coccidioidal meningitis. The use of amphotericin B in treatment. Calif. Med. 1961;94:339–343.

638. Grannan B.L., Yanamadala V., Venteicher A.S., Walcott B.P., Barr J.C. Use of external

ventriculostomy and intrathecal anti-fungal treatment in cerebral mucormycotic abscess. J. Clin. Neurosci. 2014;21:1819–1821.

639. Ho J., Fowler P., Heidari A., Johnson R.H. Intrathecal Amphotericin B: A 60-Year Experience in Treating Coccidioidal Meningitis. Clin. Infect. Dis. 2017;64:519–524.

640. Lamoth F., Mercier T., Andre P., Pagani J.L., Pantet O., Maduri R., Guery B., Decosterd L.A. Isavuconazole brain penetration in cerebral aspergillosis. J. Antimicrob. Chemother. 2019;74:1751–1753.

641. Schmitt-Hoffmann A.H., Kato K., Townsend R., Potchoiba M.J., Hope W.W., Andes D., Spickermann J., Schneidkraut M.J. Tissue Distribution and Elimination of Isavuconazole following Single and Repeat Oral-Dose Administration of Isavuconazonium Sulfate to Rats. Antimicrob. Agents Chemother. 2017;61:e01292-17.

642. Marty F.M., Ostrosky-Zeichner L., Cornely O.A., Mullane K.M., Perfect J.R., Thompson G.R., Alangaden G.J., Brown J.M., Fredricks D.N., Heinz W.J., et al. Isavuconazole treatment for mucormycosis: A single-arm open-label trial and case-control analysis. Lancet Infect. Dis. 2016;16:828–837.

643. Reinwald M., Uharek L., Lampe D., Grobosch T., Thiel E., Schwartz S. Limited penetration of posaconazole into cerebrospinal fluid in an allogeneic stem cell recipient with invasive pulmonary aspergillosis. Bone Marrow Transplant. 2009;44:269–270.

644. Ruping M.J., Albermann N., Ebinger F., Burckhardt I., Beisel C., Muller C., Vehreschild J.J., Kochanek M., Fatkenheuer G., Bangard C., et al. Posaconazole concentrations in the central nervous system. J. Antimicrob. Chemother. 2008;62:1468–1470.

645. Calcagno A., Baietto L., De Rosa F.G., Tettoni M.C., Libanore V., Bertucci R., D'Avolio A., Di Perri G. Posaconazole cerebrospinal concentrations in an HIV-infected patient with brain mucormycosis. J. Antimicrob. Chemother. 2011;66:224–225.

646. Pitisuttithum P., Negroni R., Graybill J.R., Bustamante B., Pappas P., Chapman S., Hare R.S., Hardalo C.J. Activity of posaconazole in the treatment of central nervous system fungal infections. J. Antimicrob. Chemother. 2005;56:745–755.

647. Tarani L., Costantino F., Notheis G., Wintergerst U., Venditti M., Di Biasi C., Friederici D., Pasquino A.M. Long-term posaconazole treatment and follow-up of rhino-orbital-cerebral

mucormycosis in a diabetic girl. Pediatric Diabetes. 2009;10:289–293.

648. Davoudi S., Anderlini P., Fuller G.N., Kontoyiannis D.P. A long-term survivor of disseminated Aspergillus and mucorales infection: An instructive case. Mycopathologia. 2014;178:465–470.

649. Ibrahim A.S., Gebremariam T., Luo G., Fu Y., French S.W., Edwards J.E., Jr., Spellberg B. Combination therapy of murine mucormycosis or aspergillosis with iron chelation, polyenes, and echinocandins. Antimicrob. Agents Chemother. 2011;55:1768–1770.

650. Ibrahim A.S., Gebermariam T., Fu Y., Lin L., Husseiny M.I., French S.W., Schwartz J., Skory C.D., Edwards J.E., Jr., Spellberg B.J. The iron chelator deferasirox protects mice from mucormycosis through iron starvation. J. Clin. Investig. 2007;117:2649–2657.

651. Reed C., Ibrahim A., Edwards J.E., Jr., Walot I., Spellberg B. Deferasirox, an iron-chelating agent, as salvage therapy for rhinocerebral mucormycosis. Antimicrob. Agents Chemother. 2006;50:3968–3969.

652. Donnelly J.P., Lahav M. Deferasirox as adjunctive therapy for mucormycosis. J. Antimicrob. Chemother. 2012;67:519–520.

653. Gudewicz T.M., Mader J.T., Davis C.P. Combined effects of hyperbaric oxygen and antifungal agents on the growth of Candida albicans. Aviat. Space Environ. Med. 1987;58:673–678.

654. Dhingra S., Buckey J.C., Cramer R.A. Hyperbaric Oxygen Reduces Aspergillus fumigatus Proliferation In Vitro and Influences In Vivo Disease Outcomes. Antimicrob. Agents Chemother. 2018;62:e01953-17. doi: 10.1128/AAC.01953-17.

655. Couch L., Theilen F., Mader J.T. Rhinocerebral mucormycosis with cerebral extension successfully treated with adjunctive hyperbaric oxygen therapy. Arch. Otolaryngol. Head Neck Surg. 1988;114:791–794.

656. Ferguson B.J., Mitchell T.G., Moon R., Camporesi E.M., Farmer J. Adjunctive hyperbaric oxygen for treatment of rhinocerebral mucormycosis. Rev. Infect. Dis.

657. John B.V., Chamilos G., Kontoyiannis D.P. Hyperbaric oxygen as an adjunctive treatment for zygomycosis. Clin. Microbiol. Infect. 2005;11:515–517.

658. Ibrahim A.S., Gebremariam T., Fu Y., Edwards J.E., Jr., Spellberg B. Combination

echinocandin-polyene treatment of murine mucormycosis. Antimicrob. Agents Chemother. 2008;52:1556–1558.

659. Felton T., Troke P.F., Hope W.W. Tissue penetration of antifungal agents. Clin. Microbiol. Rev. 2014;27:68–88.

660. Gebremariam T., Alkhazraji S., Lin L., Wiederhold N.P., Garvey E.P., Hoekstra W.J., Schotzinger R.J., Patterson T.F., Filler S.G., Ibrahim A.S. Prophylactic Treatment with VT-1161 Protects Immunosuppressed Mice from Rhizopus arrhizus var. arrhizus Infection. Antimicrob. Agents Chemother. 2017;61:e00390-17.

661. 中国医药教育协会真菌病专业委员会, 中国毛霉病专家共识工作组. 中国毛霉病临床诊疗专家共识（2022）[J]. 中华内科杂志, 2023, 62(6)：597-605.

662. Barros N,Sawhney C,Montes M.Strongyloides stercoralis: there but not seen.[J].Current opinion in infectious diseases.2010,23(5).

663. Yoder JS,Eddy BA,Visvesvara GS,等.The epidemiology of primary amoebic meningoencephalitis in the USA, 1962-2008.[J].Epidemiology and Infection.2010,138(7).968-975.DOI:10.1017/S0950268809991014 .

664. Trnkova, Katarina,Madarova, Lucia,Obernauerova, Margita,等.A real-time PCR diagnostic method for detection of Naegleria fowleri[J].Experimental Parasitology.2010,126(1).

665. Herman JS,Chiodini PL.Gnathostomiasis, another emerging imported disease.[J].Clinical microbiology reviews.2009,22(3).

666. Liu Q,Wei F,Liu W,等.Paragonimiasis: an important food-borne zoonosis in China.[J].Trends In Parasitology.2008,24(7).318-323.

667. Cachay ER,Zarlenga DS,Madariaga MG.A probable case of human neurotrichinellosis in the United States.[J].The American Journal of Tropical Medicine & Hygiene.2007,77(2).

668. Christine S. Ament,Lucy H. Young.Ocular Manifestations of Helminthic infections: Onchocersiasis, Cysticercosis, Toxocariasis, and Diffuse Unilateral Subacute Neuroretinitis[J].International ophthalmology clinics.2006,46(2).1-10.

669. Algros MP,Majo F,Bresson Hadni S,等.Intracerebral alveolar echinococcosis.[J].Infection.2003,31(1).63-65.

670. Wiwanitkit V,Sugaroon S.Gnathostoma infective stage larvae in swamp eels (Fluta alba)

at a metropolitan market in Bangkok, Thailand.[J].Annals of Clinical & Laboratory Science: Official Journal of the Association of Clinical Scientists.2003,33(1).

671. Parola P.Gnathostomiasis.[J].The Lancet.2001,358(9278)

672. P, Prociv,D M, Spratt,M S, Carlisle.Neuro-angiostrongyliasis: unresolved issues.[J].International journal for parasitology.2000,30(12-13).1295-303.

673. Muskie JM,Kothary NN,Mathur SC.Strongyloides stercoralis hyperinfection.[J].Radiographics.1999,19(4).

674. Ana Lia Taratuto,Stella M. Venturiello.Trichinosis[J].Brain pathology.1997,7(1).663-672.

675. Sompone Punyagupta,Thanongsak Bunnag,Pipat Juttijudata.Eosinophilic meningitis in Thailand: Clinical and epidemiological characteristics of 162 patients with myeloencephalitis probably caused by Gnathostoma spinigerum[J].Journal of the Neurological Sciences.1990,96(2-3).241-256.

676. Ramrakhiani N, Sukhani PK, Dubey R. Neurosyphilis - A Forgotten Disease: Case Reports with Ten Years Follow-Up and Review of Literature. Neurol India. 2020. 68(4): 889-893.

677. Wu Y, Wu W. Neurosyphilis presenting with myelitis-case series and literature review. J Infect Chemother. 2020. 26(2): 296-299.

678. Elmouden H, Louhab N, Kissani N. Medullary involvement in neurosyphilis: a report of 12 cases and a review of the literature. Spinal Cord Ser Cases. 2019. 5: 38.

679. Mu LK, Cheng LF, Ye J, Zhao MY, Wang JL. Cerebral syphilitic gumma misdiagnosed as brain abscess: A case report. World J Clin Cases. 2024. 12(3): 650 656.

680. Takahashi Y, Morimoto N, Morimoto M, et al. Cerebral syphilitic gumma mimicking a brain tumor that enlarged temporarily after commencing antibiotic treatment. eNeurologicalSci. 2022. 29: 100436.

681. Xiang T, Li G, Xiao L, et al. Neuroimaging of six neurosyphilis cases mimicking viral encephalitis. J Neurol Sci. 2013. 334(1-2): 164-6.

682. Corrêa DG, de Souza SR, Freddi T, Fonseca A, Dos Santos RQ, Hygino da Cruz LC Jr. Imaging features of neurosyphilis. J Neuroradiol. 2023. 50(2): 241-252.

683. BrouwerMC, van de BeekD. Management of bacterial central nervous system infections[J]. Handb Clin Neurol, 2017, 140: 349- 364.

684. Hernández OrtizOH, García GarcíaHI, Muñoz RamírezF, et al. Development of a prediction rule for diagnosing postoperative meningitis: a cross-sectional study[J]. J Neurosurg, 2018, 128(1): 262- 271.

685. PanS, HuangX, WangY, et al. Efficacy of intravenous plus intrathecal/intracerebral ventricle injection of polymyxin B for post-neurosurgical intracranial infections due to MDR/XDR acinectobacter baumannii: a retrospective cohort study[J]. Antimicrob Resist Infect Control, 2018, 7: 8.

686. TunkelAR, HasbunR, BhimrajA, et al. 2017 infectious diseases society of America's Clinical Practice Guidelines for Healthcare-Associated Ventriculitis and Meningitis[J]. Clin Infect Dis, 2017, 64(6): e34- e65.

687. PivaS, Di PaoloA, GaleottiL, et al. Daptomycin plasma and CSF levels in patients with Healthcare-Associated Meningitis[J]. Neurocrit Care, 2019, 31(1): 116- 124.

688. RemešF, TomášR, JindrákV, et al. Intraventricular and lumbar intrathecal administration of antibiotics in postneurosurgical patients with meningitis and/or ventriculitis in a serious clinical state[J]. J Neurosurg, 2013, 119(6): 1596- 1602.

689. TattevinP, PulciniC. Central nervous system infections: work in progress[J]. Clin Microbiol Infect, 2017, 23(9): 599- 600.

690. RobertsonFC, LepardJR, MekaryRA, et al. Epidemiology of central nervous system infectious diseases: a meta-analysis and systematic review with implications for neurosurgeons worldwide[J]. J Neurosurg, 2019, 130(4): 1107- 1126.

691. ThakurKT, WilsonMR. Chronic meningitis[J]. Continuum (Minneap Minn), 2018, 24(5, Neuroinfectious Disease): 1298- 1326.

692.BaldwinKJ, AvilaJD. Diagnostic approach to chronic meningitis[J]. Neurol Clin, 2018, 36(4): 831- 849.

693. StephensDS, GreenwoodB, BrandtzaegP. Epidemic meningitis, meningococcaemia, and neisseria meningitidis[J]. Lancet, 2007, 369(9580): 2196- 2210.

694. YoungN, ThomasM. Meningitis in adults: diagnosis and management[J]. Intern Med J, 2018, 48(11): 1294- 1307.

695. 中华医学会神经外科学分会，中国神经外科重症管理协作组. 中国神经外科重症患者感染诊治专家共识(2017)[J]. 中华医学杂志, 2017, 97(21): 1607- 1614.

696. McGillF, HeydermanRS, MichaelBD, et al. Corrigendum to " The UK joint specialist societies guideline on the diagnosis and management of acute meningitis and meningococcal sepsis in immunocompetent adults" [J Infect 72 (2016) 405-438][J]. J Infect, 2016, 72(6): 768- 769.

697. SomandD, MeurerW. Central nervous system infections[J]. Emerg Med Clin North Am, 2009, 27(1): 89-100, ix.

698. ZimmerAJ, BurkeVE, BlochKC. Central nervous system infections[J]. Microbiol Spectr, 2016, 4(3): 1- 21.

699. WaghdhareS, KalantriA, JoshiR, et al. Accuracy of physical signs for detecting meningitis: a hospital-based diagnostic accuracy study[J]. Clin Neurol Neurosurg, 2010, 112(9): 752- 757.

700. MofidiM, NegareshN, FarsiD, et al. Jolt accentuation and its value as a sign in diagnosis of meningitis in patients with fever and headache[J]. Turk J Emerg Med, 2017, 17(1): 29- 31.

701.ConenA, WaltiLN, MerloA, et al. Characteristics and treatment outcome of cerebrospinal fluid shunt-associated infections in adults: a retrospective analysis over an 11-year period[J]. Clin Infect Dis, 2008, 47(1): 73- 82.

702. FerreiraNP, OttaGM, do AmaralLL, et al. Imaging aspects of pyogenic infections of the central nervous system[J]. Top Magn Reson Imaging, 2005, 16(2): 145- 154.

703. CaponePM, SchellerJM. Neuroimaging of infectious disease[J]. Neurol Clin, 2014, 32(1): 127- 145.

704. BrouwerMC, van de BeekD. Epidemiology, diagnosis, and treatment of brain abscesses[J]. Curr Opin Infect Dis, 2017, 30(1): 129- 134.

705. SwinburneNC, BansalAG, AggarwalA, et al. Neuroimaging in central nervous system infections[J]. Curr Neurol Neurosci Rep, 2017, 17(6): 49.

706. BrouwerMC, ThwaitesGE, TunkelAR, et al. Dilemmas in the diagnosis of acute community-acquired bacterial meningitis[J]. Lancet, 2012, 380(9854): 1684- 1692.

707. AprilMD, LongB, KoyfmanA. Emergency medicine myths: computed tomography of the head prior to lumbar puncture in adults with suspected bacterial meningitis - due diligence or

antiquated practice? [J]. J Emerg Med, 2017, 53(3): 313- 321.

708. DelermeS, CastroS, ViallonA, et al. Meningitis in elderly patients[J]. Eur J Emerg Med, 2009, 16(5): 273- 276.

709. Gerner-SmidtP, EthelbergS, SchiellerupP, et al. Invasive listeriosis in Denmark 1994-2003: a review of 299 cases with special emphasis on risk factors for mortality[J]. Clin Microbiol Infect, 2005, 11(8): 618- 624.

710. AdrianiKS, BrouwerMC, van de BeekD. Risk factors for community-acquired bacterial meningitis in adults[J]. Neth J Med, 2015, 73(2): 53- 60.

711. GöçmezC, ÇelikF, TekinR, et al. Evaluation of risk factors affecting hospital-acquired infections in the neurosurgery intensive care unit[J]. Int J Neurosci, 2014, 124(7): 503- 508.

712. KorinekAM, BaugnonT, GolmardJL, et al. Risk factors for adult nosocomial meningitis after craniotomy: role of antibiotic prophylaxis[J]. Neurosurgery, 2008, 62 Suppl 2: 532- 539.

713. Sneh-ArbibO, ShifersteinA, DaganN, et al. Surgical site infections following craniotomy focusing on possible post-operative acquisition of infection: prospective cohort study[J]. Eur J Clin Microbiol Infect Dis, 2013, 32(12): 1511- 1516.

714. KanatA. Risk factors for neurosurgical site infections after craniotomy: a prospective multicenter study of 2944 patients[J]. Neurosurgery, 1998, 43(1): 189- 190.

715. SchipmannS, AkalinE, DoodsJ, et al. When the infection hits the wound: matched case-control study in a neurosurgical patient collective including systematic literature review and risk factors analysis[J]. World Neurosurg, 2016, 95: 178- 189.

716. LuP, Raynald, LiuW, et al. Risk factors of external ventricular drainage-related infections: a retrospective study of 147 pediatric post-tumor resection patients in a single center[J]. Front Neurol, 2019, 10: 1243.

717. ChampeyJ, MoureyC, FranconyG, et al. Strategies to reduce external ventricular drain-related infections: a multicenter retrospective study[J]. J Neurosurg, 2019, 130(6): 2034- 2039.

718. JamjoomA, JoannidesAJ, PoonMT, et al. Prospective, multicentre study of external ventricular drainage-related infections in the UK and Ireland[J]. J Neurol Neurosurg Psychiatry, 2018, 89(2): 120- 126.

719. ZhengWJ, LiLM, HuZH, et al. Bilateral external ventricular drains increase

ventriculostomy-associated cerebrospinal fluid infection in low modified Graeb score intraventricular hemorrhage[J]. World Neurosurg, 2018, 116: e550- e555.

720. DorresteijnK, BrouwerMC, JellemaK, et al. Bacterial external ventricular catheter-associated infection[J]. Expert Rev Anti Infect Ther, 2020, 18(3): 219- 229. DOI: 10.1080/14787210.2020.1717949.

721. BuslKM. Nosocomial Iinfections in the neurointensive care unit[J]. Neurosurg Clin N Am, 2018, 29(2): 299- 314.

722. FangC, ZhuT, ZhangP, et al. Risk factors of neurosurgical site infection after craniotomy: a systematic review and meta-analysis[J]. Am J Infect Control, 2017, 45(11): e123- e134.

723. LieberBA, AppelboomG, TaylorBE, et al. Preoperative chemotherapy and corticosteroids: independent predictors of cranial surgical-site infections[J]. J Neurosurg, 2016, 125(1): 187- 195.

724. WilliamsonRA, Phillips-ButeBG, McDonaghDL, et al. Predictors of extraventricular drain-associated bacterial ventriculitis[J]. J Crit Care, 2014, 29(1): 77- 82.

725. ChenS, CuiA, YuK, et al. Risk factors associated with meningitis after neurosurgery: a retrospective cohort study in a Chinese hospital[J]. World Neurosurg, 2018, 111: e546- e563.

726. WooP, WongHT, PuJ, et al. Moving the goalposts: a comparison of different definitions for primary external ventricular drain infection and its risk factors: a multi-center study of 2575 patients[J]. J Clin Neurosci, 2017, 45: 67- 72.

727. ForemanPM, HendrixP, GriessenauerCJ, et al. External ventricular drain placement in the intensive care unit versus operating room: evaluation of complications and accuracy[J]. Clin Neurol Neurosurg, 2015, 128: 94- 100.

728. ChidambaramS, VasudevanMC, NairMN, et al. Impact of operating room environment on postoperative central nervous system infection in a resource-limited neurosurgical center in South Asia[J]. World Neurosurg, 2018, 110: e239- e244.

729. McGillF, HeydermanRS, PanagiotouS, et al. Acute bacterial meningitis in adults[J]. Lancet, 2016, 388(10063): 3036- 3047.

730. HoenB, VaronE, de DebrouckerT, et al. Management of acute community-acquired bacterial meningitis (excluding newborns). Long version with arguments[J]. Med Mal Infect, 2019,

49(6): 405-441.

731. StahlJP, AzouviP, BruneelF, et al. Guidelines on the management of infectious encephalitis in adults[J]. Med Mal Infect, 2017, 47(3): 179- 194.

732. MillerJM, BinnickerMJ, CampbellS, et al. A guide to utilization of the microbiology laboratory for diagnosis of infectious diseases: 2018 update by the infectious diseases society of America and the American society for microbiology[J]. Clin Infect Dis, 2018, 67(6): 813- 816.

733. ZhangY, CuiP, ZhangHC, et al. Clinical application and evaluation of metagenomic next-generation sequencing in suspected adult central nervous system infection[J]. J Transl Med, 2020, 18(1): 199.

734. DavisLE. Acute bacterial meningitis[J]. Continuum (Minneap Minn), 2018, 24(5, Neuroinfectious Disease): 1264- 1283.

735. 中国成人念珠菌病诊断与治疗专家共识组. 中国成人念珠菌病诊断与治疗专家共识[J]. 中国医学前沿杂志(电子版), 2020, 12(1): 35- 50.

736. La RussaR, MaieseA, Di FazioN, et al. Post-traumatic meningitis is a diagnostic challenging time: a systematic review focusing on clinical and Pathological Features[J]. Int J Mol Sci, 2020, 21(11).

737. García-MoncóJC. CNS Infections[M]. Switzerland: Springer, 2018:39.

738. LaPennaPA, RoosKL. Bacterial infections of the central nervous system[J]. Semin Neurol, 2019, 39(3): 334- 342.

739. ThurnherMM, SundgrenPC. Intracranial infection and inflammation// HodlerJ. Diseases of the brain, head and neck, spine 2020-2023[M/OL]. IDKD Springer Series,

740. van de BeekD, BrouwerMC, ThwaitesGE, et al. Advances in treatment of bacterial meningitis[J]. Lancet, 2012, 380(9854): 1693- 1702.

741. AuburtinM, WolffM, CharpentierJ, et al. Detrimental role of delayed antibiotic administration and penicillin-nonsusceptible strains in adult intensive care unit patients with pneumococcal meningitis: the PNEUMOREA prospective multicenter study[J]. Crit Care Med, 2006, 34(11): 2758- 2765.

742. NauR, SeeleJ, DjukicM, et al. Pharmacokinetics and phar-macodynamics of antibiotics in central nervous system infections[J]. Curr Opin Infect Dis, 2018, 31(1): 57- 68.

743. 中国医药教育协会感染疾病专业委员会. 抗菌药物药代动力学/药效学理论临床应用专家共识[J]. 中华结核和呼吸杂志, 2018, 41(6): 409- 446.

744. TattevinP, SolomonT, BrouwerMC. Understanding central nervous system efficacy of antimicrobials[J]. Intensive Care Med, 2019, 45(1): 93- 96.

745. MaderMM, CzorlichP, KönigC, et al. Intrathecal penetration of meropenem and vancomycin administered by continuous infusion in patients suffering from ventriculitis-a retrospective analysis[J]. Acta Neurochir (Wien), 2018, 160(11): 2099- 2105.

746. LiJ, HeS, YangZ, et al. Pharmacokinetics and cerebrospinal fluid penetration of norvancomycin in Chinese adult patients[J]. Int J Antimicrob Agents, 2017, 49(5): 603- 608.

747. Lagacé-WiensP, WalktyA, KarlowskyJA. Ceftazidime-avibactam: an evidence-based review of its pharmacology and potential use in the treatment of gram-negative bacterial infections[J]. Core Evid, 2014, 9: 13- 25. DOI: 10.2147/CE.S40698.

748. 裴红莎, 张刚利, 李军伟. 颅内鲍曼不动杆菌感染的治疗进展[J]．中华神经外科杂志, 2016, 32(6): 641- 644.

749. 中国医药教育协会感染疾病专业委员会, 中华结核和呼吸杂志编辑委员会, 中国药学会药物临床评价研究专业委员会. 抗菌药物超说明书用法专家共识[J]．中华结核和呼吸杂志, 2015, 38(6): 410- 444.

750. HusseinK, BittermanR, ShoftyB, et al. Management of post-neurosurgical meningitis: narrative review[J]. Clin Microbiol Infect, 2017, 23(9): 621- 628.

751. van de BeekD, DrakeJM, TunkelAR. Nosocomial bacterial meningitis[J]. N Engl J Med, 2010, 362(2): 146- 154.

752. NauR, SörgelF, EiffertH. Penetration of drugs through the blood-cerebrospinal fluid/blood-brain barrier for treatment of central nervous system infections[J]. Clin Microbiol Rev, 2010, 23(4): 858- 883.

753. NauR, DjukicM, SpreerA, et al. Bacterial meningitis: an update of new treatment options[J]. Expert Rev Anti Infect Ther, 2015, 13(11): 1401- 1423.

754. BeerR, EngelhardtKW, PfauslerB, et al. Pharmacokinetics of intravenous linezolid in cerebrospinal fluid and plasma in neurointensive care patients with staphylococcal ventriculitis associated with external ventricular drains[J]. Antimicrob Agents Chemother, 2007, 51(1): 379-

755. TangY, KongL, WuC, et al. Pharmacokinetics of linezolid in plasma and cerebrospinal fluid in patients with cerebral hemorrhage post-surgical intervention[J]. Eur J Clin Pharmacol, 2017, 73(7): 919-921.

756. CapitanoB, NicolauDP, PotoskiBA, et al. Meropenem administered as a prolonged infusion to treat serious gram-negative central nervous system infections[J]. Pharmacotherapy, 2004, 24(6): 803-807.

757. SipahiOR, MermerS, DemirdalT, et al. Tigecycline in the treatment of multidrug-resistant acinetobacter baumannii meningitis: results of the Ege study[J]. Clin Neurol Neurosurg, 2018, 172: 31-38.

758. MattosK, CintraML, GouvêaIR, et al. Skin hyperpigmentation following intravenous polymyxin B treatment associated with melanocyte activation and inflammatory process[J]. J Clin Pharm Ther, 2017, 42(5): 573-578.

759. MattosKP, LloretGR, CintraML, et al. Acquired skin hyper-pigmentation following intravenous polymyxin B treatment: a cohort study[J]. Pigment Cell Melanoma Res, 2016, 29(3): 388-390.

760. 中国研究型医院学会危重医学专业委员会，中国研究型医院学会感染性疾病循证与转化专业委员会. 多黏菌素临床应用中国专家共识[J]．中华急诊医学杂志，2019, 28(10): 1218-1222. DOI: 10.3760/cma.j.issn.1671-0282.2019.10.007.

761. CrassRL, PaiMP. Pharmacokinetics and pharmacodynamics of β-lactamase inhibitors[J]. Pharmacotherapy, 2019, 39(2): 182-195.

762. 《β-内酰胺类抗生素/β-内酰胺酶抑制剂复方制剂临床应用专家共识》编写专家组. β-内酰胺类抗生素/β-内酰胺酶抑制剂复方制剂临床应用专家共识(2020年版)[J]．中华医学杂志, 2020, 100(10): 738-747.

763. TsegkaKG, VoulgarisGL, KyriakidouM, et al. Intravenous fosfomycin for the treatment of patients with central nervous system infections: evaluation of the published evidence[J]. Expert Rev Anti Infect Ther, 2020, 18(7): 657-668.

764. LiJ, FuY, ZhangJ, et al. Efficacy of tigecycline monotherapy versus combination therapy with other antimicrobials against carbapenem-resistant acinetobacter baumannii sequence type 2

in Heilongjiang Province[J]. Ann Palliat Med, 2019, 8(5): 651- 659.

765. 王明贵. 广泛耐药革兰阴性菌感染的实验诊断、抗菌治疗及医院感染控制：中国专家共识[J]. 中国感染与化疗杂志, 2017, 17(1): 82- 93.

766. PattersonTF, ThompsonGR 3rd, DenningDW, et al. Executive summary: practice guidelines for the diagnosis and management of aspergillosis: 2016 update by the infectious diseases society of America[J]. Clin Infect Dis, 2016, 63(4): 433- 442.

767. ZiaiWC, LewinJJ 3rd. Improving the role of intraventricular antimicrobial agents in the management of meningitis[J]. Curr Opin Neurol, 2009, 22(3): 277- 282.

768. LewinJJ 3rd, CookAM, GonzalesC, et al. Current practices of intraventricular antibiotic therapy in the treatment of meningitis and ventriculitis: results from a multicenter retrospective cohort study[J]. Neurocrit Care, 2019, 30(3): 609- 616.

769. ChenF, DengX, WangZ, et al. Treatment of severe ventriculitis caused by extensively drug-resistant Acinetobacter baumannii by intraventricular lavage and administration of colistin[J]. Infect Drug Resist, 2019, 12: 241- 247.

770. NauR, BleiC, EiffertH. Intrathecal antibacterial and antifungal therapies[J]. Clin Microbiol Rev, 2020, 33(3): e00190- 19.

771. LiX, SunS, WangQ, et al. Population pharmacokinetics of combined intravenous and local intrathecal administration of meropenem in aneurysm patients with suspected intracranial infections after craniotomy[J]. Eur J Drug Metab Pharmacokinet, 2018, 43(1): 45- 53.

772. DavidNG, HenryFC, GeorageME, et al. 桑福德抗微生物治疗指南[M]. 范洪伟, 译. 48版. 北京：人民卫生出版社, 2019: 7.

773. ShoftyB, NeubergerA, NaffaaME, et al. Intrathecal or intraventricular therapy for post-neurosurgical Gram-negative meningitis: matched cohort study[J]. Clin Microbiol Infect, 2016, 22(1): 66- 70.

774. AbulhasanYB, Al-JehaniH, ValiquetteMA, et al. Lumbar drainage for the treatment of severe bacterial meningitis[J]. Neurocrit Care, 2013, 19(2): 199- 205.

775. JosephA, AndreaG, WilliamA. 神经重症医学[M]. 曲鑫, 王春亭, 周建新, 译. 2版. 北京：人民卫生出版社, 2018: 398- 399.

776. PaceA, DirvenL, KoekkoekJ, et al. European association for neuro-oncology (EANO)

guidelines for palliative care in adults with glioma[J]. Lancet Oncol, 2017, 18(6): e330- e340.

777. VallejoJG, CainAN, MasonEO, et al. Staphylococcus aureus central nervous system infections in children[J]. Pediatr Infect Dis J, 2017, 36(10): 947- 951.

778. StoikesNF, MagnottiLJ, HodgesTM, et al. Impact of intracranial pressure monitor prophylaxis on central nervous system infections and bacterial multi-drug resistance[J]. Surg Infect (Larchmt), 2008, 9(5): 503- 508.

779. MahanM, SpetzlerRF, NakajiP. Electromagnetic stereotactic navigation for external ventricular drain placement in the intensive care unit[J]. J Clin Neurosci, 2013, 20(12): 1718- 1722.

780. Hepburn-SmithM, DynkevichI, SpektorM, et al. Establishment of an external ventricular drain best practice guideline: the quest for a comprehensive, universal standard for external ventricular drain care[J]. J Neurosci Nurs, 2016, 48(1): 54- 65.

781. VelásquezC, Rivero-GarvíaM, Mayorga-BuizaMJ, et al. Avoi-ding pullout complications in external ventricular drains: technical note[J]. J Neurosurg, 2017, 126(3): 1003- 1005.

[100]RamírezP, GordónM, SorianoA, et al. Assessment of the in vivo formation of biofilm on external ventricular drainages[J]. Eur J Clin Microbiol Infect Dis, 2013, 32(11): 1437- 1443.

782. 中国医师协会神经外科医师分会神经重症专家委员会,北京医学会神经外科学分会神经外科危重症学组,王宁,曲鑫,周建新,徐跃峤,胡锦,余新光.神经外科中枢神经系统感染诊治中国专家共识(2021 版)[J].中华神经外科杂志,2021, 37(1):2-15.

783. PhypersM, HarrisT, PowerC. CNS tuberculosis: a longitudinal analysis of epidemiological and clinical features[J]. Int J Tuberc Lung Dis, 2006, 10(1):99-103.

784. ThwaitesG, FisherM, HemingwayC, et al. British Infection Society guidelines for the diagnosis and treatment of tuberculosis of the central nervous system in adults and children[J]. J Infect, 2009, 59(3):167-187.

785. NicollsDJ, KingM, HollandD, et al. Intracranial tuberculomas developing while on therapy for pulmonary tuberculosis [J]. Lancet Infect Dis, 2005, 5(12):795-801.

786. RajeswariR, SivasubramanianS, BalambalR, et al. A controlled clinical trial of short-course chemotherapy for tuberculoma of the brain[J]. Tuber Lung Dis, 1995, 76(4):311-317.

787. ChenP, ShiM, FengGD, et al. A highly efficient Ziehl-Neelsen stain: identifying de novo

intracellular Mycobacterium tuberculosis and improving detection of extracellular M. tuberculosis in cerebrospinal fluid[J]. J Clin Microbiol, 2012, 50(4):1166-1170. DOI: 10.1128/JCM.05756-11.

788. FengGD, ShiM, MaL, et al. Diagnostic accuracy of intracellular Mycobacterium tuberculosis detection for tuberculous meningitis [J]. Am J Respir Crit Care Med, 2014, 189(4):475-481. DOI: 10.1164/rccm.201309-1686OC.

789. BahrNC, NuwagiraE, EvansEE, et al. Diagnostic accuracy of Xpert MTB/RIF Ultra for tuberculous meningitis in HIV-infected adults: a prospective cohort study[J]. Lancet Infect Dis, 2018, 18(1):68-75. DOI: 10.1016/S1473-3099(17)30474-7.

790. WilkinsonRJ, RohlwinkU, MisraUK, et al. Tuberculous meningitis [J]. Nat Rev Neurol, 2017, 13(10):581-598.

791. NairPP, KalitaJ, KumarS, et al. MRI pattern of infarcts in basal ganglia region in patients with tuberculous meningitis[J]. Neuroradiology, 2009, 51(4):221-225. DOI: 10.1007/s00234-009-0495-x.

792. PatkarD, NarangJ, YanamandalaR, et al.Central nervous system tuberculosis: pathophysiology and imaging findings[J]. Neuroimaging Clin N Am, 2012, 22(4):677-705. DOI: 10.1016/j.nic.2012.05.006.

793. ChenX, YangQ, ZhangM, et al. Diagnosis of active tuberculosis in China using an in-house gamma interferon enzyme-linked immunospot assay[J]. Clin Vaccine Immunol, 2009, 16(6):879-884. DOI: 10.1128/CVI.00044-09.

794. SesterM, SotgiuG, LangeC, et al. Interferon-γ release assays for the diagnosis of active tuberculosis: a systematic review and meta-analysis [J]. Eur Respir J, 2011, 37(1):100-111. DOI: 10.1183/09031936.00114810.

795. MaraisS, ThwaitesG, SchoemanJF, et al. Tuberculous meningitis: a uniform case definition for use in clinical research[J]. Lancet Infect Dis, 2010, 10(11):803-812. DOI: 10.1016/S1473-3099(10)70138-9.

796. ThwaitesGE, TranTH. Tuberculous meningitis: many questions, too few answers[J]. Lancet Neurol, 2005, 4(3):160-170. DOI: 10.1016/S1474-4422(05)01013-6.

797. EllardGA, HumphriesMJ, AllenBW. Cerebrospinal fluid drug concentrations and the

treatment of tuberculous meningitis[J]. Am Rev Respir Dis, 1993, 148(3):650-655. DOI: 10.1164/ajrccm/148.3.650.

798. KaojarernS, SupmonchaiK, PhuapraditP, et al. Effect of steroids on cerebrospinal fluid penetration of antituberculous drugs in tuberculous meningitis[J]. Clin Pharmacol Ther, 1991, 49(1):6-12. DOI: 10.1038/clpt.1991.2.

799. MitchisonDA. Role of individual drugs in the chemotherapy of tuberculosis [J]. Int J Tuberc Lung Dis, 2000, 4(9):796-806.

800. 中华医学会结核病学分会, 抗结核药物超说明书用法专家共识编写组. 抗结核药物超说明书用法专家共识[J]. 中华结核和呼吸杂志, 2018, 41(6):447-460.

801. HeemskerkAD, BangND, MaiNT, et al. Intensified antituberculosis therapy in adults with tuberculous meningitis [J]. N Engl J Med, 2016, 374(2):124-134.

802. ThwaitesGE, BhavnaniSM, ChauTT, et al. Randomized pharmacokinetic and pharmacodynamic comparison of fluoroquinolones for tuberculous meningitis[J]. Antimicrob Agents Chemother, 2011, 55(7):3244-3253.

803. RuslamiR, GaniemAR, DianS, et al. Intensified regimen containing rifampicin and moxifloxacin for tuberculous meningitis: an open-label, randomised controlled phase 2 trial[J]. Lancet Infect Dis, 2013, 13(1):27-35.

804. EllardGA, HumphriesMJ, GabrielM, et al. Penetration of pyrazinamide into the cerebrospinal fluid in tuberculous meningitis[J]. Br Med J (Clin Res Ed), 1987, 294(6567):284-285.

805. DonaldPR, SeifartH. Cerebrospinal fluid pyrazinamide concentrations in children with tuberculous meningitis[J]. Pediatr Infect Dis J, 1988, 7(7):469-471.

806. KalitaJ, MisraUK, PrasadS, et al. Safety and efficacy of levofloxacin versus rifampicin in tuberculous meningitis: an open-label randomized controlled trial[J]. J Antimicrob Chemother, 2014, 69(8):2246-2251.

807. SunF, RuanQ, WangJ, et al. Linezolid manifests a rapid and dramatic therapeutic effect for patients with life-threatening tuberculous meningitis [J]. Antimicrob Agents Chemother, 2014, 58(10):6297-6301.

808. LiH, LuJ, LiuJ, et al. Linezolid is associated with improved early outcomes of

childhood tuberculous meningitis[J]. Pediatr Infect Dis J, 2016, 35(6):607-610.

809. DonaldPR, MaherD, MaritzJS, et al. Ethambutol dosage for the treatment of children: literature review and recommendations[J] . Int J Tuberc Lung Dis, 2006, 10(12):1318-1330.

810. DonaldPR, SeifartHI. Cerebrospinal fluid concentrations of ethionamide in children with tuberculous meningitis[J]. J Pediatr, 1989, 115(3):483-486.

811. DonaldPR, SchoemanJF, Van ZylLE, et al. Intensive short course chemotherapy in the management of tuberculous meningitis[J]. Int J Tuberc Lung Dis, 1998, 2(9):704-711.

812. van ToornR, SchaafHS, LaubscherJA, et al. Short intensified treatment in children with drug-susceptible tuberculous meningitis[J] . Pediatr Infect Dis J, 2014, 33(3):248-252.

813. HoldinessMR. Clinical pharmacokinetics of clofazimine: a review[J] . Clin Pharmacokinet, 1989, 16(2):74-85.

814. AkkermanOW, OdishOF, BolhuisMS, et al. Pharmacokinetics of bedaquiline in cerebrospinal fluid and serum in multidrug-resistant tuberculous meningitis[J]. Clin Infect Dis, 2016, 62(4):523-524.

815. ThwaitesGE, van ToornR, SchoemanJ. Tuberculous meningitis: more questions, still too few answers[J]. Lancet Neurol, 2013, 12(10):999-1010.

816. ThwaitesGE, ChauTT, FarrarJJ. Improving the bacteriological diagnosis of tuberculous meningitis[J]. J Clin Microbiol, 2004, 42(1):378-379.

817. PrasadK, SinghMB, RyanH. Corticosteroids for managing tuberculous meningitis[J/OL]. Cochrane Database Syst Rev, 2016, 4(4):CD002244(2016-04-28)

818. AfghaniB, LiebermanJM. Paradoxical enlargement or development of intracranial tuberculomas during therapy: case report and review[J]. Clin Infect Dis, 1994, 19(6):1092-1099.

819. ChambersST, HendrickseWA, RecordC, et al. Paradoxical expansion of intracranial tuberculomas during chemotherapy[J] . Lancet, 1984, 2(8396):181-184.

820. ThwaitesGE, NguyenDB, NguyenHD, et al. Dexamethasone for the treatment of tuberculous meningitis in adolescents and adults[J]. N Engl J Med, 2004, 351(17):1741-1751.

821. SchoemanJF, SpringerP, van RensburgAJ, et al. Adjunctive thalidomide therapy for childhood tuberculous meningitis: results of a randomized study[J]. J Child Neurol, 2004, 19(4):250-257.

822. MaiNT, DobbsN, PhuNH, et al. A randomised double blind placebo controlled phase 2 trial of adjunctive aspirin for tuberculous meningitis in HIV-uninfected adults[J/OL]. Elife, 2018, 7:e33478.

823. MisraUK, KalitaJ, NairPP. Role of aspirin in tuberculous meningitis: a randomized open label placebo controlled trial [J]. J Neurol Sci, 2010, 293(1-2):12-17.

824. FreemanWD. Management of intracranial pressure[J]. Continuum, 2015, 21(5):1299-1323.

825. SchoemanJ, DonaldP, van ZylL, et al. Tuberculous hydrocephalus: comparison of different treatments with regard to ICP, ventricular size and clinical outcome[J]. Dev Med Child Neurol, 1991, 33(5):396-405.

826. MathewJM, RajshekharV, ChandyMJ. Shunt surgery in poor grade patients with tuberculous meningitis and hydrocephalus: effects of response to external ventricular drainage and other variables on long term outcome [J]. J Neurol Neurosurg Psychiatry, 1998, 65(1):115-118.

827. KemalogluS, OzkanU, BukteY, et al. Timing of shunt surgery in childhood tuberculous meningitis with hydrocephalus[J]. Pediatr Neurosurg, 2002, 37(4):194-198.

828. 中国医师协会神经外科医师分会.中国脑积水规范化治疗专家共识(2013版)[J]. 中华神经外科杂志, 2013, 29(6):634-637.

829. JhaD, KhatriP, ChoudharyA, et al. Endoscopic third ventriculostomy in prepontine-suprasellar tuberculoma with tuberculous meningitis hydrocephalus: a case report [J]. Pediatr Neurosurg, 2007, 43(1):42-46.

830. FigajiAA, FieggenAG, PeterJC. Endoscopy for tuberculous hydrocephalus [J]. Childs Nerv Syst, 2007, 23(1):79-84.

831. haDK, MishraV, ChoudharyA, et al. Factors affecting the outcome of neuroendoscopy in patients with tuberculous meningitis hydrocephalus: a preliminary study[J]. Surg Neurol, 2007, 68(1):35-42.

832. LinJ, ZhouH, ZhangN, et al. Effects of the implantation of Ommaya reservoir in children with tuberculous meningitis hydrocephalus: a preliminary study [J]. Childs Nerv Syst, 2012, 28(7):1003-1008.

833. VidalJE, Penalva de OliveiraAC, Bonasser FilhoF, et al. Tuberculous brain abscess in

AIDS patients: report of three cases and literature review[J]. Int J Infect Dis, 2005, 9(4):201-207.

834. BerningSE, CherryTA, IsemanMD. Novel treatment of meningitis caused by multidrug-resistant Mycobacterium tuberculosis with intrathecal levofloxacin and amikacin: case report[J]. Clin Infect Dis, 2001, 32(4):643-646.

835. van de BeekD, DrakeJM, TunkelAR. Nosocomial bacterial meningitis [J]. N Engl J Med, 2010, 362(2):146-154.

836. 中国防痨协会．耐药结核病化学治疗指南(2019年简版)[J]．中国防痨杂志，2019, 41(10):1025-1073.

837. 中华医学会结核病学分会．抗结核药物性肝损伤诊治指南(2019年版)[J]．中华结核和呼吸杂志，2019，42(5):343-356.

838. World Health Organization. WHO treatment guidelines for multidrug-and rifampicin-resistant tuberculosis. 2018 Update[EB/OL]．[2020-06-06]．

839. YaramişA, GurkanF, ElevliM, et al. Central nervous system tuberculosis in children: a review of 214 cases[J/OL]．Pediatrics, 1998, 102(5):E49.

840. OzateşM, KemalogluS, GürkanF, et al. CT of the brain in tuberculous meningitis: a review of 289 patients[J]. Acta Radiol, 2000, 41(1):13-17.

841. ShahI, MeshramL. High dose versus low dose steroids in children with tuberculous meningitis [J]. J Clin Neurosci, 2014, 21(5):761-764.

842. TorokME, ChauTT, MaiPP, et al. Clinical and microbiological features of HIV-associated tuberculous meningitis in Vietnamese adults[J/OL]. PLoS One, 2008, 3(3):e1772.

843. SchutteCM. Clinical, cerebrospinal fluid and pathological findings and outcomes in HIV-positive and HIV-negative patients with tuberculous meningitis[J]. Infection, 2001, 29(4):213-217.

844. SkiestDJ. Focal neurological disease in patients with acquired immunodeficiency syndrome [J]. Clin Infect Dis, 2002, 34(1):103-115.

845. TörökME, YenNT, ChauTT, et al. Timing of initiation of antiretroviral therapy in human immunodeficiency virus (HIV)-associated tuberculous meningitis[J]. Clin Infect Dis, 2011, 52(11):1374-1383.

846. American Thoracic Society, CDC, Infectious Diseases Society of America. Treatment of

tuberculosis[J]. MMWR Recomm Rep, 2003, 52(RR-11):1-77.

847. National Collaborating Centre for Chronic Conditions (UK). Tuberculosis: clinical diagnosis and management of tuberculosis, and measures for its prevention and control[M]. London: Royal College of Physicians (UK), 2006: 1-335.

848. DhasmanaDJ, DhedaK, RavnP, et al. Immune reconstitution inflammatory syndrome in HIV-infected patients receiving antiretroviral therapy : pathogenesis, clinical manifestations and management [J]. Drugs, 2008, 68(2):191-208.

Uncategorized References

1. Omi, T., Kinoshita, M., Nishikawa, A., Tomioka, T., Ohmori, K., Fukada, K., and Matsunaga, H. (2018) Clinical Relapse of Anti-AMPAR Encephalitis Associated with Recurrence of Thymoma. *Internal Medicine* **57**, 1011-1013